U0397850

运动障碍的治疗：
基于案例的方法

［美］斯特芬·G. 赖克

［美］斯图尔特·A. 法克特　　主编

姚黎清　李咏梅　主译

世界图书出版公司

上海·西安·北京·广州

图书在版编目(CIP)数据

运动障碍的治疗：基于案例的方法 /(美)斯特芬
·G.赖克,(美)斯图尔特·A.法克特主编；姚黎清,李
咏梅译. —上海：上海世界图书出版公司,2023.3
ISBN 978-7-5192-9604-9

Ⅰ.①运⋯ Ⅱ.①斯⋯ ②斯⋯ ③姚⋯ ④李⋯ Ⅲ.
①运动障碍-治疗 Ⅳ.①R745.1

中国版本图书馆CIP数据核字(2022)第242457号

First published in English under the title
Therapy of Movement Disorders: A Case-Based Approach
edited by Stephen G. Reich and Stewart A Factor, edition: 1
Copyright © Springer Nature Switzerland AG, 2019
This edition has been translated and published under licence from
Springer Nature Switzerland AG.

书　　名	运动障碍的治疗：基于案例的方法	
	Yundong Zhang'ai de Zhiliao: Jiyu Anli de Fangfa	
主　　编	(美)斯特芬·G. 赖克　(美)斯图尔特·A. 法克特	
主　　译	姚黎清　李咏梅	
责任编辑	李　晶	
装帧设计	南京展望文化发展有限公司	
出版发行	上海世界图书出版公司	
地　　址	上海市广中路 88 号 9-10 楼	
邮　　编	200083	
网　　址	http://www.wpcsh.com	
经　　销	新华书店	
印　　刷	杭州锦鸿数码印刷有限公司	
开　　本	889 mm × 1194 mm　1/16	
印　　张	24.5	
字　　数	400 千字	
印　　数	2200 册	
版　　次	2023 年 3 月第 1 版　　2023 年 3 月第 1 次印刷	
版权登记	图字 09-2020-516 号	
书　　号	ISBN 978-7-5192-9604-9/R·642	
定　　价	220.00 元	

译者名单

主　译

姚黎清 （昆明医科大学第二附属医院）

李咏梅 （昆明医科大学第二附属医院）

副主译

宋　瑾 （昆明医科大学第二附属医院）

赵宁辉 （昆明医科大学第二附属医院）

译　者（按姓氏笔画排序）

王文丽　木东魁　李　脉　李艳梅　何　影　张春军　张福厚　陈　倩　陈锐瑾

欧吉兵　金　敏　赵　莹　侯琴芝　施国林　缪亚萍 （昆明医科大学第二附属医院）

审　校

宋　瑾　杨　雪　陈　倩　王豪楠

序

　　斯特芬·G. 赖克博士和斯图尔特·A. 法克特博士是运动障碍领域中非常杰出的人物，他们将职业生涯的一切都奉献给了解释和教授他们所知道的运动障碍领域。两人都曾就这一主题撰写和编辑过几本书。在这本书中，他们邀请了80多名临床专家，在日益广泛的神经学专业中，就他们各自的专业领域撰写了77个章节。正如赖克博士、法克特博士和丽莎·舒尔曼（Lisa Shulman）博士在他们的献词和前言中所说，把这本书献给威廉·维纳（William J. Weiner）博士是非常恰当的，因为威廉·维纳博士是他们的导师和榜样，他曾是临床医学的大师，也是这个领域德高望重的老师。

　　运动障碍领域一直是一个临床专业，准确的诊断依赖于非常详细的病史、敏锐的观察和细致的神经学检查。虽然最近遗传学、生物标记和大脑成像方面的进展在这个领域中发挥了作用，但关于如何最好地评估和治疗患有这些疾病的患者，并得到准确的诊断和恰当的治疗仍然是依据个人的广泛知识和大量的临床经验而得出的。值得注意的是，这本书的大部分章节都是由经验丰富的临床医生撰写的。正如前言所述，尽管在这个信息迅速膨胀的时代，这里写的很多东西可能在其他地方已经存在，但阅读这种基于临床病例的方法只会让读者成为更好的临床医生。本书内容丰富，包括传统领域的帕金森病–运动症状，帕金森病–非运动症状，震颤、肌张力障碍、抽搐、肌阵挛、药物引起的迟发性运动障碍，以及其他各种各样的障碍。虽然这本书的重点是这些疾病的治疗，但读者也会学到很多关于这些疾病的临床症状学和诊断。这本书应该是我们所有在这一领域开始成长的年轻同事必读的一本书。

丹尼尔·塔尔西,医学博士
神经学教授,哈佛医学院
贝斯以色列执事医疗中心
波士顿,马萨诸塞州,美国

序1

从2013年到2016年，我们在美国神经病学学会年会上提交了一项名为"运动障碍治疗：基于案例的方法"的课程。该课程的目的是提供一种方法来治疗帕金森病和其他运动障碍的多种运动和非运动问题。我们的目标是使用我们遇到的真实患者的案例方法，为参会者提供一个临床实用的观点，了解如何管理帕金森病和其他运动障碍疾病。

施普林格出版社的格雷格·斯特里斯联系我们编写一本与此相同标题的书后，内容从我们课程中的21个主题增加到本书中的77个，涵盖了广泛的运动障碍。此外，我们召集了68位世界专家撰写其他章节。这本书的目的是成为一个非常实用和快速的指南，以协助医生治疗那些有广泛运动障碍相关问题的患者。实际上，我们想让读者"听"专家讨论具体的病例，就好像他们置身于诊所现场一样。

所有章节都从一个真实案例开始，接着是关于如何解决问题的自由讨论，引用文献的证据和作者本人强调的实际建议的经验比重相当。我们的目标是一致的，提供"建议"，而不是对文献进行详尽的回顾，每一章节都包含了一个建议阅读的简短列表，而不是引用大量文献堆砌。大多数作者提供了实用的图表，在某些情况下，还提供了运动障碍的视频。这些章节的内容都是精炼的（各章篇幅较短），以便为读者提供一个快速的参考。我们要求作者写得如同读者在诊所看到一个有具体问题的患者，他们需要方便、快速、实用的管理建议。我们的目标是使本书成为运动障碍管理"行之有效"的参考资源。这本书适用于一般神经学家、神经病学住院医师和运动障碍研究员、老年病学家、精神病医生、神经心理学家以及护士，以及其他相关的医疗卫生专业技术人员。

这本书包括了所有常见的运动障碍和许多罕见运动障碍的章节，但由于篇幅有限，我们无法涵盖这一增长迅速的领域的全部内容。接近一半的章节都是关于治疗帕金森病和帕金森综合征患者时遇到的广泛的运动和非运动问题。之后的章节都是讨论处理基本运动障碍疾病和其他震颤疾病，随后是各种肌张力障碍综合征和其他多动性障碍的治疗，包括舞蹈病、抽搐和肌阵挛。其他疾病包括药物引起的运动障碍，心因性运动障碍、威尔逊病、面肌痉挛等。

我们要感谢合著者的贡献，更要感谢我们有幸为其治疗，向其学习，以及不断激励我们提出更好的治疗方案的患者。我们希望，当您在实践中遇到帕金森病和其他运动障碍患者时，您会经常翻阅这本书，无论是印刷版还是电子版，以帮助进行治疗。

斯特芬·G.赖克

斯图尔特·A.法克特

序2

运动障碍疾病是一类临床表现以运动控制失调,运动功能紊乱为主要表现的十分复杂的疾病症候群,其病因各不相同,且发病机制尚未完全阐明,临床上诊断困难,治疗效果不一,需要多学科积极干预。运动障碍疾病的准确诊断有赖于详细的病史采集、准确完整的神经系统检查和评估,以及必要的神经影像学检查、神经电生理检查。在中国的三级医院,运动障碍疾病主要由神经内科专科医生进行诊断,由神经内科、功能神经外科以及康复医学科给予多学科管理。尽管如此,对疾病的误诊和漏诊的情况仍比较普遍,由此带来对该类疾病的治疗缺乏客观有效的标准方案,对治疗方法认识不足,手段单一,适应证、禁忌证把握不佳。最终,罹患该类疾病的患者无法得到有效干预。

《运动障碍的治疗:基于案例的方法》是斯普林格出版社"当代临床神经学系列丛书"中的一本,由运动障碍领域杰出人物——斯特芬·赖克博士和斯图尔特·法克特博士主编,80多名临床一线的不同亚专业的神经学专业人员,以案例方式全面介绍该类疾病典型病例的详细病史,临床表现,诊疗经过,评估及神经学检查过程及结果,治疗的方法及患者的随访情况。并深入到疾病每个方面的问题进行深入的讨论,同时引入在遗传学、生物标记和大脑成像方面最新的进展,旨在引导临床医生如何更好地评估和治疗这类患者。

姚黎清教授是中国康复医学会帕金森病及运动障碍专业委员会的副主任委员,长期以来姚黎清主任带领的包括李咏梅博士,宋瑾博士等为主要成员的神经康复团队一直从事运动障碍疾病的康复治疗,率先在国内将双重任务训练技术用于运动障碍疾病所致的步态平衡障碍的康复,并取得了良好的疗效;在肌张力障碍疾病的肉毒素注射治疗积累了多年的临床经验,为运动障碍疾病的诊疗康复多学科交叉融合,提供了许多宝贵的经验。尤其是他们团队,在繁重的临床和科研工作之余,组织翻译了这本专业著作,其专业和奉献精神,值得我们学习。由于该书涉及多领域的专业知识,尤其是对于跨专业词汇的翻译有一定的难度。在翻译过程中,既要忠实于原文,又要符合中文的语言习惯,达到"信达雅"的境界绝非易事。但通读此书,除个别词汇和语句尚有商榷之处外,应是一本翻译佳作。相信本书的翻译对运动障碍领域专业人员,尤其是基层的临床工作者将会有很大的帮助!

中国康复医学会帕金森病与运动障碍康复专业委员会主席　邵明博士于羊城

2021年12月12日

致谢

斯特芬和斯图尔特的共同致谢

感谢格雷格·斯特里斯建议我们将人工神经网络课程编写成书。感谢勤奋、耐心并给予我们极大支持的编辑罗琳·科菲。

同时还要感谢三十多年来我们案例中的诸多患者。他们信任我们,我们在他们身上学到了很多,也受到了很多启发。

来自斯特芬的致谢

我的工作得到了黛安娜、已故的弗雷德里克·亨利王子四世以及弗兰克和玛西亚·卡卢奇的慷慨支持。我很幸运地拥有了许多出色的导师、榜样和同事,他们丰富了我的职业生涯。有太多人都值得感谢,但以下这几位需要特别提及:罗伯特·达罗夫,马伦·德隆,大卫·泽,约翰·利,马克·哈里特,理查德·约翰逊,史蒂夫·格里尔,丽萨·舒尔曼。尤其是我的合著者兼好友——斯图尔特·A. 法克特。我作为住院医师与大卫·马斯登和当时在国王学院的尼尔·奎因轮班那段日子对于我选择专门研究运动障碍很有帮助(我认为是它选择了我)。同时也要感谢我亲爱的朋友格尔森·保卢斯博士给我的大力支持。我的双亲,亨利和伊迪丝·赖克,你们是完美的父母和祖父母。如果不是同我美好的妻子德纳·波特曼博士及我出色的孩子丹尼尔和思·扬度过了太多快乐时光,我也许可以更早完成这本书。

来自斯图尔特的致谢

我要感谢我的好友兼棒球迷斯特芬·G. 赖克邀请我担任人工神经网络课程《运动障碍的治疗:基于案例的方法》的老师。该课程最终促成了我们这本书的编写,也促成我们在寒冷的夜晚于坎登球场一起观赛。我在奥尔巴尼医学中心和埃默里大学的工作和项目得到了许多人的慷慨支持。他们是玛丽莲和维克多·赖利,朱莉·拉尼尔·巴洛恩,萨廷·拉尼尔家族基金会的信托人,琼和保罗·阿莫斯,玛丽·路易斯·布朗·朱厄尔,梅利和丹尼尔·布恩一家,德纳和托马斯·柯蒂斯一家。感谢我在埃默里大学运动障碍系的同事,让我过去10年过得格外有趣。特别要感谢我生命中最重要的女人,我此生挚爱,我的妻子:安·玛丽。还有我出色的女儿凯蒂和蕾切尔。感谢她们的爱与支持以及不畏艰辛地陪我观看尔梅兹球队的比赛。

最后,感谢杰夫带给我的所有回忆。我想念你。

目录

第六部分　舞蹈病

第七部分　抽动症

第八部分　肌阵挛

第九部分　迟发性运动障碍和药物诱导的运动障碍

第十部分　其他

索引表

第一部分

帕金森病：运动症状

帕金森病的诊断

斯特芬·G. 赖克

案例

一名59岁的律师注意到他的笔迹在两年前发生了细微的变化，且这种情况逐渐加重。他说在他做笔记的时候，"手跟不上，会慢慢地停下来"，并伴有写字过小症。他还提到，用右利手完成其他任务更加困难，包括刷牙和扣左袖扣。在他的笔迹发生变化的前几年，他开始出现在入睡后手脚乱动的情况。他提到，这种手脚乱动似乎与被追逐和试图逃跑的梦境有关。他的妻子提到，这种情况通常是在入睡后几小时出现，每周有3～4个晚上会发生。虽然他从来没有在梦中打过他的妻子，但她不愿睡在他旁边。此外，多年来，他也注意到自己有一种可怕的嗅觉。他没有任何体位性低血压的症状，也没有任何肠道、膀胱或性功能的改变。尽管他对书写的困难感到沮丧，并且担忧疾病的确诊，但他没有焦虑和抑郁。他没有帕金森病（PD）家族史，也没有接触过多巴胺阻滞剂的药物。

检查发现，他在音量和面部表情方面有轻微的减弱。他能很容易完成从椅子上站起来的动作，除了没有右臂的摆动外走路走得还好，但右脚的鞋底有明显的磨损。右侧手指、脚后跟及脚趾的叩击实验呈现出一个速度变慢，幅度衰减的现象，这意味着他做这个动作的时间越长，动作的幅度就越小，并伴随着小的停顿。他的左侧肢体也有轻度运动迟缓，右侧肢体齿轮样的僵硬略强于左侧肢体。书写呈小写征。他没有静止性震颤。反射和眼球运动也是正常的，无扫视减慢。

我告诉患者他患有早期帕金森病，并解释了我是如何做出诊断的。我认为影像学检查不是必要的，因为病史和体格检查是典型的帕金森病的表现，没有症状或体征提示其他原因引起的帕金森综合征。我花时间给患者和他的妻子讲解关于帕金森病的一些知识，强调了药物可有效改善他的症状，并讨论病情缓慢进展的过程。因为书写在他的职业中是很重要的一部分，所以我开始使用卡比多巴/左旋多巴25/100进行治疗，从每日3次，每次半片开始，大约在早上7时、中午和下午5时服用，持续1周，之后是每次1片。

讨论

帕金森病通常被简单认为是一个"候诊室"诊断。为了支持这种说法，可以回顾一下詹姆斯·帕金森（1817年）对震颤性麻痹的描述，他报道了6个人的详细情况，6人中3人是来诊室就诊的患者，其余的3人是在伦敦街头偶然遇到的患者，因为他们具备了帕金森病独特的躯体特征。一般认为诊断帕金森病很容易，但尸检研究表明，多达20%的患者在生前被错误诊断为帕金森病，但最终被证明实际上是另外一种诊断——通常是帕金森综合征；如果只考虑初始诊断，误诊率会更高（超过1/3）。PD的早期诊断不仅对一般的神经学家是一个挑战，对运动障碍的专家也是一个挑战。专家们使用多巴胺转运体显像作为"金标准"（诚然，它并不完美）开展的临床试验证实早期病例尤其是症状持续不到2年的病例误诊率从

3.6%到近20%不等。相反，当一个患者被一个运动障碍专家长期随访时，与尸检相比，死前最后一次临床诊断的阳性预测值接近100%。这表明诊断的准确性取决于对PD特征的熟悉程度，以及对发病时症状和体征的识别，特别是在随访期间对PD诊断提出的质疑。由于PD最初诊断时可能不存在危险信号和其他非典型特征，美国神经病学学会的质量控制组推荐了诊断的年度回顾。

为什么像PD这样常见的疾病经常被误诊？笔者认为有以下5个原因。首先，由于帕金森病在很大程度上是一种门诊疾病，住院医师在培训期间很少接触到它，尤其是在帕金森病早期。事实上，许多住院医师到毕业都没有机会诊断出帕金森综合征。其次，帕金森病的早期症状和体征是很轻微的，除非你怀疑，否则它们经常被忽视——如一侧手臂摆动减少，手指或脚趾轻拍的速度稍微减慢，眨眼频率稍微降低，声音变得柔和。可能需要一段时间疾病才会发展到可以被识别并考虑诊断的程度。但是，像大多数医学一样，一个人做出诊断的能力需要有一个"准备好的头脑"，这意味着要熟悉帕金森病的早期症状和体征。

我观察到误诊的第三个原因是病史和体格检查不充分。这将导致两种类型的错误。第一种是假阳性：患者被诊断为PD，而实际上他们有另一种诊断。这包括没有仔细了解用药史，甚至对引起帕金森综合征的药物认识不足，从而漏掉药物诱发的帕金森综合征。另一个例子是对帕金森病的诊断缺乏了解或未能发现质疑PD诊断的危险信号从而未能考虑非典型的帕金森综合征，如多系统萎缩-帕金森综合征（MSA-P）、进行性核上性麻痹（PSP）、皮质基底节综合征（CBS）或路易体痴呆（DLB）。例如，没有筛查与MSA相关的自主神经功能障碍，或者没有对与PSP相关的眼球运动给予足够的关注。

除了假阳性的诊断之外还有假阴性：在这种情况下，患者有PD，但因为它可能有点不典型，就没有考虑帕金森病的诊断。易犯的错误包括：年轻发病的PD，感觉型的帕金森病（如肩痛），震颤型帕金森病，或始于一侧下肢的帕金森病（脚部震颤）等。在这种情况下，患者通常被诊断为有卒中、脊髓或神经肌肉问题，或风湿病，最后在明确问题是帕金森病之前进行了不必要的检查。

诊断错误的第四个原因是PD缺乏特异性的生物标志物（注意：多巴胺转运体显像不能区分PD和帕金森综合征）。我们已经变得非常依赖影像和其他客观测试来进行神经学诊断，因此，似乎在临床诊断方面缺乏信心，而临床诊断是诊断PD的基础。最后，诊断错误可能是由于每次就诊时未能重新考虑PD的诊断。在早期，帕金森综合征可能与帕金森病相似，但随着时间的推移帕金森综合征的特征越来越明显，疾病发展过程也与帕金森病不同。

PD的诊断仍依赖于临床上对PD的典型特征的识别，同时要考虑其他的诊断，如药物引起的帕金森综合征或特发性震颤（见第37章中PD和特发性震颤的鉴别），和寻找怀疑PD诊断的非典型特征（危险信号）。我的诊断方法在很大程度上与2015年美国运动障碍协会（MDS）发布的PD临床诊断标准相一致（见参考文献中Postuma等人的文章）。尽管还有待验证（所使用的黄金标准是专家的临床诊断），但这些都代表了对1988年提出的英国脑库标准的重要更新。在运动障碍协会PD的临床诊断中，确诊分为两个层次：临床确定的PD和可能的PD，其区别在于某些特征存在或不存在的程度（例如，"危险信号"的数量）。诊断标准有四个基本步骤。首先，要确定患者实际上患有定义为运动迟缓帕金森综合征，因为它是帕金森病的典型特征，可伴有强直或静止性震颤。值得注意的是，20%～30%的PD患者从未发生过震颤。第二步是支持诊断的标准：包括对多巴胺类药物治疗能有明显效果。其他支持诊断的特征包括左旋多巴引起的异动症的最终出现，静止性震颤、单侧或不对称起病，以及至少一项辅助检查有阳性结果，如嗅觉（测试）或心脏MIBG（间碘苄胍）闪烁扫描法（注：对于临床确诊的PD只需要两个支持标准,所以不需要额外的检测)。

第三个诊断标准是缺乏"绝对排除标准",那就是帕金森病所没有的特征,如小脑征、核上性眼肌麻痹或皮质感觉丧失,存在这些特征就可以排除帕金森病。其他排除标准包括患者的症状和体征可以用他曾经有段时间接触过多巴胺阻滞剂类药物来解释;或者是对高剂量的左旋多巴无反应;以及突触前多巴胺系统的功能成像正常。关于影像学检查,特别注意的是,在帕金森病诊断标准中并不是必须的,但是如果已经做了影像学检查,并且正常的话,那么就可以排除PD,但是关于DA转运体成像有一些注意事项,将在下面讨论。

第四个也是最后一个标准与"危险信号"有关。这些临床特征提醒我们需对帕金森病的诊断提出了质疑,通常指向帕金森综合征。与上述绝对排除标准相比,帕金森病可能出现一些危险信号,但通常是其在疾病过程的特定时间或疾病发展到一定的严重程度时成为非典型特征,从而引起对帕金森病诊断的质疑。这些特征包括疾病快速进展(3年内进展为Hoehn-Yahr 3期,快于PD预期)、早期跌倒、早期自主神经功能紊乱、早期延髓性麻痹、对称发作的帕金森综合征(表1.1)。虽然危险信号提示存在一个非典型特征,MDS标准还规定,缺乏预期的非运动特征的PD也是一个危险信号。例如,嗅觉缺失、快速眼动行为障碍、自主神经功能障碍或神经精神病学特征(抑郁、焦虑),这些都应该提醒我们需对PD的诊断提出质疑或至少可能是共核蛋白病。

关于MDS标准的一个争议部分是关于痴呆发生的时间。传统意义上来说,早期痴呆被认为不是帕金森病的一个危险信号,而需要考虑路易体痴呆(DLB),伴有震颤麻痹的额颞叶痴呆(FTD),伴震颤麻痹的血管性痴呆,然而,在新的诊断标准中,不管痴呆何时出现,它不再是一个排除标准。在很大程度上来说,这反映了在诊断DLB时,设定出现帕金森综合征和出现痴呆的时间间隔为1年有些武断,其次,最近公认,认知障碍可以发生于帕金森病的早期。尽管有MDS标准,当痴呆在疾病早期就出现时,我对PD的诊断仍表示怀疑。提出这个保留意见后,还有一个问题是同时并发痴呆的帕金森综合征的绝大部分原因并非由于帕金森病,所以诊断标准的构建可能无法满足PD其他的诊断标准,这是一个有争议的问题。

虽然诊断PD不需要对突触前多巴胺转运体成像,但如果按照MDS标准进行,若正常,则排除了PD,但没有一种检测是万无一失的,在MDS标准的这一部分也可能存在例外。在美国,DaTSCAN™被批准用于鉴别PD和ET(特发性震颤),但区分PD和ET在临床上并不难,这两者几乎总是可以在临床上区分,很少有例外。在某些超出适应证的情况下,DaTSCAN™可能是有用的,如将PD与药物诱导的帕金森综合征区分开来,或将NPH引起的"帕金森综合征"或血管疾病与黑纹状体变性相关的帕金森综合征区分开来。在我看来,DaTSCAN™应该在以下情况中被考虑:① 对诊断出现合理的疑惑;② 如果诊

表1.1 怀疑PD诊断的危险信号

对左旋多巴缺乏反应
早期跌倒
进展迅速
延髓的早期体征
早期痴呆
早期的幻觉或妄想
早期显著的自主神经功能障碍
PD不常见的症状:失用、共济失调、锥体束征、小脑体征、失语症
缓慢垂直眼震/核上垂直眼肌麻痹
以下运动障碍通常不可见于PD:眼睑痉挛,眼睑开放失用,前斜颈或后斜颈,肌阵挛,固定肌张力障碍
躯体下半部帕金森综合征(双侧帕金森综合征仅在腰部以下)

断结果会改变治疗；③ 如果疾病信息不能从另一个更方便及更便宜的方式中获得，如"时间测试"或者是咨询运动障碍专家。值得注意的是，DaTSCAN™不能将PD和其他与黑质纹状体变性相关的帕金森综合征（包括MSA、PSP和CBS）区分开来。在大多数情况下，当帕金森综合征的病因不明确时，主要的问题为明确它是帕金森病还是帕金森综合征，而DaTSCAN™不能给出答案。

关于PD的诊断需要注意的几点：

- 药物诱发的帕金森综合征（DIP）未被充分认识。主要的原因是没有询问详细的用药史，或者没有认识到哪些药物会导致帕金森综合征。由于药物诱发的帕金森综合征可能在损害性的药物停用后1年仍会持续存在，因此患者在就诊时可能没有再使用这些药物。引起DIP最常见的药物包括非典型抗精神病药和甲氧氯普胺。

- 虽然对左旋多巴有明显的疗效反应是诊断PD所必需的，缺乏这种反应是排除标准，但也有少数例外。以震颤为主的PD患者，尤其是伴有较大幅度震颤的PD患者，对左旋多巴的反应可能不佳。其次，如果左旋多巴开始使用时症状轻微，功能几乎没有减弱（在这种情况下，左旋多巴可能是不需要的），即使患者有PD，也没有太多改善。这2种情况都不应被视为左旋多巴失败，并不经思索地对诊断产生怀疑。相反，一些帕金森综合征（尤其是MSA多系统萎缩）患者早期对左旋多巴有反应，甚至是显著的，但这种疗效通常不会持续，运动波动通常不像PD那样出现。

- 适当的左旋多巴试验是每日给予速释型的1000 mg左旋多巴，而不是控释型。它应该在一天中最活跃的时候服用（而不是睡前），最好是空腹服用。

在每次就诊时重新考虑PD的诊断。早期，

一些帕金森综合征，特别是进行性核上性麻痹（progressive supranuclear palsy，PSP）或MSA-P的帕金森样（震颤麻痹）表现与帕金森病相似，但在未来几年内，这些疾病与帕金森病的自然进程与预后不同（更快的进展），并增加了危险信号。

回到这个案例。他有典型的帕金森病的症状和体征，包括运动迟缓、齿轮僵直、肌肉无力、发声过弱、写字过小症、单侧起病，无任何不典型特征。存在非运动特征，包括快速眼动睡眠行为障碍和嗅觉减退进一步支持帕金森病的诊断。在服用了300 mg左旋多巴后，他和他的妻子都注意到他的症状和功能有了明显的改善，尤其是书写。为了进一步的确诊，他需要一段时间的随访，但是现在，他患有PD。

参考文献

[1] BOEVE B F, DICKSON D W, DUDA J E, et al. Arguing against the proposed definition changes of PD. Mov Disord, 2016, 31(11): 1619 – 1622.

[2] CHENG E M, TONN S, SWAIN-ENG R, et al. Quality improvement in neurology: AAN Parkinson disease quality measures. Neurology, 2010, 75(22): 2021 – 2027.

[3] ESPER C D, FACTOR S A. Failure of recognition of drug-induced parkinsonism in the elderly. Mov Disord, 2008, 23(3): 401 – 404.

[4] HUGHES A J, DANIEL S E, KILFORD L, et al. Parkinson's disease: a clinico-pathological study of 100 cases. J Neurol Neurosurg Psychiatry, 1992, 55: 181 – 184.

[5] HUGHES A J, DANIEL S E, BEN-SHLOMO Y, et al. The accuracy of diagnosis of parkinsonian syndromes in a specialist movement disorder service. Brain, 2002, 125: 861 – 870.

[6] KÖLLENSPERGER M, GESER F, SEPPI K, et al. Red flags for multiple system atrophy. Mov Disord, 2008, 23(8): 1093 – 1099.

[7] POSTUMA R B, BERG D, STERN M, et al. MDS clinical diagnostic criteria for Parkinson's disease. Mov Disord, 2015, 30(12): 1591 – 1601.

[8] RIZZO G, COPETTI M, ARCUTI S, et al. Accuracy of clinical diagnosis of Parkinson disease: a systematic review and meta-analysis. Neurology, 2016, 86(6): 566 – 576.

帕金森病的初始治疗

斯特芬·G.赖克

2

案例

最近，一名61岁的律师在第二次就诊时被诊断出患有帕金森病。大约1年前，他注意到他的右手（利手）无力，因为它很难完成精细的运动任务，如扣左袖扣、发短信、翻页、搅拌咖啡和刷牙。他的妻子注意到他走路时没有摆动右臂。走路时他的右腿看起来很僵硬，他也很难把右脚滑进拖鞋里。他从矮的软椅上站起来更为困难。他经常被要求重复说过的话，因为他说话的声音变小了。虽然他的功能还在接近正常的水平，但所有的任务都需要花更多的时间去完成，比如穿衣服。他最大的功能受限是书写费力并且字越写越小，使得他打电话、作证和审讯时都很难记笔记，这影响了他的工作。书写困难也是焦虑的一个来源。左侧肢体无症状。至少从10年前开始，他偶尔会做梦，包括在梦中打斗时打到他的妻子，有一次，他在梦中被人追赶，从床上摔了下来。他的嗅觉从来都不好，且似乎越来越差了。他没有自主神经症状，他不感到抑郁，但更容易焦虑。

检查时发现他有轻度的表情缺乏和发声过弱。他有一次在从椅子上站起来时跳了起来。他走路有点慢，右脚的鞋磨坏了；右臂没有摆动。他在后拉试验中没有失去平衡。右侧肢体有中度运动迟缓和轻度齿轮僵直，左侧有轻度运动迟缓。右肩耸肩慢于左肩。没有观察到震颤。他书写时很费力，而且字号小，尤其是在写一个长单词的结尾和一个句子的结尾更为费力。

我与患者及其妻子就治疗方案进行了讨论，并就开始使用哪种药物达成了一致。

讨论

在开始治疗帕金森病时要遵循三个步骤。第一是避免不加区分地将一种标准化或严格算法的治疗方法应用于所有患者。第二是不要理会普遍流传的说法即"左旋多巴不应该作为初始治疗"。第三，也是最重要的，要认识到个体化治疗的必要性。PD的初始方法有很多选择，而这个选择是基于仔细考虑PD如何影响你面前的患者，讨论每种选择的利弊，与患者共同决定并达成一致"什么是最合适的治疗方案"。

治疗决策的达成有赖于与患者及其家属详细访谈"关于PD如何影响其个人和职业功能"。在疾病的早期，如果没有对功能产生明显的影响，那么可以推迟药物治疗，但要注意的是，由于进展缓慢，人们往往会低估帕金森病的影响。除了询问身体功能之外，询问PD对心理的影响也很重要，例如，震颤可能不引起躯体功能的受限，但可能是令人尴尬、烦恼的，这就是开始治疗的理由。对于不需要对症治疗的患者，他或她可入选作为神经保护方面的临床试验的受试者，如果患者有兴趣，可以转介到专业中心。所有的患者都应该被告知运动的重要性，尽管目前还不知道哪一种运动方式更好，但是力量训练和有氧运动都很重要。目前治疗帕金森病确切的神经保护方法尚未得到证实；一些专家推荐使用一种b型单胺氧化酶抑制剂，但我认为数据不足以令人信服。

无论选择哪种药物作为初始治疗，有几个原则适用于所有患者。首先要明确治疗的目的。应该告知患者，治疗不会缓解所有的症状和体征，但他们应该期待更大的功能改善，这是判断治疗效果的最佳晴雨表。患者需要明白，除了左旋多巴外，大多数的帕金森病药物需要时间（几周甚至几个月）缓慢增加剂量至最终生效。多巴胺激动剂尤其如此。同样，提醒患者注意潜在的不良反应也很重要，这些不良反应大多是轻微的，而且通常是短暂的，例如左旋多巴引起的恶心，但他们也应该知道有更严重的不良反应，包括体位性低血压、意识混乱、幻觉、嗜睡和冲动控制障碍。大多数PD患者合并有其他疾病，或者正在服用其他药物；药物间的相互作用在帕金森病药物中并不常见，但它们合用引起的不良反应，如和抗高血压的药物合用会致低血压。患者应该明白，治疗帕金森病没有标准的方法，治疗可能是一个反复试验的过程，从而找到正确的控制帕金森病药物或药物的组合，对患者有效而不良反应处于可接受的最低水平。许多患者甚至许多医生错误地认为：左旋多巴应该尽可能地延迟使用，而且"5年后就会失效"。重要的是要教育和使患者相信这些说法是错误的，这些说法往往会阻碍患者获得最佳治疗。

当前大多数神经科医生的印象是，PD的初始治疗应该始终是单胺氧化酶b（MAO-b）抑制剂或多巴胺激动剂，虽然两者都可以使用，但治疗的选择应该是个体化的。MAO-b抑制剂的优点是每日一次，相对没有不良反应。只要不超过PD的推荐剂量，就不需要遵循无酪胺饮食或避免使用选择性5-羟色胺再摄取抑制剂（SSRIs）或三环类抗抑郁药（TCAs）。可以使用雷沙吉兰或司来吉兰。它们的治疗效果通常是温和的，用于初始治疗的患者与轻度帕金森病已足够。

几项有影响力的研究表明，与左旋多巴相比，使用多巴胺激动剂对帕金森病进行初始治疗可延缓运动波动和异动症的发展。然而，这些研究中的运动波动和异动症通常是温和的，几项长期研究表明，随着时间的推移，这种激动剂的早期优势

在很大程度上消失了。在预防运动波动方面，与其作为初始治疗的短期获益相比，多巴胺激动剂有两个显著的缺点。首先，激动剂在减轻症状方面不如左旋多巴有效，其次，它们有更多不良反应，其中一些可能很严重。这些症状包括足部水肿、体重增加和幻觉，尽管后者在早发型帕金森病中并不常见，老年人更容易出现。更令人担忧的不良反应包括白天嗜睡和冲动控制障碍。因为多巴胺激动剂有引起患者白天犯困以及开车时可能睡着的风险，对于那些失眠以及其他睡眠障碍（如阻塞性睡眠呼吸暂停）以及白天昏昏欲睡的患者，我避免使用多巴胺激动剂。详细的睡眠史（的询问）对所有PD患者都很重要，尤其是考虑使用激动剂时。

约15%的PD患者出现冲动控制障碍，它们与多巴胺激动剂的使用密切相关。如果有任何证据表明之前有过冲动控制障碍（吸烟、酗酒等），最好避免使用多巴胺激动剂。患者和其配偶都需要被告知冲动控制障碍（ICDs）的可能性，且每次就诊时都应该进行筛查。尽管如此，在仔细讨论了潜在的不良反应后，多巴胺激动剂是轻度PD患者合理的初始治疗药物。早期使用多巴胺激动剂可减少未来左旋多巴的用量，从而减少左旋多巴引起的不良反应，因为每日左旋多巴的总剂量正逐渐被认为是运动波动的主要危险因素。但是，正如上面提到的，长期研究表明，任何通过延迟左旋多巴获得的早期益处都可能随着疾病的进展而丧失。激动剂有几种剂型（表2.1），包括短效（需每日3次给药）、长效（每日1次）剂型以及皮肤贴剂（罗蒂戈汀），每日给药一次。激动剂应逐步使用，并逐步缓慢增加到治疗剂量。

除了MAO-b抑制剂或多巴胺激动剂外，PD初始治疗的其他选择包括抗胆碱能药或金刚烷胺（表2.1）。抗胆碱能药通常被认为对治疗震颤更有效，但这一点尚未得到令人信服的证据。一般情况下，年轻患者对这些药物的耐受性较好，但老年人最好避免这些药物，因为它们会产生一些不良反应，包括思维混乱、记忆力受损、视力模糊、便秘、口干和排尿困难。抗胆碱能药物是最古老的

表2.1　PD初始治疗的用药选择

药　物	规　格	常规起始剂量	常规日剂量
抗胆碱能药物			
苯海索	2 mg, 5 mg,片剂	1 mg,每日2次	6 mg,每日
苯托品	0.5 mg, 1 mg,2 mg,片剂	0.5 mg,每日2次	2～6 mg,每日
金刚烷胺	100 mg,胶囊/片剂	100 mg,每日2次	200～300 mg
MAO-b抑制剂			
司来吉兰	5 mg,胶囊	5 mg,每日2次	10 mg
雷沙吉兰	0.5 mg, 1 mg,片剂	0.5～1.0 mg	1 mg
多巴胺受体激动剂			
普拉克索	0.125 mg, 0.25 mg,0.5 mg, 0.75 mg,1.0 mg, 1.5 mg,片剂	0.125 mg,每日3次	3～4.5 mg
普拉克索ER(缓释剂)	0.375 mg, 0.75 mg,1.5 mg, 3 mg,4 mg, 5 mg,片剂	0.375 mg,每日1次	3～4.5 mg
罗匹尼罗	0.25 mg, 0.5 mg,1 mg, 2 mg,3 mg, 4 mg,5 mg,片剂	0.25 mg,每日3次	12～24 mg
罗匹尼罗XL(控释剂)	2 mg, 4 mg,6 mg, 8 mg,12 mg,片剂	2 mg,每日1次	12～24 mg
罗替戈汀	1 mg, 2 mg, 3 mg,4 mg, 6 mg, 8 mg,片剂	1 mg,每日1次	6～8 mg
左旋多巴			
卡比多巴/左旋多巴	10/100 mg,25/100 mg, 25/250 mg,片剂	25/100,1/2片,每日3次	300 mg
卡比多巴/左旋多巴缓释片	25/100 mg,50/200 mg	25/100,每日2次	400～600 mg

治疗帕金森病的方法之一,但当左旋多巴被引入后,它就不那么流行了,但仍然是早期治疗的一个很好的选择。金刚烷胺(amantadine)也是如此。

金刚烷胺是一种用于治疗亚洲流感的抗病毒药物,其不良反应与抗胆碱能药物类似,但更温和。它会导致网状血管扩张,这种网状血管扩张通常出现在浅色皮肤人种的四肢上,比起化妆品来说它是比较安全的。金刚烷胺也能引起足部水肿。除了作为帕金森病早期治疗的一种可接受的药物外,金刚烷胺最近还发现了第二个重要作用,即作为左旋多巴诱导的异动症的抑制剂(见第4章)。

虽然可接受的PD初始治疗方案包括MAO-b抑制剂、多巴胺激动剂、抗胆碱能药或金刚烷胺——每一种都有其优点和缺点,但没有一种比左旋多巴更有效。传统的做法是:① 尽可能地推迟左旋多巴的使用,因为担心它会导致黑质神经元的持续死亡,最终导致PD的恶化,而且随着时间的推移,左旋多巴的有效性也会下降;② 阻止运动波动和异动症。对这些固有观念的完全驳斥和讨论已超出了本章的范围,但在参考文献中进行了讨论。可以这样说,情况已经发生了转变,现在人们认识到,关于左旋多巴的毒性和耐受性的担忧是没有根据的,患者通常在早期使用左旋多巴效果更好。"左旋多巴恐惧症"不再有正当的理由。

左旋多巴作为初始药物治疗时,给予速释型卡比多巴/左旋多巴25/100 mg开始,至少需要75 mg的卡比多巴来抑制多巴脱羧酶,因为多巴胺不能通过血脑屏障,故要防止左旋多巴向多巴胺的外周转化。我让患者从半片开始服用,每日3次;重要的是要告诉他们服用的时间,因为如果不这样做,最后一次服药往往是在临睡前服用,因此在很大程度上会是浪费。对于偶尔在就寝时间出现症状的患者,在就寝时间增加剂量是合适的。我建议在睡醒时服用,另外两次每隔4～5 h服用1次。

虽然左旋多巴最好在空腹时吸收,但让早期PD患者进食前半小时或进食后1小时服用会给患者增加了一层额外的复杂性,而且我强调的是按时服药,按时吃饭(在治疗后期,当患者需要从左旋多巴中获得更大的疗效时,那空腹服用就更重要了)。对于有恶心症状的患者,在用餐时服用卡比多巴/左旋多巴会有所帮助。一些患者会在低剂量的情况下获得足够的疗效，但如果没有，在服用两周后，我会增加至每次一片。大多数早期PD患者会在这种剂量下得到改善，但如果没有，仍有增加的空间。应告知患者，治疗的目标是使用最低剂量的左旋多巴达到症状控制并达到一定的运动功能，最佳剂量因人而异。

假设给予更持久的多巴胺能刺激可减少出现运动波动的风险，由此进行了速释型左旋多巴与控释型左旋多巴或左旋多巴与COMT抑制剂联合的疗效比较试验。遗憾的是，两种方法都没有显示出比速释型左旋多巴更有效。尽管如此，控释制剂可以作为初始治疗，患者每日服用两次就可以维持。控释（CR）制剂的效果比速释（IR）制剂左旋多巴低（约30%），这种反应可能是不可预测的。目前，左旋多巴的另一种长期制剂Rytary，还没有被证明比速释型左旋多巴作为初始药物治疗更有效。

左旋多巴的一般耐受良好。恶心是最常见的初始不良反应，但通常是轻微和短暂的。对于极少数病情较严重且持续时间较长的患者，可选择随餐服用，或额外服用卡比巴，或使用多潘立酮止吐，后者与其他抗多巴胺能抗吐药不同，不能跨越血脑屏障。左旋多巴可以降低血压，因此在开处方之前和之后要对体位性低血压进行筛查，这是非常重要的。

回到上面的案例。他正处于需要治疗的那个点，因为他的PD症状很烦人。他最严重的问题是书写，这影响了他作为律师的执业能力。

我们讨论了治疗方案。考虑到帕金森病对他的职业的影响，我建议使用卡比多巴/左旋多巴，因为我认为其他药物不会达到他需要症状改善的程度，而且某些不良反应可能会给他带来很大的问题，例如激动剂引起的嗜睡。这是双方的决定，他开始服用卡比多巴/左旋多巴25/100 mg，每日早上7时、中午和下午5时各吃半片，持续两周，然后调整为每次吃1片。当他在6周后复诊时，他和他的妻子告诉我有许多症状和体征已得到了改善，包括他的书写和整体功能水平。

帕金森病的初始治疗有很多好的选择。"最好的治疗方法"是对个体患者最有效的方法。最好的治疗方法是通过找出帕金森病如何影响他们的日常生活和评估他们对药物不良反应的敏感性来确定的。对于70岁或接近70岁的患者，我通常直接使用左旋多巴，因为他们出现运动波动或异动症的风险要低得多。对于较年轻的患者，可以选择MAO-b抑制剂、多巴胺激动剂、抗胆碱能药、金刚烷胺或左旋多巴——每一种药物都各有其优缺点，应与患者讨论，以便做出共同的决定。

参考文献

[1] CONNOLLY B S, LANG A E. Pharmacological treatment of Parkinson disease: a review. JAMA, 2014, 311: 1670 – 1683.

[2] ESPAY A J, LANG A E. Common myths in the use of levodopa in Parkinson disease: when clinical trials misinform clinical practice. JAMA Neurol, 2017, 74(6): 633 – 634.

[3] FOX S H, KATZENSCHLAGER R, LIM S Y, et al. International Parkinson and movement disorder society evidence-based medicine review: Update on treatments for the motor symptoms of Parkinson's disease. Mov Disord, 2018; https://doi.org/10.1002/mds.27372. [Epub ahead of print].

[4] GOETZ C G, PAL G. Initial management of Parkinson's disease. BMJ, 2014, 349: g6258.

[5] HELY M A, MORRIS J G, REID W G, et al. Sydney multicenter study of Parkinson's disease: non-L-dopa-responsive problems dominate at 15 years. Mov Disord, 2005, 20(2): 190 – 199.

[6] HOLLOWAY R G, SHOULSON I, FAHN S, et al. Pramipexole vs levodopa as initial treatment for Parkinson disease: a 4-year randomized controlled trial. Arch Neurol, 2004, 61(7): 1044 – 1053.

[7] KATZENSCHLAGER R, HEAD J, SCHRAG A, et al. Fourteen-year final report of the randomized PDRG-UK trial comparing three initial treatments in PD. Neurology, 2008, 71(7): 474 – 480.

[8] KURLAN R. "Levodopa phobia": a new iatrogenic cause of disability in Parkinson disease. Neurology, 2005, 64(1): 923 – 924.

[9] MIYASAKI J M, MARTIN W, SUCHOWERSKY O, et al. Practice parameter: initiation of treatment for Parkinson's disease: an evidence-based review. Neurology, 2002, 58: 11 – 17.

[10] RASCOL O, BROOKS D J, KORCZYN A D, et al. A five-year study of the incidence of dyskinesia in patients with early Parkinson's disease who were treated with ropinirole or levodopa. N Engl J Med, 2000, 342(20): 1484 – 1491.

帕金森病症状"波动"的药物治疗

3

斯图尔特·A.法克特

案例

这名男子在48岁的时被诊断为帕金森病（PD）。他是一名全职的国际银行顾问。症状开始于右手，有写字过小症，打字困难，手指颤抖。他的右臂没有摆动，感觉"毫无生气"。他还在类固醇注射治疗后出现了冻结肩。第一年，他开始使用卡比多巴/左旋多巴（25/100 mg），最多时服用到每日3次，每次1片，疗效不错；事实上，这让他没有任何症状。也添加了雷沙吉兰，因为当时人们认为它可能有缓解疾病的作用；1年后，因为震颤增加而加了普拉克索。另一个棘手的早期问题是快速眼动睡眠行为障碍（RBD），而氯硝西泮成功地治疗了这个症状（见第22章）。在接下来的一年里，他出现了轻微的剂末效应，表现为右臂软弱无力，不能摆动，右手灵活性的问题日益恶化。此时给药剂量调整为卡比多巴/左旋多巴（25/100 mg），每日4次，每次1片，普拉克索，每日3次，每次0.5 mg，这有效控制了症状。

在接下来的一年中（第3年），剂末效应又复发，而且更为严重，他出现了早醒。他的"关"期的特点是震颤和缓慢的灵活性受损，右侧仍是最严重的，并且伴随左侧的一些症状开始出现。尽管将卡比多巴/左旋多巴的给药间隔缩短至每4 h 1次，共5次给药，但他仍然有剂末效应。此时，在每次卡比多巴/左旋多巴给药时，均加入恩他卡朋（200 mg）。"开"期，他几乎接近正常。

在第5年，他的"关"期变得更加不可预测，包括药物治疗失败。到目前为止，他一天中有25%～50%的时间是"关"期，其特征是走路蹒跚，颤抖和动作缓慢。他的工作需要经常出差，所以这开始影响了他的工作。单独增加卡比多巴/左旋多巴的剂量并没有帮助。将普拉克索改为罗替戈汀贴剂，每日3 mg，持续1周，然后是6 mg，最终达到8 mg。这带来了一些疗效，但在接下来的6个月里，"关"期出现得更突然了，上午的"关"尤其令人烦恼。他从卡比多巴/左旋多巴（25/100）加恩他卡朋200 mg调整为卡比多巴/左旋多巴/恩他卡朋125组合。他从凌晨4时开始，每3 h服一片药，共6次，晚上需要时再服1片。他还在第一剂中加入了半片卡比多巴/左旋多巴（25/100 mg）。

在第6年，决定使用阿扑吗啡皮下注射治疗不可预测的"关"期。他被告知在开始前3天服用三甲氧苯酰胺每日3次，每次300 mg。他在"关"期状态来到诊室。在"关"期，UPDRS运动评分为23分。给予阿扑吗啡2 mg，25 min后，运动评分为13分（表3.1）。他没有恶心、呕吐或体位性低血压，也没有异动症。当他2周都没有恶心症状时，他可以不再服用三甲氧苯酰胺。6个月后，他的药物治疗包括左旋多巴/卡比多巴（25/100）片，2-1-1-1-1，间隔4 h，从凌晨3～5点开始服药，罗替戈汀贴剂每日8 mg，和卡比多巴/左旋多巴一起加恩他卡朋，每日5次，每次200 mg，出现快速动眼睡眠行为障碍时，氯硝西泮每次0.5 mg，

表3.1   阿扑吗啡2 mg注射前后UPDRS运动评分

	UPDRS第三部分运动检查	"关"早上 09：35	9：44注射阿扑吗啡 2 mg,10：05检查
18.	语言	1	1
19.	面部表情	2	2
20.	静止性震颤		
	面部,嘴唇,下巴	0	0
	右/左 手	0/0	0/0
	右/左 足	0/0	0/0
21.	动作性震颤 右/左	0/0	0/0
22.	硬度：颈部	2	1
	右/左 上肢	2/2	0/1
	右/左 下肢	0/0	0/0
23.	手指叩击 右/左	1/2	0/1
24.	手握力 右/左	0/0	0/0
25.	手旋前、旋后 右/左	0/1	0/0
26.	腿敏捷度 右/左	2/2	2/2
27.	从椅子上站起来	1	0
28.	姿势	2	1
29.	姿势稳定性	0	0
30.	步态	1	0
31.	身体动作迟缓	2	2
	18～31小计	23	13

每日临睡前1～2 h给药,还有阿扑吗啡皮下注射,每次2 mg,每日3～4次,当他在每次注射2 mg时没有得到一个固定的"开"期,便可调整为每次注射3 mg。尽管接受了药物治疗,他仍然有近50%的时间处于"关"期,伴随僵硬和迟缓。他从恩他卡朋调整为到托尔卡朋,每日3次,每次100 mg,1周后改为每日3次,每次200 mg。这使他的"关"期时间缩短了近25%～50%。他有轻微的异动症。

到第7年,他出现异动症,有25%的时间是"关"期。对他来说,工作变得越来越难,所以他调整在公司的职位,以避免长途旅行。金刚烷胺增加至每日3次,每次100 mg对异动症的治疗仍然没有效果。我们首次讨论了持续空肠内注入卡比多巴/左旋多巴凝胶和深部脑刺激(DBS)。他选择了DBS(见第6章)。

讨论

在第2章中我们讨论了帕金森病初始治疗时应使用哪些药物。我只想说,这个年轻的患者刚开始服用左旋多巴是因为有数据支持它是无毒的,它是目前最有效的对症治疗药物,他当时正全职从事一项要求很高的工作,需要左旋多巴迅速而显著地改善症状。为了尽可能长的时间地避免异动症的发生,我们将剂量控制在较低水平(它们在第7年出现)。美国神经病学学会(AAN)的指南指出,"在需要启动多巴胺能治疗的PD患者中,可以使用左旋多巴或多巴胺激动剂"。我通常避免使用抗胆碱类药物,因为它们有不良反应,而且可能加重使用左旋多巴患者的异动症;我考虑使用抗胆碱能药物的唯一情况是在伴有严重震颤的年轻患者身上。

该例患者表现出PD波动的典型演变。他发病时相当年轻,仅48岁,这增加了产生症状波动的风险。根据妙佑医疗国际的研究,这个年龄段5年内出现运动波动的风险约为40%,与早期的估计相似,也和异动症相似。重要的是要记住,这些可能是运动症状或非运动症状的波动。在大约1/3的患者中,非运动波动最为明显,包括那些以感觉(疼痛、静坐不能、内脏颤动)、自主神经(出汗、低血压)、精神(精神病、抑郁、恐慌障碍)和认知(思维迟缓、疲劳)的形式出现的波动。通常情况下,这名患者最初经历的波动是运动症状的剂末效应。有几种治疗方法,大多数都在他身上试验过(表3.2为药物、剂量和对"关"期的影响)。它们包括缩短左旋多巴的给药间隔,或改用为长效制剂,如较老的帕金宁CR®或Rytary®。帕金宁CR®是20世纪80年代末开发的缓释片,而Rytary®是一种含有卡比多巴和左旋多巴的胶囊,溶解速度不同,于2016年获得批准。当然还有成本问题,尤其是Rytary®。当患者从服用速释的卡比多巴/左旋多巴改为服用Rytary®后,"关"的时间平均每日减少1.2小时。由于吸收较慢、血药浓度水平较低以及食物对吸收的影响,帕金宁CR®往往不如标准释放制剂有效,因此它常与常规的卡比多巴/左旋多巴联合使用,例如,在早上可产生更快的"开"。对于这两种长效制剂,与常规卡比多巴/左旋多巴相比,需要更高的剂量。帕金宁CR®的

生物利用度约为70%,Rytary®的生物利用度约为30%,因此,Rytary®需要大约2倍的剂量或速释型左旋多巴(详见参考文献中Hauser的文章)。

另一种治疗剂末效应的选择是加用多巴胺增加剂,如单胺氧化酶B抑制剂(MAOBI),例如雷沙吉兰、司来吉兰或沙芬酰胺,它们会阻止大脑内多巴胺的新陈代谢,或儿茶酚胺-O-甲基转移酶抑制剂(COMTI),如恩他卡朋或托卡朋,与卡比多巴相似,其阻断了左旋多巴在周围的代谢。恩他

表3.2 用于治疗帕金森病的运动波动和异动症的药物总结

药 物 名 称	给药途径	初 始 剂 量	推荐最大剂量	"关"期的改善时间(h)
单胺氧化酶抑制剂				
司来吉兰	口服/口含	5 mg,每日1次	5 mg,每日2次	0.9(口含)
雷沙吉兰	口服	0.5 mg,每日1次	1 mg,每日1次	0.8～0.95
沙芬酰胺	口服	50 mg/d	100 mg,每日1次	1
甲基转移酶抑制剂				
恩他卡朋	口服	200 mg和左旋多巴一起给药	200 mg和左旋多巴一起给药	0.4～1.2
托卡朋	口服	100 mg,每日3次	200 mg,每日3次	0.9～2.2
多巴胺受体激动剂				
普拉克索	口服	0.125 mg,每日3次	1 mg,每日3次	1.9～2
普拉克索ER(缓释片)	口服	0.375 mg,每日1次	3 mg,每日1次	0.7
罗匹尼罗	口服	0.25 mg,每日3次	5 mg,每日3次	1.1
罗匹尼罗XL(控释片)	口服	每日2 mg	15 mg,每日1次	1.8
罗替戈汀	贴片、贴剂	每日2 mg	8 mg,每日1次	1.2～1.8
阿扑吗啡	皮下注射	每次注射0.2 mL	每次注射0.5 mL	2
左旋多巴制剂				
卡比多巴/左旋多巴ER(控释片)	口服	标准左旋多巴剂量乘以1.25	个性化的	
Rytary	口服	根据患者左旋多巴剂量(见Hauser表1或表中标注)	基于临床反应(约为标准配方中左旋多巴剂量的2倍)	1.2
卡比多巴/左旋多巴凝胶	经空肠灌注	基于患者左旋多巴等效剂量(见公式讨论)	根据需要调整	1.9
其他				
金刚烷胺	口服胶囊或药片	100 mg,每日1次	100 mg,每日4次	用于异动症的控制
长效金刚烷胺	口服	260 mg,每日1次	420 mg,每日1次	用于异动症的控制

此最大剂量是作者推荐的,而不是严格根据文献资料。

"关"期改善的时间来自随机对照试验中。

卡朋每日将增加最多1小时"开"的时间，而托卡朋每日可能增加超过2小时"开"的时间（表3.2）。目前有一种新的儿茶酚胺-O-甲基转移酶抑制剂（COMTI）——阿片哌酮正在试验中。当与抗抑郁药联合使用时，要担心MAOBI引起的酪氨酸效应或血清素综合征，但只要它们按推荐剂量使用，仅选择性地抑制B型酶，就不会发生这样的问题。因司来吉兰会代谢成苯丙胺，所以最好在早餐和午餐时服用。这种代谢物，它可能有助于治疗与PD相关的疲倦。

其他缩短"关"期效果更好的药物包括多巴胺激动剂：普拉克索、罗匹尼罗口服制剂和罗替戈汀皮肤贴剂。口服制剂也有控释片配方，允许每日用一次，这对患者可能更有帮助，但价格更昂贵，并可能有保险不能覆盖的问题。然而，它们每日可减少1~2 h的"关"期的时间（表3.2）。激动剂的潜在不良反应主要包括非运动并发症，例如精神病（在老年患者中，多数是一些年轻患者可能发展为孤立的妄想状态）和冲动控制障碍（主要是年轻患者多见）、体位性低血压、足部水肿、失眠和嗜睡。对于那些已经服用激动剂的患者，可以增加剂量以治疗"关"期（我推荐的最大剂量见表3.2），或者从短效配方换为长效配方，包括连续使用皮肤贴剂。没有证据表明罗替戈汀贴片比口服激动剂的疗效时间更长，但这确实是一个值得尝试的合理选择。

随着时间的推移，波动往往变得难以预测，正如我们在本例中所看到的，包括由左旋多巴潜伏期改变（延迟）所致的复杂的剂末效应、用药失败，以及与左旋多巴起效时间无关的突然"关"期。患者也可能在第一次服用左旋多巴前出现晨起性运动不能，也可能在夜间的"关"期时间出现问题，如无法在床上活动或有震颤从而影响睡眠。在优化上述辅助治疗后，医师可以开始使用更先进的治疗方法。有一种口服药物，医生可用来治疗更严重的波动，这种药物就是托尔卡朋。这种药是一种COMTI，有80%的COMT抑制效应，而恩他卡朋仅有60%抑制效应，且减少"关"期时

间是恩他卡朋的2倍。就像在这个患者身上看到的，它把"关"期时间缩短了一半。不同于恩他卡朋可与卡比多巴/左旋多巴一起服用（每日最多8次），托尔卡朋是每日服用3次的药物，首剂与左旋多巴首剂一起服用。托尔卡朋的主要问题是1%~3%的患者存在肝毒性，这取决于剂量，需要每2~4周监测一次AST和ALT。肝酶升高的峰值在治疗后的6~12周出现，但需要监测6个月。正是由于这个原因和成本，这种非常好的药物没有得到充分利用。它可以在风险较小的患者身上进行使用。测定AST和ALT基线后，我开始给患者服用托尔卡朋每次100 mg，每日3次的剂量，持续1周。如果这个疗效并不优于恩他卡朋，那么我建议增加到每次200 mg，每日3次。如果疗效不优于恩他卡朋，我便会换回恩他卡朋，以避免监测肝酶，但如果100 mg或200 mg优于恩他卡朋，我便会保持使用托尔卡朋。这种药物的局限性包括成本和保险范围，因为它是一种低级别的药物。通常在6~12周的时间内，这2种COMTI都可能导致轻度和暂时性的腹泻（很少是严重的或长期的，恩他卡朋的发生频率是托尔卡朋的2倍：分别为5%和10%，并且都尿液颜色都可能变为橙色）。

治疗"关"期的下一步是紧急补救治疗方法。目前唯一有效的治疗药物是皮下注射阿扑吗啡。已证实它有类似左旋多巴放大效应。这种药的作用速度非常快（10分钟内），作用时间很短（40~120分钟）。因此它不是用来代替口服药物，而是用来填补"关"期的间隙期。在正确的剂量下，很少出现给药失败，并且可以证实此药物呈长期一致性反应。建议如需要每日使用5次，但我有一些患者每日使用6~8次。使用阿扑吗啡需要用提前3天开始使用止吐剂三甲氧苯酰胺，每次300 mg，每日3次，但大多数患者可在8周内停用。因为考虑到阿扑吗啡一开始剂量调整复杂性（它实际上并没有那么复杂）和它其实是一种注射治疗药物，所以它也是一种未被充分应用的PD药物。我们在办公室里开始使用阿扑吗啡。患者在"关"期来，并服用3天的三甲氧苯酰胺。在检查

后,给他们注射0.2毫升(2 mg)阿扑吗啡。然后检测患者的"开",如果是完全的"开",则保持在该剂量。如果没有,可以尝试在1 h后增加1~2 mg。初始剂量治疗时应监测血压。不管给患者的剂量是多少,都是适合他们自己的剂量。如果给药无效的概率超过5%,需要的话可以在家里进行小的调整。假如在办公室用药不可行,销售阿扑吗啡的公司还为在家里给药的患者配了一名护士。注射的最佳部位是下腹和大腿。其他阿扑吗啡的给药形式,包括舌下,目前正在研究中。此外,一种用于紧急补救性治疗的吸入型左旋多巴正在研究中。

最后一种治疗"关"期的方法是持续空肠内注射卡比多巴/左旋多巴凝胶。这是最近在美国被批准的用于治疗有波动症状的患者。有数据显示,与口服左旋多巴相比,此治疗减少了约2 h的"关"期时间。手术过程包括通过外科放置一根特殊的经皮胃造口管到达空肠以增强左旋多巴的吸收。管子需要护理。左旋多巴和卡比多巴存在于凝胶中,以防止沉淀和管道堵塞,而这些是在早期尝试用卡比多巴/左旋多巴片进行肠内输注时出现的问题。初始给药包括一次晨间大剂量给药:给药量按上午口服左旋多巴量×0.8/20 mg/mL+3 mL(给药)计算。持续输注给药的速度以总LD当量剂量计算(包括左旋多巴和附加剂量)—上午注射剂量除以20 mg/mL然后再除以16 h(晚上停止输注)。前2周每日滴定1次,第3周和第4周每周滴定1次(有些输注速度更快)。持续输注避免了口服药物的使用,但在一些患者中,"关"期仍然发生,此种情况可以使用一次大剂量的给药。夜间停止泵的使用,夜间症状可用长效左旋多巴配方控制。左旋多巴凝胶会带来几个问题:系统是开放的,导管从腹部出来,需要护理,泵也需要随患者随身携带。测试阶段的剂量平均为5天。不良事件包括幻觉、异动症持续时间增加约10%(运动障碍的严重程度没有变化)、管折叠、管-装置连接问题和胃肠结石等。长期研究发现,由于缺乏疗效或存在不良反应,退出率很高,前3个月为21%,第一年为39%。我们的患者

选择了DBS而不是这种疗法。皮下注射阿扑吗啡在欧洲已获得批准,在美国正在研究中。此外,左旋多巴皮下注射也在研究中。

该患者在第7年时开始出现异动症。在他那个年龄段5年异动症的发生率约为40%。之后风险每年增加10%,7年后风险是70%。运动障碍有几种类型:剂峰异动症最常见;双相异动症发生于左旋多巴药效开始发挥或开始逐渐消失的时候,这反映了左旋多巴的血浆水平在上升或下降,但不一定是在峰值(除非两者同时发生),并且更多地涉及腿部;而且,当方波异动症一直存在时,就会出现左旋多巴反应。特别是方波异动症比其他类型更易限制多巴胺能的治疗。

在异动症患者中,首先要确定异动症是否让患者感到烦恼。不足20%的异动症患者在患病第5年、50%的患者在患病第10年都需要药物调整。异动症给家庭带来的困扰大于患者本人,大多数患者宁愿有异动症,而不是"关"期。由于尚无能够完全停止异动症的医学治疗,因此在进行药物调整时一定要记住这一点。当然,也有例外。因此,教育和告知可能都是需要的。如果是剂峰异动症或是方波异动症,并且令患者很苦恼,可以在缓慢、逐步减少左旋多巴剂量,避免使用控释片后,选择辅助药物,如MAOBI、COMTI、抗胆碱能药和多巴胺激动剂。这些都可能会增加"开"期的时间。可以考虑减少左旋多巴,代之以包括阿扑吗啡在内的多巴胺激动剂。如果帕金森病发生恶化,那么可以添加金刚烷胺,包括新批准的长效制剂。金刚烷胺是唯一有效的治疗异动症的药物,在过去的几项研究中经常被证明是有效的,它可以改善帕金森病和"关"期时间。有时在病程早期也可使用。标准金刚烷胺的剂量在每次100 mg,每日2~4次,长效制剂的剂量在每次420 mg,每日1次。老年人应该小心,因为对有认知潜在的影响,可引起幻觉,肠道和膀胱的问题,以及脚踝水肿和网状青斑。异动症的另一个选项是考虑β受体阻滞剂普萘洛尔,它已被证明在少量患者和动物模型中是有益的,这需要进一步的

研究。对于双相异动症，最好的选择是尽量减少耗竭，提供稳定的左旋多巴血药浓度水平。如果没有疗效，那么DBS是下一个合适的选择。

　　晚上和早上的"关"期的出现对患者来说尤其麻烦。长效多巴胺激动剂或左旋多巴制剂或左旋多巴与COMTI在睡前联合使用可能有助于夜间症状的控制，尽管可能不会使患者的症状整个晚上都能得到控制。早上可以使用左旋多巴分散片（Parcopa®），或者将卡比多巴/左旋多巴溶解在液体中饮用，可以缩短其起效时间。对于出现在睡前或早晨的"关"期症状，阿扑吗啡注射可以迅速将其转换为"开"的状态。在就寝时间，这将改善患者的活动能力和舒适度，让患者可以睡着。在早上，患者可以迅速打开"开关"，为一天的工作或其他活动做准备。最后，输注左旋多巴可能在这种情况下是有帮助的，但这需要更多的数据。

　　与帕金森病波动症状相关的一些关键点包括需要教育患者关于"开"与"关"的定义，以及区分异动症和震颤，使他们多加注意。通过使用日记、延长随访时间或家庭录像（随着家庭移动设备的到来）来解决波动和识别模式。给患者现实的期望也很重要。在更晚期的患者中，一天中有些时间是"关"期是他们的新常态。要回答以下问题。"关"期是什么时候开始的？它们与一天中的剂量和时间有什么关系？它们是可预测的还是不可预测的？"关"期持续多长时间？上一次药后药效什么时候消失？它们是突然的还是渐进的？这次给药要多久才能生效？是否有延迟或剂量不足？有异动症吗？这些问题的答案将指导用药和治疗策略的选择。药物的改变应该是渐进的；每次做一个改变。治疗的目标是减少"关"期时间，尽可能使药物反应可以预测，同时简化药物使其更具依从性，避免引起如精神病和异动症等不良反应。最后，原则是个体化的综合治疗。

参考文献

[1] BUONGIORNO M, ANTONELLI F, CÁMARA A, et al. Long-term response to continuous duodenal infusion of levodopa/carbidopa gel in patients with advanced Parkinson disease: the Barcelona registry. Parkinsonism Relat Disord, 2015, 21(8): 871–876.

[2] CONNOLLY B S, LANG A E. Pharmacological treatment of Parkinson disease: a review. JAMA, 2014, 311(16): 1670–1683.

[3] DEWEY R B, HUTTON J T, LEWITT P A, et al. A randomized, double-blind, placebo-controlled trial of subcutaneously-injected apomorphine for parkinsonian off-states. Arch Neurol, 2001, 58: 1385–1392.

[4] FACTOR S A. Parkinson's disease: the treatment of motor fluctuations. In: Ringel SP, Weiner WJ, editors. Current treatment options in neurology, Movement disorder section ed, vol. 1. Philadelphia: Current Science, 1999: 21–32.

[5] FACTOR S A. Current status of symptomatic medical therapy in Parkinson's disease. Neurotherapeutics, 2008, 5(2): 164–180.

[6] FERREIRA J J, KATZENSCHLAGER R, BLOEM B R, et al. Summary of the recommendations of the EFNS/MDS-ES review on therapeutic management of Parkinson's disease. Eur J Neurol, 2013, 20(1): 5–15.

[7] HAUSER R A. How to dose carbidopa and levodopa extended-release capsules(Rytary). Clin Med J, 2015, 1: 34–37.

[8] LEWITT P A, LYONS K E, PAHWA R, et al. Advanced Parkinson disease treated with rotigotine transdermal system: PREFER study. Neurology, 2007, 68(16): 1262–1267.

[9] MIYASAKI J M, MARTIN W, SUCHOWERSKY O, et al. Practice parameter: initiation of treatment for Parkinson's disease: an evidence-based review: report of the Quality Standards Subcommittee of the American Academy of Neurology. Neurology, 2002, 58(1): 11–17.

[10] OLANOW C W, KIEBURTZ K, ODIN P, et al. Continuous intrajejunal infusion of levodopa-carbidopa intestinal gel for patients with advanced Parkinson's disease: a randomised, controlled, double-blind, double-dummy study. Lancet Neurol, 2014, 13(2): 141–149.

[11] PAHWA R, FACTOR S A, LYONS K E, et al. Practice parameter: medical and surgical treatment of Parkinson's disease with motor fluctuations and dyskinesia(an evidence-based review). Neurology, 2006, 66: 983–995.

[12] VAN GERPEN J A, KUMAR N, BOWER J H, et al. Levodopa-associated dyskinesia risk among Parkinson disease patients in Olmsted County, Minnesota, 1976–1990. Arch Neurol, 2006, 63(2): 205–209.

[13] WITJAS T, KAPHAN E, AZULAY J P, et al. Nonmotor fluctuations in Parkinson's disease: frequent and disabling. Neurology, 2002, 59(3): 408–413.

帕金森病中左旋多巴诱发异动症的治疗

4

苏珊·H.福克斯

案例

一名患有帕金森病6年的59岁患者诉药效在减弱。他觉得过去运动迟缓和震颤全天都能得到改善的情况已经不复存在。他意识到药物的有效作用不会持续很久。他每日服用4次卡比多巴/左旋多巴（速释剂）（IR 25/100 mg），每次1.5片，间隔5~6小时，夜间服用卡比多巴/左旋多巴（控释片）（ER 50/200 mg）。此外，因为在中午和傍晚时会发生震颤，2年前，他开始在每一次服用左旋多巴/卡比多巴（速释剂）时加了恩他卡朋200 mg。他在办公室工作，觉得压力很大，而且他知道开会时他的头会频繁地动。他的妻子陪伴着他，她也注意到他的头会无意识地活动，尤其是在说话或看电视的时候。

在他最后一次服用左旋多巴后2小时做的检查结果显示，他在说话时，颈部和右臂会出现舞蹈动作。除此之外，他的手指敲击动作有轻微的运动迟缓，能够自如地站立和行走，没有平衡问题。

最初的选择是减少左旋多巴的个体剂量至1片（25/100 mg），但间隔4小时，每日6次。这种治疗对患者有效，但6个月后，他仍然有一些颈部的异动症，所以给予金刚烷胺100 mg，每日2次，疗效良好。

讨论

处理左旋多巴引起的异动症取决于患者的功能障碍程度，以及相关的疗效减退问题。许多PD患者宁愿忍受异动症，也不愿忍受"关"期症状。只有家庭成员才会注意到治疗后的症状。患者本身并不一定意识到左旋多巴引起的异动症导致的轻度运动受限。据报道，早期未经治疗的PD患者经常担心会出现异动症，因为他们已经阅读或看过受到异动症影响的患者的视频。这可能会导致"左旋多巴恐惧症"和避免开始服药，导致明显的运动迟缓和功能不佳。

近期严重的、麻烦的异动症是不常见的，归因于把个体左旋多巴的剂量保持得尽可能低。当异动症很严重，并且长时间影响四肢和躯干时，然后非随意运动可能会影响生活质量，导致患者跌倒或从椅子上滑倒，并对日常生活活动能力产生影响；对于一些患者来说，困扰可能是异动症带来严重失能的影响。严重的异动症不能通过药物调整来控制，通常最好是通过以丘脑底核（STN）或苍白球内侧（GPI）为目标的双侧脑深部刺激手术来长期治疗。

认识异动症的模式和发作时间与左旋多巴的剂量的关系对初始医疗管理是很重要的。异动症最常见的类型是剂峰异动症，发生在服用左旋多巴1~2小时后，在多巴胺治疗的高峰水平。这种动作是典型的舞蹈病，影响颈部、面部和四肢，但也可能是混合性的，包括肌张力障碍和颤搐。剂峰异动症的罕见特征包括肌阵挛、呼吸性运动障碍合并呼吸困难和眼部运动障碍（缓慢而平稳的

"来回"运动模式或眼动危象中出现的向上凝视偏移）。这种异动症也被称为"高剂量异动症"，因为它会随着左旋多巴（或多巴胺）剂量的减少而改善。这个患者有典型的峰值剂量的颈部舞蹈病。

异动症的峰剂量时间意味着降低多巴胺水平，这是管理策略的目标。第一步通常是减少额外治疗。恩他卡朋是一种COMT抑制剂，常用于增强左旋多巴的作用时间，但也可增加峰值剂量的多巴胺水平，并有诱发峰值剂量异动症的倾向。因此，有一种选择是减少或停止恩他卡朋，以减少剂峰异动症发生的可能性。另一种选择是，当与恩他卡朋联合使用时，减少单独的左旋多巴剂量。然而，不利的一面是，撤退症状可能会恶化。MAO-B抑制剂在增加或诱导剂峰异动症方面也有同样的效果，可以停用，但再次强调，可能会增加"关"期时间。

下一步是将左旋多巴的使用调整为"低剂量、更频繁"的方法，以"平稳"多巴胺水平。因此，每次1片左旋多巴，每3～4小时服用1片（25/100 mg）将是减少剂峰异动症的最初选择，但要保持有效的"开"的时间。在合理的时间间隔内确保足够的左旋多巴水平与确保逆转的PD运动症状但不产生烦人的剂峰异动症两者间保持平衡，这即所谓的优质期。

尽管已经应用了上述措施，如果剂峰异动症持续存在，并且是很让人困扰的，那么下一个策略是添加金刚烷胺。金刚烷胺主要是一种非选择性N-甲基-D-天冬氨酸（NMDA）受体拮抗剂。金刚烷胺可增强谷氨酸神经传递，特别是通过NMDA受体，似乎是眼下左旋多巴诱发异动症（levodopa-induced dyskinesia, LTD）的一个关键因素。NMDA受体对突触可塑性和次级纹状体回路的改变至关重要；因此，LTD的神经机制被比作可塑性的过程，因为一旦患者对左旋多巴呈现LTD的反应，几乎不可能完全逆转这一过程。金刚烷胺的剂量通常从每日早上100 mg开始，按每日2～4倍的剂量增加（最大剂量为400 mg）。低剂量可与液体制剂一起使用，可按50 mg剂量间隔滴定。金刚烷胺的剂量通常从每日早上100 mg开始，增加到每日给药2～4次（最高400 mg）。低剂量可与液体制剂一起使用，可按50 mg剂量间隔滴定。避免晚上服药可以减少夜间失眠和可能的幻觉/混乱。患者需要咨询的其他不良反应包括网状青斑、下肢皮肤反应和周围性水肿。金刚烷胺也有一些抗胆碱能的性质，可以导致口干或加剧便秘。少见的不良反应包括肾清除率障碍患者的肌阵挛，以及曾有记载的角膜病变。金刚烷胺已在临床研究中显示可减少运动障碍，并在循证医学评论中被推荐为异动症的治疗药物。随着时间的推移，金刚烷胺对一些患者似乎没有了效果，尽管临床试验没有证实这种临床观察。金刚烷胺长效制剂正在进行临床研究，其基本原理是减少夜间不良反应。

由于金刚烷胺对某些个体缺乏益处且有明显不良反应，目前用以评估治疗异动症的潜在新药正在研究进行。更多选择性（不良反应更少）的谷氨酸受体靶点，特别是代谢性的mGluR5亚型已经被研究。临床前研究显示，选择性mGluR5拮抗剂可降低LTD，但迄今为止，临床研究一直令人失望。5-羟色胺是另一种涉及PD的单胺类神经递质，与多巴胺能相比，5-羟色胺能末端相对保存，尤其是在有LTD的PD患者中。临床前研究表明，5-羟色胺1A激动剂可能降低LTD，临床研究正在进行中。其他几个非多巴胺能靶点已经被研究过，但这些超出了本章的范围。

当左旋多巴和多巴胺水平较低时，一种少见的异动症就会发生，因此被称为"低剂量异动症"。这种形式的LTD可在服用左旋多巴开始（约15～20分钟后）和接近左旋多巴药效结束时出现，即所谓的"双相"异动症。异动症常表现为腿或脚肌张力障碍，肢体或踢腿姿势异常，可引起异常步态。因此，另一个名称是"肌张力障碍-改善-肌张力障碍（D-I-D）"。肌张力障碍型运动障碍也可以发生在整个"关"期，如在早上醒来时，故可称为关期肌张力障碍。这种异动症影响下肢，使足部和脚趾固定位置收缩，常常引起疼痛并极其痛苦（图4.1）。

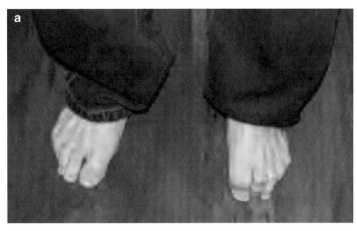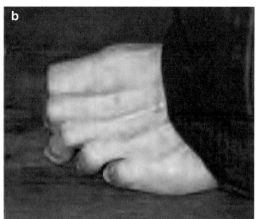

图4.1　（a,b）帕金森病间歇期脚趾肌张力障碍

在更晚期的患者中,可能会出现混合性异动症,尽管患者倾向于形成一种刻板模式,这会影响身体的某个部位或区域,通常是受影响最严重的一侧,运动障碍总是以这种固定模式出现,不管剂量如何。

因此,对低剂量异动症的治疗包括增加多巴胺水平。"关"期肌张力障碍和双相异动症对"关"期的治疗有反应。多巴胺激动剂通常对D-I-D型运动障碍很有帮助,但是,需要注意,剂峰异动症可能会加重。在临床中,对于很麻烦的难治性D-I-D患者,如果合适的话,往往需要手术治疗(双侧STN DBS)。对于局灶性肌张力障碍,如足/趾肌张力障碍,局部注射肉毒杆菌毒素通常是有帮助的。用抗胆碱能药物治疗肌张力障碍,对于成人PD患者中很少被耐受,而且可能会加重舞蹈病。

每年有10%的PD患者在接受左旋多巴治疗后出现异动症。发生LTD的主要危险因素是:① 高剂量的左旋多巴导致多巴胺受体刺激引起的异常脉冲式激活;② 疾病严重病程长,黑质纹状体多巴胺缺乏,左旋多巴药代动力学随之改变;③ 可能的遗传倾向。

帕金森病早期左旋多巴的个体剂量是目前已知的重要危险因素。临床试验期间的仔细评估表明这一发现,与低剂量左旋多巴相比,每日高剂量冲击给药会增加运动障碍的风险,例如,早期与晚期左旋多巴(ELLDOPA)试验和早期左旋多巴与左旋多巴/恩达卡朋(STRIDE-PD)试验。因此,早期使用多巴胺激动剂曾被研究作为保持左旋多巴低剂量的一种方法,以及防止多巴胺受体刺激(称为持续多巴胺刺激)。然而,由于联合使用多巴胺激动剂具有明显而常见的冲动控制障碍的不良反应,并且对运动改善比单独使用左旋多巴要稍差一些,所以这种方法的应用现在已逐渐减少。在更严重的PD患者中,通过空肠内注射左旋多巴/卡比多巴凝胶可以减少运动障碍,同时也可以持续给予多巴胺刺激。因此,明智地使用左旋多巴——保持个体化低剂量,是减少所有长期运动波动问题的较好选择。同样重要的是需要确保足够的左旋多巴来维持良好的抗帕金森作用,并教育患者不要过于担心轻度的异动症。

疾病严重程度也是LID的危险因素,因为早期和更严重的异动症发生在多巴胺耗竭更严重的患者身上,并且在身体最受影响的一侧更为突出。左旋多巴的中心药代动力学提示黑质纹状体多巴胺终末损耗越大,经突触的多巴胺波动就越大。其结果是加重了多巴胺受体的异常刺激,从而导致LID。以震颤为主的帕金森病可能与LID的风险呈负相关。

患者的遗传亚型在多巴胺诱导的异动症的发生中似乎出现敏感性改变。年轻发病的PD,parkin、PINK1和DJ-1基因突变似乎在早期或短时间暴露于左旋多巴后更有可能发展为LID。其他可能涉及早期LID疾病风险的遗传因子包括多巴胺受体基因DRD2和DRD3、多巴胺转运体（DAT）、阿片受体（OPRM1）、BDNF基因、Val66met多态性以及COMT Val158 met多态性的等位基因。然而，研究结果并不一致。

总的来说，LID的临床管理要关注降低早期PD产生LID的可能因素。一旦烦人的LID出现，目标就是保持一个良好水平的抗帕金森运动控制水平。

参考文献

[1] AQUINO C C, FOX S H. Clinical spectrum of levodopa-induced complications. Mov Disord, 2015, 30(1): 80–89.

[2] CALABRESI P, DI FILIPPO M, GHIGLIERI V, et al. Levodopa-induced dyskinesias in patients with Parkinson's disease: filling the bench-to-bedside gap. Lancet Neurol, 2010, 9(11): 1106–1117.

[3] FAHN S, OAKES D, SHOULSON I, et al., Parkinson Study Group. Levodopa and the progression of Parkinson's disease. N Engl J Med, 2004, 351: 2498–2508.

[4] FERINI-STRAMBI L, MARELLI S, MOCCIA M, et al. "Silly walks" in Parkinson's disease: unusual presentation of dopaminergic-induced dyskinesias. Mov Disord, 2011, 26: 1782–1178.

[5] FOX S H, KATZENSCHLAGER R, LIM S Y, et al. Movement disorder society evidence-based medicine review update: treatments for the motor symptoms of Parkinson's disease. Mov Disord, 2011, 26(Suppl 3): S2–S41.

[6] FREITAS M E, FOX S H. Nondopaminergic treatments for Parkinson's disease: current and future prospects. Neurodegener Dis Manag, 2016, 6(3): 249–268.

[7] HUNG S W, ADELI G M, ARENOVICH T, et al. Patient perception of dyskinesia in Parkinson's disease. J Neurol Neurosurg Psychiatry, 2010, 81(10): 1112–1115.

[8] HUOT P, JOHNSTON J, KOPRICH J, et al. The pharmacology of L-DOPA-induced dyskinesia in Parkinson's disease. Pharmacol Rev, 2013, 65(1): 171–222.

[9] MANSON A, STIRPE P, SCHRAG A. Levodopa-induced-dyskinesias clinical features, incidence, risk factors, management and impact on quality of life. J Parkinsons Dis, 2012, 2: 189–198.

[10] NICOLETTI A, MOSTILE G, NICOLETTI G, ARABIA G, et al. Clinical phenotype and risk of levodopa-induced dyskinesia in Parkinson's disease. J Neurol, 2016, 263(1): 888–894.

[11] OLANOW W, KIEBURTZ K, RASCOL O, et al., Stalevo Reduction in Dyskinesia Evaluation in Parkinson's Disease (STRIDE-PD) Investigators. Factors predictive of the development of Levodopa-induced dyskinesia and wearing-off in Parkinson's disease. Mov Disord, 2013, 28(8): 1064–1067.

[12] OLANOW C W, KIEBURTZ K, ODIN P, et al. Continuous intrajejunal infusion of levodopa-carbidopa intestinal gel for patients with advanced Parkinson's disease: a randomised, controlled, double-blind, double-dummy study. Lancet Neurol, 2014, 13(2): 141–149.

[13] ROUSSAKIS A A, POLITIS M, TOWEY D, et al. Serotonin-to-dopamine transporter ratios in Parkinson disease: Relevance for dyskinesias. Neurology, 2016, 86(12): 1152–1158.

帕金森病中脑深部电刺激对震颤的治疗

5

马伦·德隆和斯图尔特·A. 法克特

案例

这位患者是一名69岁的妇女,她在56岁的时候就有3年的写字过小症和右手震颤的病史,2年后又出现了右腿震颤。在检查中,她表现为轻度至中度的右上肢静止性震颤和轻度的右下肢静止性震颤,伴有轻微的强直和运动迟缓。她还表现出累及右臂的轻微的姿势/运动性震颤。走路时,她的右臂摆动活动减少。其余的神经检查均正常。她被诊断为帕金森病(PD),最初用多巴胺激动剂治疗,包括罗匹尼罗,然后是普拉克索,但这两种药物都因为"头部紧箍感"而被停用。金刚烷胺和苯海索减轻了她的震颤程度,但使她的口干得更厉害。5年后,当她回到我们的诊所时,震颤已经恶化并扩散到左侧肢体和下巴。当看到她时,她正在服用少量卡比多巴/左旋多巴(25/100 mg/片,每3 h 1次,从上午9时至晚上9时),但只达到最小控制震颤效果。在接下来的3周里,她的左旋多巴增加了一倍,震颤症状明显改善了,但偶尔会伴有恶心、出汗和夜间震颤复发,这些影响了她的睡眠。这些症状通过在睡前添加长效CR控释剂得到控制。此时UPDRS运动量表Ⅲ评分为37分,其中静止性、动作性震颤和运动迟缓分值最高。未诉运动波动或异动症,但在接下来的6个月后,以震颤加重为主要特征的药效减退产生了。尽管左旋多巴增加到每日1400 mg,并尝试用苯海索、乙氧丙嗪和罗替戈汀

来缓解症状,然后先加入恩他卡朋,再加入托尔卡朋,但她的震颤越来越严重,越来越妨碍她作为钢琴教师的工作。她仍然有正常的步态和平衡,没有异动症。她在服用卡比多巴/左旋多巴(25/100 mg),每3 h 1次,睡前服用卡比多巴/左旋多巴(50/200)控释剂,且每日还服用阿替洛尔25 mg。在这个时候,66岁的她,有13年震颤为主的PD病史,她接受了深部脑刺激(DBS)的评估。经过神经心理测试,精神科会诊,头部MRI检查,运动分析评估,神经外科医生会诊,并由一个多学科委员会的审查,建议丘脑底核(STN)DBS。随后她接受了左侧STN DBS手术,结果良好,完全控制了右侧上肢的静止性和动作震颤,以及右侧腿的静止性震颤。她对2.1V的单极高频(120 Hz)的刺激反应良好。她几乎不需要再做什么调整。

她的UPDRS运动量表Ⅲ评分在刺激下从32降至17,在药物加刺激作用下为9(表5.1)。由于左臂震颤加重,她现在正在接受右侧STN DBS的筛查。

表5.1　术前和术后UPDRS运动量表Ⅲ评分

UPDRS 运动量表Ⅲ	药物/刺激		
	关/关	关/开	开/开
语言	0	0	0
面部表情	1	1	1
震颤:面/下巴	0	0	0

续　表

UPDRS 运动量表Ⅲ	药物/刺激		
	关/关	关/开	开/开
静止性震颤：右手	2	0	0
静止性震颤：左手	2	2	1
静止性震颤：右腿	1	0	0
静止性震颤：左腿	1	1	1
动作性震颤：右	1	0	0
动作性震颤：左	2	1	1
僵硬：颈	1	0	0
僵硬：右上肢	1	0	0
僵硬：左上肢	2	1	1
僵硬：右下肢	1	0	0
僵硬：左下肢	1	0	0
手指轻敲：右	1	1	0
手指轻敲：左	2	2	1
手握力：右	2	0	0
手握力：左	2	1	1
旋前/旋后：右	1	1	0
旋前/旋后：左	2	1	0
腿的灵活性：右	1	1	0
腿的灵活性：左	2	2	0
从椅子上站起	1	0	0
姿势	1	1	1
步态	0	0	0
姿势不稳定	0	0	0
身体动作迟缓	1	1	0
合计	32	17	9

讨论

　　静止性震颤是经典帕金森病的典型特征，其特征是震颤伴运动迟缓和强直。70%以上的患者存在静息性震颤，常发生于疾病早期，是该病的主要特征。有明显的运动迟缓和强直的患者被认为是帕金森病的运动僵硬型，而有明显震颤的患者被称为以震颤为主的帕金森病。与运动僵硬型PD患者相比，以震颤为主的患者在相对较长的时间内病情进展有限，伴有不同程度的强直和运动迟缓。以震颤为主的患者对左旋多巴和其他抗帕金森病药物反应良好，但在某些情况下，震颤可能无法得到充分控制。以震颤为主的PD患者，除了静止性震颤外，还可能有不同程度的姿势/动作性震颤，据估计，几乎一半的PD患者都有这种症状。

　　除了以震颤为主的PD外，还有一种被称为良性震颤麻痹（BTP），占PD病例的10%左右。这样的患者有时会混淆PD和原发性震颤之间的界限，而正确地诊断该病可是一个挑战。在BTP中，不对称或单侧静息性震颤伴随不同程度的姿势/动作性震颤是主要特征。运动迟缓、僵硬、步态问题以及非运动PD症状是轻微的或不存在。这种震颤可以是中度到重度的，甚至可以使人完全丧失能力。它通常对酒精也没有反应。在大约半数的病例中，早期大剂量的左旋多巴对震颤有部分反应，而另一半则没有反应。Selikhova等人的病理研究表明，这种综合征进展较慢，表现为中度帕金森病病理状态，但大多数病例10年后一般都会进展为典型的帕金森病。尽管需要高剂量的左旋多巴，但这些患者很少出现运动障碍。也有一小部分患者只有单一症状疾病——静止性震颤，并不符合PD的诊断标准。这些情况代表了BTP的一种变体。在以震颤为主的PD中，诊断通常是明确的，因为其他主要特征是存在的，并且对左旋多巴有反应。在BTP或单纯的静止性震颤患者中，多巴胺转运体SPECT扫描（FP-CIT-SPECT或DaTscan®）显示壳核结合减少，这反映突触前多巴胺缺乏，这对于BTP或单纯的静止性震颤的诊断是有帮助的。在BTP中，一个明确的发现是，震颤家族史阳性的患者发病频率很高，在近1/3的病例中可以看到。在一些临床诊断为BTP的患者中，已经报道了经典的突触核蛋白病理，并且在一些病例中已经发现了与PD一致的遗传因素。关于BTP是否应该被定义为"良性"的问题经常被质疑，因为，虽然多年来病程进展缓慢，但震颤往往会导致残疾，而且在后期的步态和运动可能会迅速恶化。无论震颤的类型如何（静止震颤伴或不伴姿势/动作震颤，如震颤型帕金森综合征或良性震颤麻痹），药物治疗不能充分控制震颤的患者是DBS治疗极好的潜在对象。

DBS最初是被开发用于治疗PD的震颤和特发性震颤的。尽管对丘脑腹中间核（VIM）和丘脑底核STN的刺激对PD患者的震颤控制都是非常成功的，众所周知，VIM的刺激对运动迟缓或强直几乎没有影响，而STN的DBS对于运动迟缓或强直以及左旋多巴相关的运动并发症是非常有效的。VIM和STN DBS已被证明对以震颤为主的PD的静止和动作/姿势性震颤和少数BTP患者都非常有效，但是，对于DBS靶向STN治疗姿势/动作震颤的长期预后或相对效果，以及STN-DBS和VIM-DBS（注：这里是指分别以STN和VIM为靶点的DBS）之间疗效的对比，还没有足够的随机临床研究。

无论是动作性震颤还是静止性震颤，小脑-丘脑皮质网络被认为是诱发性网络，与其发生密切相关。而接受小脑输入的VIM被认为是2种类型震颤的有效靶点。从表5.1中可以看出，STN DBS对患者的静止和姿势/动作震颤都是非常有效的。关于STN DBS对静止性震颤和姿势/动作性震颤有效的发现并没有得到广泛的认识和理解。帕金森病的动作性震颤与特发性震颤ET的动作性震颤是否不同尚不确定。正如现在广泛讨论的那样，ET样震颤与各种运动障碍（如PD和肌张力障碍）之间的联系引起了人们对ET作为一个独立疾病的质疑。最近皮质下基底节和小脑之间，特别是STN和小脑之间的紧密解剖联系，2个皮质-皮质下系统在先前认为是单纯基底节和小脑病变（即PD和ET）病理生理中的相互作用，也再次引起了人们的质疑。

在这个的病例中，患者是在她PD病程晚期及震颤症状成为明显困扰之后进行的DBS治疗。因为DBS对生活质量的整体影响以及帕金森病对社会经济因素的影响是众所周知的，所以早期考虑

手术是合理的。

患者的静止和动作/姿势震颤症状对低电压、标准高频、单极电刺激STN的DBS反应良好，表明电极放置良好。一般来说，DBS患者的编程相当简单，首先要确定震颤调控的阈值，以及4个可用触点的感觉和运动不良反应，使用单极刺激和恒定高频刺激（120～150 Hz）和短脉宽（60～90 μs）。选择对震颤有最佳刺激效果且无不良反应的触点。如果单极刺激由于感觉或运动反应太大，而影响了对震颤治疗的有效性，那么双极刺激可能是非常有效的，由于减少了电流的传播而减少了不必要的不良反应。努力延长电池寿命，确定控制震颤的最低频率和电压。在这个患者中，我们发现触点2提供了最佳控制。触点2位于STN的背外侧感觉运动部分，如专有软件显示的导线位置成像所示（图5.1）。

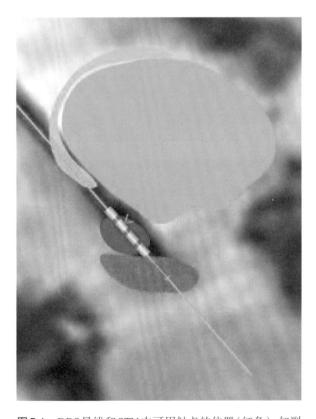

图5.1 DBS导线和STN中可用触点的位置（红色），如副矢状图所示。刺激选择的触点（箭头）是从底部开始的第三个，位于STN的背外侧。相邻的丘脑（绿色）和黑质（棕色）也显示出来

参考文献

[1] DEEB W, HU W, ALMEIDA L, et al. Benign tremulous Parkinsonism: a unique entity or another facet of Parkinson's disease? Transl Neurodegener, 2016, 5: 10.

[2] ELBLE R J. Tremor disorders. Curr Opin Neurol, 2013, 26: 413−419.

[3] HELMICH R C, HALLETT M, DEUSCHL G, et al. Cerebral causes and consequences of parkinsonian resting tremor: a tale of two circuits? Brain, 2012, 135: 3206−3226.

[4] KONNO T, ROSS O A, WHAREN R E, et al. Deep brain stimulation for levodopa-refractory benign tremulous parkinsonism. Neurol Neurochir Pol, 2016, 50: 383−386.

[5] KRAUS P H, LEMKE M R, REICHMANN H. Kinetic tremor in Parkinson's disease—an underrated symptom. J Neural Transm (Vienna), 2006, 113: 845−853.

[6] SAVICA R, MATSUMOTO J Y, JOSEPHS K A, et al. Deep brain stimulation in benign tremulous Parkinsonism. Arch Neurol, 2011, 68: 1033−1036.

[7] SELIKHOVA M, KEMPSTER P A, REVESZ T, et al. Neuropathological findings in benign tremulous Parkinsonism. Mov Disord, 2013, 28: 145−152.

帕金森病中脑深部电刺激对症状波动及异动症的治疗

6

吉尔·L.奥斯特姆

案例

本例患者为65岁男性帕金森病（PD）患者，建议考虑脑深部电刺激（DBS）治疗。他的运动症状在58岁时首次被发现，当时表现为右手震颤，右臂灵活性差和僵硬。他还诉他的声音变弱，嗅觉减弱，在睡觉时会做梦，便秘加剧，有轻度抑郁。一位神经科医生对他进行了评估，在排除了帕金森综合征的继发性原因后，诊断为PD。当运动症状开始困扰他时，他开始接受PD药物治疗。起初，他服用了一种MAO-B抑制剂，几乎没有效果，接着服用普拉克索，逐渐增加到每日3次，每次1.5 mg。他对这种药物的耐受性良好达2年之久，但随后出现了更严重的运动症状，包括手臂震颤。较高的普拉克索剂量不能很好地耐受，因此添加卡比多巴/左旋多巴（25/100 mg），每日3次，每次1片半。在症状稳定了2年后，他注意到药效每隔4小时就会减退，"开"的时间不持久，而且还伴随着轻度异动症的出现。卡比多巴/左旋多巴的剂量调整为（25/100 mg），每次2片，每日5次。1年后，加入恩他卡朋，每日4次，每次200 mg，以帮助治疗日益恶化的运动波动和药效减退，但却导致异动症的增加。他的药物治疗计划再次进行了调整，包括减少卡比多巴/左旋多巴（C/L，25/100 mg）的剂量为每日1片半，每日5次，同时服用恩他卡朋。他的抑郁更严重了，他想知道在PD症状无法预测的情况下，他还能工作多久。他被转诊接受DBS手术评估。

首次手术评估时的药物包括雷沙吉兰，每日1次，每次1 mg，普拉克索，每日3次，每次1 mg，左旋多巴/卡比多巴（25/100），每次1片半，每日5次，左旋多巴/卡比多巴控释片（CR，50/200），每日睡前1次，恩他卡朋，每日5次，每次200 mg，褪黑激素，每次3 mg，每日睡前1次，多库酯钠，每日睡前1次，以及多种维生素。

患者接受PD药物治疗12 h后进行评估。血压为125/81 mmHg，心率为74次/分。给予MDS-UPDRS评估。他的UPDRS运动量表Ⅲ得分在"关"状态下为55分。他语音缓慢柔和；面部表情减少；右臂右腿明显严重的静止性震颤；轻度手姿势震颤；他的颈部、手臂和腿部的肌张力中度增加（右侧的情况更差）；手臂、腿的测试中出现中度运动迟缓；患者从椅子上站起来很缓慢；后拉试验中存在姿势的不稳；转弯时步态异常；手臂摆动减少；右脚踝轻微内翻。在"开"期（早晨服用常规剂量的帕金森药物1小时后），他的UPDRS运动量表Ⅲ得分提高到20分，声音、震颤、僵硬、运动迟缓、步态和平衡都有所好转。同时注意到他有颈部和躯干轴向刻板的摇摆运动（异动症）。第二天，患者接受了全面的神经心理测试。患者的整体认知能力处于正常的低水平，执行功能测试受损。贝克抑郁量表提示他有中度抑郁。近2年的MRI显示轻度脑萎缩，轻度脑室周围白质改变，无严重结构异常。

讨论

当PD患者的异动症和运动波动不能用多巴胺能药物成功控制时，深部脑刺激便是一种非常有效的治疗方法。目前，该技术已被应用于全世界超过10万名患有PD和其他运动障碍的患者。一些人认为DBS对PD运动症状的影响类似于在该领域发现左旋多巴时的突破。当一个理想的DBS候选人被选中，有合适的DBS电极位置，最优的程控，就会对运动波动的治疗起到积极影响，这样就可减少药物的需求，并极大地改善了生活质量。

PD患者应该考虑接受DBS治疗是一个不断发展的问题，因为一些人认为DBS应该在运动波动出现后尽早应用于疾病过程中。然而，如今大多数专家都同意以下标准：明确的PD诊断、有运动波动，没有进一步药物来改善症状的空间，对左旋多巴治疗有反应，已知目标症状可通过DBS改善，没有痴呆，没有严重的情绪障碍，切合实际的期望，没有医疗或手术并发症导致不利的风险/效益比（表6.1）。

表6.1　PD患者申请DBS

纳　入　标　准	排　除　标　准
特发性PD的诊断	严重的外科并存疾病
麻烦的运动症状，包括运动波动，异动症，尽管优化了药物治疗[a]	无法控制的精神疾病，包括焦虑和抑郁
运动症状对左旋多巴治疗有强烈反应（不包括震颤）	痴呆
患者对手术风险清楚的知晓和合理的预期	术前MRI表现为广泛的白质改变或严重的脑萎缩

[a] 目前美敦力公司，FDA规定的PD的适应证为：美敦力DBS双侧刺激苍白球内侧（GPi）或丘脑底核（STN）作为一种PD辅助治疗方式，用于减轻病程至少四年且药物控制不充分的左旋多巴反应性PD患者的某些症状，包括近期发病（4个月至3年）的运动并发症或长期运动并发症。

该患者有明确的病史，检查符合特发性PD，伴有运动波动和异动症，每日多次服用多种PD药物。其他药物的治疗策略包括添加金刚烷胺和

（或）尝试长效左旋多巴配方可能会有所帮助，但他仍然需要每日频繁地服药，随着病情的进展，运动控制仍将是一个挑战。他有良好的手术风险/效益比，没有显著的医学并存疾病，脑部MRI检查无明显异常。在进行DBS之前，明智的做法是治疗患者的抑郁症，并确定患者的精神状态稳定。因为如果不做处理，术后的过程很有挑战性，未经治疗的抑郁会使生活质量恶化，接受DBS治疗的患者自杀的风险略高。患者对左旋多巴反应良好（64%）。左旋多巴高度敏感的患者对DBS的反应更好。一些私人保险公司不会批准DBS手术，除非患者的"停药状态下"UPDRS Ⅲ评分至少为30分，且"开"的状态评分至少改善30%。与对DBS高度敏感的左旋多巴难治性震颤不同，有左旋多巴无反应性冻结步态或显著姿势不稳的患者不太可能通过DBS改善这些症状。异动症通常也可以通过DBS的直接刺激效应/或减少抗PD药物得到改善。其他PD的非运动症状不太可能通过DBS得到改善，包括认知改变、情绪障碍、快动眼相睡眠行为障碍、便秘、嗅觉丧失和疲劳，除非PD药物加重了这些症状。重要的是要让患者充分了解DBS手术和治疗本身的风险。虽然脑出血的风险很小（0.5%～2%），但也是有可能发生的。因需要植入设备，更常见的风险是感染（5%）。刺激的不良反应是可逆的，但有时并不被重视，优化DBS设置和调整药物对一些患者来说是一个漫长的过程。

一旦一名患者被确认为手术候选人，其他的手术决定仍然需要被处理，最好由一个多学科的、熟悉患者情况的团队来决定。如果PD症状主要是单侧的，那么对侧植入就足够了。一些研究中心倾向于分阶段植入（先在一个半球植入，再次植入另一个半球之前留有一个恢复期），尤其是对认知能力较弱的患者。这个患者需要双侧植入。需要选择脑内DBS的靶刺激区。在多个随机临床试验证明，丘脑底核（STN）和大脑苍白球靶点作为DBS的靶刺激区都是有效的。所以对这个患者来说，任何一个靶区都是合适的。接受STN−DBS

治疗的患者通常可以在更大程度上减少PD药物治疗。因此，STN靶点对于因药物需求量高而出现不良反应的患者可能更好。苍白球靶点更适合术后情绪低落和有明显异动症的患者。一些研究小组倾向于将苍白球靶点刺激用于认知水平处于临界状态的手术候选人，但这方面的研究还不够深入，证据也很有限。最后，丘脑VIM-DBS可用于治疗PD，但在很大程度上只会影响震颤，导致该患者的症状控制不完全。另一个需要考虑的因素包括手术方法。DBS导线传统上是使用微电极记录引导方法进行放置的，要求患者处于清醒状态并参与或接受刺激测试。目前存在的方法允许患者在手术过程中处于睡眠状态，该过程仅由基于图像的靶向引导。虽然没有广泛的研究，这种方法似乎越来越受欢迎。最后，需要对要植入的DBS系统的类型进行选择。今天，可充电和不可充电的神经刺激器都有，但在不久的将来，更多制造商将提供具有不同功能的DBS系统。

由于害怕在手术过程中醒来，本例患者采用了睡眠状态MRI引导下在双侧STN植入了电极。他被植入了一个不可充电的神经刺激器，因为他不喜欢设备"充电"带来的麻烦，但他意识到，使用不可充电的设备3年后，他可能需要更换电池。

患者对手术的耐受性良好，1个月后在诊所复诊，进行在相对停药状态下设备的初始编程。在开始编程之前，对系统进行电极阻抗检查，结果正常，表明系统完整，没有开路或短路。如果发现高或极低的阻抗，这将需要在编程之前对系统的电路问题进行检查。使用标准的60 μs脉宽和130 Hz的频率进行单极检查，以测试刺激对每个单一触点/电极的效果（每个现有的美敦力电极上有4个）。选择在最低振幅下产生最大治疗效果且不产生刺激诱导的不良反应的触点进行初始刺激。患者术后的CT扫描与术前的MRI整合，以确定电极位置，并帮助判断哪些触点位于STN的背外侧运动区。选择左侧半球触点1和右侧半球触点9启动慢性刺激（图6.1）。两侧的振幅设置为1.0 mA，指导患者在家里使用程控器每隔一天

缓慢增加振幅0.1 mA。当达到1.5 mA时，他开始出现右侧肢体异动症。随后，他将普拉克索的剂量降至每次0.5 mg，每日3次，并将卡比多巴/左旋多巴（25/100）的剂量降至至1片，每日5次。在没有异动症的情况下，他的DBS设置可以进一步增加，但是在2.3 mA时，他说话出现了困难。当关闭右脑导联时，他说话不再紧张，有助于确认这是由右脑电极引起的刺激症状。然后，使用触点9-和触点10+双极模式对该导联进行重新编程（一种缩小刺激范围的编程策略，通常在使用单极刺激模式发生刺激不良反应时使用）。这使得他的PD在2.9 mA时几乎得到解决，也没有语言障碍。经过4个月量身定制编程和药物调整，他仅有轻微的震颤，大大改善了运动波动，解决了异动症，所需的PD药物比手术前减少了50%。患者对结果很满意，可以继续工作了。他继续服用抗抑郁药来治疗他的抑郁症。五年后，他出现了轻微的运动波动，他的姿势不稳越来越糟糕，步态也出现间歇性的冻结，需要借助拐杖和物理治疗来降低跌倒的风险。调整DBS的设置和药物治疗并没有带来任何明显的额外好处，但患者仍然非常感谢症状已经整体改善，如果可以选择，他将再次接受DBS手术。

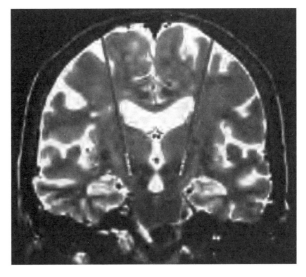

图6.1　冠状位脑MRI图像，将Medtronic 3389 DBS脑导联叠加于丘脑底核。大脑导联有四个触点/电极（左边分别为0、1、2、3，右边分别为9、10、11、12）

参考文献

[1] FOLLETT K A, WEAVER F M, STERN M, et al. Pallidal versus subthalamic deep-brain stimulation for Parkinson's disease. N Engl J Med, 2010, 362(22): 2077−2091.

[2] HARIZ M I. Complications of deep brain stimulation surgery. Mov Disord Off J Mov Disord Soc, 2002, 17(Suppl 3): S162−S166.

[3] MARKS WJ JR. Deep brain stimulation management. Cambridge: Cambridge University Press, 2015.

[4] ODEKERKEN V J, VAN LAAR T, STAAL M J, et al. Subthalamic nucleus versus globus pallidus bilateral deep brain stimulation for advanced Parkinson's disease (NSTAPS study): a randomised controlled trial. Lancet Neurol, 2013, 12(1): 37−44.

[5] OKUN M S, FERNANDEZ H H, WU S S, et al. Cognition and mood in Parkinson's disease in subthalamic nucleus versus globus pallidus interna deep brain stimulation: the COMPARE trial. Ann Neurol, 2009, 65(1): 586−595.

[6] OSTREM J L, ZIMAN N, GALIFIANAKIS N B, et al. Clinical outcomes using ClearPoint interventional MRI for deep brain stimulation lead placement in Parkinson's disease. J Neurosurg, 2016, 124(4): 908−916. Epub 2015/10/27.

[7] SCHUEPBACH W M, RAU J, KNUDSEN K, et al. Neurostimulation for Parkinson's disease with early motor complications. N Engl J Med, 2013, 368(7): 610−622.

[8] ST GEORGE R J, NUTT J G, BURCHIEL K J, et al. A meta-regression of the long-term effects of deep brain stimulation on balance and gait in PD. Neurology, 2010, 75(14): 1292−1299. Epub 2010/10/06.

[9] WEAVER F M, FOLLETT K, STERN M, et al. Bilateral deep brain stimulation vs best medical therapy for patients with advanced Parkinson disease: a randomized controlled trial. JAMA, 2009, 301(1): 63−73.

[10] WILLIAMS A, GILL S, VARMA T, et al. Deep brain stimulation plus best medical therapy versus best medical therapy alone for advanced Parkinson's disease(PD SURG trial): a randomised, open-label trial. Lancet Neurol, 2010, 9(6): 581−591.

[11] WILLIAMS N R, FOOTE K D, OKUN M S. STN vs. GPi deep brain stimulation: translating the rematch into clinical practice. Mov Disord Clin Pract (Hoboken), 2014, 1(1): 24−35.

帕金森病中跌倒的治疗

乔里克·诺内克斯和巴斯蒂安·R. 布鲁姆

7

案例

一名有8年帕金森病（PD）病史的65岁男性，因过去一年逐渐出现反复跌倒（约每月2次），来本院门诊就诊。他接受了半片左旋多巴/卡比多巴（25/100 mg，每日3次）的治疗，尽管情况有所恶化，尤其是在傍晚时，但该疗法在过去几年一直保持有效。跌倒及跌倒产生的后果对他的生活质量产生了极大的影响。除了频繁的擦伤和撕裂伤外，6个月前的一次跌倒导致其髋部骨折，以致他需要住院和手术治疗。由于这些伤害，甚至对跌倒感到越来越恐惧，患者明显地限制了自己的活动，导致其行动减少和独立能力降低。

在询问病史时，他否认跌倒之前曾有过短暂的意识丧失。当被问及是否有一种固定模式的跌倒时，他称他主要是向前或侧方跌倒。他还说，跌倒前通常会有一种典型的感觉，好像脚突然"卡"在地板上，且通常在狭窄的空间里活动时发生。但在其他时候，比如在户外散步时，他的步行能力则相对较好。他偶尔也会在走廊的地毯上滑倒，但这种滑倒的情况显然要少得多。

通过临床检查，我们观察到其步态模式呈缓慢、小碎步拖曳步态。当我们要求其以快速小步伐进行大的急转弯时，步态明显冻结。在后退步态测试中，他需要五个平衡校正步伐（幅度很小）来恢复平衡。视力检查发现有双眼复视。无体位性低血压（简单由血压计评定），无多发性神经病或肌无力的征象。鞋子穿着合适。

我们采用了一个多学科治疗方案。我们逐渐

将左旋多巴/卡比多巴（25/100 mg）的剂量增加到半片，每日4次，使步态显著改善，尽管偶尔仍会出现冻结（由于剂末现象）。一位专门从事帕金森病治疗的物理治疗师指导我们的患者使用提示策略来克服步态中残留的冻结症状，对视觉和听觉提示进行了测试，显然患者更喜欢节拍器提供的节律性听觉提示。患者还接受了平衡训练，因为尽管药物治疗有所改变，但后退步态测试的恢复仍不理想。物理治疗师还与患者一起制订了一个训练计划（在家骑固定自行车，每周至少3次）。一位专业的作业治疗师就室内环境适宜性问题提供建议，包括移除走廊上松动的地毯，以及优化整个房子的照明条件。可能不用转诊给眼科医生（评估复视），因为随着左旋多巴剂量的增加，复视将会消失。通过使用跌倒日记，监测跌倒的次数和情况。多学科治疗方案实施后，跌倒发生率降至每3个月1次，均与残余冻结症状有关。患者对跌倒的恐惧也逐渐减轻，且能恢复正常活动。

讨论

跌倒在帕金森病中是很常见的，且可能导致跌倒相关的损伤。这些损伤通常相对较轻（如擦伤或撕裂伤），但有时可能很严重（如髋部骨折或头部外伤）。如我们的病例报告所示，与跌倒相关的损伤随后会导致行动能力受限，而大多数患者由于同时害怕跌倒而进一步降低了行动能力。这会引起恶性循环，因为行动能力受限会导致肌肉无力和体能下降，两种情况都会增加再次跌倒的风险。此外,制动会导致骨质疏松,从而增加与跌倒相关的严重骨折的概率。为了打破这种恶性循环,需要进行个性化和多方面的干预。首先要确定导致每个患者跌倒的危险因素(对于大多数患者而言,跌倒与多种并存的危险因素有关,因此一旦确定了跌倒风险,临床医生就不应停止对患者们的评估)。显然,这包括一系列与帕金森病直接相关的因素,如步态冻结。但重要的是,帕金森病患者不能免除老年人常见的"一般"跌倒风险。因此,在评估帕金森病患者跌倒时,应考虑到广泛的因素。跌倒特别工作组确定了不少于16个一般性危险因素和15个帕金森病特定性跌倒危险因素(见表7.1和参考文献)。其中大部分可以通过详细的病史采集和临床检查来确定。确定所有可能导致跌倒的危险因素,然后作为后续干预的基础,通常采用多学科方法。

危险因素评定

病史记录

重要的第一步是确定跌倒前是否有短暂的意识丧失(不被误认为是跌倒后发生的意识丧失,例如因为头部外伤)。与意识完好无损的跌倒相比,跌倒前有短暂失去意识的情况需要完全不同的锻炼和治疗方法。对于患者而言,要做出这种区分可能相当困难。当患者回忆起跌倒后摔在地上的情景时,意识很可能是存在的。受伤的性质也可以提供信息:手腕或锁骨骨折等特定损害,表明患者试图减弱跌倒,表明意识保留。相反,严重的面部受伤可能反映出由于意识丧失而没有了防御反应。但进行性核上性麻痹的患者是这一规则的例外,他们可能由于运动意识不强和缺乏防御反应而出现面部损伤,尽管他们仍然保留意识。

如果在跌倒前意识丧失,则应考虑进行广泛的鉴别诊断(请参阅参考文献)。晕厥(由脑循环衰竭引起)是引起意识丧失跌倒的最常见原因。晕厥通常是由脑灌注不足引起的先兆症状,如视力模糊、色觉丧失、视觉狭窄、听力丧失或感到眩

表7.1　帕金森病跌倒的一般和疾病特定性危险因素综述

一般性因素	年龄
	性别
	(镇静剂)药物
	复方用药
	体位性低血压、体位性晕厥、自主神经功能障碍
	心律失常
	关节病
	错误使用辅助设备
	焦虑
	由于不活动而导致虚弱
	视觉和眼部运动障碍
	每日饮酒
	环境危害
	其他并发症(如眩晕、周围神经病变、糖尿病)
	抑郁症
	骨质疏松症
帕金森病特定性因素	跌倒史
	疾病严重程度
	帕金森病药物治疗(如跌倒与剧烈运动障碍或精神错乱有关)
	行动缓慢
	曳行步态、幅度小
	步态冻结和步伐急促
	姿势(停止姿势可防止向后摔倒,但可能会加重疲劳和向前摔倒)
	姿势不稳定
	转移
	认知障碍
	中轴僵硬
	运动困难
	丘脑下核DBS和GPi的长期不良反应
	双任务
	尿失禁

改编自van der Marck及其同事,帕金森病及相关疾病,2014年(见参考文献)。

晕。在有帕金森病的背景下,晕厥最有可能与多巴胺能药物的不良反应有关,尽管在晚期病例中,帕金森病相关的自主神经功能障碍也可能有影响。在帕金森病早期,晕厥性跌倒可能表明非典型帕金森病引起自主神经功能衰竭(最明显的为多系统萎缩或路易体痴呆)。

当跌倒似乎与先前的任何意识丧失无关时,我们专门检索了外部危险因素(与环境有关)和内在危险因素(与患者有关)(请参阅参考文献)。外部危险因素包括地毯松动(如导致我们的患者跌倒)、浴室瓷砖潮湿、照明不良或鞋类不合适。内在危险因素包括帕金森病相关特征,如步态冻结或姿势不稳,以及更常见的因素,如肌肉无力或共病多发性神经病。有些因素可能与帕金森病及其治疗有关,或者两者都有关,如体位性低血压。其他因素可能与帕金森病有关,也可能只是反映共病病理,此处重要例子包括视觉问题和认知障碍。帕金森病的大多数跌倒都与内在危险因素有关,最常见的是步态冻结。检测冻结的常用问题包括询问患者是否曾经历过"好像脚粘在地板上"的感觉,尽管许多患者只是说他们的脚突然卡住了。还有一个重要的特征是冻结的症状特征:有时存在,但通常不存在。还需要总是询问一些典型的引起跌倒的情况,比如是否在狭窄的空间里转弯,或者是否在试图穿过一扇门的时候。帕金森病患者跌倒的另一个常见的内在危险因素是姿势不稳。为了筛选是否存在姿势不稳,我们询问患者是否容易失去平衡,如在步态启动期间,以及是否难以从椅子上站起来。

询问跌倒模式是否为固定模式(如果答案为否定,则可能有出现多种跌倒类型,每种情况都应分别进行处理)。我们还总是询问患者是否主要在某个特定方向跌倒。向前跌倒意味着步态冻结,向侧方跌倒也是步态冻结(转弯时引起冻结)。这些侧方跌倒可能导致髋部骨折。向后跌倒意味着平衡校正步伐小或缺失,而垂直跌倒则可能表明晕厥或跌倒发作是潜在的机制。从椅子或床上起立后立即发生的跌倒表明姿势不稳或体位性低血压(但注意晕厥性跌倒也可能发生在长时间站立后)。

仅凭病史可能不足以获取与跌倒有关的所有必要详细信息,尤其是当患者有认知障碍(并不罕见)时。一份详细的跌倒日记(在跌倒后立即记录实际情况)可以产生帮助,也可以记录治疗建议的效果。如果没有询问是否有认知减退,那么访谈就不完整——在这里,与护理人员交谈是必不可少的,尤其是询问额叶执行功能的表现或行为变化。

评估药物是评定的另一个重要因素。复方用药是导致跌倒的一个众所周知的危险因素,使用苯二氮䓬类药物、抗抑郁药、抗精神病药、降压药和抗心律失常药也是如此。多巴胺能药物治疗的效果可能是双重的。通常情况下,多巴胺能药物通过减少冻结步态和步态中的运动减少来降低跌倒风险。但多巴胺能药物也可以通过诱导体位性低血压、剧烈异动症或罕见的"开"期冻结,反而增加了跌倒风险。

临床检查

神经系统检查很重要,但也不是绝对正确的。首先,大多数患者在医院或办公室的表现要比在家中好得多。其次,患者通常在"开"期来诊所复诊,而绝大多数的问题是家里"关"期碰到的。用于动态步态监测的家用可穿戴式传感器在这里具有广阔的前景,但尚未找到将其应用于临床的方法。当检查结果与访谈结果不一致时(尽管许多患者在家中跌倒,但临床表现非常好),我们会在实际定义的"关"期(患者在服用下一次药物前经历剂量终末症状时)重新检查患者。

步态评估是第一个关键要素。步幅高度降低的拖曳步态,可能由于障碍物绊倒而导致患者跌倒。临床中很难诱发步态冻结。引发冻结的最灵敏的单项测试是要求患者从静止状态,在现场尽可能快地分别顺时针方向以及逆时针方向做360°转弯。如果这项测试没有引发步态冻结,我们会要求患者尽可能快地小碎步行走。

在患者行走过程中与其交谈,可以给患者提供一种执行双重任务能力的印象。这是因为当患者"边说话边停止行走"时，跌倒风险明显增加，这可能是因为患者无法同时处理构成了日常生活中行走安全性的多项任务，特别是在有许多干扰因素的复杂环境中。

存在姿势不稳的，可以通过进行后退步态测试来评估（见参考文献）。后退步态测试需要向后施加快速平衡干扰（通常由站在患者后面的检查者突然向患者的肩膀施加向后的拉力。且重要的是，检查者在进行测试时应确保在他们身后有一些支撑）。平衡矫正步的数量和质量（有严重的平衡问题时完全没有）用于评估姿势不稳的程度。平衡良好的患者可通过一两个大的校正步来做出反应。相反，平衡障碍的患者采取较小的校正步，这迫使他们采取两个以上的校正步。检查者一定会发现平衡明显受损的患者。

我们往往还检查视觉障碍是否存在，因为许多患者通过视觉引导来弥补他们的运动缺陷。因此，如有眼科疾病，可能会妨碍这种代偿能力。有些患者需要转诊给眼科医生做进一步评估和可能的治疗。

我们常规测试是否有体位性低血压，特别是在病史记录不可靠的时候。体位性低血压是指从坐位到站位的3分钟内收缩压降低20 mmHg或舒张压降低10 mmHg。这些临界值敏感性高，特异性低。我们更倾向于使用收缩压下降30 mmHg，因为具有较高的特异性，因此在临床上更相关。"床旁"血压测定可能未能发现在站起后（通常）3分钟后立即发生的相关体位性低血压。如觉得可疑，可让患者做倾斜床测试。最后，评估患者鞋子的质量，检查鞋底是否光滑。

治疗

总结每个跌倒危险因素的管理是不太可能的。不过，我们将讨论几个常见的和相关的例子。第一个是涉及帕金森病步态（含冻结步态）的多学科方法，包括医学和非医学干预（见参考文献）。大多数步态问题都是由左旋多巴反应引

起的，第一步是（在未接受过治疗的患者中）开始或增加左旋多巴的剂量，如果需要，将剂量增加到1 000 mg/d。此外，我们建议对所有患者进行物理治疗，教他们改善小碎步或克服冻结症状的专用策略（如下意识地迈出大步的运动策略；使用外部提示策略进行横向重心转移；将注意力集中在步态上；或在转弯时弧度大一些）。所有策略在最近的指南中都有详细说明（见参考文献）。此外，我们建议聘请一位作业治疗师，他可以提供可行的居家环境调适建议，如清除障碍、优化照明条件或提供安全护栏等。

第二个例子涉及姿势不稳的多学科管理。一项实验证明给予适当剂量的左旋多巴胺总是合理的，但多巴胺药物治疗通常不能改善姿势不稳。胆碱酯酶抑制剂有希望可以减少姿势不稳（见参考文献），但正在进行的试验应进一步确定其作用。我们总是将姿势不稳的患者转介给专业的物理治疗师进行基于指南的平衡训练（见参考文献）。物理治疗师也可以评估步行辅助设备是否对患者有帮助，并对其进行实际使用的培训。

结论

帕金森病引起的跌倒是常见的，其潜在机制往往是多因素的。预防跌倒较为困难，但并非不可能。需要对所有可能导致跌倒的危险因素进行全面的评定，以便制订个性化和多学科的治疗方案来减少跌倒的发生率，从而提高这类患者的生活质量。

参考文献

[1] BLOEM B R, OVEREEM S, VAN DIJK J G. Syncopal falls, drop attacks and their mimics. In: Bronstein AM, Brandt T, Nutt JG, Woollacott MH, editors. Clinical disorders of balance, posture and gait. London: Arnold, 2004: 286–316.

[2] CHUNG K A, LOBB B M, NUTT J G, et al. Effects of a central cholin-esterase inhibitor on reducing falls in Parkinson disease. Neurology, 2010, 75: 1263–

1269.

[3] KEUS S H, MUNNEKE M, GRAZIONA M, et al. European physiotherapy guideline for Parkinson's disease. http: //www.parkinsonnet.info/guidelines/european-guidelines. ParkinsonNet, 2014.

[4] NONNEKES J, GOSELINK R, WEERDESTEYN V, et al. The retropulsion test: a good evaluation of postural instability in Parkinson's disease. J Parkinsons Dis, 2015, 5: 43–47.

[5] NONNEKES J, SNIJDERS A H, NUTT J G, et al. Freezing of gait: a practical approach to management. Lancet Neurol, 2015, 14: 768–778.

[6] van der MARCK M A, KLOK M P, OKUN M S, et al. Consensus-based clinical practice recommendations for the examination and management of falls in patients with Parkinson's disease. Parkinsonism Relat Disord, 2014, 20: 360–369.

[7] VOERMANS N C, SNIJDERS A H, SCHOON Y, et al. Why old people fall(and how to stop them). Pract Neurol, 2007, 7: 158–171.

帕金森病中步态冻结的治疗

8

冈萨洛·J. 雷韦尔诺

案例

一名65岁的男子就诊于当地医院的神经科，患者诉右手的灵巧性逐渐下降，并伴有写字过小症的迹象。经检查，发现他有非对称性运动迟缓和僵硬，从而诊断为帕金森病（PD）。患者开始每日3次服用卡比多巴/左旋多巴（25/100 mg）。患者对该治疗方案效果很好，且在18个月内无须任何调整。当时患者还出现了一些运动症状的进展，包括步态不稳、腰部和颈部轻度向前弯曲。当左旋多巴的剂量增加到每日400 mg时，症状有了进一步的改善。1年后，出现了运动波动的迹象，每次服用左旋多巴后3.5小时就出现"关"期现象，在床上难以翻身，多出现在早晨的时候。这次缩短了左旋多巴的给药间隔，并额外增加了左旋多巴剂量，每日共计600 mg，在随后的随访中加入了单胺氧化酶抑制剂（MAO-I）。

患者对这个治疗方案反应良好，仅在2年内进行了较小的调整。这次，患者产生了明显的剂末效应，主要表现为冻结步态（FoG）和"开"期频繁的异动症。金刚烷胺的添加改善了冻结步态（FoG）和异动症。但左旋多巴剂量不能进一步增加，因为有异动症加重的危险。又过了1年，期间做了用药方案的小调整，频繁的服药和突然发生不可预知的剂末效应给患者带来极大的负担。此时（病程6～7年），患者被转诊进行脑深部刺激手术（DBS）。在双侧丘脑底核（STN）行脑深部刺激术后，患者的运动波动和异动症有了明显改善。术后1年复诊时，患者说他不再有冻结步态，每日

只服用MAO-I和200 mg左旋多巴。对患者进行随访，并对其非运动症状（包括轻度至中度的便秘和记忆力减退）进行治疗，但刺激参数或多巴胺能给药方案无明显调整。

术后2年的随访中，患者报告其有轻微的起步犹豫，但没有任何运动波动的迹象。患者的左旋多巴剂量缓慢增加至每日300 mg，他出现了异动症加重的表现，他的冻结步态（FoG）也并未改善。给患者进行低频刺激的重编程后患者症状有所改善。随后，再次给予金刚烷胺，但认知功能更差了。患者被转诊接受神经心理学测试，发现注意力和执行功能受损。此时，患者开始服用阿托西汀，从而改善了认知能力，主观上降低了冻结步态（FoG）的严重程度。在接下来的几年里，冻结步态（FoG）再次出现，认知能力进一步变差。治疗干预措施包括去除金刚烷胺，更低频率刺激更靠腹侧触点，并常规转诊进行物理治疗。随着疾病发展到更晚期，患者被诊断为痴呆症，并出现冲动和姿势不稳，从而导致经常跌倒。其中一次较严重的跌倒造成了患者髋骨骨折，使他进入养老院。起初，他似乎有所恢复，通过使用助行器也恢复了一些活动能力。然而，不断恶化的冲动和姿势不稳使他只能借助轮椅或其他辅助工具移动。

讨论

FoG是一种令人衰弱的状态，在帕金森病和相关帕金森综合征中频繁发生。FoG被定义为尽管有想走路的意愿，但却不能产生有效的步行。

所报道的患病率差异很大，但其很可能在疾病的晚期普遍存在，特别是在没有多巴胺能治疗的情况下。冻结步态会损害患者的生活质量、功能和独立性，是引起跌倒的常见原因，可导致患者骨折、住院和入住养老院。人们对冻结步态的病理生理学了解甚少。据报道，FoG与认知功能损害（特别是执行功能）相关。人们已经提出了多种理论，包括涉及运动、认知整合和加工缺陷的3个模型。内在的运动缺陷是明确存在的。当补偿机制失效时（原因可能是执行功能障碍）时，冻结步态就会出现。

临床上解决冻结步态时需要考虑两个主要问题：① 冻结步态与多巴胺能反应之间是否存在关系？② 是否还有哪些其他因素导致步态障碍？左旋多巴和冻结步态之间的潜在关系包括左旋多巴诱导的冻结步态或所谓的"开"期冻结步态（一种罕见现象）；对左旋多巴无反应的冻结步态或对多巴耐药的冻结步态（在非典型帕金森综合征中更常见）；伪"开"期冻结步态（通过多巴胺能疗法可以缓解部分"关"期的冻结步态，但"开"状态下仍然会出现冻结步态）；或多巴反应性冻结步态（"关"期冻结步态）。因此，解决冻结步态的第一步是确定它是否只与"关"期紧密相关。如

果是，则治疗策略为解决运动波动问题，以减少"关"的时间（图8.1）。如果冻结步态和左旋多巴之间的关系不能由病史确定，或反应类型不确定，通常建议在临床上进行多巴胺能刺激或采用更积极的多巴胺能疗法，并通过使用日记或可穿戴式追踪设备对患者进行密切监测，以搞清楚这一问题。考虑到可能诱发左旋多巴诱导异动症（LID）和其他不良反应的风险，更积极的多巴胺能疗法的建议应仔细权衡。在临床上进行长时间的观察，让患者处于"开"和"关"状态，在这一点上也是非常有帮助的。

曾经接受过DBS的患者发生了冻结步态时，第一步是确定DBS是否对冻结步态有影响。确定DBS对冻结步态是否产生积极或消极作用的最简单方法是关闭设备检查患者。如果冻结步态恶化，则提示应尝试进行DBS重编程，以最大限度地提高DBS对冻结步态的积极作用。如果设备关闭时冻结步态有所改善，则可以考虑降低频率并简化刺激参数，还可以考虑刺激更多的腹侧触点。

对于左旋多巴无反应的冻结步态患者，需要考虑使用非多巴胺能疗法（图8.1）。康复模式对任何步态障碍的治疗都至关重要。尝试改善步态的自主性可能会有所帮助，特别是进行训练或

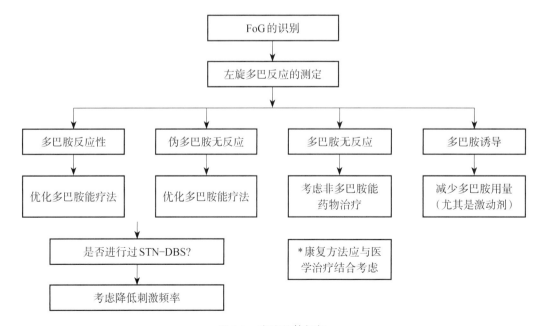

图8.1 疗法整体框架

采用针对步态的改良 Lee Silverman 声音治疗法（LSVT-BIG）。还可以考虑采用补偿策略，包括使用激光手杖和助步器（U形踏板），节拍器设备或其他提示。治疗师还可以为每个患者推荐合适的辅助设备，并协助患者正确使用。可以尝试非多巴胺能药物疗法，包括去甲肾上腺素替代疗法（屈昔多巴或阿托莫西汀）、兴奋剂（哌醋甲酯）、金刚烷胺或抗抑郁药。但这些疗法的使用是未经批准的，并且仅有有限的证据（或没有证据）支持这些疗法的使用（大多是基于非官方的证据或专家的建议），因此仅在个别情况下谨慎考虑。近年来，针对脚桥核（PPN）的DBS受到广泛关注。但结果因人而异，且处于初步阶段，同时由于这种疗法具有侵入性，应考虑将其作为研究性的治疗方式。

治疗任何步态异常患者的临床医生必须认识到这是一个多因素的问题，治疗应个体化。当步态冻结与平衡障碍和认知障碍一起出现时，就变得特别棘手。认知障碍（如执行功能障碍）使患者难以参与康复计划，并由于冲动性、判断力和洞察力差而使患者跌倒的风险增加。因此，需要仔细评估整个神经系统，考虑是否有周围神经病变、脊柱异常、小脑异常、低运动性帕金森病步态（可能是左旋多巴反应性步态）、肌张力异常姿势（包括驼背和可以转移重心的垂颈症）和异动症、注意力缺陷、体位性低血压、视觉障碍、听力障碍的影响。慌张步伐，即观察到患者随着重心向前移动而走得较快，可能与冻结步态混淆，可共存于帕金森病中，同时也是跌倒的常见原因。建议对合并用药进行仔细评估，尤其是在白天去除镇静药物（如苯二氮䓬类药物），并尽量减少多巴胺激动剂的使用，因为这可能会加剧冻结步态（仅限于非官方的证据）。骨骼畸形也很普遍，不仅是下肢和脊柱的异常改变会影响步态，肩部问题也会严重影响步态，进而破坏手臂的摆动。对居家环境进行评估，包括在人群走动频繁的区域清除杂物和简化地板图案、培训使用辅助设备（确保正确使用）和减少引起跌倒的物品（扶手、防滑垫、淋浴椅等），这些都是减少跌倒的有效手段。

综上所述，对冻结步态患者的管理应首先要适当地识别冻结步态的存在及其对患者日常生活的影响。完整的病史应该包括对患者进行有关冻结步态的教育（通常向他们展示视频上的冻结步态实例，区分类似于冻结步态的慌张步态）、确定与步态功能障碍相关的其他因素，以及确定是否对多巴胺能治疗有反应。此时，首先要解决安全问题，主要是跌倒。减少或消除由冻结步态引起的跌倒可能很简单，只需确认常见的引起冻结步态的原因，并教会患者在这些情况下如何防范冻结步态的发作，或可能需要对步态做出限制，比如使用助行架、辅助设备或只使用轮椅。解决安全问题后，临床医生将确定冻结步态是否对左旋多巴反应敏感，如果是，则将优化左旋多巴胺能疗法。如果无左旋多巴胺能反应，则采用康复策略以及针对可能影响冻结步态的并发症（如平衡、认知功能障碍等）的疗法，对每个患者进行个体化治疗。

参考文献

[1] MOREAU C, DELVAL A, DEFEBVRE L, et al. Methylphenidate for gait hypokinesia and freezing in patients with Parkinson's disease undergoing subthalamic stimulation: a multicentre, parallel, randomised, placebo-controlled trial. Lancet Neurol, 2012, 11(7): 589-596.

[2] MORITA H, HASS C J, MORO E, et al. Pedunculopontine nucleus stimulation: where are we now and what needs to be done to move the field forward? Front Neurol, 2014, 5: 243. Pubmed Central PMCID: 4255598.

[3] NIEUWBOER A, GILADI N. Characterizing freezing of gait in Parkinson's disease: models of an episodic phenomenon. Mov Disord, 2013, 28(11): 1509-1519.

[4] NONNEKES J, SNIJDERS A H, NUTT J G, et al. Freezing of gait: a practical approach to management. Lancet Neurol, 2015, 14(7): 768-778.

[5] NUTT J G, BLOEM B R, GILADI N, et al. Freezing of gait: moving forward on a mysterious clinical phenomenon. Lancet Neurol, 2011, 10(8): 734-744. Epub 2011/07/23.

帕金森病中构音障碍的治疗

洛林·A. 拉米格和辛西娅·M. 福克斯

案例

一名被诊断为帕金森病（PD）的68岁男性患者，由他的运动障碍方向的神经科医生转介来进行语言评定和治疗。患者诉，他于4年前被确诊为帕金森病，最初的症状主要有右手震颤和偶尔声音嘶哑。言语评定时，他处于侯叶氏分级（Hoehn and Yahr scale）的第二阶段，是药物治疗的最佳时期。由于妻子抱怨她无法听清她丈夫说话，因此患者被转介给了语言治疗师。"他的声音屡弱而单调，我总是让他大声重复。但他却说是我听力不好。我已经烦透了要反复提醒他大声点说话！"患者称，他并没有感到自己的声音变低弱了，但他有时会在一天结束时感到嗓音疲劳，语速变慢（未经药物治疗）。患者已经退休，和妻子一同住在家里。他与妻子进行日常交流以及与朋友和家人进行社交活动时，说话的声音十分低弱。因为说的话不能被别人理解，他感觉越来越沮丧（尽管他觉得自己说话已经够大声了），并表示，当他完全避免交流互动时，这种症状就会出现得越来越多。

嗓音和言语评定包括一系列任务和测试。口腔功能检查显示其结构和功能与帕金森病吻合（即涉及言语机制的运动幅度降低）。从单个单词、句子、阅读、自发言语以及持续发声的主观分级显示了帕金森病的经典症状：音量降低、单调、气息音、声音嘶哑，发音不清晰。声压级–SPL（与响度有关）、基频（与音高有关）的声学测量结果与这些知觉观察结果一致。该患者发声时的SPL为60～65 dB，持续发声SPL为65～70 dB（均与测量者相距30 cm）。这些结果表示阅读和谈话的声音SPL级别可能会显著降低他的言语可辨度和沟通效果。基频范围减小（100～250 Hz）。综上所述，这些症状均使得听者需要"努力"去理解患者。即使在安静的环境中，患者的自发性言语也只有75%是可以理解的。通过一系列语言任务的刺激性测试表明，当提示患者"大声说话"时，患者可以提高音量，改善音质，提高构音清晰度。把患者转介到耳鼻喉科进行喉检，结果显示：声带关闭减少，没有胃酸反流或损伤。

基于这些发现，建议对该患者接受李·西尔弗曼（Lee Silverman）声音治疗法（LSVT LOUD®），这是一种经证实有效的帕金森病声音治疗方法。他参加了临床医生管理的由LSVT认证的在1个月时间内进行的16次标准剂量的单独60分钟会话治疗，包括日常作业和课外活动。为了方便参加，每周在患者家中通过远程训练（一种有效的LSVT LOUD传输模式）在线完成一次治疗。

治疗后的数据记录了声量提高、语调改善、音质改进和发音清晰度提高。发音时的SPL为70～74 dB，持续发声为85～88 dB（均与测量者相距30 cm处），基频范围增加（80～300 Hz）。自发性语言的清晰度提高到90%。患者的妻子报告说，她对丈夫的理解能力有了显著提高，并宣布："这就是我爱上的声音！"治疗期间，患者通过参加后续的声音锻炼课程以及使用声音锻炼视频和软件系统，在完成治疗后学会了如何维持和提高其语言和声音的改善。在4年中，每6个月对患者进行1～2次随访治疗，患者在此期间一直保持语言功能。

讨论

研究表明，高达89%的帕金森病患者会出现运动过弱型构音障碍的言语和嗓音障碍（如音量过低、单调音、气息音和音质沙哑）、构音障碍（如辅音不准确或减弱、元音集中化）和语速障碍（过快、过慢或突变）。这些症状可能发生在帕金森病的各个阶段，导致沟通能力和生活质量显著下降。

过去，这些语言障碍被认为主要是运动功能减退和僵硬导致的运动障碍。目前学者认为感觉加工、内部提示和言语输出的自我监控方面的异常，是造成这种情况的原因。这可能有助于解释为什么言语症状通常对药理学或神经外科治疗没有反应，以及为什么传统的运动性语言治疗在治疗室之外的维持效果基本上不成功。

如今，帕金森病患者可以在言语和嗓音方面做出持久的改变，从而显著改善其功能性沟通。LSVT LOUD是一种治疗帕金森病的有效方法。以李·西尔弗曼夫人（一个患有帕金森病的女性）的名字命名（李·西尔弗曼声音治疗法），由洛林·拉米格博士和她的同事开发，在美国国家卫生研究院（NIH）的国家失聪与其他沟通障碍研究院和其他资助组织的支持下，已经进行了超过25年的科学研究。3个随机对照试验（RCT）记录了LSVT LOUD的短期和长期疗效，其训练的帕金森病患者在家里、在工作中或在社区中说话时使用更正常的音量水平。治疗的关键是帮助人们"重新校准"他们的感知，使他们知道自己的声音对他人来说有多响或轻柔，并且可以在正常音量水平下使用更强的声音说话也能感到很舒服。

LSVT LOUD与传统的帕金森语言治疗在以下3个方面有所不同：① 治疗的唯一目标是嗓音（呼吸-喉音子系统），特别是增加声带运动输出的振幅，来克服整个发声机制中的运动减退；② LSVT LOUD以大剂量（1个月内16次1 h的会话治疗）和高强度模式进行治疗，旨在最大限度地刺激神经系统，并在为期几周的训练过程中建立复杂度；③ LSVT LOUD解决了言语障碍的感觉部分，涵盖对正常音量（自我监控）和内部提示的感觉知觉的再训练。相反，传统的帕金森病言语治疗侧重于多目标（如音量、清晰度、语速），每周进行1次或2次，重复次数有限，不注重训练，也没有直接解决感觉和提示缺陷。

据记载，声音响度的治疗可以改变整个言语生成系统，并改善沟通功能（图9.1）。

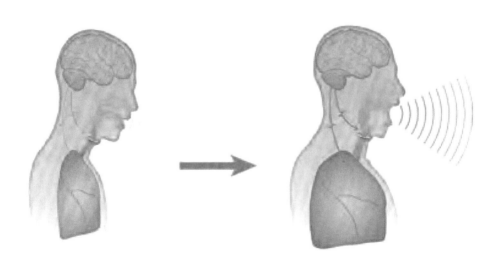

图9.1　该图显示了帕金森病患者从言语过弱和[使用LSVT LOUD前（左）]到语言更响亮、更正常[使用LSVT LOUD后（右）]的变化（经LSVT Global许可使用）

该图描述了帕金森病患者从言语过弱［使用 LSVT LOUD 前（左）］到语言更响亮、更正常［使用 LSVT LOUD 后（右）］的变化。尽管可能在表面上看来"大声说话"的概念很简单，但是必须有受过训练的言语治疗师来帮助帕金森患者以健康的方式提高响度。

此外，研究对伴随治疗相关变化的潜在机制有了更深入的了解，并报道了治疗后的生理、听觉、知觉、社会心理和神经元的变化。

建议所有帕金森病患者在确诊后尽快进行言语评估。评估治疗师可以创建言语表现数据基线，确定治疗的需求，并帮助帕金森患者选择最佳的治疗方案。言语和嗓音症状刚开始可能不易察觉，人们通常不会注意到变化或否认任何症状，但我们清楚，通过诊断，神经病理学是存在的。语言治疗师可以发现这些细微和隐藏的缺陷，并教育帕金森综合征患者们在最佳时间开始治疗。也就是说，进行评估和治疗永远不会太迟。帕金森综合征后期的患者，具有非典型帕金森综合征和进行过脑深部刺激手术的，也可以从语言治疗中受益。

推荐可以从以下网页找到对帕金森病能进行以循证为基础的经验丰富的言语治疗师，包括美国言语-语言听力协会（ASHA）www.asha.org 和 LSVT Global www.LSVTglobal.com。现今有超过 16 000 名 LSVT LOUD 治疗师在 73 个国家提供这种有效的治疗。

参考文献

[1] DUMER A I, OSTER H, MCCABE D, et al. Effects of the Lee Silverman voice treatment on facial expressivity in Parkinson's disease. J Int Neuropsychol Soc, 2014, 20(3): 302−312.

[2] EL-SHARKAWI A, RAMIG L, LOGEMANN J, et al. Swallowing and voice effects of lee Silverman voice treatment: a pilot study. J Neurol Neuropsychiatry Psychiatry, 2002, 72(1): 31−36.

[3] FOX C, RAMIG L, CIUCCI M, et al. Science and practice of LSVT/LOUD: neural plasticity-principled approach to treating individuals with Parkinson disease and other neurologi-cal disorders. Semin Speech Lang, 2006, 27: 283−299.

[4] HALPERN A, RAMIG L, MATOS C, et al. Innovative tech-nology for the assisted delivery of intensive voice treatment (LSVT®LOUD) for Parkinson disease. Am J Speech Lang Pathol, 2012, 21(4): 354−367.

[5] MAHLER L A, RAMIG L O, FOX C. Evidence-based treatment of voice and speech disorders in Parkinson disease. Curr Opin Otolaryngol Head Neck Surg, 2015, 23(3): 209−215.

[6] NARAYANA S, FOX P T, ZHANG W, et al. Neural correlates of efficacy of voice therapy in Parkinson's disease identified by performance-correlation analysis. Hum Brain Mapp, 2010, 31: 222−236.

[7] RAMIG L, HALPERN A, SPIELMAN J, et al. Speech treatment in Parkinson's Disease: Randomized Controlled Trial(RCT). Mov Disord. In Press.

[8] RAMIG L, COUNTRYMAN S, THOMPSON L, et al. A comparison of two forms of intensive speech treatment for Parkinson disease. J Speech Hearing Res, 1995, 38: 1232−1251.

[9] RAMIG L, DROMEY C. Aerodynamic mechanisms underlying treatment related changes in SPL in patients with Parkinson disease. J Speech Hear Res, 1996, 39: 798−807.

[10] RAMIG L, FOX C, SAPIR S. Speech and voice disorders in Parkinson dis-ease. In: Olanow W, Stocchi W, Lang A. The Non-motor and non-dopaminergic Features of Parkinson disease. Oxford, UK：Blackwell Publishing, 2011: 348−362.

[11] RAMIG L, SAPIR S, COUNTRYMAN S, et al. Intensive voice treatment for individuals with Parkinson disease: a two-year follow-up. J Neurol Neurosurg Psychiatry, 2001, 71: 493−498.

[12] RAMIG L, SAPIR S, FOX C, et al. Changes in vocal intensity following intensive voice treatment(LSVT) in individuals with Parkinson disease: a comparison with untreated patients and normal age-matched controls. Mov Disord, 2001, 16: 79−83.

[13] SAPIR S, SPIELMAN J, RAMIG L, et al. Effects of inten-sive voice treatment (LSVT®) on vowel articulation in dysar-thric individuals with idiopathic Parkinson's disease: acoustic and perceptual findings. J Speech Language Hearing Res, 2007, 50: 899−912.

[14] SMITH M E, RAMIG L, DROMEY C, et al. Intensive voice treatment in Parkinson's disease: Laryngostroboscopic find-ings. J Voice, 1995, 9: 453−459.

[15] SPIELMAN J, MAHLER L, HALPERN A, et al. Intensive voice treatment (LSVT®LOUD) for Parkinson's disease following deep brain stimulation of the subthalamic nucleus. J Commun Disord, 2011, 44:

688–700.

[16] THEODOROS D G, HILL A J, RUSSELL T G. Clinical and quality of life out-comes of speech treatment for Parkinson's disease delivered to the home via Telerehabilitation: a noninferiority randomized

controlled trial. Am J Speech Lang Pathol, 2016, 25(2): 214–232.

[17] THEODOROS D, RAMIG L. Communication and swallowing in Parkinson's disease. San Diego: Plural Publishing, 2011.

帕金森病中吞咽困难的治疗 10

罗纳德·F. 菲佛

案例

在2012年左右，一名72岁右利手的男子，首次出现轻微的拖曳步态。当他站在高尔夫球座旁准备击球时，他在调整脚的位置时开始感到费力。但在此期间他从未寻求过任何医学评估，直到2014年当时他因为日益明显的神经功能障碍而被转介至神经科进行评估。

神经科医生最初怀疑他患有脊髓型颈椎病，因为他存在颈部僵硬和疼痛、下肢腱反射活跃和双侧巴宾斯基征阳性。颈椎的X线片显示多个节段的退行性改变，但由于患者有幽闭恐惧症，推迟了MRI的检查。神经科医生说该患者没有发生过吞咽困难或窒息。服用巴氯芬带来了一些短暂的改善，但最终患者还是停止服用了该药物。患者随后接受了卡比多巴/左旋多巴（10/100 mg）的简短测试，作为可能是帕金森病（PD）的诊断测试，但由于出现服药后精神恍惚以及感觉没有效果，他仅仅服用卡比多/左旋多巴（10/100 mg）半片1次，每日服用1次或2次，3～4天后就停药了。

到2015年年中，患者的步态障碍越来越严重，并进行了$C_3 \sim C_7$水平的颈椎融合术。术后，颈部僵硬消失，腿部功能略有改善。但精细动作敏捷性受损，尤其是在执行重复性任务时，打字能力下降和书写障碍变得越来越明显，手臂摆动减少，并且出现了轻微的双侧上肢震颤。脑部的MRI无明显异常。吞咽困难甚至在进行颈部手术前就已经很明显了，但在手术之后，吞咽困难变得更严重，患者也出现了声音嘶哑。

患者被转诊到运动障碍诊所，那个时候，帕金森病的特征变得更加明显，于是诊断患者患有帕金森病。此时患者仍有吞咽困难，且吞咽时有时会窒息。患者开始服用卡比多巴/左旋多巴（25/100 mg）后，在1个月内运动功能明显改善。患者甚至可以重新开车，此前8个月他已经放弃了开车，但是吞咽困难并没有改善。除了吞咽困难外，患者还提到他有时会咳嗽或反刍他未消化的食物或1小时前吞下的药丸。该描述提示了他可能有Zenker（岑克尔）憩室的问题，于是患者被转诊至消化科进行肠胃病学检查。

随后进行了一项上消化道X线透视检查，结果发现有一个从食管后壁延伸的大而宽的岑克尔憩室（图10.1）。憩室自上始于$C_3 \sim C_4$水平，憩室口的直径约1.8 cm，这个囊袋大小约2.3 cm×1 cm，在整个检查过程中，憩室内有大量残留的造影剂。远端食管未见明显异常，胃亦未见异常。随后进行内窥镜手术，可见有大的宽口径岑克尔憩室，并有明显的环咽肌切迹。憩室修复后，环咽肌切开术过程顺利，随之吞咽困难的问题也解决了。

讨论

许多帕金森病患者存在吞咽困难。因为在不同的研究报道其患病率存在较大的差异，所以无法确定确切的百分比，这可能是由于吞咽困难的定义不同以及所使用的评估工具不同所致。主观调查研究表明，有30%～80%的帕金森病患者可能存在一定程度的吞咽障碍，而使用客观检测手

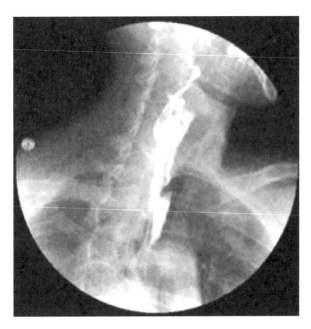

图10.1　食管后侧延伸出一个宽大的岑克尔憩室，大小约2.3 cm × 1.0 cm的囊，内含大量残留的造影剂

段（如放射学或测压技术）的研究得出的患病率更高，通常超过95%。然而，从这些研究中也可以明显看出，并非所有客观检查异常的人都曾有过吞咽困难的经历或曾意识到有吞咽困难。甚至有研究表明，高达1/3的帕金森病患者可能存在隐性误吸。

　　在帕金森病中，吞咽的3个阶段——口腔期、咽期和食管期都可能受损。在口腔期，由于僵硬和运动迟缓，嘴唇、舌头和其他口腔肌肉的功能受损，可能导致食团形成受限、吞咽启动延迟、舌头需要反复抽动、口腔内食物残渣残留。在吞咽过程的咽期，咽蠕动障碍可能导致食物反流以及残留的食团滞留在会厌谷和梨状窦。由于这些异常引起的潜在严重并发症导致产生误吸症状。实际上，一些研究表明，超过50%的帕金森患者可能会发生误吸。提示口咽功能障碍的症状包括难以将食物保持在口腔、吞咽时不顺畅、感觉食物粘在口腔里或喉咙、鼻反流、需要多次尝试才能成功吞咽、吞咽时感疼痛、声音嘶哑或进食后说话有"浊"音，以及如进食或饮水后呛咳的误吸症状。改良钡餐吞咽造影（MBS）研究可以更好地显示口咽异常情况，其要求患者在荧光透视下吞咽与钡混合的固体和液体食物。但重要的是要认识到，尽管MBS能使颈段食管可视化，但并不能充分观察到整个食管的长度。

　　在帕金森病中，食管功能异常也已有所描述，且可在多达85%的患者中出现。帕金森病食管功能障碍可包括食管运送缓慢、节段性食管痉挛、弥漫性食管痉挛、无效收缩甚至食管蠕动消失。在帕金森病患者中还有贲门失弛缓症的报道。食物黏在锁骨下的感觉也提示食管功能障碍。须注意的是，MBS并不能充分显示整个食管的范围。因此，如果MBS不能揭示帕金森病患者吞咽困难的原因，则应额外进行食管钡餐造影检查。食管钡餐造影使用的是液体钡，而非食用物质，因此可以看到整个食管。

　　岑克尔憩室实际上为假憩室，形成于下咽部后壁，恰好在环咽肌上方（为食管上方的括约肌）。环咽肌通常在食团的重力作用下放松，然后在食团通过后收缩，以防止食团反流。岑克尔憩室的形成被认为是环咽肌放松不充分的结果，导致括约肌上方的腔内压力增加，并逐渐向外突出，成为岑克尔憩室。岑克尔憩室在帕金森病患者中形成的频率增加，这可能是因为环咽肌功能障碍，更可能是环咽肌肌张力障碍和随之形成的环咽肌切迹所致。在一项研究中，22%的帕金森病患者被转诊进行吞咽困难评估，发现他们有环咽肌切迹或岑克尔憩室。提示出现岑克尔憩室的症状包括被食物噎住、吞咽后几分钟甚至几小时食物颗粒反流、口臭、声音嘶哑和喉咙后部有黏液的感觉。食管钡餐造影是观察岑克尔憩室的首选方式。岑克尔憩室的诊断很重要，因为是可以通过手术切除或闭合憩室以及环咽肌切开术的方法治愈的。

　　虽然本病例的吞咽困难可以得到治愈以及如颈椎前骨赘挤压食管或严重的胃食管反流引起吞咽困难是可能得到治愈的，但对于大多数因僵硬和运动迟缓而出现口咽吞咽困难的帕金森病患者而言，是不能被治愈的。一些患者的吞咽困难症状可从调整抗帕金森药物中得到改善。但对于大多数人来说，言语/吞咽疗法是治疗选择。各种吞咽技术（包括倾斜头部、努力吞咽和呼气肌肉力量训练）可改善吞咽并降低误吸的风险。通过使用增稠剂改变食物黏稠度也可以降低误吸的可能性。主要用于改善语言的治疗方案也可能有助于吞咽。

从这个病例可以得出3个临床观点。首先，重要的是要记住，吞咽困难是帕金森病常见的胃肠道症状，即使患者没有意识到，吞咽困难也可能存在并给患者带来风险。因此，每次接诊时，包括看护者，都应询问其是否有吞咽困难。其次，还必须记住，虽然帕金森病患者的吞咽困难通常是由于僵硬和运动迟缓导致口咽肌群协调受损的结果，但也可能是其他原因。本病例是由岑克尔憩室和环咽肌切迹造成的，但其他情况也可能是主要致病因素，如颈椎骨赘向前挤压食管、严重的胃肠道反流甚至是贲门失弛缓症，其中路易体的存在实际上已经有所报道。第三点要记住的是，帕金森病引起吞咽困难的病理可能并不总是源于口咽，而可能是由于食管。在这种情况下，可能需要食管钡餐造影显示病理学变化。

参考文献

[1] BYRNE K G, PFEIFFER R, QUIGLEY E M. Gastrointestinal dysfunction in Parkinson's disease. A report of clinical experience at a single cen-ter. J Clin Gastroenterol, 1994, 19: 11–16.

[2] FASANO A, VISANJI N P, LIU L W, et al. Gastrointestinal dysfunction in Parkinson's disease. Lancet Neurol, 2015, 14: 625–639.

[3] KAHRILAS P J. Swallowing disorders. In: Quigley E M M, Pfeiffer RF. Neurogastroenterology. Philadelphia: Butterworth Heinemann, 2004: 147–161.

[4] KALF J G, DE SWART B J, BLOEM B R, et al. Prevalence of oro-pharyngeal dysphagia in Parkinson's disease: a meta-analysis. Parkinsonism Relat Disord, 2012, 18: 311–315.

[5] LEOPOLD N A. Dysphagia. In: Pfeiffer R F, Bodis-Wollner I. Parkinson's disease and nonmotor dysfunction. 2nd ed. New York: Humana Press, 2013: 133–144.

[6] MONTEIRO L, SOUZA-MACHADO A, PINHO P, et al. Swallowing impairment and pulmonary dysfunction in Parkinson's disease: the silent threats. J Neurol Sci, 2014, 339: 149–152.

[7] NEWMAN L A. Dysphagia in Parkinson's disease. In: Pfeiffer RF, Wszolek ZK, Ebadi M, editors. Parkinson's disease. 2nd ed. Boca Raton: CRC Press, 2013: 959–965.

[8] PFEIFFER R F. Gastrointestinal dysfunction in Parkinson's disease. In: Pfeiffer R F, Wszolek Z K, Ebadi M. Parkinson's disease. 2nd ed. Boca Raton: CRC Press, 2013: 309–326.

[9] SUTTRUP I, WARNECKE T. Dysphagia in Parkinson's disease. Dysphagia, 2016, 31: 24–32.

[10] van HOOREN M R, Baijens L W, Voskuilen S, et al. Treatment effects for dysphagia in Parkinson's disease: a systematic review. Parkinsonism Relat Disord, 2014, 20: 800–807.

帕金森病的康复

林恩·罗彻斯特

案例

一名精力充沛、成就斐然的51岁商人在2003年被诊断出患有帕金森病（PD）。他被归类为姿势不稳-步态障碍表型，并服用罗匹尼罗（XL）、左旋多巴和司来吉兰。不到一年的时间，他出现了严重的剂末现象、疼痛、肌张力障碍、很轻的异动症和初期冻结步态。但在过去的十年里，他通过定期随访、最佳的药物治疗方案和积极的锻炼（去健身房、进行户外活动，如爬山），加上运动策略（提示）来克服步态障碍，从而维持正常的功能和繁重的工作日程。到2013年，他沉迷于赌博而变得症状明显起来，罗匹尼罗（XL）的量虽然减少但仍然保留着该药物。尽管赌博行为仍然需要监控，并且运动能力不足也在增加，但治疗效果是积极的。患者从2013年开始出现跌倒，主要是因为转弯时有冻结症状，约60%的时间是在"关"期度过的。患者间歇性做一些逼真清晰的梦同时发生快速眼动睡眠行为，但没有产生幻觉。他参加过一个为期6周的跑台训练康复计划来改善跌倒，但收效甚微。在此期间，他情绪稳定，保持运动，认知能力仍然很好。2015年，患者因跌倒频率增加而被转介至物理治疗部门进行跌倒评定。

物理治疗评定在诊所进行。一项详细的主观评估显示，跌倒主要发生在患者转弯和双重任务条件下（如边走边说话或边走边搬运物体）。患者的妻子指出，他会表现得冲动和急促。

在单任务条件下（行走、转弯）进行客观检查，显示患者有出色的运动控制能力。患者的步态为中速至快速（约1.3 m/s），且步态对称和一致。步长合理。患者的姿势很好，手臂的摆动虽然略有减少，但并没有不对称。运动迟缓也并不明显。同样，平衡的临床评定也没有发现明显的损害。患者可以恰当地旋转180°，并根据命令调整步态速度。反应性和预期姿势反应都非常好。"后拉"测试显示没有受到损害，并且没有因外部干扰而失去内外侧控制能力。患者可以单腿站立至少30秒，可双脚交替直线行走，可向各个方向行走，可转身，可越过障碍物，可穿过狭窄的门廊，可信心满满地伸手够物并移动到他的支撑面之外。患者没有突然转向，也没有明显的起步犹豫或步态冻结。

然后在双重任务条件下（步行同时执行认知任务）测试所有动作。患者被要求行走、转弯、越过障碍物并穿越狭窄的空间，同时从0～200的一个随机数开始倒数（连续7秒）。这项更为复杂的任务使他产生冻结步态，并且在步态冻结时，他冲动地向椅子靠拢寻求有效的支撑。已达有效运动控制的阈值。冻结使患者容易跌倒，且患者的冲动是不安全的反应。治疗重点为运动策略训练（听觉提示），通过设置节拍器频率为低于步频的10%，并适应不同的步行条件（室内步行的速度较慢且短暂，而户外步行的速度较快且持续时间更长）。与医疗小组讨论后，患者的罗匹尼罗（XL）完全停掉。患者的提示策略在下一次复诊时进行了评估。在接下来的12个月中，跌倒的发生率有所降低。

讨论

帕金森病患者容易发生跌倒。与33%的老年人相比，每年约有61%的帕金森病患者跌倒，其中39%的帕金森病患者反复发生跌倒。减少跌倒的干预措施从多组分跌倒预防计划到单一疗法，包括服用胆碱酯酶抑制剂。但跌倒发生率仍然很高。因为跌倒伴随着疾病的恶化，恐惧跌倒、信心丧失和活动水平降低等继发效应使问题更加复杂。跌倒是多因素的，具有复杂的病理生理学。

最近的一个工作组确定了帕金森病中31个跌倒预测指标(16个与疾病有关,15个与年龄有关)，表明与跌倒评定相关的挑战需要细致而全面的方法。预测未来跌倒的最强指标是前一次跌倒，但其效用明显有限，不能指导治疗。理解跌倒发生的背景至关重要，尤其是跌倒前的环境和活动。如本病例所清楚说明的，与此高度相关的还有临床表现与独立生活表现之间的不匹配。在临床中提高注意驱动力，会对运动控制产生强大而积极的影响，从而降低跌倒的风险。

评定运动功能以检测跌倒原因的重点在于动态平衡任务、步态、复杂的步态活动(转弯、越障、空间导向)和双重任务表现。静态平衡测试是有限的。大多数跌倒发生在步态期间，最近的研究显示，帕金森病患者的动态姿势反应也受到影响。跌倒还与冻结步态有关，通常在转弯时引起的。

在这种情况下，有必要在临床上查证引起冻结步态的起因，从中可以观察到患者的冲动反应。对于那些具有高水平认知功能且能补偿运动缺陷的患者(尤其是在诊所,注意力高度集中)，必须增加运动和认知系统测试的难度来揭示可能存在的运动缺陷。常见的方法是在双任务条件下测试其运动控制表现。帕金森病患者描述了执行双重任务的困难，而研究特别强调，在同时执行第二个任务分散患者注意力时，帕金森病患者的步伐会变得更慢且更多变。双重任务表现由如执行功能、工作记忆和注意力等认知过程来支持，这些功能则是前额叶皮质介导。这些过程能够弥补帕金森

病早期的运动功能障碍，但随着疾病进展会受到损害，从而使患者丧失补偿能力。双重任务测试要求患者行走时同时进行认知任务，如倒数(连续7个数字或连续3个数字)、动物命名或语言流畅性测试。尽管有强大的临床实用性，认识到该测试的局限性同样重要。在帕金森病组(和对照组)中，反应是高度可变的，且反应本身不能预测跌倒。可变的原因包括治疗方案上的差异、任务难度、指令的设置以及缺乏针对认知任务基线值的标准化，这些原因都随认知储备功能的变化而变化。

认知储备与本病例尤其相关。单项任务测试不足以引起姿势控制丧失或跌倒。当将双重任务(向后连续倒数7个数字)添加到运动任务中时，冻结步态和冲动行为才会出现，这本身就具有挑战性。这是不寻常的有效补偿，且反映了高认知储备。双重任务干扰受高"危险估计"的保护，"危险估计"表示识别自我限制并有效估计风险的能力，在这里，"危险估计"很明显。

证据支持使用运动策略训练(此病例使用听觉提示)来减少冻结症状，对于注意力完整的患者，这是完全合适的方法。冲动性是患者的运动反应特征，至少部分由多巴胺激动剂介导。尽管患者还不清楚自己的情况，但患者的妻子已注意到了他的冲动性。在进一步询问之后，很明显这是与他跌倒有关的共同特征。停用罗匹尼罗有一定改善，但正如文献所指，这不可能完全改善这种行为。

此处描述的情况说明了团队协作的方法在帕金森病跌倒的管理中的优势。考虑到跌倒的复杂性，该方法为推荐方法。在与负责该患者治疗的医疗小组讨论后，明确了患者冲动发生的原因。

参考文献

[1] AMBONI M, COZZOLINO A, LONGO K, et al. Freezing of gait and executive functions in patients with Parkinson's disease. Mov Disord, 2008, 23(3): 395-400.

[2] CANNING C G, SHERRINGTON C, LORD S R, et al. Exercise for falls prevention in Parkinson disease: a random-ized controlled trial. Neurology, 2015, 84(3): 304−312.

[3] CERAVOLO R, FROSINI D, ROSSI C, et al. Impulse control dis-orders in Parkinson's disease: definition, epidemiology, risk fac-tors, neurobiology and management. Parkinsonism Relat Disord, 2009, 15(Suppl 4): S111−S115.

[4] MELLONE S, MANCINI M, KING L A, et al. The quality of turning in Parkinson's disease: a compensatory strategy to prevent postural instability. J Neuroeng Rehabil, 2016, 13: 39.

[5] ROCHESTER L, HETHERINGTON V, JONES D, et al. Attending to the task: interference effects of func-tional tasks on walking in Parkinson's disease and the roles of cognition, depression, fatigue, and balance. Arch Phys Med Rehabil, 2004, 85(10): 1578−1585.

[6] ROCHESTER L, GALNA B, LORD S, et al. The nature of dual-task inter-ference during gait in incident Parkinson's disease. Neuroscience, 2014, 265: 83−94.

[7] SMULDERS K, ESSELINK R A, WEISS A, et al. Assessment of dual tasking has no clinical value for fall predic-tion in Parkinson's disease. J Neurol, 2012, 259(9): 1840−1847.

第二部分

帕金森病：非运动症状

帕金森病体位性低血压的治疗

12

斯特芬·G. 赖克

案例

在一次常规随访中，一名帕金森病（PD）病史为5年的72岁男性患者报告说，在过去的3～4个月中，每周约发生一次"眼前一片漆黑"的情况。这些情况只在直立位时发生，包括饭后起身和爬楼梯时。患者从来没有完全失去意识，但在此期间感觉"不协调"。患者的妻子是一名护士，她观察到，在此期间，他"魂不守舍"，脸色苍白。患者目前正在接受前列腺癌治疗，在近期接受癌症放射治疗复诊期间，其仰卧位血压116/68 mmHg，站立位血压79/51 mmHg。当时，患者的内科医生停止了先前对高血压的治疗。患者服用卡比多巴/左旋多巴（25/100 mg），每3小时服用2片，在晚上当难以起床去洗手间，而且回到床上后还会出现震颤时服用卡比多巴/左旋多巴缓释制剂（50/200 mg）。

经检查，发现帕金森病的症状包括音量降低、左手静止性震颤、轻度运动迟缓和僵硬，且左侧肢体的症状比右侧重。患者从椅子上起来时没有任何困难。行走缓慢，但在后拉测试中没有失衡。患者的仰卧位舒张压为110/63 mmHg，站立1分钟后很难听到声音，但通过触诊，收缩压为72 mmHg，同时患者还感到头晕，类似于他说的"眼前一片漆黑"的症状。我回顾了一些用于治疗体位性低血压的非药物性方法（参见"讨论"部分），由于患者的症状非常严重，所以我让患者在早晨同时开始服用0.1 mg氟氢可的松。

2周后，我从患者的内科医生得知患者出现了首次晕厥，这是与他此前从未发生意识丧失的情况不同的。最近一次晕厥发生在饭店，患者和他妻子正在庆祝结婚周年纪念日。尽管曾建议患者尽量减少饮酒，但他还是喝了三杯，患者在没有预兆的情况下，失去了知觉，身体变得非常僵硬。坐在患者附近的一位医生的帮助下，患者在几分钟内恢复了意识。从那时起，氟氢可的松在早晨增加至0.2 mg，再次告诫患者要戒酒，以及少食多餐。此后，患者再也没有晕厥和少见的短时间的"眼前漆黑一片"的症状。患者最近的仰卧位血压为142/60 mmHg，站立3分钟后血压为140/70 mmHg（表12.1和表12.2）。

表12.1　帕金森病体位性低血压的非药物管理

减少或去除已知可降低舒张压的药物（包括由于帕金森病和非神经系统疾病的药物）
避免饱餐，特别是高碳水化合物饮食
少食多餐
减少酒精摄入量
避免高温环境、热水浴或淋浴或桑拿浴等会增加核心体温的情况
熟悉体位性低血压的早期症状并立即坐下或躺下
使用肌肉等长收缩训练来暂时增加血压（弯曲臀部或大腿）
增加饮水量（每日至多2 L）
通过在食物中添加额外的盐或通过高盐汤或蔬菜饮料来增加盐的摄入量（1～2茶匙）
把床头抬高30°
使用束腹带
避免长时间坐下或躺下
鼓励运动（躺式自行车）

表12.2 帕金森病体位性低血压的药物治疗

药 物	剂 量	起始剂量	维持剂量	不良反应
氟氢可的松	0.1 mg／片	早晨 0.1 mg	早上 0.2 mg	水肿、低血钾、仰卧位高血压
米多君	2.5 mg、5 mg、10 mg／片	每日 3 次 2.5 mg（8 am、中午、4 pm）	每日 3 次 5～10 mg	仰卧高血压、立毛、头皮瘙痒、尿滞留
屈昔多巴	100 mg、200 mg、300 mg／胶囊	每日 3 次 100 mg（8 am、中午、4 pm）	每日 3 次 300～600 mg	仰卧高血压、头痛、头晕、疲劳、恶心
吡啶斯的明	60 mg／片	每日 3 次 30 mg	每日 3 次 60 mg	多涎、腹部绞痛、腹泻、出汗、尿失禁

讨论

体位性低血压定义为站立 3 分钟内收缩压降低 20 mmHg 或舒张压降低 10 mmHg，是帕金森病最常见的非运动特征之一，至少影响 30% 的患者。然而，只有大约一半的患者有症状，且强调需要定期检查体位性低血压。此外，帕金森病会掩盖体位性低血压症状的存在，许多受影响的患者没有体位性头晕眼花、几乎昏厥或发生晕厥的常见症状。取而代之的是，他们可能会有直立位的肩膀疼痛（衣架形疼痛）或腰痛、疲劳、呼吸短促（劳累）、视物模糊或精神模糊。体位性低血压可能导致帕金森病患者跌倒，且有新的证据表明体位性低血压也是认知功能损害的危险因素。即使没有症状，也要注意体位性低血压的存在并且可以提供机会给患者咨询可能出现症状的情况，因为体位性低血压的存在可能影响帕金森综合征药物的选择。

如果有体位性低血压症状，则治疗的第一步是仔细检查患者的所有药物，查看哪些可能是有因果关系的，或至少是起作用的。这包括帕金森病药物，尤其是多巴胺激动剂。停止或减少用于治疗高血压的药物通常可行。下一步是为患者提供有关可能加剧体位性低血压情况的教育，并采用非药物疗法。餐后体位性低血压会加重，尤其是食用高糖类（碳水化合物）或热餐时，同时应建议患者少食多餐。在饭后和其他时间，患者应缓慢起床，尤其是长时间坐下或躺下后（应避免）。还应避免热水澡、淋浴、桑拿和炎热的气候，因为这些高温环境可能导致周围血管舒张。排便紧张会降低静脉回流，从而降低舒张压，因此应治疗便秘和大便硬结。上楼梯也会加重体位性低血压，因此患者应抓住扶手缓慢上楼梯。患者（和看护者）往往对体位性低血压的存在非常敏感，应建议他们在出现首发症状时立即坐下或躺下，如果无法做到，那么诸如握紧拳头或收紧臀部或大腿等肌肉等长收缩训练可以瞬间提高血压。

治疗体位性低血压的下一步为非药物性的方法，因为有许多方法可以提高血压，避免体位性低血压而无须药物治疗。第一个方法是增加盐和水的摄入量，除非存在诸如充血性心力衰竭或肾功能不全的禁忌证。由于早晨时的体位性低血压情况可能会更糟，因此我建议患者在醒来时喝一杯冷水，并尽可能每日喝至少 1～2 L 水。这是不容易做到的，因为患有体位性低血压的帕金森病患者往往已经有尿频、尿急和大小便失禁症状，因此患者通常有意限制液体摄入。还可以在饮食中添加额外的盐（1～2 茶匙），也可以食用盐片，但对于许多患者而言，吃些咸汤或喝一些蔬菜汁等咸味液体是最简单的方法。患者应避免饮用含糖饮料，因为糖类可能会降低舒张压；同样饮酒也要谨慎，尤其在用餐的时候。

对体位性低血压患者的常规建议是穿戴弹力袜。如果有接诊过帕金森病患者，可请尝试让患者将袜子穿上,那么该建议是否可行便变得显而易见。齐藤弹力长袜在增加静脉回流方面效果不佳,而对于大多数帕金森病患者(包括看护者)来说,穿高腰弹力袜几乎是又热又不舒服的。束腹带作为一种替代方法则更容易穿脱,可以帮助通过增加内脏静脉回流来提高舒张压。将床头抬高约30°,通过减轻夜间多尿来改善血压,这样也有助于改善可能与体位性低血压同时存在的仰卧位高血压症状,这种情况不给药物处理。

　　治疗体位性低血压特别有挑战性的问题是,需要鼓励对体位耐受性差的患者避免长时间躺下或坐下。虽然说运动可以降低舒张压,但总的来说,只要采取预防措施,并且在运动前、运动中和运动后,患者保持充足的水分,就能起到积极的作用。对于那些不能在站立时进行运动(如步行)的人而言,躺式自行车是不错的选择,就像坐在椅子上或游泳池锻炼一样。

　　对于许多患有体位性低血压的帕金森病患者,初始治疗方法(包括去除尽可能多的药物、确认需要避免的情况以及利用上述非药物建议)不足以改善血压和相关症状。下一步是进行药物治疗,3种主要药物包括容量扩张剂(氟氢可的松)和两种血管收缩剂(米多君和屈昔多巴),以及其他药物。尽管已广泛使用,但使用这些药物治疗帕金森病体位性低血压的证据基础是有限的,因此治疗的顺序和组合必须是因人而异的,这往往是反复试验的问题,需要平衡有益效果和有害效果。我经常从使用氟氢可的松开始,因为它易于滴定并且通常具有良好的耐受性。如果出现充血性心力衰竭或肾功能不全,则应避免使用。起始剂量为早晨0.1 mg,可以增加到0.2 mg,同样也是在早晨服用一次,由于高剂量很少会带来额外的好处,而且会增加低钾血症的风险,所以这一点必须加以监控,尤其是对那些同时摄入额外盐量的患者。氟氢可的松和米多君以及右旋多巴一样,可引起仰卧位高血压,下面对此进行讨论。

　　如果氟氢可的松有改善作用,但患者仍然有症状(我密切观察症状而不仅仅依赖于血压读数),那么可以添加第二种药物。如果氟氢可的松没有临床疗效,那么应用另一种药物代替。第二种药物的选择包括米多君、屈昔多巴或吡啶斯的明。后者是一种乙酰胆碱酯酶抑制剂,为神经科医生所熟知,主要用于治疗肌无力。它对体位性低血压是通过增强交感神经节的传输来起作用的,交感神经节和神经肌肉交界处一样,也使用乙酰胆碱作为神经递质。当存在周围性交感神经失常时,如帕金森病神经交感神经失常,疗效可能较差,虽然吡啶斯的明往往疗效非常温和,但潜在的优势是不会引起仰卧高血压。起始剂量从每日3次30 mg增加至每日3次60 mg。不良反应是胆碱能传递增强,包括多涎、腹泻、腹部绞痛、出汗、尿失禁,这可能限制其耐受性。

　　一般而言,比吡啶斯的明有效的是外周血管收缩剂,米多君和屈昔多巴。米多君起始剂量为每日3次2.5 mg,但应在一天的前半部分(约上午8时、中午、下午4时)服用,以避免半夜出现仰卧位高血压。根据对血压计读数(仰卧位和站立位)和症状的评估,剂量可以逐步提高至每日3次,每次10 mg。不良反应有立毛、头皮瘙痒、尿潴留(少数情况)。米多君的替代药物为可转化为去甲肾上腺素的屈昔多巴。屈昔多巴的起始剂量为每日3次,每次100 mg,建议服用时间与米多君的一样,因为它也可以引起仰卧位高血压。同样,结合使用血压计读数和临床反应,剂量可以逐步提高至每日3次600 mg。其他不良反应包括头痛、恶心、头晕和疲劳。

　　对于使用上述药物(单独或联合使用)优化药物治疗后仍有症状的患者,也几乎没有另一种可显著改善症状的药物。我尚未使用的大多数二线药物包括吲哚美辛、哌醋甲酯、育亨宾、去氨加压素、奥曲肽和阿莫西汀。

　　如上所述,仰卧位高血压通常会使体位性低血压的治疗复杂化,但值得注意的是,即使不对体位性低血压进行治疗,仰卧位高血压也可能发生。目前尚不清楚应该在哪一个点进行治疗,通常对于大多数患者来说,体位性低血压的影响比仰卧位高血压更令人关注。一些简单的治疗方法包括：在睡前5小时内避免服用体位性低血压的药物、抬起患者床头、睡前食用碳水化合物零食。就个人而言，我几乎从不对仰卧位高血压进行治疗，但如果认为有必要，在就寝前可服用以下药物，包括卡托普利、可乐定、肼苯哒嗪、氯沙坦或硝酸甘油贴片。我担心的是，患者早晨醒后第一件事是排尿或下床会加重体位性低血压。仰卧位高血压的治疗强调在治疗体位性低血压时，虽然舒张压结果固然非常重要，但还必须根据症状来观察。例如，如果患者尽管进行了治疗但仍有体位性低血压，但其症状仍在可接受可控范围内，那么我会谨慎考虑是否要增加或进行额外的治疗来处理血压。

通过结合使用非药物治疗和药物治疗，可以帮助大多数帕金森病体位性低血压患者。但对于某些人来说，体位性低血压的治疗效果仍然是令人沮丧的。在这种情况下，应考虑这些帕金森病体位性低血压患者是否可能患有多系统萎缩。由于帕金森病体位性低血压的高患病率和症状后果，需要对仰卧位和站立位血压进行常规检查。您会对体位性低血压的检出率之高感到惊讶。

参考文献

[1] ARBOGAST S D, ALSHEKHLEE A, HUSSAIN Z, et al. Hypotension unawareness in profound orthostatic hypotension. Am J Med, 2009, 122(6): 574–580.

[2] FIGUEROA J J, BASFORD J R, LOW P A. Preventing and treating orthostatic hypo-tension: as easy as A, B, C. Cleve Clin J Med, 2010, 77(1): 298–306.

[3] GIBBONS C H, SCHMIDT P, BIAGGIONI I, et al. The recommendations of a con-sensus panel for the screening, diagnosis, and treatment of neuro-genic orthostatic hypotension and associated supine hypertension. J Neurol, 2017, 264(8): 1567–1582.

[4] KAUFMANN H, FREEMAN R, BIAGGIONI I, et al. Droxidopa for neurogenic orthostatic hypotension: a randomized, placebo-controlled, phase 3 trial. Neurology, 2014, 83(4): 328–335.

[5] KEATING G M. Droxidopa: a review of its use in symptomatic neurogenic orthostatic hypotension. Drugs, 2015, 75(2): 197–206.

[6] LOW P A, TOMALIA V A. Orthostatic hypotension: mechanisms, causes, management. J Clin Neurol, 2015, 11(3): 220–226.

[7] PALMA J A, KAUFMANN H. Treatment of autonomic dysfunction in Parkinson disease and other synucleinopathies. Mov Disord, 2018, 33(3): 372–390.

[8] PFEIFFER R F. Management of autonomic dysfunction in Parkinson's disease. Semin Neurol, 2017, 37(2): 176–185.

[9] SAMBATI L, CALANDRA-BUONAURA G, DORIA A, et al. Diagnosis and management of autonomic failure in neurodegenerative disorders. Eur Neurol, 2015, 73(1–2): 126–133.

[10] VELSEBOER D C, HAAN R J, POST B, et al. Orthostatic hypotension in Parkinson's disease: the relation of blood pressure tests and symptoms in daily life. Mov Disord Clinic Pract, 2017, 4(3): 329–334.

帕金森病中便秘的治疗

莱斯利·克劳德

案例

一名71岁男性患者，罹患特发性帕金森病2年，以便秘为主诉，过去5年一直有便秘症状，但在过去6个月有明显加重。他每周排便一次，大便硬且感疼痛。在他最近的适龄健康体检中，他的结肠镜检查结果除了内痔外均无异常。他的病史中仅有控制良好的抑郁症，使用多塞平150 mg口服，每晚临睡前1次。他每日服用的药物为卡比多巴/左旋多巴（25/100 mg），2片，每日3次以及一种含铁的多种维生素，除此之外没有别的用药。为了治疗便秘，他曾断断续续地尝试过喝西梅汁和车前子粉，然而没有任何改善。当被问及他的饮食和生活方式时，发现他水喝得很少（每日少于1 L），他的饮食缺乏纤维素。他也不做运动。神经学检查发现右侧肢体轻度僵硬和运动迟缓，无震颤，步态正常，但右臂摆动减弱。腹部检查示肠鸣音减弱，腹部轻度膨隆，触诊无压痛。

给他初步的建议是增加水分摄入至2.5 L/d，增加膳食纤维的摄入至30g/d（70岁以上男性每日推荐摄入量）。并且在他的生活方式中增加定期锻炼。把多塞平改为西酞普兰20 mg/d，以避免多塞平可能导致的便秘。把含铁的多种维生素改为不含铁的多种维生素，其也是为了避免铁可能引起的便秘。如果上述处理无效，建议他服用非处方的多库脂钠100 mg，每日2次以软化大便以及车前草（最大剂量可给5.1 g口服，每日2次）以促进排便更有规律。给予以上措施后（除了每日添加多库酯钠和车前草），随访4个月后，患者复诊

时高兴地报告他的排便频率改善到每周3～4次，大便也没那么硬，排便时疼痛也较前减轻。然而，当他喝水量达不到每日推荐量或者膳食纤维摄入达不到推荐剂量时，他偶尔还是会便秘。在这种情况下，他每日服用多库酯钠和车前草直到排便正常。他的抑郁并没有因为抗抑郁治疗药物的改变而恶化。他对这个结果很满意。

讨论

慢性便秘最常见的定义见于罗马Ⅲ标准，其中需要以下两种或两种以上症状，至少出现25%的排便过程中且时间超过3个月。大便变形，结块或硬；大便不能排净感；肛门直肠阻塞感；使用手协助大便排净；以及少于每周3次的排便。超过一半的帕金森病患者会出现慢性便秘，由于结肠运输缓慢，并伴有协同排便障碍（后面会做详细的讨论）。正如上面的病例中所看到的，便秘可能比该病的运动症状出现早许多年。帕金森病结肠转运缓慢的机制尚不清楚，而便秘是许多帕金森病药物，比如抗胆碱能药和多巴胺激动剂等药的常见不良反应。它的发生也常常独立于这些药物。最近的研究集中在PD患者的肠神经系统（ENS）中存在的α-突触核蛋白的组织病理学。然而，目前已经知道这种α-突触核蛋白普遍存在于PD患者以及对照人群的肠神经系统（ENS）中，而且它的存在与胃肠道症状并无相关。体检中可发现肠鸣音减少，这种表现可认为是运动减少的反映。对于那些最近做过包括结肠镜检查在内的适

龄健康筛查的患者，如若病史中没有体重丢失、便血、贫血、大便变细或是严重的腹痛，并不需要额外的其他检查。

除了对生活质量有不良影响外，在一些少数病例中严重的便秘会导致严重甚至危及生命的并发症，如巨结肠、肠梗阻甚至肠穿孔。慢性便秘也可能对帕金森药物的吸收产生不良的影响。也有病例报道慢性便秘和假性肠梗阻可诱发帕金森高热综合征。因此，准确筛选出便秘的患者并给予有效的治疗显得十分重要。

遗憾的是，目前尚缺乏指导治疗帕金森病便秘的Ⅰ级证据。绝大多数的专家建议治疗应从保守的、非药物的方法开始。仔细检查药物清单以识别和消除可能导致这一问题的药物是至关重要的。为患者提供每日所需纤维和水的咨询同样也很重要，因为很多成年人往往达不到推荐的摄入量。51岁以下的成年男性需消耗38 g/d的膳食纤维，51岁以上的成年男性则消耗38 g/d的膳食纤维。51岁以下的成年女性需消耗25 g/d的膳食纤维，而51岁以上的成年女性则消耗21 g/d的膳食纤维。男性和女性均需要摄入水分每日至少2 L。爱运动的人可能需要更多的水分摄入。增加每日的活动量也是有益的。

如果需要额外的药物治疗，可单独应用车前草或者联合使用软化大便的多库酯钠，这是一个安全有效的初始治疗方案。如果需要更积极的

治疗，对PD患者来说，聚乙二醇是一种安全有效的渗透性泻药。它可以每日使用或者根据需要使用。卢比前列腺素，一种氯离子通道活化剂，也被发现可以短期应用于治疗帕金森患者的便秘，也是安全和有效的。然而，此药由于有引起恶心的不良反应导致胃轻瘫而可能引起一些个体不能很好耐受。表13.1总结了有一级证据支持的帕金森便秘的药物治疗方案，包括作用机制、剂量和不良反应。对于上述措施难以解决的便秘患者，强烈建议转诊给胃肠病科以排除引起便秘的其他原因，去寻求专家的治疗建议。除了结肠的转运减慢以外，一些患者会出现排便协同失调，表现为排便时过度紧张、疼痛或排便不净感。排便是一个需要多个肌肉群协调运动的复杂过程。那些控制保持大便储存的直肠肌肉需要放松，而那些增加腹内压的肌肉需要收缩。帕金森病患者已经描述过在这个复杂过程中的有多种异常情况出现，包括排便时耻骨直肠肌和肛门外括约肌的反常收缩。虽然，排便协同失调可以通过排粪造影和（或）肛门直肠测压法进行评估和诊断，但实际上这些测试很少用于临床工作中。虽然，有报道称阿扑吗啡皮下注射或者超声引导下将肉毒毒素注射到受累肌肉，以及生物反馈技术可能改善帕金森患者的排便协同失调。但遗憾的是，目前仍无对帕金森病的排便协同失调进行严谨的研究。

表13.1　帕金森便秘的药物治疗

药　物	类　别	剂　量	不　良　反　应	证据等级
车前草	缓泻剂	5.1 g，2次/d	如果没有摄入足够的液体，就会引起胃肠道阻塞；避免在胃轻瘫患者中使用	随机单盲试验（7例患者）
聚乙二醇	渗透性泻药	最大剂量17g/d	长期使用可能导致电解质异常；慎用于那些潜在的心脏和肾脏功能障碍的患者	随机双盲对照试验（57例患者）
卢比前列腺素	氯离子通道激活剂	24 µg 2次/d	恶心，过敏反应，低血压	随机对照试验（54例）

参考文献

[1] ASRAF W, PFEIFFER R, PARK F, et al. Constipation in Parkinson's disease: objective assessment and response to psyllium. Mov Disord, 1997, 12: 946–951.

[2] ASRAF W, PFEIFFER R, PARK F, et al. Constipation in Parkinson's disease: objective assessment and response to psyllium. Mov Disord, 1997, 12: 946–951.

[3] CLOUD L, GREENE J. Gastrointestinal features of Parkinson's disease. Curr Neurol Neurosci Rep, 2011, 11(4): 379–384.

[4] FASANO A, VISANJI N, LIU L, et al. Gastrointestinal dysfunction in Parkinson's disease. Lancet Neurol, 2015, 14: 625–638.

[5] LEHOSIT J, CLOUD L. Gastrointestinal complications of movement disorders. In: Poewe W, Jankovic J. Movement disorders in neurologic and systemic disease. Cambridge: Cambridge University Press, 2014.

[6] ONDO W, KENNEY C, SULLIVAN K, et al. Placebo-controlled trial of lubiprostone for constipation associated with Parkinson's disease. Neurology, 2012, 78(21): 1650–1654.

[7] ZANGAGLIA R, MARTIGNONI E, GLORIOSO M, et al. Macrogol for the treatment of constipation in Parkinson's disease. A randomized placebocontrolled study. Mov Disord, 2007, 22: 1239–1244.

帕金森病中泌尿和性功能障碍的治疗

14

卡米尔·P. 沃恩

案例

该患者是一名72岁的男性，诊断为帕金森病3年，在更早时他就出现每日排尿时有急迫感，每周有几次尿失禁以及勃起功能障碍。他的既往病史包括抑郁症、高血压、高胆固醇血症、良性前列腺肥大和便秘。目前服用的药物包括卡比多巴/左旋多巴（25/100 mg），每日3次，每次2片，赖诺普利每日20 mg，阿托伐他汀每日10 mg，艾司西酞普兰每日10 mg，便秘时需要服用聚乙二醇。

体检：他的 Hoehn-Yahr 分期是2期，他的步速正常，右臂摆动幅度减小。他的 Mini-认知评测是正常的，回忆部分是3个词中正确2个，画钟试验正常。坐位时血压是115/68 mmHg，直肠指检，他的前列腺肥大，触诊无压痛或结节。在测试中他可以完成无腹肌募集的单独的盆底肌收缩。排尿后即刻行膀胱超声检查，测得膀胱内残余尿量为55 mL。他的治疗期望是在不增加药物种类的情况下改善症状。

讨论

高达2/3的帕金森患者抱怨有烦人的泌尿道症状。这些症状包括膀胱过度活跃综合征，比如尿急（突然间想要排尿并且不能等），夜间遗尿（晚上从睡梦中醒来），尿频（白天排尿超过8次），急迫性尿失禁，这些症状都很常见。帕金森病的

泌尿症状可能是由于多巴胺能改变导致对脑桥排尿中枢的抑制减少，结果使逼尿肌（膀胱肌肉）过度活跃。α-突触核蛋白异常可能也导致皮质对膀胱充盈相关的感觉传入信号整合能力的降低。因为PD在老年人中更常见，许多人会有多种影响泌尿道症状的慢性疾病，如便秘、睡眠障碍、男性的良性前列腺增生。因此，泌尿道症状的治疗方法通常是多种多样的。

帕金森病护理质量标准建议至少每年评估一次自主神经症状。"你的膀胱有问题吗？"，这是一个合适的筛选问题。如果有泌尿道症状，再问有无尿频、排尿不净、夜尿症等情况以及尿失禁的相关症状，这些对于确定下一步的评估以及最初的治疗策略是十分有用的。询问摄入液体的时间和类型，可为改变生活方式中相关因素和潜在方面提供线索。排尿日记，包括液体摄入量（种类及数量）是指导改变生活方式和行为策略的一种有价值的工具。患者和照顾者均可从这种自我监控工具中获益，因为他们可以从中获得导致尿失禁、便秘和夜尿症的直接原因。

在列出新的泌尿道症状时，应考虑进行尿液分析以评估是否有感染或异常细胞，如显微镜下血尿（定义是在连续2次尿路检查，无感染迹象，每高倍视野下≥5个红细胞）。如果尿培养结果可以得到的话，临床医生应考虑到，无症状菌尿发生在高达20%的老年妇女和15%的老年男性。诊断尿路感染需要有尿急、排尿困难或耻骨上痛等新发的

症状以及尿培养出一个细菌其定量计数在女性至少在 10^5 CFU/mL 以上，男性在 10^3 CFU/mL。不推荐用血清前列腺特异性抗原（PSA）常规评估有下尿路症状的男性患者。2018年，美国联邦预防医学工作组推荐PSA在70岁及以上男性中为D级证据（危害大于好处）。美国泌尿协会和美国联邦预防医学工作组都建议在55～69岁的平均患病风险的男性可共同决策是否需要行PSA检测，以确定男性患者对PSA检测的价值观和偏好。

有针对性的体格检查有助于指导治疗决策。认知功能和活动能力的评估很重要，因为那些在这两个领域都有明显受损的患者经常受益于来自照顾者的干预。耻骨上区域饱满，叩诊音浊，触诊引起尿液渗漏，强烈的急迫排尿感提示需要进一步增加做膀胱残余尿的评估。在盆底检查的时候，需要评估皮肤的完整性，因为皮肤可能因为长时间的潮湿而受损，并且需要确定女性是否存在萎缩性阴道炎，这些都是十分重要的。直肠检查对于评估粪便嵌塞和评估前列腺大小是必须的。如果需要，盆底和直肠检查时也可教患者做盆底肌肉训练。下肢水肿可能作为独立因素导致夜间尿路症状的发生，平卧时，间质液再循环导致心房利钠肽释放和渗透性利尿。下肢水肿可能是一些帕金森病常用药物的不良反应，包括多巴胺激动剂和金刚烷胺或用于治疗体位性低血压的盐皮质激素。

在有尿潴留症状的患者中，通过膀胱超声检查在排尿后立即确定是否有残余尿存在是很重要的。虽然没有证据表明残余尿量增加的一个特定临界点，但当残余尿量超过300 mL时提示需要给患者进行血清肌酐检测仪评估肾功能受损的情况。残余尿量持续增高超过200 mL可能需要清洁间断导尿。

经过重点病史和体格检查，以及详细的用药回顾，并与患者和照顾者共同设定目标，医生有机会从中获得广泛治疗泌尿道症状的选择。生活方式的改变和行为策略是没有不良反应的，应该是最初的管理患者泌尿道症状的方向。关于液体摄入的管理，为了防止尿液浓缩，给膀胱适当的刺激并保持排便规律，保证每日摄入6～8盎司的液体是十分重要的。避免睡前2～3小时内喝水对于有夜尿症的患者是合理的。选择不太可能刺激膀胱的液体（如脱咖啡因饮料）可能是有益的。

初步证据表明，以盆底肌肉训练为基础的行为疗法对PD和尿失禁患者是有效的。对于尿急的症状，可以教会患者一种紧急的抑制冲动策略，其中他们使用快速盆底肌肉收缩作为适应性策略的一部分，以抑制急迫性，并防止当突然产生想要排尿的冲动。在紧急抑制策略中，教会患者选择性快速收缩和放松盆底肌（肛提肌），这块肌肉的活动可以引起膀胱放松。练习盆底肌收缩训练可以使患者的肌肉力量增强，并让他们掌握运动的技巧。特别推荐的是家庭盆底肌训练课程，它要求每日完成45次的盆底肌训练，可以分三阶段完成，每阶段15次收缩/放松训练。对有明显认知功能障碍的患者，对于照顾者的策略是提醒排尿，鼓励患者每隔一段时间到洗手间排尿。重要的是，仅仅建议排尿时间到了，鼓励被照顾者尝试去排尿比询问他是否有排尿的感觉更为有效。照顾者和患者可能更趋向于选择穿着可吸水内裤这种抑制策略，但是当尿失禁出现时首先采取这样的办法是不可取的。男性患者可以考虑采用外集尿器，但这种方法确实会增加尿路感染的风险，虽说这种风险比留置尿管要小。如果尿路感染确实发生，则需要考虑使用隔离霜和抗真菌治疗。对于有萎缩性阴道炎的妇女，低剂量使用局部雌激素可减少尿急、尿频和尿失禁。对于局部使用雌激素有禁忌的妇女，人体润滑剂可能是减少皮肤刺激的另一种选择。

当在尝试过改变生活方式和行为治疗后，泌尿道症状仍然持续存在，这时候应该考虑药物治疗泌尿道症状（表14.1）。通过竞争性的结合毒蕈碱受体，抗毒蕈碱的膀胱松弛剂降低儿茶酚胺引起的逼尿肌的收缩作用，它们同时也可能降低了来自膀胱C类纤维和Aδ类纤维传入的感官信号。由于不同的抗毒蕈碱类药物对膀胱毒蕈碱受体亚

表14.1　美国治疗尿失禁的常用药物

药　物	剂　量	作用机制	尿失禁类型	可能的不良反应
膀胱松弛剂	通常肝肾功能不全者减量	增加膀胱容量,减少膀胱非随意收缩	急迫性或混合性以急迫性尿失禁为主	
达非那新(Enablex)	7.5～15 mg/d			抗胆碱能不良反应,损伤肝功能,应减少剂量
非索罗定(Toviaz)	4～8 mg/d			抗胆碱能不良反应
米拉贝隆(Myrbetriq)	25～50 mg/d			β_3受体激动剂,血肌酐清除率15～20 mL/min时,最大剂量不超过25 mg/d,损伤肝功能(高血压和心动过速)
奥昔布宁(Ditropan,立即释放,通用)	2.5～5 mg,每日3次			抗胆碱能不良反应(口干、视物模糊、眼压增高、谵妄、便秘)
(Ditropan XL)缓释剂	5～30 mg,每日1次(最常用的是10 mg qd)			抗胆碱能不良反应(视物模糊、眼压增高、谵妄、便秘、口干症状比较轻)
奥昔布宁贴片(oxytrol)	3.9 mg,每日1次	每周2次		抗胆碱能不良反应(视物模糊、眼压增高、谵妄、便秘、口干症状比较轻)可以在柜台购买
奥昔布宁凝胶(Gelnique)	3%泵或10%凝胶包装	每日1次		抗胆碱能不良反应(视物模糊、眼压增高、谵妄、便秘、口干症状比较轻)
索利那新(Vesicare)	5～10 mg,每日1次			抗胆碱能不良反应,肝肾功能损害者,需低剂量
托特罗定(Detrol)	1～2 mg,每日2次			抗胆碱能不良反应,肝肾功能损害者,需低剂量
托特罗定(长效Detrol)	4 mg,每日1次			抗胆碱能不良反应(视物模糊、眼压增高、谵妄、便秘、口干症状比较轻)
曲司氯铵(Sanctura)	20 mg,每日2次			抗胆碱能不良反应,血清CrCl<30 mL/min或者70岁以上老年人20 mg,每日1次
曲司氯铵(Sanctura XR)	60 mg,每日早晨1次			避免在严重肝肾功能损伤时使用
阴道雌激素				
(局部)	每次0.5～1.0 g	加强尿道周围组织	急迫性尿失禁伴有萎缩性阴道炎	
阴道环(雌激素阴道环)乙酸雌二醇	每3个月1个环			

药 物	剂 量	作用机制	尿失禁类型	可能的不良反应
α 受体拮抗剂				
多沙唑嗪，喹唑嗪（通用或卡杜雷）	每小时 1～8 mg（特别是用于治疗前列腺肥大相关的泌尿道症状需要高剂量）	放松尿道平滑肌和前列腺囊平滑肌	前列腺肥大相关的急迫性尿失禁	体位性低血压，头昏，降低血压
特拉唑嗪（available as generic, or Hytrin）	每小时 1～20 mg（特别是治疗前列腺肥大相关的泌尿道症状至少需要 10 mg）			体位性低血压，头昏，降低血压
哌唑嗪（盐酸哌唑嗪）	1～2 mg，每日 2 次			体位性低血压，头昏，降低血压
阿夫唑嗪（Uroxatral）	每小时 10 mg			对血管不良反应小
西洛多辛（Rapaflo）	8 mg，每日 1 次			对血压影响小，血清 CrCl：30～50 mL/min 时使用 4 mg，每日 1 次
坦索罗辛（Flomax）	0.4～0.8 mg，每日 1 次			对血压影响小（当使用到 8 mg，每日 1 次时对血压的不良反应增加）
磷酸二酯酶抑制剂			前列腺肥大相关的急迫性尿失禁或者没有勃起功能障碍	
他达那非	每日 5 mg	抑制 5 型磷酸二酯酶抑制剂		体位性低血压，脸红，头痛（禁止联合使用特拉唑嗪、多沙唑嗪、哌唑嗪）
其他 每日服用磷酸二酯酶抑制剂可能是有效的				
5α 还原酶抑制剂		抑制 Ⅱ 型 5α 还原酶（作用为抑制睾酮向二氢睾酮转化）	体检中发现前列腺肥大或 PSA＞1.5 ng/mL	
非那雄胺	每日 5 mg			性功能障碍，男性乳房女性化，降低前列腺癌的总体风险，增加高级别前列腺癌的风险
度他雄胺	每日 0.5 mg	抑制抑制 Ⅰ 型和 Ⅱ 型 5α 还原酶抑制睾酮向二氢睾酮转化		性功能障碍降低前列腺癌的总体风险，增加高级别前列腺癌的风险

型的亲和性和亲脂性不同，亲脂性则影响这些药物能否通过血脑屏障，因此，需要额外关注这些药物对认知的潜在不良反应。所有抗毒菌碱类药物都有口干和便秘的不良反应，而对认知的影响需要进一步研究。β₃ 受体受体激动剂是另一种引起膀胱平滑肌放松的药物。目前，这一类药物中已

经有一种FDA推荐的药物——米拉贝隆。β₃受体激动剂没有抗胆碱能膀胱松弛药相关的抗胆碱能不良反应。血压没有控制住的患者以及有明显心律失常的患者不推荐使用米拉贝隆。对于PD和体位性低血压的患者，其潜在的升血压作用是有利的。

对于伴发良性前列腺肥大的男性，α受体阻滞剂可作为一线治疗药物，或者联合膀胱松弛剂治疗可能有效。即使是选择性的α₁肾上腺素受体拮抗剂(坦索罗辛，西洛多辛)，在没有神经系统疾病的男性中，高达1/12的男性服用后仍然会出现明显的体位性低血压。如果患者血压低于正常($<110/70$ mmHg)或者正如病例中报道的，患者已经接受降压治疗，在使用前列腺选择性-拮抗剂的起始阶段继续降压治疗是合理的。可以考虑给在体检时发现有前列腺肥大以及PSA >1.5 ng/mL的患者使用5α还原酶抑制剂，以减少为处理良性前列腺肥大相关的下尿路症状或者急性尿潴留的紧急治疗而进行手术治疗的概率。对于伴有良性前列腺肥大相关的下尿路症状的男性患者，不适合用α受体阻滞剂治疗或者选择性受体阻滞剂作为附加治疗，可考虑每日使用5型磷酸二酯酶抑制剂(PDE5i)(如他达拉非)。虽然，PDE5i类药对男性伴勃起功能障碍有用，但有可能增加低血压的风险。当生活方式、行为治疗和药物治疗没有完全达到患者的护理目标时，可考虑外科手术和辅助设施的方法。目前尚不清楚神经调节究竟如何影响尿急迫症状，但假如膀胱的传入纤维受到刺激，将引起膀胱运动神经元的中枢抑制，随之降低膀胱逼尿肌的过度活跃。经皮胫神经刺激是一种微创的方法，它要求患者每周到诊所就诊，直到满12周，这对于患者可能是一种负担。另外还有植入刺激装置的骶神经调控技术，但其对一些神经退行性疾病的长期反应在很大程度上是未知的。

美国推荐膀胱镜下肉毒毒素注射治疗继发于膀胱过度活跃的急迫性尿失禁的总剂量为200个单位。如果注射前就出现残余尿量增加，就很有

可能出现需要长达3个月的间断导尿的尿潴留。通常需要每6~12个月重复注射一次。症状持续的男性患者应考虑前列腺缩小术，因为现在有更新的、创伤更小的方法来减小前列腺体积。证据提示术前尿动力学评估以确定膀胱是否有出口梗阻，咨询专门研究运动障碍的神经病学家以确定帕金森病的诊断将提高经尿道前列腺电切术后成功的可能性。

与尿路症状的治疗方法相似，应该考虑采用综合方法来解决勃起功能障碍。需要详细地回顾影响性功能的药物使用情况，比如抗抑郁药和降压药，这可能找到对性功能没有不良反应的其他治疗方法。当出现性欲降低时，为了提高性功能，在帕金森综合征状"开"期探索优化情境因素的方法以促进亲密感，这是很重要的。性治疗师推荐给帕金森病患者和他的伴侣可能是有用的。有限的证据提示PDE5i对有勃起功能障碍但没有明显心血管疾病的帕金森病患者有效。应该在既往有体位性低血压的男性中谨慎使用PDE5i。需要告知使用PDE5i的男性性活动的时间需与药物的起效时间和持续时间相关。

参考文献

[1] BRONNER G. Practical strategies for the management of sexual problems in Parkinson's disease. Parkin Relat Disord, 2009, 15S3: S96–S100.

[2] FACTOR S A, BENNETT A J, HOHLER A D, et al. Quality improvement in neurology: Parkinson disease update quality measurement set: executive summary. Neurology, 2016, 86(24): 2278–2283.

[3] GALLAGHER D A, Lees A J, SCHRAG A. What are the most important nonmotor symptoms in patients with Parkinson's disease and are we missing them? Mov Disord, 2010, 25(15): 2493–2500.

[4] SAKAKIBARA R, PANICKER J, FINAZZI-AGRO E, et al. A guideline for the management of bladder dysfunction in Parkinson's disease and other gait disorders. Neurourol Urodyn, 2016, 35: 551–563.

[5] SEPPI K, WEINTRAUB D, COELHO M, et al. The movement disorder society evidence-based medicine review update: treatments for the non-motor symptoms of Parkinson's disease. Mov Disord, 2011, 26: S42–S80.

[6] VAUGHAN C P, JUNCOS J L, BURGIO K L, et al. Behavioral therapy to treat urinary incontinence in Parkinson disease. Neurology, 2011, 76: 1631–1634.

[7] ZESIEWICZ T A, SULLIVAN K L, ARNULF I, et al. Practice parameter: treatment of nonmotor symptoms of Parkinson disease: report of the quality standards Subcommittee of the American Academy of Neurology. Neurology, 2010, 74: 924–931.

[8] ZESIEWICZ T A, EVATT M, VAUGHAN C P, et al. Randomized, controlled pilot trial of solifenacin succinate for overactive bladder in Parkinson's disease. Parkin Relat Disord, 2015, 21: 514–520.

帕金森病中多汗症的治疗

15

斯图尔特·A. 法克特

案例1

3年前，一名79岁的男性患者被诊断为帕金森病，他的症状包括：轻度认知障碍，早期就有左手写字过小症，夜间小腿和大腿抽筋，尿频导致睡眠中断，使用持续正压通气（continuos positive airway pressure，CPAP）呼吸机治疗阻塞性睡眠呼吸暂停综合征。他虽然很难从椅子上站起来，但无冻结步态或跌倒，ADL独立，扣纽扣时有困难。他仍然在房地产做兼职，无运动波动或异动症。主要的问题是2月底访问亚特兰大期间，晚上有规律地出现大汗淋漓，持续20分钟左右，有时甚至需要更换睡衣，然而到了6月底，出汗就自行好转了。

案例2

患者为50岁男性，44岁时诊断为PD。最初的特征主要是运动不能和强直，尽管在他患病的第二年出现了明显的下颌震颤；而其他地方并没有发现震颤。他在出现症状1年后接受卡比多巴/左旋多巴治疗，效果良好；在开始使用左旋多巴6个月后，他出现了剂末效应，再之后的6个月后，他出现了异动症。他在步态和平衡方面没有问题。患者的"关"期通过添加恩他卡朋和司来吉兰来治疗，该方案有效地控制了他的波动和异动症，他的"关"期时间少于25%，轻度异动症为25%。尽管他从不流汗，在过去的6个月里，在春天，稍有劳累时就开始出现大汗淋漓的症状，出汗是在"关"期内发生的，最近这种情况很明显。

讨论

众所周知，大约50%的PD患者会有自主神经功能障碍，最常见的症状有泌尿系或肠道功能改变、体位性低血压，这些将在其他章节中讨论。出汗过多是另一个麻烦的自主神经功能障碍，与皮肤血管舒缩反射异常有关。对PD患者血管张力和自主神经功能障碍的研究表明，血管舒张预示着出汗或无汗症的发生。PD患者的温度承受能力差，当环境温度较高时，他们会抱怨自己很冷，反之亦然。多巴胺能神经和非多巴胺能神经是影响出汗的两种神经支配形式，两者的区别点在于明确出汗当时是否与服用左旋多巴有关系。由于汗腺是由交感胆碱能、肾上腺素能和去甲肾上腺素能途径刺激的，所以它们是非多巴胺能的主要类型。

总体而言，10%～30%的PD患者有多汗症，研究表明，患有PD的年轻女性更常见。当多汗症突然发作时，有些患者会出现无汗症。多汗症的出现与PD的严重程度相关。多巴胺能型多汗症在"关"期状态下出汗，如案例2所示。非多巴胺能型（案例1）在夜间出汗更频繁，虽然是自主神经性质，但可能与其他自主症状无关。它主要与胆碱能神经支配的减少和泌汗神经皮肤反射反应激活减少有关，主要在四肢，特别是手和脚。在这两种情况下，这种综合征的特征是面部、头部和躯干出汗更多。有人认为轴向特征是四肢交感功能降低的一种补偿现象。

　　治疗方案的选择是有限的。在一些多汗症患者认为这仅仅是一种烦恼时，教育和安慰就足够了，但是如果多汗症令人困扰，则可能需要药物治疗。在案例1中可以看到，如果是非多巴胺能型，则可能是间断出汗。在我看来，这发生在一年中环境温度变化较大的时候，比如春天和秋天，一旦夏季或冬季来临，出汗通常会减少或完全停止。对于在"关"期发生的多巴胺能型，药物剂量减少的治疗是最好的策略，这包括在晚上使用多巴胺激动剂或左旋多巴的长效制剂。治疗波动参见"帕金森病波动的药物治疗"一章。对于非多巴胺能型，合理地选择抗胆碱能药（如三己基苯基或苯托品），虽然这些药物对年轻患者能很好地耐受，但对于老年人来说会出现记忆力下降和产生幻觉，其他问题还包括口干、眼睛干涩、便秘、尿频、尿急和尿失禁。一些专家提出用中枢神经系统不良反应较少的奥昔布宁或托特罗定来治疗，对老年多汗症患者，推荐用有抗胆碱能作用但程度低于其他抗胆碱能药物的金刚烷胺治疗耐受性会更好。对于那些伴有阵发性多汗症的潜在无汗症患者，抗胆碱能药物可能不是最佳选择。由于去甲肾上腺素能神经支配的改变也可能在多汗症中起作用，因此尝试使用5-羟色胺和去甲肾上腺素再摄取抑制剂（SNRIs）可能是有益的。也有人建议使用β受体阻滞剂，但没有任何证据表明这些药物在治疗多汗症中起作用。对于不常发生的局灶性多汗症，推荐使用局部制剂，如六水氯化铝（10%～12%腋窝，20%掌-足底，10%颅面）或格隆溴铵（0.5%～4%局部制剂）；局部肉毒毒素注射也有帮助。由于汗湿症的阵发性和普遍性，我认为没有必要使用这些方法。

参考文献

[1] DAVIS T L. Disorders of thermoregulation in Parkinson's disease: Chapter 31. In: Pfeiffer R, Wszolek Z K, Ebadi M. Parkinson's disease.2nd ed. Boca Raton: CRC Press LLC, 2013: 375–378.

[2] KHOO T K, YARNALL A J, DUNCAN G W, et al. The spectrum of nonmotor symptoms in early Parkinson disease. Neurology, 2013, 80: 276–281.

[3] MOSTILE G, JANKOVIC J. Treatment of dysautonomia associated withParkinson's disease. Parkinsonism Relat Disord, 2009, 15(Suppl3): S224–S232.

[4] PURSIAINEN V, HAAPANIEMI T H, KORPELAINEN J T, et al. Sweating in parkinsonian patients with wearing-off. Mov Disord, 2007, 22: 828–832.

[5] SCHESTATSKY P, VALLS-SOLE J, ARTHUR EHLERS J, et al. Hyperhidrosis in Parkinson's disease. Mov Disord, 2006, 21: 1744–1748.

帕金森病中流涎的治疗 16

斯特芬·格里尔

案例

患者54岁,有8年帕金森病(PD)病史。她曾因恶心而难以忍受左旋多巴的治疗,并于两年前接受了右侧苍白球毁损术。她正在服用罗匹尼罗(20 mg/d),但这种药并不能控制她的帕金森病。在随访期间,她白天会流涎。在她57岁时,由于严重的强直和运动迟缓,她接受了丘脑底核DBS手术,这个手术并没有缓解她流涎的症状。

随着流涎的情况逐渐加重和频繁,她需用一条毛巾来擦口水,以防止它流到衣服上。这让她很困扰,也很尴尬,甚至都不愿在公共场合露面。由于无法控制唾液,她还出现吞咽困难。最初用1%硫酸阿托品滴剂(眼科用药)进行治疗,白天根据需要每次在舌下滴一滴,但效果欠佳,她也不喜欢滴剂的味道。随后她接受了腮腺和下颌下腺的B型肉毒素注射治疗,这个治疗方案效果不错,她自觉口水少了70%,不再需要毛巾擦口水,外出时更加安心自如。她每隔3个月就做一次注射治疗。

讨论

正常人每日可分泌1.5 L的唾液,这对口咽部的润滑、抗菌作用、增强食物的味道以及初步对糖和脂肪的分解都很重要。在3个主要的唾液腺中,下颌下腺负责唾液基础分泌率,而腮腺会通过增加20倍的唾液量来对刺激做出反应;舌下腺是三大腺体中最小的一个。

流涎过多是一种唾液流量增加的病症,与许多情况有关,如口腔炎症,也可以是药物引起的(如氯氮平)。一方面流涎就是唾液流出口部,如果患者能够及时吞咽唾液,就不一定会流涎。PD患者的唾液控制问题(以及其他帕金森综合征,如进行性核上性麻痹、路易体痴呆、皮质-基底节综合征和多系统萎缩)在多达70%的患者中常见。

帕金森病中,流涎被认为是非运动症状。事实上,PD患者的唾液分泌并不增加,尽管排泄速度可能增加,但唾液分泌被认为是减少或正常的。相反,问题在于没有适当地吞咽唾液,如可能是由于口咽运动迟缓、吞咽困难,或者只是"忘了吞咽"。PD患者处于"关"期时流涎更严重,一些研究表明:吞咽困难和流涎之间存在相关性。弯腰的姿势、颈部屈曲以及轻度失语症导致无意识的张嘴可使唾液溢出;另一方面,50%的帕金森患者会有口腔干燥(口干症),甚至流涎的患者也会有这种症状。

流涎对患者生活质量的影响在很大程度上取决于它的严重程度。流涎通常会带来社交尴尬和不便,同时还会导致社交活动的减少,甚至像这位患者一样的社交孤立。这也可能会增加对照顾者的要求,而照顾者也可能同样会经历社交尴尬。流涎会引起吸入性肺炎风险的增加和影响口腔卫生,而导致严重医疗问题。帕金森患者流涎显然在某些特定领域中生活质量会降低,如说话、吃饭和社交互动困难增加。根据我的经验,大多数PD患者确实承认他们有过一些过度流涎的经历,但只有流涎很多的患者才会感到非常困扰,并渴望得到治疗。

推荐一种对流涎的阶梯式治疗方法。包括保守治疗、药物治疗和唾液腺肉毒毒素注射。第一步应该是检查患者的药物是否会加剧流涎,例如胆碱酯酶抑制剂和氯氮平(多达30%的患者会服用这些药),如果有,尽可能换药。由于在"关"期流涎的情况更糟,因此应努力减少患者使用左旋多巴和其他多巴胺能药物处于"关"期的时间。如抗胆碱能药或那些治疗运动症状引起口干的药物,包括苯海索、苯托品和金刚烷胺,都可能有用;鼓励患者有意识地多吞咽的方法几乎无用;许多患者似乎从咀嚼无糖糖果或无糖口香糖中受益,这很容易尝试;定期使用听觉提示器提醒患者吞咽,可能会减少流涎,但是效果会随着时间的流逝而减弱,而且这需要极大的自我激励;对这个问题的另一个解答是,多吞咽会改善流涎的症状,应该鼓励患者这样做,至少他们为此努力过。

药物治疗流涎是有效的。唾液腺受胆碱能受体的支配,尤其是M3亚型,因此用抗胆碱能药物阻断胆碱能受体是有帮助的。不幸的是,口服抗胆碱能药物通常有不良反应,包括意识混乱、幻觉、尿潴留、困倦、视物模糊、便秘。由于这些症状在PD患者中很常见,因此口服抗胆碱能药(如格隆溴铵)通常不能很好地耐受。

尽管有谵妄和幻觉不良反应的报道,舌下阿托品滴剂(1%眼药水)可有效治疗流涎,并且比传统抗胆碱能药具有更好的耐受性。从我的实践来看,如果需要用药物来治疗流涎,这种药物通常是首选,因为方便、有效、不良反应相对少、成本低,但患者常常不喜欢这种味道,就像上面的例子一样,限制了它的使用。患者在舌下滴阿托品滴剂,每次1滴,每日3~4次,并避免吞咽它,这样药物就只作用于下颌下腺局部,与腮腺相比下颌下腺主要负责基础分泌率。如果一滴无效,患者可以尝试两滴。告诫患者不要将其使用至口干,因为这会增加牙龈疾病的风险。患者可能需要护理人员准确地为他们滴药,以避免过量。

如果舌下阿托品滴剂无效或不能耐受,下一步可考虑对腮腺和下颌下腺行肉毒毒素注射。这种治疗方法的主要优点是肉毒毒素直接作用到每个腺体,全身不良反应相对较少。阿托品最常见的不良反应是口干,但通常可以通过从低剂量开始,并使用最小有效剂量来避免。适应证以外使用A型和B型肉毒毒素可有效治疗帕金森综合征中的流涎。我主要用腺体解剖定位标志(图16.1),来行B型肉毒毒素(rimabotulinumtoxin B)

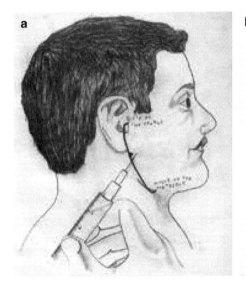 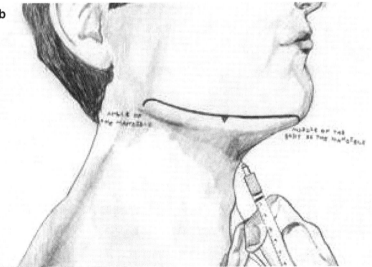

图16.1 (a)腮腺注射。注射位置在耳屏顶端到下颌角之间的中线处,深度约1 cm;(b)颌下腺注射。注射部位位于下颌角和下颌骨中部中线中间约1 cm处,深度约1 cm(Gabriella Grill绘图)

注射治疗,开始每个下颌下腺250～500个单位,每个腮腺1 000个单位;使用保妥适的有效起始剂量为每个腮腺15～20个单位,每个下颌下腺5个单位。当使用吉适(dysport)时,初始有效剂量为每个腮腺为50～100个单位,每个下颌下腺为25～50个单位。对大多数患者来说,需每隔3个月注射一次,虽然有使用超声引导能准确定位腺体的报道,但我认为没有必要。目前使用肉毒毒素可能受到保险的限制;最近A型肉毒毒素被FDA批准用于此适应证(图16.1a,b)。

当患者有严重的吞咽困难,并且无法控制唾液以致吸入性肺炎反复出现的极端情况下,可以手术切除唾液腺。这些患者通常需要用鼻饲管获取营养,过去我只成功地治疗了一位这样的患者。

流涎降低个人生活质量的程度以及是否存在吸入性肺炎的风险决定了是否需要治疗以及治疗的积极程度。目前有简单有效的治疗方法,PD的流涎不容忽视,因为许多患者对此感到不安并可能导致医疗问题。

参考文献

[1] BARBE A G, BOCK N, DERMAN S H M, et al. Self-assessment of oral health, dental health care and oral health-related quality of life among Parkinson's disease patients. Gerodontology, 2016. (Note: this is still listed as "ahead of print" on-line and I cannot find the full reference as of now).

[2] BATESON M C, GIBBERD F B, WILSON R S E. Salivary symptoms in Parkinson's disease. Arch Neurol, 1973, 29: 274–275.

[3] CHOU K L, EVATT M, HINSON V, et al. Sialorrhea in Parkinson's disease: a review. Mov Disord, 2007, 22: 2306–2313.

[4] GUIDUBALDI A, FASANO A, IALONGO T, et al. Botulinum toxin a versus B in sialorrhea: a prospective, randomized, double-blind, crossover pilot study in patients with amyotrophic lateral sclerosis or Parkinson's disease. Mov Disord, 2011, 26(2): 313–319.

[5] HYSON H C, JOHNSON A M, JOG M S. Sublingual atropine for sialorrhea secondary to parkinsonism: a pilot study. Mov Disord, 2002, 17(6): 1318–1320.

[6] KARAKOC M, YON M, CAKMAKLI G, et al. Pathophysiology underlying drooling in Parkinson's disease: oropharyngeal bradykinesia. Neurol Sci, 2016, 37: 1987.

[7] LEIBNER J, RAMJIT A, SEDIG L, et al. The impact of and the factors associated with drooling in Parkinson's disease. Parknsonism Rel Disord, 2010, 16: 475–477.

[8] RODRIQUES B Z, NOBREGA A C, SAMPAIO M, et al. Silent saliva aspiration in Parkinson's disease. Mov Disord, 2011, 26(1): 138–141.

[9] SRIVANITCHAPOOM P, PANDEY S, HALLETT M. Drooling in Parkinson's disease: a review. Parkinsonism Rel Disord, 2014, 20(11): 1109–1118.

帕金森病中疼痛的治疗

维基·L.香克尔

案例

患者为66岁男性,58岁时被诊断为帕金森病(PD),他既往有前列腺癌、高血压、冠状动脉疾病、抑郁和焦虑病史。在出现右脚和小腿严重疼痛(10/10)6周后就诊,这种疼痛是肌肉的疼痛而没有神经病理性疼痛的特性(放电感、烧灼、刺痛)。在1周中的大部分时间里整天都会有疼痛存在,并且他没有发现疼痛与用药的时间或与"开"期还是"关"期之间有任何关联。走路时疼痛加重,导致他的体力活动明显减少。他没发现有脚部有红斑或肿胀,否认背部、腿部和脚部外伤史。

之前足病医生给他开了美洛昔康,并给他注射了类固醇,但没有任何效果。随后,一位骨科医生检查证明右胫骨后肌腱有压痛;X线显示他患有踝关节骨性关节炎,于是他被转诊到一位足踝专科医生处就诊。在患者确诊PD和症状出现3年后开始服用左旋多巴治疗。他不能忍受各种多巴胺激动剂或金刚烷胺。在一次尝试过服用左旋多巴长效剂型Rytary后,异动症加重。他的病程以异动症的加重和"关"期的延长明显,每日治疗药物包括左旋多巴1 300 mg分次口服,恩托卡朋和雷沙吉兰。

足部疼痛发病后第一次神经系统检查是在按计划随访期间,以评估"关"期和"开"期用药并考虑是否要安装深部脑刺激器。在"关"期,脚趾明显肌张力障碍引起的背伸,疼痛,右足活动范围受限(图17.1)、右侧肢体僵硬、运动迟缓、站立需要帮助、步态缓慢、行走需要助行器辅助、姿势不

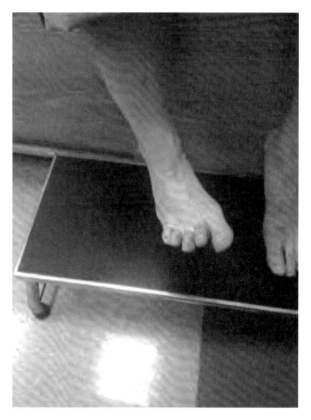

图17.1 图中显示了患者在"关"期痛性足部肌张力障碍伴随的脚趾背伸

稳定。接受左旋多巴治疗后,所有症状均得到改善,包括足部疼痛和肌张力障碍;他右侧有异动症,能独立站,不需要助行器,后拉测试为阴性。

讨论

虽然帕金森病传统的运动症状和体征已被广泛认识,但同样常见和能引起致残的还有各种各样的非运动症状,包括精神症状、自主神经紊乱、

胃肠道问题、认知障碍和睡眠障碍。

疼痛也是帕金森病中常见但易被忽视的非运动症状。研究表明多达2/3的PD患者有疼痛感；下肢是最常见的部位，肌肉骨骼疼痛是最常见的特征；其次是肌张力障碍，神经根性痛和中枢神经性疼痛。

肌肉骨骼痛可表现为关节痛、肌肉痉挛或肌肉紧张。肩部是肌肉骨骼疼痛的常见部位，当受到影响时，它被称为"肩周炎"，关节炎或粘连性关节囊炎，"冻结肩"患者会出现急性疼痛，然后关节活动范围逐渐受限。大多数患者在PD运动症状出现前2年内或与运动症状同时出现，故肩周炎可能是PD的最初表现，但最终疼痛会消失，肩关节活动范围会受限。髋、膝和踝也是关节疼痛的常见部位；颈部、手臂、脊柱旁和小腿肌肉是肌肉疼痛的常见部位。

骨骼肌肉疼痛通常与帕金森病的僵硬有关。当患者在检查中有明显的僵硬时，应考虑增加现有药物或增加第二种帕金森病药物。物理治疗及运动也可以改善症状而被纳入治疗计划。风湿病前期或合并症，骨科疾病均可引起疼痛，当出现合并症时，可选择使用非甾体抗炎药（NSAIDs），对乙酰氨基酚和轻度阿片类药物（曲马多）治疗。

肌张力障碍性疼痛是由不自主的有规律的肌肉收缩引起，这种收缩会导致受影响区域的姿势异常或震颤。肌张力障碍可能是帕金森病的最初表现，特别是在发病年龄轻的PD（≤50岁）患者中。脚是常见受累部位，背部和肩部也可能受到影响，在未确诊的患者中，这些症状通常由足病医生和骨科医生等专家来评估。当药物不能充分控制症状时，PD患者通常在"关"期出现肌张力障碍性疼痛，清晨和药效结束时是常见的"关"期，药物的最佳起效期也会出现肌张力障碍。由于"开"期和"关"期痛性肌张力障碍的治疗方法不同，因此重要的是要仔细记录每次用药时间与肌张力障碍症状发作之间的关系，当患者不能确定药物与症状之间的关系时，应鼓励患者用日记的形式记录症状，或到诊室就诊以便在"开"期

和"关"期间进行观察。在我们的案例中，要求患者停服早晨药物，观察到"关"期症状后才允许服药，当疼痛性肌张力障碍是一种"关"期现象时，治疗应侧重于增加"开"期的策略。这包括增加使用左旋多巴的频率或使用左旋多巴的缓释胶囊，添加MAO-B抑制剂、多巴胺激动剂或恩托卡朋；也可以使用快速注射多巴胺激动剂阿扑吗啡。在"开"期发生疼痛性肌张力障碍时，尝试降低左旋多巴剂量，但这种处置往往具有挑战性，因为降低剂量可能会加重帕金森病，金刚烷胺有抗运动障碍效果故可以尝试。虽然目前还没有FDA批准的治疗肌张力障碍的口服药物，但有报道用巴氯芬、苯二氮䓬类药物和抗胆碱能药物能成功地治疗"开"期和"关"期肌张力障碍。当药物治疗失败时，在肌电和（或）超声引导下肉毒毒素注射治疗局灶性疼痛性肢体张力障碍是一个非常好的选择。手术治疗，包括十二指肠持续输注左旋多巴和下丘脑核或苍白球深部脑刺激，也能改善"关"期肌张力障碍。

根性痛和神经性疼痛通常被描述为根或神经分布区的灼痛，刺痛，放电样或"针刺"感觉。尽管神经根性疼痛不是帕金森病的直接原因，但与年龄匹配的对照组相比，PD患者中神经根性疼痛发生率更高。在这些患者中，临床检查可能发现受累神经或神经根的分布区出现麻木或无力，神经病变在帕金森病中很常见，但诊断要排除其他疾病后才能考虑帕金森病导致的神经根性疼痛。该病可能导致神经病变，因为研究表明，即使是初次使用药物的患者也有较小的神经纤维退变，并且有α突触核蛋白沉积在周围神经系统中的证据。使用左旋多巴可能有降低维生素B_{12}和B_6水平的作用；研究发现帕金森病患者的血清甲基丙二醛水平升高；左旋多巴也可能与轴突感觉神经病变有关而直接引起神经毒性。

对放射性痛通常需要进行额外的检查，包括脊髓MRI成像和肌电图检查；对患有神经病理性疼痛的患者，应进行典型的血清筛查（如维生素B_{12}，TSH，HgA1C）；必要时通过口服补充剂或肌

内注射治疗 B 族维生素缺乏症。有多种口服药物可用于神经病理性疼痛，包括抗抑郁药（如去甲替林、阿米替林、度洛西汀）和抗癫痫药（如普瑞巴林、加巴喷丁）；对急性疼痛可选用非甾体抗炎药、类固醇以及短期使用阿片类药物治疗；作业和物理治疗通常可以改善疼痛症状；当有神经或神经根卡压时需要手术减压。

中枢神经痛（CNP）被描述为持续的酸痛，灼痛或痉挛感。根据调查显示多达30%的帕金森病患者有被归类为CNP的复杂疼痛，在文献中这种疼痛通常被描述为"奇怪的"。疼痛分布于面部、头部、咽部、上腹部、腹部、骨盆、直肠和生殖器；它通常是双侧的和不对称的；在帕金森病中受影响最大的运动侧疼痛程度更大；在"关"期可能更常见。顾名思义疼痛被认为是由 PD 本身引起的，但是必须排除其他疼痛源。治疗通常具有挑战性，并且上面讨论的许多治疗方法都可用于CNP。由于症状有时与"关"期相关，因此增加"开"期的策略可能会有所帮助；镇痛药、阿片类药物、三环类抗抑郁药、选择性5-羟色胺和去甲肾上腺素再摄取抑制剂（SNRI）药物以及非典型抗精神病药（例如氯氮平）有时会有所帮助；有报道丘脑底核DBS可改善中枢痛。

无论疼痛的病因是什么，在帕金森病患者中，多学科管理方法通常是最有效的。物理治疗和运动（如伸展、活动范围、有氧运动）可以改善帕金森综合征的身体症状，也可以改善抑郁和焦虑等伴随的心理症状。在适当的情况下，精神病学的干预有助于共病性抑郁症的治疗，而焦虑可能降低疼痛阈值。尽管证据不足，但一些患者称其可从按摩和针灸等辅助疗法中受益。

许多患者表明对使用大麻来治疗与帕金森病有关的疼痛感兴趣。2014年，一项开放性观察研究报告称20名吸食大麻的患者疼痛有所改善。这次试验中的疼痛没有特征性表现，同年，美国神经病学学会（American academy of neurology）发表了一项系统性综述的结果，观察医用大麻在各种神经疾病中的作用，但没有使用大麻来治疗 PD

疼痛的文章。有一项研究表明，口服大麻提取物（OCE）可能对治疗左旋多巴引起的帕金森病患者异动症无效，该评价中提到的局灶性肌张力障碍仅仅是颈部肌张力障碍，没有确凿的数据表明医用大麻可以改善这种情况。值得注意的是，2项 I 类研究支持将OCE用于多发性硬化症相关的中枢性疼痛，并且进一步的研究应探讨OCE在帕金森病中枢性疼痛中的作用。

当PD患者诉疼痛时，需要详细地了解病史和体格检查，同时还需做针对性的检查来确定疼痛的原因，有些疼痛不是由PD引起的，尽管PD使患者处于引起其他疼痛的风险可能增加，例如骨质疏松症导致自发性骨折。疼痛原因不明时要排除其他疾病导致后才考虑由PD引起，如上所述重要的是评估该疼痛出现的时间与左旋多巴服用时间之间是否存在关系，以及是否与肌张力障碍存在相关性，如左旋多巴的峰值剂量或"关"期的波动是否存在疼痛，这是与PD相关的证据。

尽管患者抱怨有持续性疼痛，但在诊室的"开"期和"关"期检查提示，疼痛主要与"关"期的肌张力障碍有关。患者的不良反应或异动症加重时，他不能忍受增加"开"期的治疗策略。巴氯芬和地西泮未能控制疼痛，于是他的内科医生给了一种会产生嗜睡的阿片类药物；讨论给予肉毒素注射，但患者担心可能出现无力的不良反应而选择推迟注射，并且计划进行深部脑刺激手术。虽然最初打算是在丘脑底核（STN）植入DBS，但外科医生在手术中发现解剖结构不适合放置电极，随后将导线放置在双侧苍白球内侧（GPi）。患者在4周后随访诉脚的肌张力障碍和疼痛完全好转。

参考文献

[1] BROEN P G M, BRAAKSMA M M, PATIJN J, et al. Prevalence of pain in Parkinson's disease: A systematic review using the modified QUADAS tool. Mov Disord, 2012, 27: 480-484.

[2] BROETZ D, EICHNER M, GASSER T, et al.

Radicular and nonradicular back pain in Parkinson's disease: a controlled study. Mov Disord, 2007, 22(6): 853–856.

[3] DEL SORBO F, ALBANESE A. Clinical management of pain and fatigue in Parkinson's disease. Parkinsonism Relat Disord, 2012, 18: S233–S236.

[4] GEROIN C, GANDOLFI M, BRUNO V, et al. Integrated approach for pain management in Parkinson disease. Curr Neurol Neurosci Rep, 2016, 16: 28.

[5] HA A D, JANKOVIC J. Pain in Parkinson's disease. Mov Disord, 2012, 27: 485–491.

[6] KOPPEL B S, BRUST J C M, FIFE T, et al. Systematic review: efficacy and safety of medical marijuana in selected neurologic disorders. Neurology, 2014, 82: 1556–1563.

[7] LOTAN I, TREVES T A, RODITI Y, et al. Cannabis (medical marijuana) treatment for motor and non-motor symptoms of Parkinson disease: an open-label observational study. Clin Neuropharmacol, 2014, 37:

41–44.

[8] MORENO C B, HERNÁNDEZ-BELTRÁN N, MUNÉVAR D, et al. Central neuropathic pain in Parkinson's disease. Neurolagía, 2012, 27(8): 500–503.

[9] MUNAZZA S, FORD B. Management of Pain in Parkinson's disease. CNS Drugs, 2012, 26: 937–948.

[10] RILEY D, LANG A E, BLAIR A D G, et al. Reid. Frozen shoulder and other shoulder disturbances in Parkinson's disease. JNNP, 1989, 52: 63–66.

[11] TOTH C, BREITHAUPT K, GE S, et al. Levodopa, methylmalonic acid and neuropathy in idiopathic Parkinson's disease. Ann Neurol, 2010, 67: 28–36.

[12] YORITAKA A, SHIMO Y, TAKANASHI M, et al. Motor and non-motor symptoms of 1453 patients with Parkinson's disease: prevalence and risks. Parkinsonism Relat Disord, 2013, 19: 725–731.

[13] ZHU M, LI M, YE D, et al. Sensory symptoms in Parkinson's disease: clinical features, pathophysiology, and treatment. J Neurosci Res, 2016, 94: 685–692.

帕金森病中疲劳的治疗 18

乌默尔·阿克巴和约瑟夫·H. 弗雷德曼

案例1

男性，68岁，PD病史5年，职业是会计师，每日工作8 h，疾病对他有轻微的影响，工作结束时他感觉非常疲惫，一回到家就躺在沙发上，但是他睡不着。他一直躺在那儿直到睡觉时间。他没有抑郁，晚上睡得很好，没有其他合并疾病。他既没有精力也没有时间进行物理治疗。他唯一的抗帕金森药物是左旋多巴。最近开始在上午和下午的早些时候服用利他林5 mg。每周增加5 mg的直到达每日15 mg，症状显著改善，但未完全解决。

案例2

女性，75岁，处于帕金森病3期，她诉严重的疲劳使她无法参加许多活动。她晚上也有睡眠障碍，不确定是疲劳还是过度嗜睡，还是只是嗜睡。她的Epworth睡眠指数很高。她每次睡觉前会服用200 mg曲唑酮以助睡眠，并承认感到抑郁。她每日服用3次卡比多巴/左旋多巴（25/100 mg），以及许多其他治疗糖尿病、高血压和轻度充血性心力衰竭疾病的药物。

讨论

自从詹姆斯·帕金森首次发表他对这种疾病的观察结果以来，已经过去了近200年，但直到最近20年，该领域才认识到疲劳是致残的主要组成部分。尽管经过了20年的研究，对疲劳的定义

仍然没有达成一致，衡量疲劳的工具也并不一致。有一些因素使对帕金森病的疲劳研究成为挑战。首先，疲劳是一种主观症状，没有一个客观定性的测量方法，它可以与帕金森病常见的其他症状同时出现。一些用来测量疲劳的工具依赖于患者日常生活活动（ADLs）的表现。但个体的日常活动和完成这些任务的期望之间存在很大的差异。

虽然PD患者由于运动症状和频繁使用肌肉导致肌力丧失而出现身体疲劳，但本章的重点是疲劳的主观感觉，即中枢性疲劳。中枢性疲劳是指在没有身体障碍的情况下，无法启动或维持一项任务。

由于缺乏疲劳的标准定义，报道的患病率为33%～58%。在一项研究中，超过一半的受试者认为疲劳是3种最严重的致残症状之一，2/3的受试者称，这种疲劳与帕金森病发生前所描述的疲劳是不同的。中枢性疲劳与抑郁症有关，但并没有运动功能受损，这表明疲劳不是帕金森病症状引起的躯体功能受损所导致。多项研究表明，疲劳与运动功能障碍无关，包括一项临床试验（ELLDOPA），在该试验中，1/3未接受治疗的新诊断为PD的患者且无痴呆症或抑郁症，主诉存在疲劳。虽然疲劳被认为是与其他行为障碍并存的，但挪威的一项研究表明，疲劳在抑郁症、痴呆和睡眠问题的患者中和没有这些合并症的患者一样普遍。在荷兰的一项研究中，超过一半的受试者称疲劳和他们的其他PD症状一样严重，15%的人认为疲劳是他们最严重的残疾症状。挪威的一项8年随访研究表明，随着时间的推移，帕金森病

患者疲劳的严重程度和发生率均有所增加，而美国的一项研究表明，在同一组患者的9年随访中，疲劳的发生率没有增加而严重程度增加了。研究发现，疲劳对不伴抑郁、痴呆和睡眠障碍的PD患者的影响与伴有这些问题的PD患者的影响是同样的。

运动症状更有可能引发医生的关注，虽然非运动症状更致残，却常常被低估，甚至被忽略。在神经科医生门诊前完成的自我调查报告中，42%的PD患者报告有明显的疲劳感，而神经科医生诊断出疲劳的比例只有14%。与其他非运动症状相比，患者的疲劳报告与临床诊断的一致性最低（25%）。

疲劳严重程度量表（FSS）是使用最广泛的疲劳评估量表，MDS工作小组将其列为"推荐"用于筛查和评估疲劳严重程度。FSS是一份9个项目的问卷，患者在7分制的量表上对疲劳对不同功能领域的影响大小进行打分。帕金森病疲劳量表（PFS）有16个陈述，这些陈述均源于患者的疲劳经历，以5分制进行评分。PFS被"推荐"用于筛查，"建议"用于评估疲劳严重程度。多维疲劳量表（MFI）是一项20个项目的评估量表，分为7个等级，涉及努力和能力的感受。MFI被"推荐"用于筛查和评估疲劳严重性的分级。

PD中枢性疲劳和其他几乎所有其他医学疾病一样，病理生理学是未知的。多巴胺能缺陷可导致PD的部分运动症状，左旋多巴治疗可减轻这些症状，但不能缓解疲劳，提示疲劳的发病机制与多巴胺缺乏无直接关系。生理学研究表明，皮质兴奋性增加与运动疲劳有关，但与主观疲劳症状无关。炎症标志物如C反应蛋白和细胞因子是中枢疲劳的潜在生物标志物，但需要进一步的研究来证实这些发现。SPECT扫描研究未能区分疲劳和非疲劳的PD患者。在一项研究中，使用正电子发射断层扫描（PET）成像，发现疲劳患者的尾状体、壳核、腹侧纹状体、岛叶和丘脑中的血清素转运蛋白结合降低。

目前尚无治疗PD患者疲劳的特异性方法。

事实上，对PD以外疾病引起的疲劳的有效治疗并没有显示出对PD引起的疲劳有确切疗效。虽然一项随机对照试验显示，与基线相比，利他林在临床上和统计学上显著改善了PD的疲劳，但与安慰组相比，它并没有显示出差异，所有关于兴奋剂的研究都没有显示有疗效。一项关于"雷沙吉兰"的析因分析研究显示，治疗后的患者在统计学上有显著性差异，但在临床上改善不明显。非药物治疗包括锻炼、增加体力活动、按摩疗法和制订日常活动时间表。在考虑治疗之前，应排除其他与疲劳有关的疾病（如甲状腺功能减退、睾丸激素减少等），应尽量减少服用导致疲劳的药物，并对伴随的行为障碍（如抑郁、焦虑、情感淡漠、睡眠不好）进行评估。

案例1的分析

目前尚无可改善PD患者疲劳的有效措施。我们尝试了低剂量的兴奋剂，已经看到了一些效果，但还不清楚结果是"真实的"还是安慰剂的作用。由于疲劳不同于嗜睡，莫达非尼被证明对疲劳无效也就不足为奇了。老年精神病学家越来越多地使用低剂量的兴奋剂来改善情绪、增加能量，除了心源性和不受控制的高血压患者，这些兴奋剂似乎是安全的。根据我们多年的经验，我们还没有见过一个具有典型的"觅药行为"的患者。与所有对症药物一样，如果没有效果，就应该停止使用兴奋剂。

案例2的分析

她还没有开始服用兴奋剂。她有使用兴奋剂的禁忌证，不清楚她是否有疲劳，即使有，也可能是PD引起的。如果还没实现充血性心力衰竭优化治疗，我们会建议她的心脏病专家首先优化她的充血性心力衰竭的治疗。我们建议她除了缓慢增加运动强度外，开始进行物理治疗。她还应该解决自己的睡眠问题，如果仍然需要的话，还要治疗抑郁症。每次尽量改变其中的一个问题，没有必要一次做出多个改变。疲劳不会危及生命，一个问题领域的改变可能会在其他领域产生益处，所以进一步的更换药物没有必要。

参考文献

[1] ELBERS R G, BERENDSE H W, KWAKKEL G. Treatment of fatigue in Parkinson disease. JAMA, 2016, 315（21）: 2340–2341.

[2] FRANSSEN M, WINWARD C, COLLETT J, et al. Interventions for fatigue in Parkinson's disease: a systematic review and metaanalysis. Mov Disord, 2014, 29: 1675–1678.

[3] FRIEDMAN J H, FRIEDMAN H. Fatigue in Parkinson's disease: a nine-year follow-up. Mov Disord, 2001, 16: 1120–1122.

[4] FRIEDMAN J H, et al. Fatigue in Parkinson's disease: a review. Mov Disord, 2007, 22: 297–308.

[5] FRIEDMAN J H, et al. Fatigue rating scales critique and recommendations by the Movement Disorders Society task force on rating scales for Parkinson's disease. Mov Disord, 2010, 25: 805–822.

[6] FRIEDMAN J H, et al. Fatigue in Parkinson's disease: report from a multidisciplinary symposium. NPJ Parkinsons Dis, 2016: 2.

[7] HERLOFSON K, ONGRE S O, ENGER L K, et al. Fatigue in early Parkinson's disease. Minor inconvenience or major distress? Eur J Neurol, 2012, 19: 963–968.

[8] KLUGER B M, et al. Parkinson's disease-related fatigue: A case definition and recommendations for clinical research. Mov Disord, 2016, 31(1): 625–631.

[9] LOU J S. Physical and mental fatigue in Parkinson's disease. Drugs Aging, 2009, 26(3): 195–208.

帕金森病中复视的治疗

斯特芬·G. 赖克

案例

一名有15年帕金森病（PD）病史的78岁老人抱怨说，他在阅读、看电视和使用电脑时，几个月来一直出现间歇性复视。复视是水平性的，他注意到如果他闭上一只眼睛，就更容易阅读。检查中，发现他表情缺乏，声音中度减弱。在蒙特利尔认知评估（MOCA）中，他的得分为23/30。他得撑住扶手才能从椅子上站起来。他用助行器走路，在后拉试验中失去了平衡。双手和下巴都有静止性震颤，中度运动迟缓和僵直。在眼部检查中，虽然他有多余的眼睑组织，但并没有真正的上睑下垂。右眼戴眼镜的视力为20/30，左眼戴眼镜的视力为20/25，视野正常，瞳孔双侧大小相等，对光反应灵敏，视盘正常。除了双侧眼球同向向上运动稍有受限外，无眼肌麻痹。在交替遮盖试验中，出现外隐斜视。他双眼无法聚拢，并在尝试聚拢时产生复视。他被转介到一位神经眼科医生那里，后者证实了上述发现，并为他的老花镜配了一个棱镜底座。这个方法多少有些帮助，但他发现，只需简单地在他的老花镜的一个镜片上放上遮光胶带就更有用。

讨论

至少有20%的PD患者经历过复视，但这是一种未被充分认识的感觉症状，只是PD一系列视觉和眼部运动症状和体征之一（表19.1）。完整综述帕金森病中视觉和眼部运动异常超出了本章的范围，在此我将重点放在双眼聚合不足（CI）上，这是PD复视的常见原因。双眼聚合不足的患者，典型病史为水平复视，看近处更差，单眼注视时复视消失。一些有症状的双眼聚合不足患者没有复视或甚至不能识别复视（特别是当物体只是轻微移位时），而是抱怨视力模糊或非特异性的看/读困难，这种病史也应促使我们去考虑患者是否有双眼聚合不足。

对患有复视的PD患者的评估需要广泛地考虑眼部症状和体征，当然，也要考虑与PD无关的疾病，如白内障、青光眼和复视的其他原因。可能导致PD患者视力受损的眼部症状包括干眼症、眼睑炎、眼睑痉挛和眼睑开放性失用。PD患者的视觉对比灵敏度和颜色辨别能力受损，但通常不会引起复视，也不会引起已经报道过的扫视异常，如预测性扫视受损（impaired predictive saccades）。PD患者可能出现视觉加工的高阶损害和视空间功能障碍，并在视觉和眼部运动功能正常的情况下干扰视觉处理。幻觉和幻视在PD中很常见，虽然它们可能在视觉上分散注意力，但它们不是复视的原因。治疗帕金森综合征的药物可能因为干扰眼球调节（抗胆碱能药物）或引起嗜睡（尤其是多巴胺激动剂）而导致复视和视力受损。一些患者注意到复视，即使是由于双眼聚合不足引起的，也可能随着左旋多巴药物浓度的时间波动（如果没有注意到，询问是否发生这种情况），通常在"关"期会更严重，在这种情况下，尽量消除左旋多巴波动可能是有用的。

表19.1 帕金森病患者眼部及眼部运动障碍情况

眼睛

干眼症

睑缘炎

对比敏感度受损

颜色辨别能力受损

视觉空间障碍

幻觉和错觉

眼部运动

双眼向上同向运动受限

扫视侵扰

扫视追踪

内聚受限

缩量扫视

视觉引导不准确和扫视延迟

自发扫视受损

记忆引导的扫视受损

抗扫视能力受损

眼睑

瞬目减少

眼睑退缩

眼睑迟滞

眼睑打开失用症

睑痉挛

迈尔森征

虽然PD引起的视觉症状往往与疾病的持续时间和严重程度相关，但情况并非总是如此，可能在病程的早期就出现了。

对有复视的PD患者的评估首先应该确定除了双眼聚合不足外没有其他的体征，其次确认有双眼会聚受损，当出现症状时，通常与外隐斜视有关。对于前者，应该包括检查视力、视野、瞳孔、视盘和眼睑的功能。如果复视是由于双眼聚合不足

引起的，除了PD中常见的双眼向上同向凝视障碍外，不应该有其他眼肌麻痹。否则，单眼或双眼的活动受限提示存在另外的原因，如重症肌无力、甲状腺眼病或颅神经病变的一种。虽然在帕金森病中，很少检查扫视，实际上也并没有真的扫视减慢，如果有（尤其是垂直的），表明患者可能有进行性的核上性麻痹。在交替遮盖试验中，当患者注视某一个点时，遮盖物在两个眼球间来回移动，有复视的PD患者往往显示有外隐斜视。当一只眼睛被遮盖时，另一只眼睛内收来注视，当遮盖物来回移动时，这种模式交替出现。在交替遮盖试验中，垂直分离需要进一步评估。下一步是测试双眼会聚能力是否真的受损，虽然受损程度可以由眼科医生量化，但这通常可以在临床得到令人信服的证明。

当复视是由于双眼聚合不足引起时，在检查中唯一的异常包括会聚功能受损和注射近处时外隐斜视，在交替遮盖试验中几乎总是伴有外斜视。除了这些发现之外，任何其他的结果都提示患者可能有复视的其他原因，需要转诊给眼科医生或神经眼科医生。

一旦双眼聚合不足确诊，这里有一些治疗的方法。对于偶尔复视的患者，可能没有必要进行干预。由于双眼聚合不足通常是一个近视力的问题，使用单独的眼镜来观察近处及远处可能对患者有所帮助，而不是使用双光眼镜或渐进多焦镜片。棱镜底座可能有帮助。此外，低技术含量的建议包括当复视发生时闭上一只眼睛，使用眼罩，或者用遮光胶带遮住老花镜的镜片。在阅读时，应鼓励受试者有足够的照明，考虑增加字体大小的电子阅读器，如果震颤干扰了阅读材料，则应将其放置在物体表面、书本或乐谱架上。如干眼症这样的共存疾病可能会影响视力，应在确保适当的屈光度的同时进行治疗。

参考文献

[1] ALMER Z, KLEIN K S, MARSH L, et al. Ocular

motor and sensory function in Parkinson's disease. Ophthalmology, 2012, 119(1): 178−182.

[2] ARCHIBALD N K, CLARKE M P, MOSIMANN U P, et al. Visual symptoms in Parkinson's disease and Parkinson's disease dementia. Mov Disod, 2011, 26(13): 2387−2395.

[3] BIOUSSE V, SKIBELL B C, WATTS R L, et al. Ophthalmologic features of Parkinson's disease. Neurology, 2004, 62(2): 177−180.

[4] EKKER M S, JANSSEN S, SEPPI K, et al. Ocular and visual disorders in Parkinson's disease: common but frequently overlooked. Parkinsonism Relat Disord, 2017, 40: 1−10: S1353−8020(17)30064-0 [pii].

[5] FRIEDMAN D I. Pearls: diplopia. Semin Neurol, 2010, 30(1): 54−65.Hamedani AG, Gold DR. Eyelid dysfunction in neurodegenerative, neurogenetic, and neurometabolic disease. Front Neurol, 2017, 8: 329.

[6] HUNT L A, SADUN A A, BASSI C J. Review of the visual system in Parkinson's disease. Optom Vis Sci, 1995, 72(2): 92−99.

帕金森病失眠症的治疗

唐纳德·L. 布里怀斯

案例

本病例是一名有 3 年特发性帕金森病史的 68 岁女性,她的体重指数(BMI)为 28,属于超重。白天,她运动方面的症状在服用中等剂量的抗帕金森药物(卡比多巴/左旋多巴,25/100 mg,每日 3 次)就可以控制得很好。她还患有控制良好的轻度高血压和甲状腺功能减退。她的这些问题都由她的家庭医生负责治疗,由于她丈夫发现她夜间有打鼾的问题,她的家庭医生送她去做夜间多导睡眠监测(night polysomnography, NPSG)。她的家庭医生也关注到她的呼吸睡眠暂停可能加速了帕金森病的进展,使其治疗更加复杂。在呼吸睡眠监测后她来到了睡眠诊所。睡眠监测报告见表 20.1。睡眠诊所的病史采集发现她打鼾是一个长期存在的问题(至少比诊断患有 PD 的时间早 10 年)。而且患者反映主要是夜间睡眠不好,生活质量太差。她抱怨说夜里常常无缘无故地醒来(有些时候醒来是因为尿急),而白天不觉得困,埃普沃思嗜睡量表(Epworth)评分为 3/24 分,她和她丈夫都没有说她会出现有快速眼动行为障碍的梦境。她也没有不宁腿综合征相关的症状,她丈夫也没说她有夜间踢腿的情况。

查看她的夜间多导睡眠监测结果(表 20.1)可以发现几个方面:首先,关于打鼾,患者只有轻微的睡眠呼吸暂停,呼吸障碍指数为 17.2;低通气指数(AHI)5.8,低氧负荷很小(0.7%:指的是氧饱和度在 88% 以下的时间的百分比)。足够多的快动眼睡眠可被认为确定是在做梦。但没有证据

表明缺乏快速眼动弛缓(而正常情况下快动眼相弛缓是存在的)。患者对自己入睡时间做主观估计,她的睡眠时间一般可以通过 NPSG 客观确定。虽然她没有报告有不宁腿综合征的情况,但是她的 NPSG 的结果中提示了睡眠中周期性腿部运动的一些证据,大约每小时腿动为 9.2 次。也许是 NPSG 中最普通的发现,但最能反映患者自身担忧问题是她的睡眠效率(参照 NPSG 标准,在床上睡着的时间比例)相对较差,只有 65.6%。

讨论

NPSG 的报告既揭示了它所显示的内容,也揭示了它所没有显示的内容。尽管最初由患者的家庭医生转诊去做 NPSG 的依据是打鼾以及患者担心睡眠呼吸暂停会使她的帕金森病恶化,但她的睡眠监测结果(表 20.1)只出现了相对轻微的睡眠呼吸障碍,对于这个年龄的女性来说,这是很正常的。事实上,尽管一些早期文献提出,至少部分 PD 患者存在上呼吸道运动控制异常的可能性,大多数研究表明,PD 患者人群的睡眠呼吸暂停发生率并不比与年龄匹配的对照组高。虽然许多研究表明,当呼吸暂停低通气指数(AHI)超过每小时 30 次或以上时,心血管方面的疾病变得明显,但此时是否需要治疗睡眠呼吸暂停仍需(通常是经鼻持续气道正压通气,CPAP)通过临床来判断。在老年妇女中,即使超过这一水平也不会带来更高的死亡风险。因此,是否对 PD 患者进行睡眠呼吸暂停治疗应由患者主诉以及呼吸睡眠暂停引起既

表20.1 病例记录的夜间多导睡眠监测结果

总睡眠时间（TST）min	241.0
睡眠潜伏期（SL）min	17.5
睡眠效率（%）总睡眠时间/床上时间×100	65.6
N1（%，TST）	24.7
N2（%，TST）	62.1
N3（%，TST）	1.3
REM快动眼睡眠（%，TST）	11.9
呼吸障碍指数（RDI）（每小时睡眠发生的事件）	17.2
低通气指数（AHI）（每小时睡眠发生的事件）	5.8
睡眠指数中的周期性腿部运动（PLMSI）（每小时睡眠发生的事件）	9.2
低氧负荷（氧饱和度<88%的睡眠总时间的%）	0.7
主观睡眠总时间（h）	3
主观睡眠潜伏期（min）	30

N1%、N2%和N3%是指每个阶段所占的总睡眠时间（TST）的百分比。RDI、AHI、PLMSI是用于测量睡眠呼吸暂停的严重程度，以每小时睡眠发生事件的比率表示。

存的心血管疾病或代谢性疾病的相对可能性来决定。虽然，理论上严重的夜间低氧负荷可能会加速PD患者运动症状的进展，但目前尚无公开数据支持这种观点。如果这位患者缺氧负担越大可能越会引起这种怀疑，但这位患者在睡眠中低氧负荷很小。如果要进行治疗的话，最常见的2种治疗方法是鼻腔持续正压通气（CPAP）和口腔矫治器。如果患者的NPS报告提示她的阻塞性睡眠呼吸暂停显示有位置依赖性，那么避免仰卧位睡姿是一种可行的治疗方法。

NPSG报告也会提示有睡眠中周期性腿部运动的证据，这在一些遗传学研究中被认为是不宁腿综合征（RLS）的一个客观指标。然而，睡眠中周期性腿部运动可能会出现于没有不宁腿综合征症状时，并且在NPSG中常常作为一种偶然发现。不宁腿综合征与帕金森病之间的相关性（例如：可能提示的在帕金森病中不宁腿综合征的高发率）仍然是一个有争议的发现，因为一些研究表明

两者之间存在联系，而另一些研究则没有。然而，除了不宁腿综合征，在帕金森病中，周期性腿部运动的患病率也高于年龄匹配的对照组。在这种情况下，是否有必要处理这些运动障碍仍不确定。在非帕金森病患者，睡眠周期性腿动与失眠主诉之间的可能相关性通常是不确定的。但是，可以想象的是她的踢腿（虽然没被她睡眠很好的丈夫证实）可能与她睡眠不佳、睡眠断断续续有关。多巴胺类激动剂类药物（罗匹尼罗、普拉克索、罗替戈汀）显示有减少睡眠中踢腿动作的作用。虽然她目前只接受卡比多巴/左旋多巴治疗，可以考虑开始在夜间（大概在睡前2小时）给予上述的多巴胺激动剂类药（如普拉克索0.25～0.5 mg）。多巴胺激动剂类也有诱导睡眠的优势，这可能也有助于改善她的睡眠。也可以选择最新批准的加巴喷丁的前体药物（加巴喷丁酯），这种药物具有降低睡眠中周期性腿动的作用，其剂量可以用到600～1200 mg。这种前体药物比起常规的加巴喷丁在服用后具有更稳定的生物利用度。

不能确保此病例在用该药解决夜间腿动情况时不并发白天嗜睡（见第23章）以及多梦（见第24章）。

在充分考虑了所有上述可能性之后，剩下的可能就是患者睡眠差是由帕金森病所引起，以及她的NPSG检查结果确实印证了她的自我感觉。图20.1中显示了我们的睡眠实验室对275名PD患者所记录睡眠效率指标的频率分布。均值（<70%）意味着帕金森病患者群的睡眠受到严重干扰。即便考虑到患者在睡眠实验室第一晚的"第一夜效应"（这种情况下睡眠效率值通常为80%～85%），此频率分布提示帕金森患者群的睡眠效率更差。所以，在某种程度上说，帕金森病患者的睡眠效率低并不奇怪。

对所有失眠人群的治疗方法分为药物治疗和非药物治疗。非药物治疗常常被归入广义范畴的认知行为疗法（如年轻或老年人，有或无病理性疼痛，有或无抑郁），目前还没有大规模的临床试验表明它对PD失眠的疗效。不过，在进行药物干

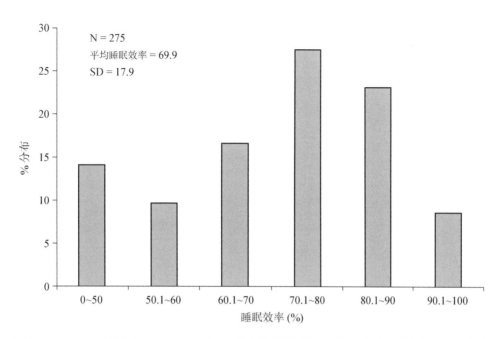

图20.1 对275例帕金森病患者进行第一晚的夜间多导睡眠监测,观察睡眠效率的相对频率分布(定义为:总睡眠时间/卧床时间 × 100)。均值为69.6,标准差为17.9

预前可以在帕金森病失眠的患者中初步尝试使用认知行为疗法的基本理念。关键组分包括限制所有白天睡觉的机会;如果晚上睡不着就从床上起来,然后到另外的房间去;避免在晚上及睡觉前摄入咖啡因、酒精和烟草;增加日光照射(尤其是早上的时间);白天增加任何形式的体力活动(如简单的散步);避免在晚上使用电子产品(尤其是典型的蓝光);把习惯的就寝时间推后1~2小时并且每日早上在同样的时间起床。认知行为疗法理念的整体应用,其多方面的成分常可稳定睡眠/觉醒节律,增强睡眠的稳态压力。遗憾的是,这些方法对一些PD患者常常不起作用。

诱导/维持睡眠的广泛的药物选择见表20.2。传统的苯二氮䓬类药物因其半衰期长普遍不受欢迎,然而对于那些非常焦虑的患者,它们仍可能发挥一定的作用。现在,更多作用位点仅限于γ氨基丁酸受体亚单位(所谓的z-药物)位点特异性γ氨基丁酸(GABA)激动剂用得比较多。它们的半衰期范围很广,有些短效药物半夜服用有效(如:扎来普隆,舌下的唑吡坦3.5 mg),而有些药物对于同时有入睡困难及维持睡眠困难者,夜晚开始时服药更有效,如艾司佐匹克隆和其他(如唑吡坦)

药物,这些药物具有中等半衰期的给药优势。大多数传统的苯二氮䓬类药物以及z-药物具有引起诸如摔倒、神志不清、定向障碍、次日嗜睡的不良反应,偶尔在夜间会出现异常行为。合理地使用这些药物,其不良反应都是可避免的,许多患者仍能从中获益(比如不要在每个晚上都服用这些药物,在服用半衰期更长的药物后要留出充足的睡眠时间,避免该类药物与酒精或阿片类药物同时使用)。在一个全球范围内进行的广泛的临床试验中,非处方药物(OTC)——褪黑素和处方药物褪黑素激动剂——瑞美替昂显示出非常复杂的疗效模式。在美国,非处方褪黑素被认为是一种膳食补充剂,这符合食品法而非药品法,虽然看似无害,但已有研究表明,市面上不同的褪黑素产品在效力和纯度上存在不一致性,这可能是引发担忧的根源。最近,对于卧床8小时的患者,也可以考虑应用一种新批准的下丘脑泌素/食欲素拮抗剂——苏沃雷生,在夜晚开始时给药(具有12 h的半衰期)。尽管一些研究显示PD患者脑脊液中的下丘脑泌素/食欲素水平低于正常人(因此也意味着当此药被用作一种促醒肽的拮抗剂时应当谨慎使用),然而并不是所有的研究都同意这一发现。

表20.2 美国食品和药物管理局推荐的镇静/催眠类药物

药　物	机　制	半衰期(h)	剂量(mg)
氟西泮	GABA激动剂	48～120	15～30
替马西泮	GABA激动剂	8～20	15～30
三唑仑	GABA激动剂	2～6	0.125～0.25
艾司唑仑	GABA激动剂	8～24	1～2
夸西泮	GABA激动剂	48～120	7.5～15
唑吡坦	位点特异性的GABA受体激动剂	1.5～2.4	5(女),10(男)
扎来普隆	位点特异性的GABA受体激动剂	1	5～10
艾司佐匹克隆	位点特异性的GABA受体激动剂	5～7	2～3
唑吡坦——连续释放剂	位点特异性的GABA受体激动剂	1.5～2.4(缓释)	6.25～12.5
雷美替胺	褪黑素受体激动剂	1.5～5	8
苏沃雷生	食欲素拮抗剂	10～12	5～20

GABA γ-氨基丁酸。

以我们的临床经验来看，对于帕金森病睡眠障碍人群，给予20 mg苏沃雷生作为镇静、催眠药物是一个非常合理的选择，因为此药很少表现出耐受性和戒断效应。针对帕金森病的患者，尚无正式的临床试验证实这种观点。目前尚无证据表明低剂量的抗抑郁药(如曲唑酮50 mg，米氮平7.5～15 mg)对于PD患者的睡眠障碍有任何好处，并且强烈警告在这一人群中谨慎使用典型或非典型的抗精神病药物作为催眠药。

参考文献

[1] BLIWISE D L. Periodic leg movements in sleep and restless legs syndrome: considerations in geriatrics. Sleep Med Clin, 2006, 1: 263–271.

[2] BLIWISE D L, TROTTI L M, RYE D B. Movement disorders specific to sleep and sleep in waking movement disorders. In: Watts R L, Standaert D G, Obeso J A. Movement disorders. 3rd ed. New York: McGraw Hill, 2012: 935–974.

[3] BLIWISE D L, TROTTI L M, YESAVAGE J A, et al. Periodic leg movements in sleep in elderly patients with Parkinsonism and Alzheimer's disease. Eur J Neurol, 2012, 19: 918–923.

[4] EARLAND L A, SAXENA P K. Melatonin natural health products and supplements: presence of serotonin and significant variability of melatonin content. J Clin Sleep Med, 2017, 13: 275–281.

[5] MIGNOT E, LAMMERS G J, RIPLEY B, et al. The role of cerebrospinal fluid hypocretin measurement in the diagnosis of narcolepsy and other hypersomnias. Arch Neurol, 2002, 59(10): 1553–1562.

[6] MORIN C M, COLECCHI C, STONE J, et al. Behavioral and pharmacological therapies for late-life insomnia. J Am Med Assoc, 1999, 281(11): 991–999.

[7] PUNJABI N M, CAFFO B S, GOODWIN J L, et al. Sleep-disordered breathing and mortality: a prospective cohort study. PLoS Med, 2009, 6(8): e1000132.

[8] STEFANSSON H, RYE D B, HICKS A, et al. A genetic risk factor for periodic limb movements in sleep. N Engl J Med, 2007, 357: 639–647.

[9] TROTTI L M, BLIWISE D L. No increased risk of obstructive sleep apnea in Parkinson's disease. Mov Disord, 2010, 58: 1218–1220.

[10] WINKELMAN J W, BOGAN R K, SCHMIDT M H, et al. Randomized polysomnography study of gabapentin enacarbil in subjects with restless legs syndrome. Mov Disord, 2011, 26(11): 2065–2072.

帕金森病白天嗜睡的治疗

林恩·玛里·特罗蒂

案例

一名60岁男性，有3年PD病史，以睡醒后精神不振为主诉到睡眠诊所就诊。白天的瞌睡需要每日小睡一到两次，每次最多60分钟。埃普沃思嗜睡量表评分为15/24（正常＜11）。他习惯在晚上10：30上床睡觉，据他估计，"不到1分钟"就睡着了，每晚短暂醒来一两次，然后在6：30起床。他的妻子注意到他偶尔打呼噜，但没有看到呼吸暂停。他接受了多导睡眠图检查显示，没有明显的睡眠呼吸暂停（呼吸暂停—低通气指数＝4.4），总睡眠时间为396分钟，睡眠效率为86%，没有周期性肢体运动或快速动眼睡眠无弛缓。他第二天的多重睡眠潜伏期测试显示，5次小睡都包含快速眼动睡眠，平均睡眠潜伏期为1.6分钟。莫达非尼被推荐给患者治疗嗜睡，但他决定继续午睡，而不是服用药物。

讨论

日间嗜睡是常见的，对帕金森病（PD）患者来说可能是个问题。对于一些严重的病例，白天的嗜睡是生活质量的主要障碍，限制了患者的工作能力、社交活动能力和动力。虽然嗜睡和疲劳在PD患者中都很常见，但它们对治疗的反应不同，因此区分嗜睡和疲劳是很重要的。嗜睡是指睡眠倾向增强，疲劳即在工作上的疲劳或困难。

几种针对PD的睡眠量表都得到了很好的验证，并可筛查多种睡眠症状；我们的诊所通常使用帕金森病睡眠量表。对于主观嗜睡的量化，最常用的是埃普沃思（Epworth）嗜睡量表（图21.1）。这个量表并非只针对帕金森病，但它的有效性已经在这一人群中得到证实。该量表要求患者在0～3分的范围内，对他们在8种常规情况下打瞌睡的可能性进行打分，总分为0～24分；如果分数大于10分，则表明嗜睡过度。护理人员完成的埃普沃思嗜睡量表可能与患者完成的艾普沃思嗜睡量表有很大的不同，这表明一些患者低估了他们白天的睡眠时间。在某些情况下，日间嗜睡是帕金森病的固有症状，发生在睡眠时间足够、没有合并症的睡眠障碍和没有催眠药物的患者。事实上，前瞻性研究已经反复证明，在接下来的4～12年里，困倦的人比不困倦的人患帕金森病的概率更高，这表明困倦和便秘一样，是神经退行性疾病的早期非特异性症状。然而，对PD患者的临床评估必须包括对可能导致嗜睡的可治疗条件的评估。对睡眠时间和持续时间的评估有助于识别行为性的睡眠不足综合征（即睡眠时间不足），失眠（即使有充足的睡眠时间也无法入睡）。对于PD患者、夜间运动障碍可能会严重干扰睡眠，并且应评估"关"期症状时醒来的病史、异动症和床上活动受限的情况。对睡眠时间和质量的评估最好同时包括患者和伴侣。

药物是引起白天嗜睡的一个常见原因。尤其是多巴胺激动剂是导致PD患者嗜睡的主要原因，在早期PD患者的临床试验中，多巴胺激动剂与安慰剂引起嗜睡的比值大约为3.5。然而，左旋多巴可能是没有镇静作用，因此我们建议有嗜睡问题

埃普沃思嗜睡量表

姓名：_____

日期：_____　　　　　　　年龄：_____

性别：_____

在以下情况下，你有多大的可能性会打盹或入睡，而不仅仅是累了？这指的是你最近的日常生活方式。即使你最近没有做过这些事情，也要想清楚它们对你有什么影响。为每种情况选择最合适的数字，请使用以下量表：

0 = 从不打瞌睡

1 = 轻微瞌睡

2 = 中度瞌睡

3 = 极有可能打瞌睡

作业活动	打瞌睡的概率
坐着阅读	_____
看电视	_____
在公共场所（如剧院或会议）坐着不动	_____
坐车一个小时不休息	_____
情况许可时，在下午躺下休息	_____
坐着和别人聊天	_____
午饭后安静地坐着不喝酒	_____
开车时，在路上停留了几分钟	_____

谢谢你的配合

图21.1　Epworth嗜睡量表［转载自Johns MW. A new method for measuring daytime sleepiness: the Epworth sleepiness scale. Sleep. 1991;14(6)549– 5.获得美国睡眠医学学会的许可］

的患者尽可能从多巴胺激动剂过渡到左旋多巴。

　　嗜睡和失眠可能被认为是使用多巴胺激动剂的相对禁忌证。其他与嗜睡有关的药物包括抗组胺药、苯二氮䓬类药物和镇静性抗抑郁药（如曲唑酮和米氮平），这些药物应该停用或尽量减少使用。

　　对于有日间睡眠问题的患者，如果不是由于某种可识别的原因（如药物、睡眠时间短或失眠），通常需要进行夜间多导睡眠监测。目前的证据表明，PD患者并不比同年龄的对照组更容易出现阻塞性睡眠呼吸暂停，但这仍然是PD人群中的一种常见疾病，应该对嗜睡患者进行调查。

　　白天嗜睡可以在睡眠实验室中被客观地量化，最常见的方法是多相睡眠潜伏期测试（MSLT）。这个测试包括白天5次小睡，在患者入睡后进行多导睡眠监测。快速入睡的患者（例如：在五次小睡中平均入睡时间短于8分钟）被认为是有客观证据证明嗜睡。在PD患者中，在未被选择的患者中，有20%～40%的患者的平均睡眠潜伏期甚至短于5分钟。MSLT还量化了快速眼动睡眠（REM）期间小睡的次数（称为"睡眠初期的快速眼动期"）。MSLT诊断嗜睡症的标准是2个或更多的睡眠期，平均睡眠潜伏期<8分钟，这种模式在PD患者中并不少见。前面提到的病例诊断为PD引起的嗜睡症。然而，与夜间多导睡眠监测不同，夜间多导睡眠监测对识别潜在的可治疗的共存疾病非常重要，白天的睡眠测试侧重于对嗜睡程度的量化，因此，对于已经报告存在嗜睡

问题的患者来说,测试的结果一般不会改变其处理方式。因此,MSLT对PD患者造成负担可能大于潜在的好处,而且没有必要对每一个嗜睡的PD患者都要进行检查。以下情况例外,MSLT证实嗜睡症(由帕金森病引起)可能有助于促进清醒药物被纳入保险覆盖范围。

违禁药物,共存的睡眠障碍,以及夜间睡眠时间不足的问题(包括由于抑郁或焦虑引起的)在出现时应予以纠正。然而,这些问题治疗后持续的嗜睡并不少见,可能反映了PD和嗜睡之间的内在联系。当需要对嗜睡症进行行为治疗时,午睡的作用取决于临床情况。对于白天嗜睡、晚上无入睡困难的患者,小睡可能是一种非常有用的治疗策略(虽然对于那些错误地将白天睡眠与懒惰联系在一起的人,小睡有时必须被常态化)。对于那些白天嗜睡晚上失眠的人,一般不建议白天小睡,因为白天的睡眠会降低夜间睡眠的自我平衡驱动力,从而加重失眠。然而,根据我们的经验,PD患者经常发现白天小睡是不可避免的,要么是因为严重的嗜睡,要么是因为运动功能障碍需要"休息"一下。在这种情况下,如果出现失眠,我们的重点是尽量缩短小睡时间,把午睡的时间限制在一天中相对较早的时间。咖啡因也带来了类似的挑战。虽然最近的一项临床试验并没有显示出咖啡因对帕金森综合征嗜睡的治疗作用,但个别患者的咖啡因使用经验肯定会鼓励他们继续使用咖啡因来治疗嗜睡,而且越来越多的证据表明,咖啡因可能对帕金森综合征的运动症状有益。然而,对于那些容易失眠的患者,他们也有白天嗜睡,咖啡因可能会加重睡眠中断。中午之后停止使用咖啡因可能是对这些患者有益的折中方案。

目前FDA还没有批准的专门治疗帕金森病嗜睡症的药物。然而,FDA批准的用于治疗嗜睡症、睡眠呼吸暂停相关的嗜睡和倒班睡眠障碍的促醒剂——莫达非尼(Modafinil)已经在帕金森病和嗜睡症患者的多项随机对照试验中进行了测试。每项研究的规模都相对较小,所有PD莫达非尼试验的患者总数很少超过100例。尽管如此,

荟萃分析确实证实了莫达非尼对PD患者主观嗜睡的益处,尽管其纳入的研究人群的规模比其他人群的莫达非尼研究要小。与临床观察相一致的是,莫达非尼对帕金森病患者嗜睡的疗效相对较弱,但在临床上意义重大。

在这些研究中没有发现关于嗜睡的客观测量指标的变化。目前还不清楚这是否代表了第2类错误,还是主观和客观嗜睡之间的真正脱节,但应该建议患者在驾驶和执行其他安全关键任务时,即使是服用莫达非尼,也要继续保持谨慎。莫达非尼通常在开始使用时是每日早上100 mg,每周增加100 mg,直到最大剂量为早上200 mg,午餐200 mg。阿莫达非尼是外消旋莫达非尼的r-型异构体,目前还没有在PD中进行过测试,但有望有类似的效果。传统的以安非他命为基础的精神兴奋剂被用于PD患者。与莫达非尼相比,它们增加了心血管不良反应和依赖性的风险,使这些药物不能常规用于PD患者,但在精心选择适用对象后,它们可能会带来益处。

参考文献

[1] ABBOTT R D, ROSS G W, WHITE L R, et al. Excessive daytime sleepiness and subsequent development of Parkinson disease. Neurology, 2005, 65(9): 1442-1446.
[2] BLIWISE D L, TROTTI L M, WILSON A G, et al. Daytime alertness in Parkinson's disease: potentially dose-dependent, divergent effects by drug class. Mov Disord, 2012, 27: 1118-1124.
[3] HOGL B, ARNULF I, COMELLA C, et al. Scales to assess sleep impairment in Parkinson's disease: critique and recommendations. Mov Disord, 2010, 25: 2704-2716.
[4] NEIKRUG A B, LIU L, AVANZINO J A, et al. Continuous positive airway pressure improves sleep and daytime sleepiness in patients with Parkinson disease and sleep apnea. Sleep, 2014, 37(1): 177-185.
[5] POSTUMA R B, LANG A E, MUNHOZ R P, et al. Caffeine for treatment of Parkinson disease: a randomized controlled trial. Neurology, 2012, 79: 651-658.
[6] RYE D B, BLIWISE D L, DIHENIA B, et al. FAST TRACK: daytime sleepiness in Parkinson's disease. J Sleep Res, 2000, 9: 63-69.

[7] STOWE R L, IVES N J, CLARKE C, et al. Dopamine agonist therapy in early Parkinson's disease. Cochrane Database Syst Rev, 2008, 2: CD006564.

[8] TROTTI L M, BLIWISE D L. Treatment of the sleep disorders associated with Parkinson's disease. Neurotherapeutics, 2014, 11(1): 68–77.

[9] ZENG J, WEI M, LI T, et al. Risk of obstructive sleep apnea in Parkinson's disease: a meta-analysis. PLoS One, 2003, 8(12): e82091.

[10] ZESIEWICZ T A, SULLIVAN K L, ARNULF I, et al. Practice parameter: treatment of nonmotor symptoms of Parkinson disease: report of the Quality Standards Subcommittee of the American Academy of Neurology. Neurology, 2010, 74: 924–931.

帕金森病中快速眼动睡眠行为障碍的治疗

22

罗纳德·B.波斯托马

案例

一名63岁的男性应他妻子的要求来诊所就诊。5年前,他开始在睡梦中大喊大叫,3年前,他开始捶打和踢腿。回想起来,他的妻子曾提到,自从他们结婚以来,他一直就有类似的动作,但这种情况很少见。在最近的一次,他从床上摔了下来,有几个晚上,他打了他的妻子。他对这些事件几乎没有记忆,但如果他从一个事件中醒来,他会回忆起一个与这些动作相匹配的梦。如果被吵醒,他会迅速恢复正常的警觉性,并为自己的行为道歉。他没有梦游,没有打鼾,他的妻子也没有发现他有呼吸暂停。

他没有其他明确的健康问题,然而,尽管提前退休去旅行,他一直对此不太感兴趣。他偶尔会便秘,他的妻子注意到他发觉房间里有异味的次数比她少。虽然他的认知能力相对较好,但他有时在理解一段非常复杂的对话时会遇到困难,这对他来说是件新鲜事。

体格检查是正常的,除了面部表情轻微减少和手指精细运动略有减慢。血压:卧位138/82 mmHg,1分钟后站立120/78 mmHg。蒙特利尔认知评估为26/30分,他在立方体绘制和交替连线测验到B时丢了分,单词回忆得分(3/5)。在嗅觉测试中,他表现出嗅觉减退。

我们对可能的快动眼睡眠行为障碍(RBD)进行了临床诊断,并完成了多导睡眠图,结果显示

明显的快速眼动睡眠(REM)弛缓丧失。监测的颏肌表面肌电图显示,在REM周期中:58%为紧张性快速眼动,45%为位相性爆发,患者尝试使用了褪黑激素,但没有效果。睡前服用小剂量氯硝西泮0.5 mg会减少运动,并有一些轻微的嗜睡。

在接下来的4年里,他继续在我们的诊所就诊,他的运动迟缓变得越来越明显,尽管僵硬仍然不是特别明显。定量运动测试显示其运动功能逐渐下降。发病四年后,他的配偶发现了更严重的认知问题,这些问题影响了生活质量,而且波动明显。MoCA下降到22/30,MMSE下降到25/30。现在体格检查显示出明显的僵硬,他被诊断为帕金森综合征和痴呆。服用多奈哌齐1~2年后,患者的认知功能有明显改善,服用左旋多巴后,患者的运动功能有一定程度的改善。

讨论

这个案例体现了RBD的几个经典要素,他的梦境扮演行为是诊所中看到过的大多数的特发型RBD患者中最典型的,在诊所中很常见。对病史的系统回顾发现了一些细微的异常,但并不可以轻易定义为神经退行性疾病所致。然而,在长期随访中,他出现了路易体痴呆(DLB)和帕金森病(PD)的重叠综合征。这是相当典型的,在最长期的研究中,超过80%的特发性RBD患者最终发展为神经退行性共核蛋白病。在已确诊的神经退行

性共核蛋白病变中，35%～50%的PD患者和75%的DLB患者有RBD。

RBD最重要的鉴别诊断是非REM异态睡眠（梦游、梦话等）、阻塞性睡眠呼吸暂停、非梦境扮演行为动作（如睡眠时周期性的腿部运动），以及不太常见的发作性睡病和夜间癫痫。以下是用于诊断的几个要素：

1. 病史——当收集梦境扮演行为病史时，应集中在以下几点：

（1）症状持续时间——最典型的RBD发病年龄在50～70岁。类似严重程度的终生的睡眠中的运动史可能提示非快动眼异态睡眠、睡眠呼吸暂停或发作性睡病。

（2）与梦境内容保持一致——尽管并不是总能获得这个信息（患者并非总能回忆起梦境），但大多数患者都能意识到运动和梦境之间的相关性，至少在某些情况下是这样。

（3）梦游——尽管RBD患者可能会下床走一两步，但任何长时间的步行都不太可能是RBD，然而，这在非REM异态睡眠中很常见。

（4）睡眠中说话的性质——虽然在RBD期间可能会发生各种各样的发声，但如果配偶听到的是长时间的单边谈话（如听一边电话交谈），长时间的交谈或唱歌，RBD的可能性更大。

（5）面对危险时的反应——大多数情况下，RBD患者在发作期间不会做出反应，除非他们被唤醒（在这种情况下，发作迅速停止）。这与非快动眼睡眠异常不同，在非快动眼睡眠异常中，患者可能会回应，但仍然感到困惑/部分觉醒。

（6）与环境的互动——虽然RBD患者可能会抓住附近的东西，但任何有意与环境的互动（如开门、睁眼拿东西）更多的是非快动眼异态睡眠。

（7）打鼾/呼吸暂停——任何响亮的打鼾或长时间的呼吸暂停伴有喘息，都增加了发生呼吸暂停并伴有混乱性觉醒的可能性。

（8）使人混乱的药物——检查抗抑郁药，因为它们通常会引发RBD。如果新开的抗抑郁药使RBD的发作更明显，那么神经退行性变的风险可能会较小（尽管与一般人群相比，神经退行性变的风险仍然很高）。停止服用抗抑郁药通常会减少RBD，尽管通常只是部分减少。

（9）神经退行性共核蛋白病的症状——即使没有神经退行性疾病的诊断，大多数50岁以上的特发性RBD患者实际上处于神经退行性共核蛋白病的前驱阶段（即PD、DLB或多系统萎缩）。这些都有一系列不同的潜在症状。我看到的最常见的症状是便秘、膀胱紧迫症、嗅觉减弱、轻微的淡漠（通常只有配偶才会注意到）和微妙的认知变化。大多数患者没有意识到任何运动的变化（即使在检查中出现轻微的异常）。

2. 检查——RBD患者的检查应侧重于神经变性的体征。最常见的运动异常是轻微的运动迟缓，特别是面部表情和手指/手的动作迟缓。我经常观察到患者利手在活动时的若有若无的僵硬，但这很难明确定义为异常。认知测试与床边检查［我们使用蒙特利尔认知评估（MoCA）］通常会显示出细微的变化。对于MoCA，尤其要关注最重要的5个视觉空间/执行得分点，以及延迟回忆，因为这些通常是最先受到影响的。在更专业的床边测试中，嗅觉尤其有用；大约60%的RBD患者有嗅觉损失，这对预后有很强的预测作用。

3. 确定诊断——除非患者已经有明确的神经退行性综合征，否则应尽可能进行多导睡眠图检查。即使在专家门诊之后，对可能的特发性RBD的诊断仍有15%～35%的错误率。考虑到特发性RBD诊断对患者未来的重要影响，这个错误率太高了。此外，阻塞性睡眠呼吸暂停是另一个主要的诊断，它是可以治疗的。另一方面，如果患者已经患有PD或DLB，睡眠专家的一次详细的访谈，诊断可能为RBD的准确率将超过90%；在这种情况下，经验治疗可能是必要的（或者如果症状较轻，则进行观察）。为了帮助诊断，可以使用一些问卷，特异性较高的问卷有因斯布鲁克问卷（Innsbruck问卷）和RBD-HK。

对于多导睡眠图诊断，没有必要观察梦境扮

演行为；相反，重点应该是记录正常的REM弛缓的缺失。已有了各种算法和诊断临界点。正在开发自动检测REM弛缓缺失的方法；如果存在人为干扰因素（唤醒、电极位移等）应首先被排除，其结果是相当可靠的。对于人工测量，已经开发了各种算法，我们同时评估紧张性和位相性活动，在我们实验室，它们的临界值分别为30%和15%。另一种很好的方法是SINNBAR法，它将紧张性和位相性活动结合在一起，而颏肌18%的临界点有很可靠的特异性（增加对手指屈肌的评估可以进一步增加敏感性）。

治疗包括非药物和药物的方法，包括：

（1）咨询服务——在已确诊的PD或DLB的患者中，简单的对症状进行讨论可能就足够了。普遍而言，PD/DLB中的RBD可能与较差的预后相关。然而，由于不同患者预后仍有很大差异，除非被问及，否则我通常不会直接讨论这个问题。对于特发性RBD患者，至少需要提供最低限度的神经退行性风险方面的咨询，但是，这应该因人而异。至少，我一般会告诉患者，RBD在未来可能会与其他神经系统问题相关，所以我们应该一起密切观察他们的病情。在此之后，讨论将根据患者希望获得的信息进行高度调整（当患者有"不想知道预后"的愿望时是很难去和他沟通的，因此要对这种可能性保持敏感和警惕）。如果患者问他们能做些什么来预防疾病，我通常建议他们规律地进行相对剧烈的运动（鉴于其他措施的证据仍然非常有限，我通常不建议其他具体的治疗或生活方式的改变）。作为更详细讨论的一部分，我也经常强调PD是可以治疗的，以及能够治疗的疾病的药物可能不久就会有的。

（2）对症治疗——第一步是决定任何一种治疗究竟是否是需要的。除非梦境扮演行为很严重，RBD本身不会对睡眠造成很大的干扰。患者可能会明显地从发作中被唤醒，但大多数人很容易再次入睡（请注意，即使是没有RBD的患者，每晚也可能发生数十次觉醒）。这意味着嗜睡或失眠的症状并不是治疗RBD的指征，相反，治疗RBD本身的主要指征是安全性或干扰他人的睡眠。

如果症状非常轻微，可能不需要药物治疗。但是，床的安全性应该得到保证。如果患者已经单独睡觉，只要床和地板一样低，周围没有尖锐/易碎的物体，即使中度严重的RBD也可以耐受。在药物治疗方面，我建议通常在睡前开始服用褪黑激素3～6 mg，总体而言，这似乎没有氯硝西泮那么有效，但不良反应也更少。氯硝西泮0.5 mg，睡前缓慢增加到最多2 mg，通常是有效的。然而，考虑到患者有认知障碍、嗜睡和跌倒的风险，这需要谨慎使用。我经常注意到，当左旋多巴或多巴胺激动剂首次用于已经转变为PD的患者时，RBD的症状往往会得到改善（在这种情况下，可能需要停用氯硝西泮或褪黑激素）。停用抗抑郁药通常会有帮助，尽管轻微的症状通常会持续存在。矛盾的是，对于已患有RBD的患者，抗抑郁药有时会降低发作频率（因为它们减少了快动眼睡眠的时间）。

（3）随访——所有诊断为特发性RBD的患者都应该定期接受神经科医生的随访。我通常每年都会随访患者，除非运动/认知测试显示出边缘的结果，或者在不久的将来有可能转变成神经退行性疾病。患者通常不会注意到运动的变化，因此要依靠客观检查。作为随访的一部分，还要筛查便秘、抑郁等非运动性症状；即使没有发生神经退行性疾病转化，对非运动性问题的对症治疗也能提高生活质量。

参考文献

[1] BERG D, POSTUMA R B, ADLER C H, et al. MDS research criteria for prodromal Parkinson's disease. Mov Disord, 2015, 30(12): 1600–1611.

[2] MCCARTER S J, BOSWELL C L, ST LOUIS E K, et al. Treatment outcomes in REM sleep behavior disorder. Sleep Med, 2013, 14(3): 237–242.

[3] POSTUMA R B, AARSLAND D, BARONE P, et al. Identifying prodromal Parkinson's disease: pre-motor disorders in Parkinson's disease. Mov Disord, 2012,

27(1): 617–626.

[4] POSTUMA R B, GAGNON J F, BERTRAND J A, et al. Parkinson risk in idiopathic REM sleep behavior disorder: preparing for neuroprotective trials. Neurology, 2015, 84(11): 1104–1113.

[6] SCHENCK C H, MONTPLAISIR J Y, FRAUSCHER B, et al. Rapid eye movement sleep behavior disorder: devising controlled active treatment studies for symptomatic and neuroprotective therapy-a consensus statement from the International Rapid Eye Movement Sleep Behavior Disorder Study Group. Sleep Med, 2013, 14(8): 795–806.

帕金森病中轻度认知功能障碍的治疗

梅里莎·J. 阿姆斯壮

案例

一名68岁的律师，他有5年的帕金森病（PD）病史，并接受了常规随访。作为律师事务所的合伙人，他目前仍然在执业。近年来，他发现工作越来越有挑战性，这些挑战更多是精神上而不是身体上的。虽然他对左旋多巴/卡比多巴的反应仍然很好，但他注意到，在庭审期间，他在阐述开庭陈述方面遇到了越来越大的困难，特别是当他需要自发地对陈述的观点做出改变的时候。他还注意到自己在法庭上更加难以集中注意力并且难以组织庞大的工作。他认为他受理的任何案件都没有受到影响，但他担心他办公室的其他人可能会开始注意到他的表现没有达到他以前的水平。他正在考虑是否应换个职位或者退休。他的药物包括卡比多巴/左旋多巴（25/100 mg），每次2片，每日4次，普拉克索0.5 mg，每日3次，以及治疗高血压和高胆固醇血症的药物。他没有睡眠方面的主诉。他在蒙特利尔认知评估（MoCA）中评分为26/30分，在画时钟的指针上出错丢了1分，数字倒背扣1分，句子复述扣1分（多加了"the"这个词），延迟回忆扣1分（给予类别提示后改善）。病史和认知筛查显示注意力和执行/视觉空间任务有轻微困难，这可以在PD中看到，他的MoCA评分为26/30分，处于PD-MCI的建议临界点（推荐的临界值分别为≤25分或≤26分）。和患者讨论了进行正式神经心理测试的利弊后，

他选择推迟测试。我们就疑似PD-MCI的问题进行了讨论，并讨论了其对长期工作的潜在影响，包括认知症状进展的可能性。并鼓励他保持身体和精神上的活跃，并告知他对于PD-MCI，目前还没有被证实的有效的药物治疗方法。

讨论

"轻度认知障碍"（MCI）这一概念是20世纪90年代出现的医学术语。该术语最初仅用于记忆方面的范畴，表示存在的记忆障碍超出正常衰老所预期的范围，但不符合痴呆标准。

在这种"常规"情况下，MCI是未来阿尔茨海默病的危险因素，但是许多遗忘性MCI患者在长期随访中并未进展为阿尔茨海默症。

MCI的概念最早在21世纪中期应用于PD，并很快在运动障碍领域获得认可。帕金森病轻度认知障碍（PD-MCI）的初始标准与一般的MCI标准相似，需要患者或密切照料者有关认知的主诉，在五个认知领域（额叶/执行功能，记忆，视觉空间，注意力，语言）中至少有一个领域存在认知减退并且没有明显的功能下降。运动障碍协会（MDS）工作组于2012年发布了PD-MCI的诊断标准（表23.1）。

PD-MCI（和一般的MCI）的诊断可以根据MCI的类型进一步分类，包括：① 单个领域MCI与多领域MCI（基于表现出受损的领域数量）；

表23.1　运动障碍协会工作组诊断 PD-MCI 标准摘要

（1）特发性帕金森病；（2）患者、密切接触者或临床医生报告的认知功能逐渐下降；（3）测试发现认知障碍；（4）保持功能独立（允许进行复杂功能任务时的细微困难）；（5）没有痴呆或导致认知障碍的其他解释（例如，卒中、抑郁、药物不良反应）

PD-MCI Ⅰ级（简化评估）	PD-MCI Ⅱ级（综合评估）
1. 经验证可用于 PD 的总体的认知评估量表提示受损 2. 在进行有限的成套神经心理测试时，至少有两项测试有损害（即，组合不足以进行Ⅱ级评估）	1. 神经心理测试包括 5 个认知领域（执行、视觉空间、注意力和工作记忆、记忆、语言）中每一个领域的至少两项测试 2. 至少两项测试有损害（同一领域内或不同领域），其中损害用以下 3 种方式之一来定义： （1）低于正常值 1～2 SDs； （2）较发病前估计的认知功能水平明显下降； （3）在系列检查中出现显著下降

② 遗忘性 MCI 与非遗忘性 MCI（基于是否有一个受损的领域是记忆）。

流行病学

PD-MCI 在 PD 中很常见，患病率因使用的标准不同而有所差异。在早期的横断面调查中，大约有 1/4 非阿尔茨海默 PD 患者符合 PD-MCI 的诊断标准。

最近的使用 MDS 工作组诊断标准的横断面调查中，大约 20%～35% 的非痴呆 PD 患者符合 PD-MCI 标准。然而，与人群常模相比，MDS 工作组标准要求在测试中有认知受损的证据，这可能低估了 PD 患者和受教育程度较高的患者认知水平的下降。诊断 PD-MCI 时，如果考虑到较患病前功能的下降，在受过高等教育的队列中 PD-MCI 的患病率高达 80%。PD-MCI 在新诊断的 PD 病例中也很常见，根据 MDS Ⅱ级标准，其患病率超过 40%。PD-MCI 随着年龄的增长、PD 病程的延长、运动障碍的加重和抑郁症的出现而更加常见。

不同的研究之间和同一类研究中最常见的 PD-MCI 亚型均有所不同，考虑与一些因素有关，包括采用特定的神经心理测试和使用的临界值不同（例如，低于正常标准的 1SD 和 1.5SD）。许多研究表明，执行和视觉空间障碍是 PD-MCI 中最常见的缺陷，但其他研究认为记忆是最常见受影响的领域。在 MDS 标准中所涉及的五个认知领域中包括额叶/执行功能、健忘症、视觉空间、注意力和语言，很明显，前 4 个领域的受损是 PD 最常见的。真正的语言障碍在 PD 中相对不常见，尽管患者经常抱怨有"话到嘴边却说不出来"的困难（患者描述他们知道想说什么，但当时难以从记忆中找到正确的单词来表达）是常见的主诉。大多数 PD-MCI 患者符合多个认知领域受损的标准。

诊断

鉴于 PD 患者认知障碍的发生率包括 PD-MCI 和 PD 痴呆（PDD）-临床医生应该警惕这种并发症的发展。美国神经病学学会更新了质量测量集，建议至少每年使用几种工具中的一种进行 PD 认知障碍的筛查，与 MDS 工作组推荐的工具有重叠。2 份出版物中都提到的筛查测试包括 MoCA、帕金森病认知评定量表（PD-CRS）、痴呆症评定量表[DRS，MDS 工作组提到 Mattis 痴呆症评定量表（MDRS）、AAN 测量集提到 DRS-2]和帕金森病认知结局量表（SCOPA-Cog）。在帕金森病的筛查中，由于 MoCA 提供了更大范围的执行-视觉空间任务的测试，以及 MMSE 的天花板效应，一般认为 MoCA 优于 MMSE。有研究建议用≤25 分或≤26 分作为用 MoCA 筛查 PD-MCI 的临界值。

临床医生在安排患者行神经心理测试以进一步评估帕金森病患者和早期有认知主诉的患者的认知功能的方法各不相同。安排进行正式神经心理测试的原因包括：更好地评估那些筛查测试可能漏掉认知功能已经发生变化的受过高等教育的个体，建立一个基线水平，以便与未来的评估结果进行比较，找出可能影响就业的弱项和（或）进一步调查认知表现不寻常的患者的整体情况（例如，评估替代诊断或合并诊断的可能性）。MDS 工作组提供了在执行正式的神经心理评估时可以考虑哪些测试的例子。后续的研究表明，在每个领域使用2个成套的神经心理学测试既实用又充分（表23.2）。虽然大多数使用的MCI诊断标准采用低于正常水平1.5SD的临界值来提示认知障碍，但研究表明，当使用MDS Ⅱ标准诊断PD-MCI时，2SD的分界值可能具有更好的敏感性和特异性。许多神经心理学家不太可能在常规临床实践的解释过程中实施这一点，但当临床医生审查神经心理测试结果时，应该牢记这一点。

表23.2　MDS工作组推荐的诊断PD-MCI的神经心理学成套测验

领　　域	神经心理学测试
执行功能	1. 画钟试验 2. 连线测试-B
视觉空间	1. Benton线方向判断测验 2. 相交五边形
注意力/工作记忆	1. 符号数字模态测验 2. 连线测试-A
记忆	1. 自由线索选择性回忆测验 2. 图形记忆学习与延迟回忆
言语	1. 波士顿命名测试 2. 类别流畅性：动物命名

预后

在传统定义的MCI和PD-MCI中，预后有3种方向：持续处于MCI状态，进展为痴呆，或恢复正常认知。使用MDS PD-MCI Ⅰ级标准划分为PD-MCI的患者中，有高达20%的人在随访评估中恢复正常认知；使用Ⅱ级标准恢复正常认知功能的不到10%。"恢复"到正常状态很可能是应用PD-MCI标准的人为因素，而不是个人内在状态的真正改善。它也可能反映出药物治疗的变化（例如，停止使用如抗胆碱能药等损害认知的药物）或成功治疗睡眠障碍或抑郁症。在常规定义的MCI患者中，有一些证据表明，在后续测试中恢复正常认知的个体，与那些持续MCI患者和从未接受MCI诊断的患者相比，有中等程度痴呆症的风险，但这在帕金森病中没有得到很好的研究。

与传统定义的MCI形成鲜明对比的是，MCI是痴呆症的危险因素，但大多数患者不会变得痴呆，PD-MCI被认为是一种向痴呆症过渡的认知状态。在最近的一项纵向研究中，所有PD-MCI病例在使用MDS Ⅰ级标准诊断PD-MCI后5年内都进展为痴呆症。这并不令人惊讶，因为大多数帕金森综合征患者如果活得足够长的话都会进展为痴呆。

治疗

PD-MCI患者的治疗首先要从解决可改变的危险因素开始，包括停用有认知不良反应的药物，如抗胆碱能药药物。虽然没有证明对PD-MCI患者有帮助，但解决睡眠障碍，如阻塞性睡眠呼吸暂停（与痴呆症有关）和（或）睡眠效率下降（与工作记忆障碍有关）是整体治疗的重要因素。治疗抑郁和焦虑通常对帕金森病患者的生活质量很重要，对认知也有潜在的意义。

对于PD-MCI的治疗，目前还没有已证实的能提高认知功能的药物。最近关于雷沙吉兰和卡巴他汀的临床试验显示，没有证据表明它们可以改善PD-MCI的认知。轻中度PD患者的认知训练可能对认知功能有轻微的益处，但这在PD-MCI中还没有专门研究。同样，身体锻炼计划可能会改善PD的认知，特别是执行功能，但对于PD-MCI缺乏具体的证据。根据现有的研究，在PD-MCI中保持体力和精神活动是明智的，特别是考虑到锻炼在PD中的其他已知好处。目前，针对PD-MCI的几项药理学和非药理学研究正在进行中，临床医生可以将感兴趣的患者推荐到www.clinicaltrials.gov，以获得额外的机会。

PD-MCI患者及其家人的预后咨询是至关重要的，但也是微妙的。虽然研究表明，一些PD-MCI患者在后续测试中将"恢复"正常，但PD患者认知能力的总体趋势是逐渐下降，大多数（如果不是全部）PD-MCI患者将在随后几年过渡到PD痴呆（PDD）。对就业和长期规划的影响是高度取决于患者的，讨论也将根据个体情况进行。

参考文献

[1] AARSLAND D, BRONNICK K, WILLIAMS-GRAY C, et al. Mild cognitive impairment in Parkinson disease: a multicenter pooled analysis. Neurology, 2010, 75(12): 1062–1069.

[2] CAVINESS J N, DRIVER-DUNCKLEY E, CONNOR D J, et al. Defining mild cognitive impairment in Parkinson's disease. Mov Disord, 2007, 22(9): 1272–1277.

[3] FACTOR S A, BENNETT A, HOHLER A D, et al. Quality improvement in neurology: Parkinson disease update quality measurement set(executive summary). Neurology, 2015, 86(24): 2278–2283.

[4] GOLDMAN J G, HOLDEN S, OUYANG B, et al. Diagnosing PD-MCI by MDS Task Force criteria: how many and which neuropsychological tests? Mov Disord, 2015, 30(3): 402–406.

[5] LEUNG I H K, WALTON C C, HALLOCK H, et al. Cognitive training in Parkinson disase: a systematic review and meta-analysis. Neurology, 2015, 85(21): 1843–1851.

[6] LITVAN I, AARSLAND D, ADLER C H, et al. MDS Task Force on mild cognitive impairment in Parkinson's disease: critical review of PD-MCI. Mov Disord, 2011, 26(10): 1814–1824.

[7] LITVAN I, GOLDMAN J G, TRÖSTER A I, et al. Diagnostic criteria for mild cognitive impairment inParkinson's disease: Movement Disorder Society Task Force guidelines. Mov Disord, 2012, 27(3): 349–356.

[8] MARRAS C, ARMSTRONG M J, MEANEY C A, et al. Measuring mild cognitive impairment in patients with Parkinson's disease. Mov Disord, 2013, 28(1): 626–633.

[9] PIGOTT K, RICK J, XIE S X, et al. Longitudinal study of normal cognition in Parkinson disease. Neurology, 2015, 85(15): 1276–1282.

[10] YARNALL A J, BREEN D P, DUNCAN G W, et al. Characterizing mild cognitive impairment in incident Parkinson disease: the ICICLE-PD study. Neurology, 2014, 82(4): 308–316.

帕金森病中痴呆症的治疗

詹尼弗·G. 高曼

案例

这是一名75岁的男性，他患有帕金森病（PD）约8年。他的PD症状开始于右手的静止性震颤，后来发展到右腿和左手。他有明显的行动迟缓、僵硬、写字过小症和步态蹒跚。他接受了卡比多巴/左旋多巴的治疗，多年来剂量增加到800 mg/d。随着疾病的进展，他出现了剂末效应，为此，在每次服用卡比多巴/左旋多巴时添加200 mg恩他卡朋。最近，他出现了剂峰异动症，并接受了金刚烷胺100 mg，每日三次治疗。

在过去的3年里，他说他的思维能力下降了，他的"记忆力很差"。他发现要想说出他想说的话变得更加困难。他似乎也很难保持自己的爱好以及学习如何在家里操作新电器。他的妻子注意到，他开车时和在餐厅给小费时都搞不清方向。他在支付账单和在药盒里装药时偶尔会出错，因此他的妻子现在负责做这些事情。此外，他的妻子感觉他不再那么积极地参加活动，不去上健身课，因为他下午想睡很长时间。最近，他偶尔会出现幻觉，看到厨房窗外有人。

他的重要病史包括良性前列腺增生、体位性低血压、抑郁症和骨关节炎。他就诊时服用的药物包括卡比多巴/左旋多巴（25/100 mg），每次2片，每日4次，恩他卡朋200 mg每日4次，金刚烷胺100 mg，每日3次，舍曲林100 mg/d，坦索罗辛0.4 mg/d，需要时服用曲马多50 mg。体检时坐位血压118/70 mmHg，脉搏76次/分，站立时降至96/60 mmHg，脉搏78次/分。神经心理学评估显示在整体认知测试（蒙特利尔认知评估总分23/30分）上存在认知受损，在注意力、执行功能、语言流畅性、视觉空间功能和延迟回忆测试中存在中度缺陷，在识别上表现较好。他有中度运动迟缓、静止性震颤和僵硬，右侧比左侧更严重。他很难从坐位和适度弯曲的姿势中站起来。他迈着小步，蹒跚而行，开始行走时步态有些犹豫，并会间断冻结。在后拉试验中出现姿势不稳定，其余的神经学检查都是正常的。

讨论

痴呆症是长期患有PD的常见并发症，帕金森病痴呆症（PDD）的横断面患病率估计约占PD的40%，多项纵向研究显示，高达80%的PD患者在患病8年或更长时间后最终发展为痴呆症。PDD被定义为一种发病隐匿、多个认知领域受损、对日常生活能力有显著影响的综合征。在2007年，由Emre等人提出的运动障碍协会（MDS）工作组标准定义的PDD，与阿尔茨海默病（AD）相关的痴呆症不同的是，并没有要求记忆力一定受损。相反，PDD可以表现为非记忆认知领域的损害（例如，执行功能、注意力、言语、视觉空间功能），尽管陈述性记忆功能可能会受到影响。执行功能、视觉空间功能和记忆是PDD最常受到影响的认知领域。由患者和（或）照顾者报告并得到临床医生和（或）神经心理学家认可的PDD症状包括思维迟缓、注意力不集中、执行多重任务或计划有困难、任务转化或开始新任务有困难、健忘或短期记忆问题、方向感差。虽然语言（即图片或实物命名）通常受到的影响较小，但PD患者经常报告难以找到"准确的词语"。就像这位患者一样，PDD患者经常会出现行为问题。这些神经精神并发症包括精神病、睡眠障碍（特别是日间嗜睡）和情绪障碍。该患者有抑郁症病史，并接受了抗抑郁药（舍曲林）治疗。此外，人们注意到他淡漠，白天昏昏欲睡，并有幻视。遗憾的是，PDD通常与不良预后相关，对患者的生活质量有负面影响，增加患病率和死亡率，并增加患者入住疗养院的概率。此外，PDD增加了照顾者压力和经济负担。这个案例说明，他的妻子需要承担额外的职责（支付账单、管理药物），因为患者的认知障碍越来越严重。这些因素往往与照顾者压力增加有关。

许多人口统计学、临床和生物标志物特征已被评估为发展为PDD的潜在危险因素，尽管一些研究结果在不同的研究中有所不同。纵向研究中报道最多的PDD危险因素包括高龄；更严重的帕金森综合征，特别是伴有姿势不稳定和步态障碍；基线时认知水平为轻度认知障碍；以及影响视空间、记忆和语言功能的认知障碍。其他特征的报道并不一致，包括帕金森病起病时年龄较大，男性，受教育程度较低，以及存在抑郁或幻觉。GBA、MAPT或APOE（APOEε4）基因的某些突变或变异也可能增加PDD的风险。其他生物标志物，如MRI扫描的脑萎缩或PET或SPECT扫描的异常灌注、代谢或血流；脑脊液中α-突触核蛋白、淀粉样β蛋白和tau蛋白的水平；或脑电图的变化可能与PDD风险有关，但仍有待进一步研究。

帕金森病的认知功能可以通过多种方式进行检查，从临床医生的"床边"测试到神经心理学家的正式评估。从一名熟悉患者的人那里获取患者目前和过去的认知功能信息是很重要的，特别是在担心轻度认知障碍或痴呆症的情况下。帕金森病的认知水平可以利用整体认知表现测试（例如，MMSE、MoCA、Mattis痴呆评定量表、PD认知评定量表、帕金森病预后量表-认知领域等）和针对个别认知领域和功能的测试（例如，定向、注意

力、工作记忆、处理速度、执行功能、记忆、语言、逻辑推理、视觉空间能力和实践能力）来评估。对于帕金森病认知障碍的认知测试存在不同的灵敏度及最佳使用范围（例如，筛查、对变化或干预的反应）。到目前为止，对于专门的成套神经心理测试组合，甚至整体认知水平的测试，还没有达成共识，尽管综述和文献为整体认知水平和特定领域的测试提供了建议。痴呆症的一个关键特征是认知缺陷对人的日常生活功能有重大影响。有几个原因使评估PD患者的认知缺陷对其功能的影响颇具挑战；这些因素包括对于PD患者，很难将认知问题、运动障碍和其他非运动障碍对功能的影响区分开，难以识别高认知功能水平患者或功能不太活跃的患者的功能变化，以及缺乏专门针对PD功能结局的评估工具。Dubois等人在2007年提出了一种简单的测试来评估PD患者认知功能的下降及其对日常生活的影响。测试包括"床边"评估帕金森病患者是否能自发而清晰地描述他或她的药物治疗方案，包括药物、剂量和服药时间。与帕金森病患者的照顾者交谈还可以获得患者在日常生活中是否可以在没有监督的情况下安全可靠地服药这些信息。这名患者正确地服用他的药物时存在困难，他的妻子不得不承担监督及协助他服药的责任。

有关PDD的诊断和管理的概述，请参见图24.1。在评估PD的急性或新发认知问题时，应排除感染（如尿路感染、肺炎）、代谢紊乱、脱水、新的神经问题（如卒中、硬膜下血肿，尤其是在PD跌倒的情况下）、新的医学问题（如维生素B_{12}缺乏、甲状腺疾病）或药物效应（如疼痛、膀胱、镇静药物）。询问合并其他的神经精神问题是很重要的，包括夜间睡眠不佳、日间过度困倦、精神病、抑郁、焦虑和淡漠，这些问题可能会影响认知功能，是PDD的常见合并病。这些神经精神症状可能需要药物治疗，这反过来可能对认知症状有一定的好处。体位性低血压在帕金森病中很常见，特别是随着疾病的进展和多巴胺能治疗剂量的增加，可能需要干预。低血压或血压下降会导致反应迟

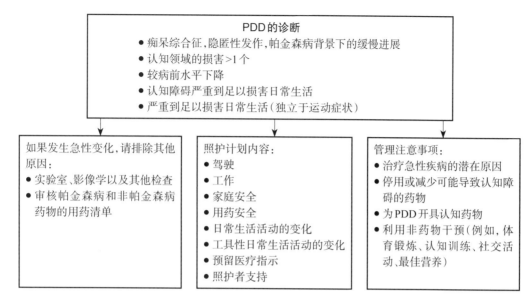

图24.1 PDD 的诊断和管理概述

钝或"模糊"、困倦和疲劳。此外,应该仔细审查药物清单,包括检查 PD 药物中使用的抗胆碱类药物、多巴胺激动剂和金刚烷胺(特别是其在肾脏清除),以及用于疼痛、膀胱控制或其他原因的中枢作用药物。这些药物可能需要减量或停用,因为它们可能会损害认知功能。

在这里介绍的患者中,可能需要检查肾功能,因为金刚烷胺是由肾脏清除的,金刚烷胺水平升高可能会导致意识模糊、认知障碍和精神错乱。此外,患者应该尽量减少他的止痛药,包括曲马多,并考虑低效的、非中枢神经系统作用的药物,如非甾体抗炎药。关于驾驶、家庭安全问题和药物管理的讨论也很重要。

考虑用于治疗PDD的药物源于用于治疗AD的药物,例如胆碱酯酶抑制剂(如卡巴拉汀、多奈哌齐、加兰他明)和NMDA拮抗剂美金胺,原因是AD和PDD的神经病理与胆碱能缺陷相关(表24.1)。到目前为止,美国食品和药品管理局(FDA)根据一项对500多名轻中度PDD受试者进行的为期24周的随机、双盲、安慰剂对照试验的研究结果,仅批准了卡巴拉汀用于治疗轻度至中度PDD,这些受试者在AD评估量表-认知量表(ADAS-Cog)上显示出轻微的改善,而在统计上却有显著的改善。2006年,卡巴拉汀获得

了 FDA 批准,用于这一适应证。多奈哌齐选择性抑制乙酰胆碱酯酶,而卡巴拉汀与之不同,它同时抑制丁酰胆碱酯酶和乙酰胆碱酯酶,卡巴拉汀有2种剂型(口服剂型或透皮贴剂)。一项大型双盲、安慰剂对照试验也对多奈哌齐进行了研究,受试者数量与卡巴拉汀PDD试验相当。在消除国别不同导致的治疗影响后,ADAS-Cog评估在24周时显示出类似的效果,每日 10 mg 的多奈哌齐也使得临床医生在面谈时认为患者的认知功能有改善。胆碱酯酶抑制剂的不良反应包括恶心和胃肠道问题(卡巴拉汀透皮制剂的不良反应较小),震颤和帕金森综合征增加,以及心动过缓和晕厥。这些不良反应与PD患者特别相关,他们可能已经有胃肠道问题、震颤、低血压或体位性低血

表24.1 药物剂量

	每日最大剂量(mg/d)	频次(次/日)
卡巴拉汀口服	12	2
卡巴拉汀贴片	13.3	1
多奈哌齐	10	1
加兰他敏	24	2
美金刚	20	2

压。然而，胆碱酯酶抑制剂对PDD患者认知功能的临床效应充其量是温和的。在2006年美国神经病学学会（AAN）的实践参数中，卡巴拉汀和多奈哌齐被认为是B级。在2006年AAN公布之后，Litvinenko等人在2008年发表了一项关于加兰他敏的新研究。在这项开放性、平行小组研究中，41名PDD患者接受了24周的加兰他明或他们其他药物的治疗。这项研究包括了一些认知测试，这些测试结果提示，加兰他敏治疗组认知有所改善，但没有具体说明主要结果。基于PDD中现有的胆碱酯酶抑制剂研究，MDS循证医学综述（2011年发表，2012年修订）按疗效、安全性和实践意义将这些药物分类如下：卡巴拉汀（有效，风险可接受，无须专门监测，且临床有用），多奈哌齐（证据不足，风险可接受，无须专门监测，可能有用）和加兰他明（证据不足，风险可接受，无须专门监测，有待研究）。

美金刚治疗PDD的双盲、安慰剂对照研究呈现出不同的结果。在一项研究中，对72名患有PDD或路易体痴呆症（DLB）患者（痴呆发生早于运动性帕金森综合征）进行了美金刚的临床研究；在第24周，与安慰剂相比，美金刚组在临床总体印象变化和主要结局指标方面均有显著的改善。然而，在另一项对199名患者（PDD和DLB）的研究中，与安慰剂组相比，接受美金刚治疗的PDD组在ADCS-临床总体印象变化评分方面没有显示出显著改善。此外，与安慰剂组相比，PDD美金胺治疗组的神经精神病学评分没有明显改善。MDS循证医学综述（2012年）根据有效性、安全性和实践意义将美金刚分类如下：证据不足，风险可接受，无须专门的监测，可能有用。

目前，作用于5-羟色胺能系统的药物在PDD的应用正在研究中。其中一项试验是Ⅱ期随机、双盲、安慰剂对照研究，评估SYN120，一种5-HT6/5-HT2A双拮抗剂对已经接受稳定剂量胆碱酯酶抑制剂治疗的PDD患者的安全性、耐受性和有效性（www.clinicaltrials.gov）。5-HT6和5-HT2A受体广泛分布于大脑中涉及认知过程、精神和情绪的区域，包括前额叶皮质和海马。PDD的其他试验包括对双侧Meynert基底核进行脑深部刺激的小规模的初步研究。Meynert是一个与注意力、学习和记忆有关的地方，在PDD、AD患者中受到影响（www.clinicaltrials.gov）。人们对治疗PDD和认知障碍的非药物策略的兴趣与日俱增。这些策略包括体育锻炼、认知训练、音乐和艺术治疗，以及摄入特定的营养或食物。到目前为止，许多研究都是开放性的初步研究、小型试验或有限的随机对照试验。需要更大规模和更严格的研究，这将有助于我们提供以证据为基础的建议。

参考文献

[1] AARSLAND D, BALLARD C, WALKER Z, et al. Memantine in patients with Parkinson's disease dementia or dementia with Lewy bodies: a double-blind, placebo-controlled, multicentre trial. Lancet Neurol, 2009, 8(7): 613-618.
[2] DUBOIS B, BURN D, GOETZ C, et al. Diagnostic procedures for Parkinson's disease dementia: recommendations from the movement disorder society task force. Mov Disord, 2007, 22(16): 2314-2324.
[3] DUBOIS B, TOLOSA E, KATZENSCHLAGER R, et al. Donepezil in Parkinson's disease dementia: a randomized, double-blind efficacy and safety study. Mov Disord, 2012, 27(10): 1230-1238.
[4] EMRE M, AARSLAND D, ALBANESE A, et al. Rivastigmine for dementia associated with Parkinson's disease. N Engl J Med, 2004, 351(24): 2509-2518.
[5] EMRE M, AARSLAND D, BROWN R, et al. Clinical diagnostic criteria for dementia associated with Parkinson's disease. Mov Disord, 2007, 22: 1689-1707.
[6] EMRE M, TSOLAKI M, BONUCCELLI U, et al. Memantine for patients with Parkinson's disease dementia or dementia with Lewy bodies: a randomised, double-blind, placebocontrolled trial. Lancet Neurol, 2010, 9(10): 969-977.
[7] GOLDMAN J G, HOLDEN S. Treatment of psychosis and dementia in Parkinson's disease. Curr Treat Options Neurol, 2014, 16: 281.
[8] GOLDMAN J G, WEINTRAUB D. Advances in the treatment of cognitive impairment in Parkinson's disease. Mov Disord, 2015, 30(11): 1471-1489.
[9] HELY M A, REID W G, ADENA M A, et al. The Sydney multicenter study of Parkinson's disease: the

inevitability of dementia at 20 years. Mov Disord, 2008, 23: 837–844.

[10] KULISEVSKY J, PAGONABARRAGA J. Cognitive impairment in Parkinson's disease: tools for diagnosis and assessment. Mov Disord, 2009, 24: 1103–1110.

[11] MIYASAKI J M, SHANNON K, VOON V, et al. Practice parameter: evaluation and treatment of depression, psychosis, and dementia in Parkinson disease(an evidence based review): report of the Quality Standards Subcommittee of the American Academy of Neurology. Neurology, 2006, 66: 996–1002.

[12] SEPPI K, WEINTRAUB D, COELHO M, et al. The Movement Disorder Society evidencebased medicine review update: treatments for the nonmotor symptoms of Parkinson's disease. Mov Disord, 2011, 26(Suppl 3): S42–S80.

[13] WILLIAMS-GRAY C H, MASON S L, EVANS J R, et al. The CamPaIGN study of Parkinson's disease: 10-year outlook in an incident population based cohort. J Neurol Neurosurg Psychiatry, 2013, 84: 1258–1264.

帕金森病中焦虑症的治疗

艾德里安娜·P.赫米达

案例

患者为68岁女性,49岁起有帕金森病(PD)病史。她62岁时在双侧苍白球内侧(GPI)行脑深部刺激(DBS)植入治疗。她被转介到老年精神科门诊治疗她的焦虑症。在评估时,患者正在经历令人衰弱的焦虑症状,包括情绪失控、心悸、呼吸困难、害怕窒息、感觉无法移动、强烈的焦虑、"发疯"的感觉和对死亡的强烈恐惧。这些症状是间歇性的,强烈的,没有确定的诱因。她的家人们频繁地打电话(每日5~10次)呼叫急救。她有几次被送往急诊室,行心血管检查呈阴性。会诊时,患者正在服用卡比多巴/左旋多巴25 mg/100 mg每日4次和氯硝西泮1 mg每日4次。由于害怕孤单和"心脏病发作",她不愿离开家。在精神评估时,发现她的症状与卡比多巴/左旋多巴的药效衰退期相吻合。最初采取的措施是增加卡比多巴/左旋多巴给药频次,同时在睡前增加一次缓释剂给药。这一策略只起到了部分缓解作用。每日加入10 mg艾司西酞普兰以针对持续的焦虑,艾司西酞普兰最终滴定到每日20 mg。由于老年人使用苯二氮䓬类药物的风险和使用艾司西酞普兰后焦虑症状部分改善,氯硝西泮缓慢降至0.5 mg每日4次,但患者仍有焦虑症状,虽然呼叫急救次数减少,但仍会呼叫急救。睡前添加15 mg米氮平作为一种增强抗抑郁策略,患者症状也有部分改善。艾司西酞普兰用量逐渐减少,文拉法辛在4周内缓慢滴定到每日225 mg。这使得焦虑症状得以改善,氯硝西泮进一步减少到上午

0.25 mg,中午0.25 mg,睡前0.5 mg。她被转介参加每周1次的认知行为疗法(CBT)和一些基于正念认知疗法(MBCT),这对她有很大的帮助。然后,她能够将氯硝西泮减少到0.25 mg每日2次。她也不再拨打急救电话,她离开家后不再害怕死亡。她的生活质量大大提高了。未来的计划包括停止氯硝西泮和继续心理治疗。

讨论

焦虑症在帕金森病患者中很常见,文献报道的患病率为6%~55%。最近的一项系统回顾显示,PD患者焦虑症的平均患病率为31%。高达55%的患者有严重的焦虑症状,影响生活质量,但不符合确诊标准。这种差异可以用以下事实来解释,即大多数焦虑评定量表不适用于PD患者。PD患者焦虑障碍发生时存在波动性,这使得现有量表无法捕捉到。这些量表的阳性预测值在帕金森病中被认为是较低的,可能导致诊断的准确性较差。此外,一些研究没有涵盖焦虑谱中的鉴别诊断,如特定恐惧症、社交恐惧症、广场恐惧症、物质或药物引起的焦虑症,或由于其他疾病引起的焦虑症。这很容易低估帕金森病患者焦虑症的真实患病率。

一些研究报道指出,帕金森病症状的严重程度,而不是病程,与焦虑呈正相关。姿势不稳和步态功能障碍的帕金森病患者比以震颤为主的患者更容易经历焦虑。此外,与起病较晚的患者相比,起病较早的PD患者更有可能出现焦虑症状。

在14%～55%的PD患者中观察到了抑郁和焦虑并存的情况。Menza和他的同事报道，诊断为焦虑症的PD患者中有92%存在抑郁症，诊断为抑郁症的PD患者有67%合并焦虑症。这些疾病高度并存，治疗方法相似。有报道认为焦虑和抑郁是帕金森病运动方面的潜在前驱症状，一些研究报道称，早在正式诊断帕金森病之前10年，一些患者就存在焦虑和抑郁。

广泛性焦虑症（GAD）

是PD中最常见的焦虑症。根据《精神疾病诊断与统计手册》（DSM-5）的定义，GAD包括与各种活动相关的过度焦虑和担忧（焦虑性预期）。这些症状必须持续6个月或更长时间，并且在这段时间的大部分时间内都存在。这些症状难以控制，并与以下3种或3种以上症状有关：焦躁不安或感觉紧张，变得容易疲劳，注意力难以集中，易怒，肌肉紧张，以及睡眠障碍。这些症状会导致临床上明显的痛苦，功能受损，并且不能归因于某种物质或其他疾病的影响。

社交恐惧症

是一种对一个或多个社交场合的明显恐惧，在这些场合中，个人可能会受到密切关注。帕金森病患者经常担心在公共场合吃或喝的时候被观察到，这样他们的症状可能会暴露出来。患者担心帕金森病的症状会导致被人羞辱和尴尬。这些社交情况会引起恐惧或焦虑，通常会导致回避和强烈的担忧。要达到DSM-5社交恐惧症的标准，恐惧、焦虑或回避必须在社交、职业或其他功能领域造成临床上的显著的痛苦或损害。

其他特定焦虑症

在DSM-5中，未指定的焦虑症现在被归类为"其他特定焦虑症"或"未特指的焦虑障碍"。前者用于当临床医生选择沟通具体原因时，即患者的表现不符合任何特定的焦虑障碍的标准（例如，没有足够的时间满足诊断）。后者在以下情况下使用：焦虑症状不符合焦虑障碍诊断类别的全部标准，当患者的表现不符合特定的焦虑障碍，临床医生选择不做具体的原因说明，或没有足够的信息来做出更具体的诊断。

特定恐惧症

是对特定情况的明显恐惧或焦虑，几乎总是立即引起恐惧或焦虑。此类患者主动避免引起恐惧的情况或避免不了的时候则强忍着恐惧，症状与特定情况造成的实际危险不成比例，引起临床上明显的痛苦和功能障碍。帕金森病患者可能会出现特定的跌倒恐惧症，害怕"关"期出现，以及害怕不能活动（或"冻结"）。

惊恐障碍

是一种反复出现的无法预料的惊恐发作，强烈的恐惧或不适会在几分钟内达到顶峰。必须出现以下4种或4种以上症状：心悸、出汗、颤抖、呼吸短促、窒息、胸痛、恶心或腹痛、头晕、寒战或热感、感觉异常、虚幻、害怕失控或害怕死亡。要达到惊恐障碍的标准，惊恐发作应该伴随着持续的担忧其他的惊恐发作，或是有我们的案例中所描述的失控，"心脏病发作"，或者是"发疯"的感觉。

广场恐惧症

是指至少与以下五种情况中的两种有关的明显恐惧或焦虑：使用公共交通工具、在开放的空间或封闭的空间、站在队伍中或站在人群面前，或者独自一人在家。这些情况是积极避免的，或者需要同伴在场。帕金森病患者避免走出家门或挤在人群中是很常见的。对他人的依赖程度增加是很常见的；然而，与典型的帕金森病患者相比，对独自一人或在屋外的恐惧显然是过度的。

在撰写本文时，还没有关于PD患者焦虑的随机对照试验。大多数的数据来自关于PD患者抑郁的研究，这些研究报道焦虑是次要结果。此外，帕金森病焦虑的治疗也是从一般成人人群的治疗中推断出来的。选择性5-羟色胺再摄取抑制剂

（SSRIs）和选择性5-羟色胺/去甲腺上肾素再摄取抑制剂（SNRIs）的疗效证据有限；然而，它们的抗焦虑特性和安全性和不良反应更小使它们成为合理的治疗选择。

患者可能会经历绝望、无助和恐慌的感觉，这些感觉在"开"期会减少或是可以忽略不计。在这种情况下，第一步是详细记录症状出现的时间及其与剂末现象的相关性。通常会有这种非运动症状的波动，其中最常见的描述为不舒服的焦虑或内心的神经过敏。这些症状可能伴随着思维迟缓、疲劳、恐慌感、潮热和静坐不能。如果有明确的相关性，最初的步骤是调整给药时间并增加PD患者给药频次，就像在该案例里所做的那样。重要的是要记住，增加PD患者药物可以加重其他神经精神障碍，如幻觉、妄想、多巴胺失调综合征和冲动控制障碍。

如果这一策略不能改善症状，下一步将是添加一种缓解焦虑的药物。帕金森病患者用于治疗焦虑的药物和剂量见表25.1。SSRIs将是首选药物，使用这些药物时首先要仔细滴定，西酞普兰（由于有QT间期延长的风险，65岁以上的患者每日最高为20 mg）、艾司西酞普兰（最高可达20 mg/d或30 mg/d）、舍曲林（最高可达200 mg/d），目标是从低剂量开始，慢慢增加剂量。在确定药物治疗失败之前，达到治疗剂量是很重要的。SSRIs偶尔可能会加剧震颤，并可能导致低钠血症。如果有部分反应，可以考虑增加一种具有不同神经递质亲和力的药物，如米氮平（睡前15～30 mg）。它是α₂受体拮抗剂和5HT2/5HT3拮抗剂。重要的是要考虑到，通常认为低剂量的米氮平比高剂量的米氮平镇静作用更好。米氮平也可能会加重快动眼睡眠行为障碍，有少见的粒细胞缺乏症的报道。睡前加用米氮平可以增强SSRIs的作用，并对改善睡眠，改善食欲以及减少恶心和焦虑症状有额外的帮助。此外，一些研究表明米氮平可以减轻震颤和左旋多巴诱导的异动症。

当上述策略失败时，应该考虑文拉法辛（最高可达300 mg/d）和度洛西汀（最高90 mg/d）等

表25.1　帕金森病患者焦虑的药物治疗

用于治疗帕金森病患者焦虑的药物	每 日 剂 量	注 意 事 项
西酞普兰	年轻患者最大剂量40 mg，＞60岁患者最大剂量20 mg，每日1次	警告：可致QTc间期延长
艾司西酞普兰	20 mg/d（通常在上午）	从10 mg/d开始，一些患者需要高达30 mg
舍曲林	200 mg/d（通常在上午）	可能会导致腹泻，老年患者从25 mg开始滴定，每周增加一次
米氮平	睡前15～45 mg	小剂量通常更能镇静
文拉法辛	最大剂量300 mg/d（通常在上午）	需要滴定，监测血压
地文拉法辛	50～100 mg/d（通常在上午）	不需要滴定，去甲肾上腺素再摄取抑制率相对高于文拉法辛 监测血压
度洛西汀	60 mg/d（通常在上午）	也被批准用于糖尿病周围神经性疼痛、纤维肌痛、慢性肌肉骨骼疼痛
维拉唑酮	20～40 mg/d	与食物一起给药，增加剂量不要超过7天
丁螺环酮	5～10 mg，每日2次或3次	最大剂量60 mg/d。增加SSRI时要注意5-羟色胺综合征

注：由于药物间的相互作用，氟西汀可能不是一个好的选择，因为它是一种有效的2D6抑制剂。
帕罗西汀通常不用于老年患者，因为它是高度抗胆碱能的，可能会使认知障碍恶化，并且它是一种有效的2D6抑制剂。

选择性5-羟色胺/去甲肾上腺素重吸收抑制剂（SNRIs）类药物，正如我们在上述病例中所做的那样。文拉法辛可使血压升高；度洛西汀应避免用于有肝功能损害和酗酒史的患者。较新的SNRIs类药物包括地文拉法辛和左旋米那普仑。

维拉唑酮（一种部分激动5-HT1A的SSRIs类药物）和沃替西汀（一种具有可拮抗5-HT3受体和激动5-HT1A的附加特性的SSRI类药物）已经被用来治疗那些没有帕金森病的成年人的焦虑症状。还没有关于它们用于帕金森病的研究或病例报道。

另一种策略是添加丁螺环酮，丁螺环酮是一种5HT1A部分激动剂（10～40 mg/d）。它是一种起效较迟（大约2周）的抗焦虑药，在下一次服用PD药物之前1～2个小时服用这种药物，每日服用3～4次，可以帮助缓解与剂末效应症状相关的焦虑。值得注意的是，较高剂量的丁螺环酮（每日100 mg）可能会加剧焦虑和帕金森综合征。

苯二氮䓬类药物（BZD）普遍用于运动障碍诊所治疗REM行为障碍和焦虑症，它可以有效地治疗焦虑和恐慌症发作，尽管长期使用可能会有问题。BZD与步态不稳定、跌倒、认知功能恶化以及耐受和依赖风险增加有关。一般来说，不鼓励或谨慎使用BZD，与患者和家属详细讨论风险和益处是很重要的，在开具这些药物之前应该和患者沟通这些药物潜在成瘾特性。

非药物疗法

如正念认知疗法（MBCT）和认知行为疗法（CBT）已被证明对治疗PD患者的焦虑症是有效的。CBT侧重形成个人应对策略，这些策略旨在解决当前的问题，改变无益的、自动的消极想法。虽然正念的概念起源于东方精神文化的沉思传统（如佛教），但在心理学术语中，它也被描述为有目的地关注当下，对一个人的内在和外部体验持不加评判的态度。正念认知疗法（MBCT）和正念减压疗法（MBSR）都是由临床小组开发的，以解决身心健康问题，并在治疗PD的精神合并症方面显示出积极的效果。尤其是这些疗法可用于治疗社交恐惧症、特定恐惧症、广场恐惧症和惊恐障碍。这些疗法和药物的结合在治疗普通人群中的焦虑症方面已经证明是有效的。澳大利亚一项为期8周的关于正念训练的研究和比利时一项关于正念训练的纵向单盲随机对照试验显示，正念训练在运动功能、疼痛和帕金森病神经行为方面的总体改善方面都有益处。正念训练提供了更多的参与，使个人能够学习如何增强内心世界，以帮助应对与帕金森病相关的神经精神症状。荷兰的身体意识训练（BEWARE）治疗帕金森病患者的剂末效应相关焦虑被证明是成功的，教育患者了解与帕金森病治疗相关的运动波动和剂末现象，它对改善帕金森病相关焦虑症患者的焦虑症状是有用的。

很明显，重视识别和治疗帕金森病的临床上的显著焦虑可以极大地提高这一人群的生活质量。

参考文献

[1] CHEN J J. Anxiety, depression, and psychosis in Parkinson's disease: unmet needs and treatment challenges. Neurol Clin, 2004, 22(3 Suppl): S63-S90.

[2] COONEY J W, STACY M. Neuropsychiatric issues in Parkinson's disease. Curr Neurol Neurosci Rep, 2016, 16(1): 49.

[3] GALLAGHER D A, Schrag A. Psychosis, apathy, depression and anxiety in Parkinson's disease. Neurobiol Dis, 2012, 46(3): 581-589.

[4] GARCIA-RUIZ P J, Chaudhuri K R, Martinez-Martin P. Non-motor symptoms of Parkinson's disease A review...from the past. J Neurol Sci, 2014, 338(1-2): 30-33.

[5] MENZA M A, ROBERTSON-HOFFMAN D E, BONAPACE A S. Parkinson's disease and anxiety: comorbidity with depression. Biol Psychiatry, 1993, 34(7): 465-470.

[6] PFEIFFER R F. Non-motor symptoms in Parkinson's disease. Parkinsonism Relat Disord, 2016, 22(Suppl 1): S119-S122.

[7] RAI N K, GOYAL V, KUMAR N, et al. Neuropsychiatric co-morbidities in non-demented Parkinson's disease. Ann Indian Acad Neurol, 2015, 18(1): 33-38.

[8] RANA A Q, AHMED U S, CHAUDRY Z M, et al. Parkinson's disease: a review of non-motor symptoms. Expert Rev Neurother, 2015, 15(1): 549-562.

帕金森病中抑郁症的治疗

艾琳·黑格曼·理查德

26

案例

一名62岁的妇女，大约6年前被诊断出患有帕金森病（PD），接受了常规随访。她最初的症状是静止性震颤和右手灵活性下降。最开始她服用的是司来吉兰，1年后，随着运动症状的进展并开始影响功能，后来添加了卡比多巴/左旋多巴，这是有效的，并在接下来的两年里一直维持每日3次的用药。后来她出现了剂末效应，所以卡比多巴/左旋多巴的调整为每日4次，并且增加了金刚烷胺，用于治疗出现的令人烦恼的异动症，获得较好的疗效。

她的配偶陪同她来复诊，在下一次服用左旋多巴之前30分钟，她出现了剂末效应。异动症偶尔会出现，但影响并不大。她否认站立时没任何的头晕、幻觉或步态/平衡问题。她承认有睡眠问题，包括入睡困难和容易醒、疲劳和难以集中注意力。她的丈夫说，他们一直喜欢定期地去看电影，但她现在不愿意去了。他还说，她有时似乎很焦虑，变得容易流泪，情绪低落，并说她的病情似乎在走下坡路，她担心病情不太可能好转。她感到难过，她不能像支持小组中的其他人一样保持乐观，尽管他们的症状甚至更严重，而且有一名男子最近失去了配偶。她说，她有一个支持她的、健康的家人和朋友，经济上也有保障，但不知何故，她仍然不能心存感激，"走出困境"。

查体时，她保持警觉，定向力正常，回答问题反应缓慢，但基本准确，能执行所有指令，命名和复述没有困难，单词倒拼写从"D"开始有困难，

然后停下来，表示她"做不到"，显得有点焦虑和沮丧。她能在5分钟内自发回忆起2/3的物体，通过提示她能回忆另外1/3的东西。她有中度的表情呆滞和声音低弱，轻度僵硬，双侧手指和脚跟轻敲试验中度受损，右侧上下肢间歇性静止性震颤。她能够双臂交叉从坐位缓慢地站起来，独立行走，然而速度很慢，两侧手臂摆动减少，对后拉测试的反应正常。总体来说，运动迟缓是中度的。

讨论

鉴于大约50%的帕金森病患者患有临床上显著的抑郁症状，这些症状对生活质量有重大的负面影响，因此任何治疗帕金森病患者的人都应该能够识别这些症状并了解各种治疗方法，这一点很重要。

在帕金森病患者中识别和诊断抑郁可能是有难度的，这在很大程度上是因为有许多共同的症状和体征。人们必须对帕金森病可能存在的抑郁保持"高度警惕"，大多数患者不会自诉有情绪障碍。一些患者缺乏洞察力，而另一些患者可能担心与精神症状相关的耻辱。其他通常被认为是抑郁症表现的症状（如失眠、疲劳、注意力下降）和体征（面部表情减少、行动不便、说话音量低和音调降低）可能轻易地被归因于帕金森病本身或用于治疗它的药物。

评估帕金森病患者抑郁最有成效的方法是探究情绪本身是否有问题。即使有人否认感到"抑郁"，也值得进一步探讨，并为他们提供可能代表

相同意思的其他术语（例如，悲伤、忧郁、沮丧等）。抑郁症的另一个核心特征可能是快感缺失（无法体验快乐），这有时很难确定。这可能与淡漠有一些重叠之处，但淡漠的患者（在没有抑郁的情况下）缺乏动力，但如果被逼着参与一项活动，可能仍然会喜欢它。快感缺乏症也应该与因疾病造成的运动受限导致患者不能（或不太容易）参加某一个曾经喜欢的活动区分开来。

抑郁症的概念性症状可能包括绝望感、无助感（这两种感觉我们的患者都表达了）和自杀倾向。概念性症状有时被称为"认知"症状，但当用在这个广义上时，不应该与抑郁症患者可能经历的实际认知障碍混为一谈。与抑郁症相关的认知障碍的主要特征是注意力难以集中，但与帕金森病患者可能出现的"额叶-皮质下"执行功能障碍有显著重叠，即使没有抑郁症也是如此。我们的患者对问题的反应迟缓，自发回忆略有下降，但识别能力完好无损，注意力难以集中（倒拼写领域有困难，但可能有情绪的影响，从努力程度减少和表现出挫败感就可以看出）。

重要的是，在随访患者时花几分钟的时间，以确保患者完全了解通常与抑郁症相关的"躯体"症状的性质。这些症状中的大多数可能由于不同原因引起，并需要不同的治疗方法（例如，睡眠困难可能是源于焦虑、抑郁、药物不良反应、夜尿症、左旋多巴剂末效应）。在我们的患者中，药物（特别是司来吉兰和金刚烷胺）可能会导致失眠。也有可能的是，夜间左旋多巴剂末效应使她辗转反侧或者是短暂唤醒后震颤的再次出现使她更难入睡。最有可能的情况是，某些因素的组合是造成这种情况的原因。

淡漠

值得注意的是，虽然对参与活动的动机和兴趣降低可能是抑郁症的征象，但帕金森病患者在没有抑郁症的情况下可能有淡漠。区分淡漠和抑郁的最好方法通常是询问患者的情绪以及是否有情绪困扰。在抑郁症中，通常存在负性情绪状态。患者会认为自己的情绪在某些方面是负面的，通常至少有一些痛苦，即使他们没有描述为"抑郁"（可以问他们是否感到悲伤、忧郁、情绪低落或是否感到与他人隔绝）或有其他抑郁的认知内容（即绝望、无助、自杀念头）。如果是与他人疏离的淡漠，患者则否认他们并不会因缺乏动力或欲望而感到苦恼。他们满足于做得很少（或者什么都不做）。通常是患者周围的人因为患者缺乏动力和（或）兴趣而感到心烦。当注意到患者淡漠时，进一步探讨症状总是有好处的。① 确保它不是发生在抑郁障碍的背景下，因为这可能是易于治疗的；② 教育护理人员，那些经历淡漠而没有抑郁的患者（可能与出现的认知障碍有关）可能受益于计划好的、有组织的活动。许多仅仅因为淡漠而动力减弱的患者，一旦参与进来，他们甚至可能会享受他们参与的活动。至少，淡漠患者的照顾者可以放心，患者不太可能经历通常与抑郁状态相关的情绪困扰。

焦虑

焦虑在帕金森病中也很常见，可以独立发生，但经常与抑郁症状并存。我们对帕金森病患者焦虑的理解，包括其症状学、与抑郁症状的关系以及治疗方法仍在不断深入中。没有安慰剂对照的临床试验来指导PD焦虑的治疗。有趣的是，虽然帕罗西汀和文拉法辛对于PD抗抑郁药临床试验中所有抑郁分级量表的改善均有关，但在焦虑方面没有发现类似的改善。事实上，进一步的分析表明，焦虑基线水平越高，对抑郁症状的治疗反应越差。

情绪波动

帕金森病的另一个特征是接受多巴胺能药物治疗患者所经历的"开关"期相关的症状波动的频率，使抑郁症的识别和诊断具有挑战性，除了典型的运动波动,其特征是"开"(即最佳用药效果和活动能力)和"关"(用药效果不佳,运动受限)之间的转换,患者还可能经历非运动症状的波动,这可能包括自主和感觉症状以及情绪和焦虑程度的变化。患者经常在正常情绪和烦躁不安和(或)焦虑之间转换,并伴有或不伴有全面的惊恐发作。一些患者的情绪波动可能只在"关"期时才会有烦躁不安的体验,而另一些患者可能会有更普遍的情绪障碍,可能情绪波动也更为严重。情绪波动经常与运动波动相关,但并不是一致的[最常见的情况是"关"期时焦躁不安和(或)焦虑]。重要的是询问患者的情绪波动,并试图确定是否与左旋多巴给药有关。对于一过性焦虑症并与左旋多巴用药相关的患者,调整抗帕金森病药物治疗方案以防止"关"期出现可能就足够了。这可能包括改变左旋多巴的给药频次和(或)添加激动剂。有一些证据表明,普拉克索可能除了对运动波动有作用外,可能还具有抗抑郁效果。同样重要的是,要认识到,对可能的抑郁障碍的诊断,可能会受到患者在就诊时状态的影响。一些患者的情绪状态会发生戏剧性的变化,表现出严重的烦躁和(或)焦虑,在"关"的时候表现出绝望甚至自杀的想法,但在"开"的时候表现出乐观的态度,变得兴高采烈,甚至变得轻度的狂躁(或者至少在精神上是好的)。这种戏剧性和频繁的变化可能会让检查者(和患者)在另外一个状态下的和患者交谈时感到摸不着头脑,这种情况可能是在随访电话或看诊的情况下进行的,但对一些患者来说,这种情况可能发生在相同的情形下。

了解抑郁症

在与患者讨论抑郁症的诊断时,清楚地解释什么是抑郁症,什么不是抑郁症,这一点很重要。解释抑郁是帕金森病(如震颤或便秘)的一种表现,可以治疗。请注意,即使一切都很顺利,也有可能经历抑郁(事实上经常是这样)。同样重要的

是要强调,抑郁症不是人们必须"忍受"的东西,也不是对被诊断为PD或患有PD的"预期"反应。抑郁不是一个人性格的反映或软弱的迹象,就像它不是一个人可以通过改变自己的心态或积极思维的力量来"克服"的事。一个人不能用意志消除抑郁发作,就像一个人不能轻易地消除运动症状一样。

大多数证据表明,抑郁症主要是疾病过程本身的结果,有时在运动症状出现之前(即"运动前期"症状)就已经显现出来。潜在的致病因素包括神经递质功能障碍(如多巴胺、去甲肾上腺素和5-羟色胺)以及涉及不同脑区的异常回路。也有一些免疫学和神经营养的假说,然而,这并不是说"外部"影响和情绪之间没有关系。例如,创伤性生活事件很有可能会引发在生物学上抑郁症易感人群的抑郁发作。在这一点上,我们不知道为什么有些PD患者会变得抑郁,而其他人不会(就像我们不知道是什么决定了运动症状的发作或运动表现的变异)。更好地了解那些增加(或降低)抑郁症风险的因素可能会有助于进一步阐明抑郁症的生物学基础,并为治疗或预防方法提供指导。

抗抑郁药(表26.1)

现有证据表明,目前可用的几种抗抑郁药在治疗PD抑郁方面比安慰剂更有效。尽管三环类抗抑郁药(TCA)被报道有疗效,但由于担心潜在的心脏毒性和不良不良反应,包括体位性低血压恶化和抗胆碱能不良反应,如便秘,三环类抗抑郁药通常不是一线或二线治疗药物。5-羟色胺和去甲肾上腺素再摄取抑制剂(SNRI)和选择性5-羟色胺再摄取抑制剂(SSRIs)通常是首先尝试的,因为它们被认为是更安全的,通常耐受性更好。我们对帕罗西汀(SSRI)和文拉法辛缓释剂(SNRI)进行了一项安慰剂对照的多中心临床试验,研究对象是临床上有明显抑郁症状的PD患者。每种药物都比安慰剂更有效(这项研究并不是为了看看两者之间是否有不同的疗效)。这2

表26.1　治疗帕金森病患者抑郁症的药物

SSRIs类	起始剂量 （mg/d）	维持剂量 （mg/d）
帕罗西汀	10～20	20～40
舍曲林	25～50	50～200
西酞普兰	10～20	20～40（60岁以上建议最大剂量20 mg）
艾司西酞普兰	10	10～20（60岁以上建议最大剂量10 mg）
氟西汀	10～20	20～40
SNRIs类		
文拉法辛缓释剂	37.5～75	75～225
度洛西汀	30	30～60（可以30，每日两次）
其　他		
米氮平	7.5～15	15～45（有镇静作用，建议睡前服用）

种药物总体上耐受性都很好，都不会对运动功能产生影响。目前还没有证据来支持在特定患者中选择SSRI还是SNRI（也不一定有令人信服的理由选择一个类别中的特定药物）。然而，如果第一类药物无效，或者是耐受性不好，那么考虑使用另外一类是可以理解的。

值得注意的是，关于MAO抑制剂与抗抑郁药物一起使用有一个黑匣子警告。在PD患者中，同时服用MAO-B抑制剂（在PD中使用的剂量是相对选择性的）和SSRI或SNRI引起的与5-羟色胺综合征一致的症状发生率似乎极为罕见。在实践中，MAO-B抑制剂（如司来吉兰、雷沙吉兰）经常与SSRI或SNRI并用，并且由于这种组合所导致的5-羟色胺综合征或其他严重毒性的病例几乎不存在。

安非他酮是普通人群中常用的抗抑郁药，它通过修饰多巴胺和去甲肾上腺素能系统发挥作用。长期以来，临床医生一直想知道，由于它对多巴胺能系统的影响，它是否对治疗帕金森病患者的抑郁症特别有用。然而，目前还没有很好的对照研究来评估其在这方面的效果。与安非他酮相关的一些特点提示，它可能对治疗帕金森病的抑郁症有特别的好处。例如，它对治疗ADHD的有效性表明，它可能会改善一些帕金患者经历的轻度认知症状（例如注意力障碍）。它也往往比许多其他抗抑郁药物的镇静作用要弱，这可能对日间过度嗜睡的患者有帮助。然而，它可能会影响多巴胺能功能，例如，可能与恶化的异动症或幻觉有关。对安非他酮在帕金森病中的进一步研究可能会为决定其在该人群中的潜在使用提供信息。

非药物治疗

有证据支持认知行为疗法在治疗PD抑郁方面的作用。然而，有时很难找到接受过这种技术培训的提供者，这使得可行性成为一个问题。由至少熟悉帕金森病（患有或不患有神经退行性疾病的老年人）者提供咨询和（或）"顿悟疗法"可能是药物治疗的有益补充（或者可能是那些不愿意开始服药的人的另一种选择）。

其他技术，如经颅磁刺激正在研究中，文献中的初步报道表明，这些技术可能是有效的，尽管至少在可预见的未来，能否获得实施该技术所需的培训和设备可能是一个问题。多年来，文献中一直间断地报道电休克疗法（ECT）除了改善帕金森病患者的情绪外，还能改善运动症状。主要担心的是，患有帕金森病可能会使人更容易遭受认知方面的不良反应（特别是治疗前后的精神错乱）的影响。我们的方法是，如果患者有严重的抑郁症，或者他们对SSRI和SRNI的治疗无效，我们会将他们推荐给精神科医生（希望是熟悉PD或其他神经退行性疾病的人）。如果认为有必要治疗抑郁症，我们不会反对电休克疗法（ECT）的试验，甚至不反对情绪稳定剂的试验。然而，考虑到所有其他抗抑郁药都有可能显著恶化运动功能，我们警告不要使用氯氮平、奎硫平和匹莫范色林（FDA

最近批准用于治疗帕金森病）以外的任何抗精神病药物。

替代性或增强性药物

与主要精神疾患者群的情况一样，许多患者（在帕罗西汀和文拉法新的临床试验中约有1/3）对传统抗抑郁药的试验没有反应或只有部分反应。

丁螺环酮是一种兼具5-羟色胺能和多巴胺能活性的药物。它广泛用于治疗广泛性焦虑症，在老年人群中耐受性好，可作为治疗抑郁症的辅助药物。我们认为该药值得在帕金森病患者中进一步评估，通过对5HT1A受体的作用，丁螺环酮可能还有减轻左旋多巴诱导的异动症的额外益处。然而，由于它对多巴胺能系统的影响和对D_2受体的弱亲和力，它可能与帕金森病运动功能的恶化有关。

情绪稳定药，如锂、丙戊酸钠或拉莫三嗪也值得在帕金森病患者中进行评估。这些药物可以用来增强或替代传统的抗抑郁药物来治疗症状顽固的患者。然而，对PD患者来说更引人注目的是情绪稳定剂的潜在神经营养作用，以及它们可能预防或改善与波动相关的神经生物学紊乱。还应该注意的是，锂和丙戊酸钠可以引起药物诱导的帕金森病，因此可能会使帕金森病的运动特征恶化。

在精神病学家甚至初级保健者中，对于无精神病特征的患者（尤其是抑郁或焦虑）超说明书使用二代非典型抗精神病类药物进行治疗的人数有所增加。我们经常看到患者接受PD评估，我们确定他们的运动症状至少部分与这些"非典型"抗精神病药物治疗有关。大多数患者在停药后逐渐好转，虽然有一些患者，经过进一步的评估，包括多巴胺转运体成像（DaTSCAN），我们推测该药物可能揭示了潜在的PD，以抑郁或焦虑为运动前特征。可以说，我们不建议对帕金森病患者使用任何抗精神病药物治疗抑郁症或任何其他非精神病症状。

DBS

脑深部刺激（DBS）与帕金森病抑郁的关系有待进一步阐明。关于DBS（用于治疗PD运动症状）对情绪的影响以及苍白球和丘脑底核刺激在这方面的潜在差异，存在相互矛盾的报道。一般来说，有抑郁史的患者不会排除接受DBS手术，但在接受手术之前，应该优化其治疗。DBS改善情绪和其他非运动波动的程度值得进一步研究。

参考文献

[1] BIEMILLER R, RICHARD I H. Managing depression in Parkinson's patients: risk factors and clinical pearls. Neurodegener Dis Manag, 2014, 4: 329–336.

[2] CHIU C T, WANG Z, HUNSBERGER J G, et al. Therapeutic potential of mood stabilizers lithium and valproic acid: beyond bipolar disorder. Pharmacol Rev, 2013, 65: 105–142.

[3] den BROK M G, van DALEN J W, van GOOL W A, et al. Apathy in Parkinson's disease: a systematic review and meta-analysis. Mov Disord, 2015, 30: 759–769.

[4] DIRNBERGER G, JAHANSHAHI M. Executive dysfunction in Parkinson's disease: a review. J Neuropsychol, 2013, 7: 193–224.

[5] EGAN S J, LAIDLAW K, STARKSTEIN S. Cognitive behaviour therapy for depression and anxiety in Parkinson's disease. J Parkinsons Dis, 2015, 5: 443–451.

[6] MARSH L, MCDONALD W M, CUMMINGS J, et al. Provisional diagnostic criteria for depression in Parkinson's disease: report of an NINDS/NIMH Work Group. Mov Disord, 2006, 21: 148–158.

[7] MOONEN A J, WIJERS A, LEENTJENS A F, et al. Severity of depression and anxiety are predictors of response to antidepressant treatment in Parkinson's disease. Parkinsonism Relat Disord, 2014, 20: 644–646.

[8] RICHARD I H. Depression and apathy in Parkinson's disease. Curr Neurol Neurosci Rep, 2007, 7: 295–301.

[9] RICHARD I H, MCDERMOTT M P, KURLAN R, et al. A randomized, double-blind, placebo-controlled trial of antidepressants in Parkinson disease. Neurology, 2012, 78: 998–1006.

[10] WILLIAMS J R, HIRSCH E S, ANDERSON K, et al. A comparison of nine scales to detect depression in Parkinson disease: which scale to use? Neurology, 2012, 78: 998–1006.

帕金森病中幻觉和妄想的治疗

俞欣欣和休伯特·H.费南德斯

案例

15年前，一名70岁的男子被诊断出患有帕金森病（PD），他的家人带他来找他的神经科医生随访。患者的妻子关注到在过去的几周里，患者出现视幻觉，包括在房子里看到陌生人，看到猫在房间里跑来跑去，特别是在晚上。有几次，他被发现在没有人的情况下独自在房间里说话，这让他的妻子非常烦恼，尽管他似乎并不害怕。除了视幻觉，他还经历了妄想。当他看到妻子和某人通电话或离开家时，他变得特别偏执。他怀疑她对他不忠，虽然没有任何实质性的证据。他总在担心这件事，这给他的婚姻带来了巨大的痛苦。他一直睡不好觉，夜里经常做许多生动的梦。他否认有抑郁症状，他的妻子报告说，在幻觉和妄想症状开始出现之前的过去5年里，他的认知能力出现了轻度下降。在运动方面，他每日服用稳定剂量的左旋多巴200 mg，每日3次，罗匹尼罗缓释片12 mg每日1次，效果相对较好。没有明显的运动波动或异动症。他否认最近他的医疗健康状况或非帕金森病药物有任何变化。他否认有任何感染的症状或迹象。基本实验室检查，包括全血细胞计数（CBC）、全套生化检查和尿液分析均在正常范围内。曾经试图慢慢减少多巴胺激动剂的用量，但这使他的帕金森病变得更严重，因此剂量恢复到以前的水平。他的幻觉、偏执和睡眠障碍症状更加严重，每晚使用25 mg奎硫平治疗他的精神障碍和睡眠障碍，随后滴定到25 mg每日2次，他的精神症状明显改善，而他的帕金森病没有恶化。

讨论

精神障碍是帕金森病最具临床意义和破坏性的行为问题之一，帕金森精神障碍（PDP）的患病率为20%～50%。这是帕金森病患者被收住疗养院或住院的常见原因，并与更高的发病率和死亡率有关。PDP的特征包括幻觉、错觉和妄想。最初，患者经常描述所谓的小幻觉。这些包括"通过性幻觉"，它是周边视野飘过的短暂阴影，或者"存在性"幻觉，它是一种认为另一个人就在患者旁边或后面的感觉。完全的幻觉本质上是典型的视觉幻觉，通常是由过世的小孩子、动物或亲戚组成的，并不具有威胁性。偶尔，它们可以是听觉的、触觉的、味觉的或嗅觉的。妄想症在本质上通常是偏执的，最常见的是相信配偶不忠和被遗弃。因为几乎不可能让患者相信妄想是不真实的，任何试图推理或争辩的尝试都可能导致更多的激惹，照顾者经常会不知所措地继续照顾他们所爱的人。2007年NINDS/NIMH修订的PDP诊断标准包括至少存在以下症状之一：错觉、错误的存在感、幻觉或妄想。精神病症状必须出现在帕金森病起病后，并且要么反复发作，要么持续至少1个月。导致帕金森病的其他原因，如路易体痴呆症（DLB）或其他精神疾病，并不能更好地解释这些症状。PDP标准中不要求洞察力水平、是否存在痴呆症和帕金森病的治疗。

虽然多巴胺能药物与帕金森病幻觉的发生有关，但它们不是PDP发生的必要因素，目前关于PDP发病机制的观点源于外在因素和内在因素的复杂相互作用。发病年龄、帕金森病病程和认知障碍与PDP有很强的相关性。其他PD患者常用的药物，如金刚烷胺和抗胆碱类药物，可能促进PDP的发展，以及视觉处理缺陷和睡眠障碍。已经开发了各种量表来评估帕金森病患者的精神障碍，如简明精神病学评定量表、神经精神病学问卷和阳性症状评估表等。虽然在评估新的干预措施

的临床试验中，它们可能是有用的衡量标准，但在现实生活中，没有一个单独的量表能够捕捉PDP的全部临床谱或反映随着时间的推移有意义的临床变化。

PDP管理的原则包括寻找导致精神错乱的医学原因，彻底审查帕金森病和非帕金森病药物，以及启动精神病药物治疗（图27.1）。潜在的身体状况，如全身感染（如尿路感染、肺炎）、代谢和内分泌紊乱（如电解质失衡、甲状腺疾病、肝或肾功能障碍）、脑低灌注状态和社会心理压力，可导致PD患者出现精神病和精神错乱，因此，评估这些精神障碍的潜在原因非常重要。同时服用多种药物是帕金森病的重要危险因素之一，因此对患者的用药清单进行全面审查是至关重要的。多巴胺能

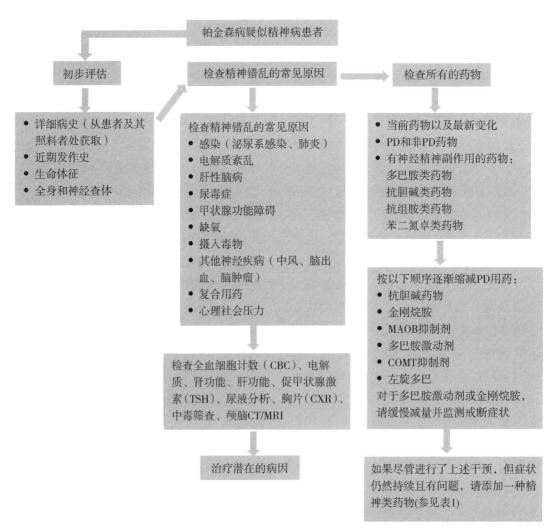

图27.1　帕金森病精神评估流程图

替代疗法、阿片类药物、镇静剂、抗焦虑药、抗胆碱能药和抗抑郁药等都与帕金森综合征精神障碍有关，可能需要相应地减少或停药。大多数权威人士都同意按以下顺序逐步减少帕金森综合征药物的使用：抗胆碱能药、金刚烷胺、单胺氧化酶B抑制剂、多巴胺激动剂、儿茶酚-O-甲基转移酶抑制剂，如果仍然需要调整，最后是左旋多巴。需要注意的是，停用金刚烷胺后会出现多巴胺激动剂戒断综合征和精神错乱。左旋多巴的速释制剂通常比控释制剂更受欢迎，因为前者不良反应的风险较低。对于持续性和有问题的精神病，下一步是考虑增加一种抗精神病药物治疗（表27.1）。

匹莫范色林是美国食品和药物管理局（FDA）于2016年4月批准的第一种也是唯一一种治疗与PDP相关的幻觉和妄想的药物。它是一种5HT2A反向激动剂，已被证明在不加剧PD患者运动症状的情况下显著减少幻觉和妄想，剂量为40 mg/d。在匹莫范色林被批准之前，小剂量的氯氮平和奎硫平这两种非典型抗精神病药物被（现在仍然）广泛地超说明书应用于治疗帕金森病精神障碍。氯氮平是一种苯二氮䓬类衍生物，它选择性地与D1中脑边缘受体结合，而不与纹状体D2受体结合，它与5HT2A/2C受体有更强的亲和力。1999年关于使用氯氮平治疗PDP的两项里程碑式的研究表明，患者精神病症状明显改善，某些患者运动功能也得到改善。然而，临床医生往往回避使用它，因为需要频繁的监测中性粒细胞绝对计数，前6个月每周监测1次，接下来的6个月每2周监测1次，此后每月监测1次，以监测可能性不到1%的粒细胞缺乏症。氯氮平的其他不良反应包括体位性低血压和镇静。氯氮平治疗PDP的有效剂量低于治疗精神分裂症的有效剂量，初始剂量为每晚12.5 mg；必要时可根据耐受程度逐步增加，但不超过75～100 mg/d，临床试验平均剂量为25 mg/d。奎硫平在结构上与氯氮平相似，与D2受体相比对5-羟色胺能5HT2受体有更大的亲和力，具有良好改善运动功能的作用，但不如氯氮平。奎硫平在PDP中的疗效存在一些相互矛盾的数据，尽管有强有力的证据表明它不会使运动功能显著恶化。然而，它通常会引起镇静，并可能加重体位性低血压，开始使用时可每晚一次或分次服用25 mg，可根据反应和耐受性逐步调整剂量，每日最高可达200 mg；临床试验平均剂量为91 mg/d。在PDP治疗中应避免使用其他具有多巴胺阻断作用的非典型抗精神病药物。奥氮平导致运动功能明显下降，它对PDP的益处，结论是不一致的。阿立哌唑对帕金森病的疗效和耐受性各不相同，运动恶化风险较高。目前还没有大型的随机试验来检验胆碱酯酶抑制剂在PDP治疗中的作用，尽管在对路易体痴呆患者随机服用胆碱酯酶抑制剂的认知临床试验中，已经注意到幻觉的偶然改善。在我们的患者中，我们没有观察到胆碱酯酶抑制剂在减少幻觉方面有任何一致的或具有临床意义的效果。

表27.1 治疗帕金森病精神障碍的常用药物

药　物	起始剂量	滴　定	最大剂量（mg/d）	不良反应和注意事项
奎硫平	12.5～25 mg睡前	在可耐受的情况下，隔几天加25 mg	200	监测帕金森病的恶化情况，镇静
氯氮平	12.5 mg睡前	在可耐受的情况下，隔几天加25 mg	100	体位性低血压、监测粒细胞缺乏症（1%风险）（前6个月每周检查1次CBC，然后是2周，1年后每月检查1次）
匹莫范色林	34 mg/d	无	34	在Ⅲ期试验中耐受性良好，没有重大的安全问题或使运动功能恶化

一旦幻觉出现，它们往往会成为一种慢性和进行性的疾病。持续的抗精神病药物治疗可能是症状控制所必需的。

参考文献

[1] BIEMILLER R, RICHARD I H. Managing depression in Parkinson's patients: risk factors and clinical pearls. Neurodegener Dis Manag, 2014, 4: 329–336.

[2] AARSLAND D, MOSIMANN U P, MCKEITH I G. Role of cholinesterase inhibitors in Parkinson's disease and dementia with Lewy bodies. J Geriatr Psychiatry Neurol, 2004, 17(3): 164–171.

[3] FERNANDEZ H H, TRIESCHMANN M E, FRIEDMAN J H. Treatment of psychosis in Parkinson's disease safety considerations. Drug Saf, 2003, 26(9): 643–659.

[4] MIYASAKI J M, et al. Practice Parameter: Evaluation and treatment of depression, psychosis, and dementia in parkinson disease (an evidence-based review). Neurology: Am Acad Neurol, 2006, 66: 996–1002.

[5] MORGANTE L, et al. Quetiapine and clozapine in parkinsonian patients with dopaminergic psychosis. Clin Neuropharmacol, 2004, 27(4): 153–156.

[6] ONDO W G, et al. Double-blind, placebo-controlled, unforced titration parallel trial of quetiapine for dopaminergic-induced hallucinations in Parkinson's disease. Mov Disord, 2005, 20(8): 958–963.

[7] POLLAK P. Clozapine in drug induced psychosis in Parkinson's disease: a randomised, placebo controlled study with open follow up. J Neurol Neurosurg Psychiatry, 2004, 75(1): 689–695.

[8] RAVINA B, et al. Diagnostic criteria for psychosis in Parkinson's disease: Report of an NINDS, NIMH Work Group. Mov Disord, 2007, 22(8): 1061–1068.

[9] SEPPI K, et al. The Movement Disorder Society Evidence-Based Medicine Review Update: Treatments for the non-motor symptoms of Parkinson's disease. Mov Disord, 2011, 26(Suppl 3): S42–S80.

[10] WEINTRAUB D, et al. Patterns and trends in antipsychotic prescribing for Parkinson disease psychosis. Arch Neurol, 2011, 68(7): 899–904.

[11] WINT D P, OKUN M S, FERNANDEZ H H. Psychosis in Parkinson's disease. J Geriatr Psychiatry Neurol, 2004, 17(3): 127–136.

[12] ZAHODNE L B, FERNANDEZ H H. Pathophysiology and treatment of psychosis in Parkinson's disease: a review. Drugs Aging, 2008, 25(8): 665–682.

帕金森病中淡漠的治疗 28

塞尔吉奥·斯塔克斯坦和西蒙尼·布鲁克曼

案例

　　一名65岁的男子注意到他的右手静止性震颤。他写字变差了,震颤妨碍他使用玻璃杯喝水。他被转诊到运动障碍诊所,依据他右臂轻度僵硬和运动迟缓以及左旋多巴试验阳性,他被诊断为帕金森病(PD)。他对抗帕金森病药物表现出良好的反应,但5年后他的左侧肢体也出现帕金森症状,由于冻结步态、平衡功能欠佳,他经常摔倒。这名患者是修理旧手表的专家,他过去常常花几小时整理他的大量收藏品。他的另一种消遣方式就是每周六和一群朋友一起打保龄球。在精神评估方面,他否认有担忧或焦虑的症状,主诉有中度的悲伤,因为他越来越不能追求自己的爱好。他的妻子说,他会花几个小时看他收藏的手表,但不会碰它们,许多用来修理手表的工具现在乱七八糟地躺在他的工作台上。他也不再打保龄球和拜访朋友,说他不再有兴趣去看他们了。尽管如此,在妻子的敦促下,他还是会穿好衣服去保龄球俱乐部,一到那里,他就会和朋友见面,但很少参加谈话,也不打保龄球,抱怨精力不足。他的妻子说,她的丈夫基本丧失了动力,不再帮助做家务了。

　　患者在帕金森病诊所接受神经精神病学家的评估。他说,他对日常活动缺乏动力,开始出现短期记忆力丧失,对之前的爱好和日常活动不感兴趣,不愿参加社会活动。他的情绪平淡,没有波动,但他否认感到沮丧。而且,他还报告了中度失眠和早醒,食欲不振,精力不足,注意力不集中,精神运动迟缓。他否认有自杀念头或精神病症状。

　　患者被诊断出患有严重的抑郁发作,并在晚上开始服用西酞普兰10 mg。由于疗效不佳,在2个月的时间里,剂量被缓慢滴定到40 mg/d。患者的妻子说患者的症状不仅没有改善,他更缺乏动力了,他很少自发地开始交谈。我们与患者以及他的妻子一起审查了他的药物,其中包括首先在4周内缓慢减量至停用西酞普兰。我们分析使用哌醋甲酯或莫托西汀等精神兴奋药,后者被发现在治疗帕金森病患者淡漠方面无效,因此决定使用D_2/D_3激动剂吡贝地尔,因为有证据表明这种药物可以改善淡漠。他在早上开始服用50 mg,每两周增加50 mg,直到总剂量为200 mg/d。经过两个多月的治疗,他的积极性有了中度的改善,表现为他在手表收藏上工作了几小时,并要求每周与朋友见面一次。他的妻子说,他变得更开朗了,他对帮助做日常家务的兴趣增加了。他有一些恶心,但将多潘立酮增加到每日60 mg时,症状可能明显控制。

讨论

　　淡漠是一种以缺乏动机和情感迟钝为特征的综合征。淡漠的患者表现出目标导向性行为减少,例如在日常生活活动中投入的精力减少;目标导向的认知能力下降,例如学习新事物的兴趣不强;以及对积极或消极事件的情绪反应不足。淡漠可能出现在帕金森病的早期阶段,甚至出现在初治患者中，但在晚期更为常见，通常有痴呆症的情况下。淡漠不仅表现为患者的功能不佳，而且也是抗帕金森药物治疗效果下降、生活质量下降、痴呆和照顾者痛苦情绪增加的重要预测因子。在没有抑郁症或痴呆症的情况下，帕金森病患者淡漠的机制尚不清楚。在谵妄、精神病、冲动控制障碍或多巴胺失调综合征中，淡漠可能是由于左旋多巴或多巴胺能激动剂的快速减少或药效突然停止而导致的戒断综合征。

临床医生面临的主要挑战是如何诊断帕金森病中的淡漠，PD是一种以精神运动迟缓、反应迟钝、面部表情僵硬和日常生活活动日益困难为特征的疾病。最开始，排除重要的临床混杂因素是很重要的，如意识水平降低、认知障碍或抑郁。在做出淡漠的诊断之前，应该对患者行认知障碍的神经心理学评估，并对是否存在抑郁综合征进行精神病学评估。意识水平下降可能是抗帕金森病药物或夜间睡眠差的不良反应。对帕金森病患者的淡漠程度进行评定的主要限制之一是，它与帕金森病的症状有重叠，有人建议使用"包容性"方法（即所有症状都会被评分，无论它们是否与运动症状重叠），以提高诊断的敏感度。为了标准化回忆偏倚，最好在"开"的状态评估淡漠（即抗帕金森药物疗效最大的状态）。

在开始治疗淡漠之前，量化这一综合征的严重程度是很重要的。在繁忙的临床实践中，MDS-UPDRS的动机条目可能是有用的，因为评分为2分或2分以上对淡漠的存在具有良好的敏感性。这项得分在2分或2分以上的患者可以用淡漠评定量表或Lille淡漠评定量表进行评估。

第二个挑战是如何以可靠的方式将淡漠与抑郁和早期痴呆症区分开来。考虑到抑郁症有众多有效的治疗选择，而痴呆症的预后很差，这一点具有很大的临床意义。一旦排除了抑郁症和痴呆症，重要的是要检查可能导致淡漠的背景因素，比如白天没有规律安排的活动，由于严重的运动障碍而无法参加社会活动或进行基本的日常生活活动，以及独居或没有亲密朋友等社会因素。如果

淡漠的临床表现是缺乏兴趣或不喜欢活动，那么应该转介给作业治疗师，帮助患者找到她/他可能喜欢并能够不费太多精力就能进行的活动。在社交孤立的情况下，社工可以帮助患者与一些有相同兴趣的人联系，如果可能的话，也可以联系一些患有PD的患者。

另一个需要考虑的重要因素是是否存在日间嗜睡，这个问题可能是由于帕金森病患者失眠所致，引起PD失眠的因素有多种，如快速眼动相睡眠行为障碍、夜尿症、不宁腿综合征、睡眠呼吸障碍和昼夜节律紊乱。睡眠不佳的PD患者白天打瞌睡，长时间坐在电视机前，这是相当常见的。因此，纠正睡眠问题可能会对冷漠产生积极影响。

关于丘脑底核的脑深部刺激（DBS）是否会产生淡漠是一个有争议的问题。最近的研究估计，大约25%的患者会在DBS后的某个阶段会产生淡漠，并且在DBS后的前5个月最为常见，在一些患者中，淡漠可能会持续数年甚至成为一种慢性病。在这些情况下，淡漠可能会使DBS获得的运动改善最小化。DBS术后淡漠的原因尚不清楚，尽管可能与手术后立即减少多巴胺能药物有关。另一种可能性是DBS具体的效果，尽管还不清楚是什么诱因导致了DBS后的淡漠。最近的一项对照研究表明，D_2/D_3激动剂吡贝地尔显著改善了DBS后的淡漠，但另一项对照研究显示，使用多巴胺能激动剂罗替戈汀贴剂没有任何益处。

几乎没有精神活性药物治疗PD患者淡漠的随机对照试验，选择性去甲肾上腺素抑制剂阿托莫西汀对改善PD患者的抑郁或淡漠没有效果。虽然我们的患者在开始服用吡贝地尔后病情有所改善，但值得注意的是，这种药物对淡漠的改善只是在DBS后患者中得到了证实，而对非DBS患者淡漠的作用仍不清楚。在一种药物被证明能有效治疗帕金森病患者的淡漠之前，重点应该放在改善抑郁这种共病、减轻认知障碍以及研究相关的背景因素上。

参考文献

[1] FITTS W, et al. Caregiver report of apathy predicts dementia in Parkinson's disease. Parkinsonism Relat Disord, 2015, 21(8): 992–995.

[2] PAGONABARRAGA J, et al. Apathy in Parkinson's disease: clinical features, neural substrates, diagnosis, and treatment. Lancet Neurol, 2015, 14(1): 518–531.

[3] STARKSTEIN S E. Apathy in Parkinson's disease: diagnostic and etiological dilemmas. Mov Disord, 2012, 27(2): 174–178.

[4] THOBOIS S, et al. Parkinsonian apathy responds to dopaminergic stimulation of D2/D3 receptors with piribedil. Brain, 2013, 136(Pt 5): 1568–1577.

帕金森病中冲动控制障碍及多巴胺激动剂戒断综合征的治疗 29

梅里莎·J.尼伦伯格

案例

一名71岁的女性，她患有快动眼相睡眠行为障碍，并且她还有12年的帕金森病（PD）病史，目前正在接受运动障碍专家的治疗。使用普拉克索单药疗法（每日4.5 mg），她的运动症状得到了很好的控制，她的功能独立，可以参加全职工作，能够打网球。她有一些冲动强迫行为，这些行为对她来说并不算困扰，但这使她的家人变得越来越担忧。其中包括强迫性进食（吃甜食）、过度锻炼（玩Wii塑身；打网球和乒乓球）、沉溺上网（打桥牌、使用Facebook）和园艺（长达数小时的除草）。即使这些行为对她造成伤害或干扰她的社会关系或责任，她也无法停止。她没有向她以前的神经科医生报告这些症状，也不知道它们是多巴胺激动剂（DA）治疗的潜在并发症。

鉴于存在冲动控制障碍（ICDs），患者新的神经科医生建议她添加卡比多巴/左旋多巴25/100 mg（以控制她的运动症状），然后逐渐将普拉克索减量（从1.5 mg每日3次，降至1.5、1.5、0.75 mg）。在调整这些药物后不久，患者的ICDs症状缓解，但后来她出现了顽固性厌食、恶心和呕吐，导致她在9周内体重减少了18磅。这些胃肠道症状最初被认为是左旋多巴的不良反应，但添加卡比多巴、三甲氧苯酰胺、昂丹司琼或多潘立酮后无效。对潜在的感染、胃肠紊乱或其他医学病因的广泛检查并没有揭示引起症状的原因。

9周后，患者出现在我们中心，原因是持续的胃肠道症状和对多巴胺能药物的明显不耐受。在进一步询问时，她报告说，她还经历了明显的疲倦、严重的焦虑、惊恐发作/过度换气、抑郁症状、烦躁不安、哭闹、沮丧、社交退缩和明显的体位性头晕。这些症状全天都会出现，并且与她的服药时间无关。相比之下，服用卡比多巴/左旋多巴25/100 mg，每日3次，她的运动症状仍然得到很好的控制，并且没有波动。

体检时，她有体位性低血压症状（坐位时血压124/84 mmHg，脉搏60次/min；站立时血压96/69 mmHg，脉搏68次/min）和中度帕金森，改良的Hoehn-Yahr量表评分为2分。她的症状日记显示，她对添加左旋多巴的耐受性良好，运动症状改善，没有不良反应。直到两周后，当她将普拉克索的剂量从1.5 mg每日3次（总共4.5 mg/d）减少到1.5 mg-1.5 mg-0.75 mg（每日总共4.25 mg）时，她才出现了这些严重的非运动症状。随着她继续缓慢地减量至停用普拉克索，这些症状逐渐恶化。为了减轻她的症状，进行了很多的药物调整，包括调整左旋多巴和其他多巴胺能药物，以及进行大量的药物和非药物的干预试验，包括氯硝西泮、美托洛尔、选择性5-羟色胺再摄取抑制剂、安非他酮、止吐药、生物反馈和运动训练。

根据时间进程，特征性症状，以及对左旋多巴或其他药物无反应，她被怀疑患有多巴胺激动剂戒断综合征（DAWS）。当她恢复极低剂量的普拉克索（每日3次，0.125 mg）后，她的症状得以改善，这一诊断也得到明确。在重新开始服用小剂量的普拉克索后，她的所有非运动症状几乎立即得到了戏剧性的改善，并能够恢复正常的活动和锻炼。用她的话说，"我没有那种可怕的感觉，好像我在另一个世界，……就像你在电影或其他地方看到人们因吸毒而戒毒一样。……（我）再也不会整天哭了。"她的ICDs最初在这种非常低剂量的普拉克索使用下得到缓解，但大约一年后，当她试图进一步减少普拉克索剂量时，DAWS症状再次出现。然而，由于严重的、无法忍受的DAWS症状，这些尝试都没有成功。7年后，她仍然服用0.375 mg/d的普拉克索，持续的ICDs影响着她的日常生活和人际关系。

讨论

ICDs是使用多巴胺受体激动剂（DA）时的一种相对常见的不良反应，在接受DA治疗的PD患者中，ICDs的患病率超过17%，经过几年DA治疗后，估计ICDs的累积发病率为30%～50%。虽然其他多巴胺能药物也与ICDs有关，但多巴胺受体激动剂（DAs）是主要原因，与DA相关的最常见的ICDs包括强迫进食、强迫购物/购买、病态赌博和性欲亢进。此外，还有许多其他类型的ICDs被报道；患者同时出现2个或更多ICDs的情况也很常见，ICDs的后果可能非常严重，包括毁灭性的经济损失、不安全的性行为、肥胖和离婚。ICDs的危险因素包括男性，年龄较小，PD发病年龄较小，吸烟，PD前ICDs病史，或有赌博家族史。一些研究表明，较高剂量的DA，较大的DAs累积暴露，或同时使用左旋多巴可能是ICDs的危险因素，但其他研究尚未证明这种关系。

ICDs的病理生理学被归因于对D_3多巴胺受体的过度刺激，D_3受体反而更多是在中脑皮质边缘多巴胺能神经元（奖赏/成瘾通路中）中表达，而在PD中受主要影响的黑质纹状体多巴胺能神经元（运动通路）表达较少。而DAs如普拉克索、罗匹尼罗和罗替戈汀均有高D_3受体结合。这种对中脑皮质边缘系统中的多巴胺能神经元的过度激活被认为会导致相对完整的奖赏通路"过度兴奋"，从而导致不受控制的"行为成瘾"。

如本例所示，ICDs的诊断通常延迟数月至数年，这很可能是由于尴尬、洞察力下降或缺乏足够警觉等多重因素造成的。因此，在开始ICDs治疗之前，由照顾者评估患者的ICDs危险因素并获得患者的知情同意，并在随后每一次接触患者中积极从患者、家人和其他人那里寻求有关ICDs的潜在信息是至关重要的。在初始DA治疗之前，确定患者的爱好、倾向或"不良嗜好"（例如，在压力下暴饮暴食、每周刮掉很多彩票）有助于指导后续就诊时的临床访谈。患有ICDs亚综合征（不会造成次要后果的ICDs样行为）的患者如果选择继续DA治疗，应该进行密切的监测，因为这些行为从正常到不适应是很常见的，很难确定什么时候发生的。

一旦发现有ICDs，唯一已知有效的治疗方法是慢慢减少DA治疗，然后停止DA治疗，并用左旋多巴或其他多巴胺能药物来控制运动和非运动症状。继续使用较低剂量的DA可能会暂时缓解问题，但即使使用非常低剂量的DA也可能导致ICDs复发，正如本例所示。ICDs是DAs的一类反应，因此改用相同剂量的另一种DA并不能缓解问题。一些初步的证据表明，认知行为疗法可能对ICDs有益，但还需要进一步的研究。关于金刚烷胺的使用和ICDs之间的关系，存在着相互矛盾的数据——一项小型交叉研究表明，金刚烷胺对ICDs有潜在的好处。但一项规模更大的横断面研究表明，ICDs在接受金刚烷胺治疗的患者中更常见。

大约20%试图减少DA用量的患者，以及大约1/3因为ICDs（包括本例中的受试者）而减少DA用量的患者会患上多巴胺激动剂戒断综合征（DAWS）。DAWS是一种严重的、刻板的非运动性药物戒断综合征，类似于可卡因和其他精神兴奋剂。其特征包括显著的精神症状（焦虑、恐慌性发作、烦躁不安、抑郁症状、困惑、精神障碍、淡漠、自杀意念）、自主神经症状（体位性低血压、出汗）、胃肠道症状（食欲减退、恶心、呕吐）、睡眠/精力障碍（嗜睡、失眠、疲劳）和对药物的渴求。虽然DAWS的一些症状与药物治疗不足或药效撤退的症状相似，但主要的区别在于，DAWS的所有症状对左旋多巴或其他多巴胺能药物（DAs除外）都没有反应。此外，许多的对症治疗（包括抗抑郁药、抗焦虑药、止吐药和非药物疗法）也是无效的。DAWS的次要后果包括失业、无法进行日常生活活动、人际关系困难、离婚或自杀。

对DAWS的一个误解是，只有当DA减药太快时，才会发生这种情况。虽然DAs应该始终以非常慢的速度递减，但需要注意的是，即使在极慢的减量过程中也可能发生DAWS。DAWS的发病可能是DA用量首次减少，也可能推迟到DA完全停用。一些发生DAWS的患者可能有相对轻微和短暂的戒断症状，可以耐受非常缓慢的DA减量。其他患者，如本例所示，一直都会有严重的戒断症状，需要长期的DA治疗，因此可能永远会经历ICDs。

鉴于ICDs和DAWS缺乏合适的治疗，预防是至关重要的。在高危患者中，明智地使用保守剂量的DAs，以及避免在高风险患者中使用DAs，可能有助于降低ICDs的风险。同样，在ICDs首次出现症状时停止DAs可能会降低DAWS的风险。家人以及其他人员密切参与ICDs和DAWS的监测对于及早发现这些问题并将其次要后果降至最低至关重要。

参考文献

[1] BASTIAENS J, DORFMAN B J, CHRISTOS P J, et al. Prospective cohort study of impulse control disorders in Parkinson's disease. Mov Disord, 2013, 28(3): 327-333.

[2] CORVOL J C, ARTAUD F, CORMIER-DEQUAIRE F, et al. Longitudinal analysis of impulse control disorders in Parkinson disease. Neurology, 2018, 91(3): e189-e201.

[3] PONDAL M, MARRAS C, MIYASAKI J, et al. Clinical features of dopamine agonist withdrawal syndrome in a movement disorders clinic. J Neurol Neurosurg Psychiatry, 2013, 84(2): 130-135.

[4] RABINAK C A, NIRENBERG M J. Dopamine agonist withdrawal syndrome in Parkinson disease. Arch Neurol, 2010, 67(1): 58-63.

[5] SAMUEL M, RODRIGUEZ-OROZ M, ANTONINI A, et al. Management of impulse control disorders in Parkinson's disease: controversies and future approaches. Mov Disord, 2015, 30(2): 150-159.

[6] VOON V, SOHR M, LANG A E, et al. Impulse control disorders in Parkinson disease: a multicenter case-control study. Ann Neurol, 2011, 69(6): 986-996.

[7] WEINTRAUB D, NIRENBERG M J. Impulse control and related disorders in Parkinson's disease. Neurodegener Dis, 2013, 11(2): 63-71.

[8] WEINTRAUB D, KOESTER J, POTENZA M N, et al. Impulse control disorders in Parkinson disease: a cross-sectional study of 3090 patients. Arch Neurol, 2010, 67(1): 589-595.

[9] WEINTRAUB D, DAVID A S, EVANS A H, et al. Clinical spectrum of impulse control disorders in Parkinson's disease. Mov Disord, 2015, 30(2): 121-127.

帕金森病中多巴胺失调综合征及冲动控制障碍的治疗

马克·斯泰西

案例

这是一名52岁右利手女性患者,她和家人一起来诊所评估僵硬和迟缓。她最初的症状始于2年前,当时她第一次注意到在刷牙和洗头时使用右手有困难。在发病的前1年,她的步伐变得缓慢,走路时身体前倾。她还报告说,她写字越来越小,越来越难以胜任作为美发师的工作。她过去的病史包括焦虑症,之前用艾司西酞普兰治疗过,但后来停用了。

生命体征: 血压122/76 mmHg,脉搏62次/min,呼吸12次/min,体重55.52 kg。体格检查仅提示帕金森病的异常:轻度的音量偏低和表情呆滞,颈部和右上肢中度强直,右下肢轻度强直。她有轻微的脊柱左侧弯,活动时右臂有摆动。她也有写字过小症,因为需要回去工作,她开始使用卡比多巴/左旋多巴(25/100 mg),每日3片。

在4个月后的随访中,每日只服用2片卡比多巴/左旋多巴,她的病情有了很大改善,并已重返工作岗位,她的体重也增加了1.36 kg。然而,在初次就诊的10个月后,她不能再在美容院工作;她注意到在每日服用三片卡比多巴/左旋多巴情况下出现了剂末现象,体重增加了2.72 kg以上。她的剂末现象包括活动能力下降、四肢疼痛和想要排便的冲动。在接下来的随访中,她的焦虑感和一些抑郁症状加重,体重增加到59.87 kg。

她重新开始服用艾司西酞普兰,并被鼓励将卡比多巴/左旋多巴增加到每日4片。在确诊后的3年半时,她的体重达到60.78 kg,并诉伴随剂末现象,她出现了四肢严重的疼痛和出汗,每次服用左旋多巴药效只维持2小时。她的治疗方案中还包括每日8 mg的罗匹尼罗和睡前1 mg的氯硝西泮。

经过4年半的左旋多巴治疗和4个月的罗匹尼罗治疗,患者来到诊所时出现了异动症、焦虑和紧张,但否认有ICDs症状或幻觉。她的罗匹尼罗被改为每日16 mg,左旋多巴从800 mg/d减少到500 mg/d,这导致患者焦虑、不安、恐慌、气短和异动症明显增加。医生建议她做脑深部刺激手术,但她拒绝了,于是她的罗匹尼罗换成了罗替戈汀贴剂(8 mg),希望这能缓解她的焦虑和恐慌的症状。

2周后,她通过电子邮件联系了办公室,并报告说,罗替戈汀贴剂4 mg的效果不如罗匹尼罗,她愿意使用更高的剂量。她还增加了卡比多巴/左旋多巴的用量,并想在白天增加氯硝西泮。她的女儿打来电话说这些用药的改变导致患者胸痛,胃胀,感觉紧张。患者在当地急诊科接受了心脏病学评估。她的女儿还发现,患者增加了卡比多巴/左旋多巴的剂量,现在每日服用7~10片,不再进食,体重减轻了3.63 kg。虽然她抱怨恶心,但女儿透露,她似乎有点强迫症,不想吃东西。她也开始抗拒长途开车去神经疾病诊所,而更愿待在家里。

在接下来的2年的管理中，重点是试图滴定左旋多巴和罗匹尼罗的药量，以最大限度地提高她的活动能力，最大限度地减少她的异动症和改善她对食物和药物强迫症以及焦虑的非运动性症状，并稳定她的情绪。帕金森病诊断8年后，患者愿意考虑将DBS作为一种干预措施。

手术4周后，她的焦虑和恐慌症状减轻了，因此她开始减少自己的药物。这反过来导致恐慌的反复出现，视觉感知障碍，以及对跌倒的恐惧、腹部灼热、腹胀和排尿困难。她的家人还报告说，随着罗匹尼罗的减少，这些症状似乎更加恶化。重新恢复每日8 mg的剂量后，她的惊恐症状得到了改善，腹痛也有所改善。随着罗匹尼罗的用量逐渐减少，她的体重开始增加。

她的情况一直很好，直到她的丈夫因病住院，因为她不能自己管理她的药物。她告诉女儿们，每次她的丈夫咳嗽时，都会有一个恶魔在说话，并开始攻击他。她被发现患有尿路感染，并且开始更频繁地服用左旋多巴。此外，她的家人认为她在家庭和日常活动的记忆方面越来越差。通过抗生素治疗和减少左旋多巴剂量，她的精神病症状有所改善。然而，她开始怀疑一个照顾者与她的丈夫有染。

6个月后，她完全停用了多巴胺激动剂，她再次因配偶不忠和幻听的妄想而住院寻求帮助。喹硫平增加到150 mg/d并没有改善她的精神病，但会导致她嗜睡。改用匹莫范色林后消除了昏昏欲睡症状，并改善了她的精神状态。然而，在确诊9年后，需要谨慎地管理她的药物，在日常生活活动方面给予她大量帮助，并经常需要重新确定治疗的方向，以避免强迫性运动和思维。

讨论

该患者表现为复杂的运动和行为表型，常见于PD人群。对我们来说，控制她的运动障碍必需认识到她有保持良好外表的需求和避免药物治疗的强烈愿望。回想起来，她失去了理发师的工作，

打扮自己的能力进一步下降，可能是导致她开始滥用抗帕金森药物治疗的最终动机。DOMINION试验的数据表明，这些行为特征更有可能出现在焦虑增加的环境中，就像这位患者的情况一样。几乎可以肯定的是，她的多巴胺能失调综合征（dopamine dysregulation syndrome，DDS）和ICDs症状没有被完全描述。这位患者对她的服药情况和强迫症想法守口如瓶，她的家人和照顾者都决定尊重这些界限。很明显，她在服用左旋多巴时食欲增加，而当她服用多巴胺激动剂时，食欲明显下降。她摄入过多的左旋多巴导致严重的运动波动和异动症，情绪的周期性波动，保密和偏执，以及社交和职业活动的损害。同样清楚的是，当左旋多巴药效减退时有明显的惊恐发作，在停用罗匹尼罗后表现出多巴胺受体激动剂戒断综合征（DAWS）的迹象：焦虑、惊恐发作、恶心、腹胀、胸痛和低血压。虽然她的家人暗示她可能有行为上的变化，但广场恐惧症和对科技的回避可能阻止了过度消费，包括实体和线上消费。然而，有趣的是，在服用左旋多巴时，她的体重增加更是一个问题，而在服用多巴胺激动剂时，她的体重下降了（相反的情况更常见），她的家人从未提及过性欲亢进的可能性。

应该注意的是，精神障碍并不是ICDs相关的行为谱系的一部分。然而，这些症状肯定是随着与尿路感染相关的精神错乱的发生以及在无人监督的情况下自行增加左旋多巴剂量（如DDS）而出现的。这可能是因为她强迫思维倾向和认知能力的下降强化了她的妄想行为。幻听在帕金森综合征中不太常见，但可能是严重抑郁症的一种症状。

ICDs患者在高冲突选择或双赢模式的情况下，常常会不断地犯更频繁的错误，做出更快速的选择，特别是在脑深部电刺激之后。这位患者，特别是在"关"的状态时，似乎越来越倾向于服用越来越多的多巴胺能替代药物，尽管她的家人恳求她不要这样做。在使用多巴胺激动剂的情况下，据报道冒险行为增加，虽然可测量的结果或决策

是在基底神经节内调节的,但纹状体还有额外的输入,这些输入在根据风险和获益调节刺激值方面是很重要的。

构成基底神经节或锥体外系通路的皮质下核团包含调节情绪、决策和运动控制的平行回路。从概念上讲,间接(D_2/脑啡肽–间接)通路和直接(D_1/P物质/强啡肽)通路的输入在纹状体内汇集,并传递到丘脑下核。运动变化,如异动症,与D_1和D_2受体之间的失衡有关。冲动和强迫行为可能是由于D_2受体家族内抑制的不匹配造成的,因为与D_2受体相比,与D_3受体亲和力更大的多巴胺激动剂与ICDs和DAWS的相关性更高。

正电子发射断层显像(PET)比较分析了有ICDs的PD患者和无ICDs的PD患者的脑影像,显示,有ICDs的PD患者的腹侧纹状体多巴胺释放增加,在风险预期的情况下,D_2/D_3多巴胺激动剂增加了腹侧纹状体、眶额部和前扣带回的活动。此外,执行功能和工作记忆的损伤与背外侧前额叶皮层的变化有关。这些大脑区域输入的改变放大了直接和间接通路输入的差异,导致运动活动的失调(异动症)、决策(冲动)、情绪和思想内容(抑郁和强迫症)的障碍。

多巴胺失调综合征是一种神经精神疾病,其特征是存在严重的异动症、“关”期的焦虑和与多巴胺能治疗成瘾相关的周期性情绪变化。抗帕金森综合征药物的自我用药和自我升级是其主要特点。与ICDs不同,DDS常与左旋多巴或短效多巴胺激动剂阿扑吗啡有关。通常,受影响的患者每日摄入的左旋多巴超过了推荐的总剂量,远远超过治疗运动障碍所需的剂量。试图减少剂量会遇到很大的阻力,使管理变得相当困难。与甲基苯丙胺成瘾患者相似,与接受左旋多巴治疗但没有DDS的PD患者相比,患有DDS的PD患者表现出左旋多巴诱导的腹侧纹状体多巴胺释放增加,可能是由于敏化作用。

虽然DDS症状随着多巴胺能治疗的减少而增加,与ICDs相关的行为变化通常会对多巴胺能治疗的减少或停药做出反应,特别是多巴胺激动剂。据报道,选择性5-羟色胺再摄取抑制剂、奎硫平、丙戊酸钠、托吡酯、多奈哌齐和氯氮平的治疗在病例报告中有用,但这些药物的现有证据仅限于此。也有报道称,在多巴胺治疗减少的情况下,脑深部刺激手术后情况有所改善。最近,在使用认知行为疗法和纳洛酮的独立、随机、对照的研究中,也有关于症状改善的报道。

记住,管理ICDs和相关疾病最重要的部分是监测,以促进早期诊断和治疗。在这份病例报告中,人们迟迟才发现她行为上的细微变化。对于PD人群来说,试图减少其中一些极端破坏性行为的影响,确定ICDs发展的风险是一个重要的研究领域。

参考文献

［1］ DRIVER-DUNCKLEY E, SAMANTA J, STACY M. Pathological gambling associated with dopamine agonist therapy in Parkinson's disease. Neurology, 2003, 61: 422–423.

［2］ EVANS A H, STRAFELLA A P, WEINTRAUB D, et al. Impulsive and compulsive behaviors in Parkinson's disease. Mov Disord, 2009, 24: 1561–1570.

［3］ FRANK M J, SAMANTA J, MOUSTAFA A A, et al. Hold your horses: impulsivity, deep brain stimulation, and medication in parkinsonism. Science, 2007, 318(5854): 1309–1312.

［4］ NAPIER T C, CORVOL J C, GRACE A A, et al. Linking neuroscience with modern concepts of impulse control disorders in Parkinson's disease. Mov Disord, 2015, 30(2): 141–149.

［5］ RICCIARDI L, ESPAY K J, KRIKORIAN R, et al. Dopamine dysregulation syndrome with psychosis in 24-hour intestinal levodopa infusion for Parkinson's disease. Parkinsonism Relat Disord, 2016, 28: 152–154.

［6］ SAMUEL M, RODRIGUEZ-OROZ M, ANTONINI A, et al. Management of impulse control disorders in Parkinson's disease: controversies and future approaches. Mov Disord, 2015, 30(2): 150–159.

［7］ VELA L, MARTÍNEZ CASTRILLO J C, GARCÍA RUIZ P, et al. The high prevalence of impulse control behaviors in patients with early-onset Parkinson's disease: a cross-sectional multicenter study. J Neurol Sci, 2016, 368: 150–154.

［8］ WEINTRAUB D, KOESTER J, POTENZA M N, et al.

Impulse control disorders in Parkinson's disease: a cross-sectional study of dopaminergic therapy and other clinical features in 3,090 patients. Arch Neurol, 2010, 67: 589–595.

[9] WEINTRAUB D, DAVID A S, EVANS A H, et al. Clinical spectrum of impulse control disorders in Parkinson's disease. Mov Disord, 2015, 30: 121–127.

[10] WEINTRAUB D, PAPAY K, XIE S X. Naltrexone for impulse control disorders in Parkinson disease: a placebo-controlled study. Neurology, 2015, 84(13): 1386–1387.

[11] WINGO T S, EVATT M, SCOTT B, et al. Impulse control disorders arising in three patients treated with rotigotine. Clin Neuropharmacol, 2009, 32: 59–62.

案例1

一名55岁的帕金森病（PD）患者，全职工作，无驾驶问题。他唯一的临床症状是左手的间歇性静止性震颤。给予罗匹尼罗奥3 mg，每日3次治疗。除了轻度执行功能障碍外，他在越野测试中表现良好。3年后，尽管他的震颤和运动迟缓有所加重，需要在他的治疗方案中加入卡比多巴/左旋多巴，且反应良好，但他仍继续安全驾驶没有发生过交通事故。他还主诉了夜间视觉障碍、短期记忆问题和平衡问题，并考虑在未来1～2年内退休。

案例2

76岁男性，帕金森病以姿势不稳、步态障碍为主，对左旋多巴反应轻微，无运动波动或异动症。好几次险些在晚上和交通拥挤时发生事故，此后，他只能按照他家人的意愿，把开车限制在白天，在他所居住的小镇。他的越野测试显示，严重的执行力、视空间、记忆功能障碍与痴呆症一致。他的视觉对比敏感度和有效视野（测量视觉处理速度和注意力）明显异常。他在路上开车时表现很差，犯了很多错误、导航和多重任务处理困难。在模拟器测试中，他表现出加速转弯和对危险反应迟钝，从而发生撞车。我们与他和他的家人讨论了测试结果，并建议他停止驾驶。他同意放弃驾驶执照。

案例3

这名62岁的男性PD患者最近退休了，特点

是中度剂末效应和轻度的剂峰异动症，他的药物治疗方案是卡比多巴/左旋多巴（25/100 mg）1片，每日4次和普拉克索1.5 mg，每日3次，在药物治疗过程中他主诉白天过度嗜睡。他的越野测试符合多个领域轻度认知损害，视觉对比敏感度和有效视野中度下降。他在开车时比普通司机犯了更多的安全错误，并在驾驶模拟器测试中完全忽略了大雾环境的危险，结果发生了撞车事故。在逐渐停用普拉克索和增加卡比多巴/左旋多巴后，他的嗜睡问题解决了，驾驶能力也提高了。然而，他的病情伴随运动和认知功能损害的加重继续恶化。3年后，他有一次险些出交通事故之后停止了驾驶。

讨论基于人口学特征和临床特征（表31.1），我们列举了3个案例来说明驾驶在帕金森病（PD）中是如何受到影响的。这些居住在社区的驾驶员自愿参加我们的纵向队列研究（R01 NS044930），以预测帕金森病驾驶员的安全性。他们接受了详细的运动、认知、视觉测试（"越野"测试），以及试验性驾驶测试，包括在公路上行驶的车辆以及模拟器中进行，对他们进行了几年的随访。

除了典型的运动功能障碍外，帕金森病还会损害认知、视觉和警觉，并且与在驾驶模拟器试验和道路测试中表现较差有关。患有帕金森病的司机在道路测试中失败比率比正常的老年人要高。他们在十字路口左转、速度控制和车辆横向控制和路线查找方面均存在较大的困难。在执行多项任务或者是能见度低的地方，他们的驾驶问题更为严重。患有帕金森病的司机更担心的是他们可能发生车祸的风险增加。实际上，驾驶模拟研究

表31.1 案例的主要特征

年龄（岁），性别	病程（年）	HY	MMSE	执行	视空间	记忆	路面操作	模拟操作	现实生活结果
55，男	4	Ⅱ	30	↓	↓	正常	正常	正常	仍然在开车
76，男	4	Ⅲ	22	↓↓↓	↓↓↓	↓↓↓	↓↓	↓↓	立即停止
62，男	10	Ⅱ	27	↓↓	↓↓	↓	↓	↓	已停止3年

和回顾性调查已经显示PD患者的车祸发生率增加了。然而，迄今为止，基于社区、前瞻性、对照研究或流行病学研究尚未证实PD驾驶员在现实生活中车祸风险的增加，这可能是由于危险驾驶员自愿或被迫停止驾驶。PD患者另一个潜在不利的驾驶后果是停止驾驶，如横断面或回顾性和前瞻性调查所示（图31.1）。危险驾驶员的减少以及自我补偿策略可以解释为什么没有观察到PD车祸发生率增加。

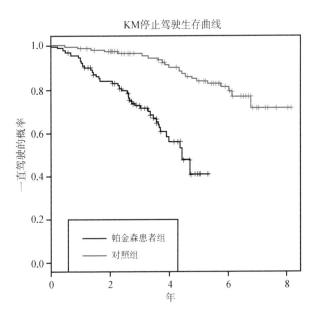

图31.1 帕金森病患者与老年对照组Kaplan-Meier停止驾驶曲线（时序检验χ²=37.53，假设值＜0.000 1）[转载自Uc等人（2011a）经威科健康集团允许]

Michon提出了一种驾驶的认知控制的三级模型：① 战略控制；② 战术/机动控制；③ 操作/车辆控制。在恶劣天气做开车的决定或路线选择（例如，高速公路或者城市街道）是战略行为的

例子，这些行为会在几分钟到几天的时间范围内影响驾驶表现和安全。根据交通规则和当时的情况调整车速和跟车距离、选择车道或决定超车都是战术行为的例子，这些行为会在5～60秒影响驾驶。保持车道位置，不断调整方向，时刻保持与前面车辆的安全距离，并对危险做出反应，代表操作性行为，决定了接下来的0.5～5秒的驾驶。

在操作层面，驾驶员的行为可以在信息处理模型中得到分析（图31.2）：① 对刺激（如视觉和听觉输入）的感知和注意，以及对道路情况的解读。② 根据类似情况下的先前的相关经验，计划对刺激的反应。③ 选定计划的执行（如使用油门、刹车或方向控制）。④ 监测行为的结果，随后进行自我纠正。司机对刺激的反应。例如，如另一辆车突然不按交通规则闯入十字路口的危险，要么是安全的（能够停止），要么是不安全的（例如，撞车），则是因为一个阶段或多个阶段出现错误的结果。

PD病理涉及大脑多个区域，导致多种认知、视觉和运动障碍，可在不同层面影响驾驶表现。例如，由于额叶-纹状体环路的功能障碍而导致的决策能力的降低/执行功能障碍可能导致在会有挑战的驾驶条件下选择糟糕的战略和战术，做出危险的操作。注意力、视觉感知、记忆、执行功能、马达速度和自我监控方面的缺陷可能导致驾驶员在操作层面出现错误，对突发危险做出不安全的反应。

为患PD的司机提供咨询的目的是在保持活动能力和独立性的同时预防撞车。仅凭临床诊断

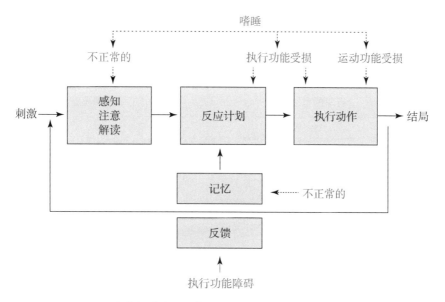

图31.2 患者驾驶错误的信息处理模型(转自Uc和Rizzo2008)

或临床医生的评估不足以确定驾驶能力,在案例中也可以看到这一点。帕金森病患者的驾驶表现可能从正常到严重异常,这取决于患者的年龄、病程、运动亚型、帕金森病的严重程度以及视觉和认知损害的程度。虽然一部分患有帕金森病的司机使用补偿策略,如减少某些区域的驾驶和避免艰难的驾驶条件(恶劣的天气、黑暗环境、交通高峰时间、困难的驾驶操作),这表明他们对自己的局限性有一定的认识,但研究证明患者和他们的神经专科医生都高估了患者的驾驶能力。患者对因驾照被吊销而丧失独立性的恐惧也可能影响其自我评价。

在帕金森病驾驶中没有循证实践参数。然而,最近美国国家公路交通安全管理局(NHTSA)和联邦汽车运输安全管理局(FMCSA)的指导方针建议,由于疾病的高度个性化性质和疾病进展情况的不同,应对具体个案行多学科评估。当我们无法预估驾驶结果时,视觉和认知能力的评估和帕金森病的严重程度的评估可以提示不良驾驶结局的潜在风险。额外的信息可以从患者最近的驾驶记录和患者和家属提供的关于驾驶安全问题或驾驶习惯改变的见解中获得。

图31.3是我们基于循证的综述而制订的,它可提供一个框架来帮助临床医生确定PD驾驶员

何时处于危险之中。一般来说,即使运动障碍没有使患者失能,视觉感知和认知能力(尤其是执行和视觉空间功能)的损害仍然是决定驾驶能力的最重要因素。然而,对于不同的变量和危险因素,尚无一个临界值来提示高风险驾驶员或PD患者应该停止驾驶。由于缺乏明确的临界值来帮助临床医生界定患者是否还适合开车,有问题的患者应转诊进行多学科团队(这个团队应由以下成员组成:包括神经病学专家,神经心理学专家,持证的驾驶康复专家和经过专业训练的作业治疗师),由该团队进行全面的驾驶评价。如果患者不愿意或不能接受持证的驾驶康复专家的评估(例如,保险不支付),可以转介到州机动车辆管理局进行道路驾驶测试。

世界各地对有健康问题的司机的要求并不统一。卫生保健人员应熟悉当地有关医疗受损驾驶者的规则和条例。美国神经病学学会(AAN)"支持选择性地报告个人健康状况可能影响安全驾驶能力的个人,特别是在公共安全已经受到威胁的情况下,或者很明显这个人已经不具备安全驾驶所需的技能",并提倡"医生在善意采取此类行动时,报告或不报告患者的病情时拥有豁免权,当患者被合理告知他的驾驶风险时,这个过程应该被医生记录下来。"

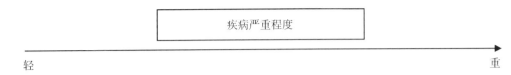

	行车的危险因素	模拟驾驶的危险因素
B级证据	UFOV	无
	对比敏感度	
	ROCT	
	Trails B/Trails B−A	
	UPDRS "关"期运动评分	
	功能性伸展试验	
C级证据	UPDRS "ADL"评分	MMSE
	Trails A	对比敏感度
	CDR	
	HVLT	
	JOLO	
	韦氏智力测试	
	BVRT	
	AVLT	
	手指敲击	
	快速步行测试	
	计时起立行走测试	
	钉板测试	
其他	年龄、药物和共存疾病	ADL's（UPDRS & Schwab-England）, Trails A/B, UFOV, CFT, JOLO, SDMT, 手指敲击和反应时间

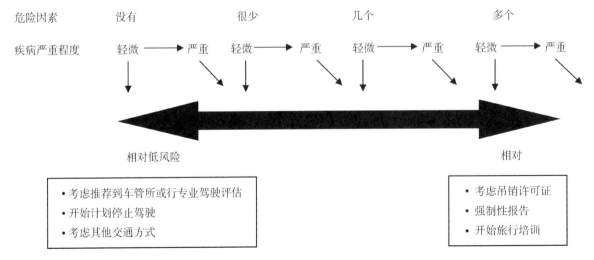

图31.3 在PD各种评估工具的证据水平和适合开车的方式。图的下半部分显示了PD运动障碍的严重程度与视觉和认知危险因素的相互作用。例如，轻度运动障碍的患者如果有多种视觉和认知危险因素，就会增加不安全驾驶的风险。AVLT：听觉语言学习测验；BVRT：本顿视觉保留测验；CDR：临床痴呆评定量表；ROCFT：瑞−奥斯特瑞斯复数图形测验；HVLT：霍普金斯词汇学习测验；JOLO：线方向判断测试；SDMT：符号数字模态测验；UFOV：有用视野（转载自Crizzle等人获得Wolters−Kluwer Health公司的许可）

关于老年人或神经受损的驾驶员的驾驶康复的文献非常有限。身体再训练和视觉再训练可能会提高老年司机的驾驶技能。处理速度或推理能力训练可能会推迟老年人停止驾驶的年龄。有中等程度的证据等级表明,教育干预可提高了驾驶意识和驾驶行为,但并没有减少老年司机的撞车事故。短期的体能训练或教室和道路再培训的短期试验显示,训练后的道路测试成绩有所提高,但对未来现实生活结果的影响尚未见报道。一个高强度的模拟器训练项目可让患者在模拟器中的驾驶表现显著提高,并与通过卒中幸存者的官方驾驶评估有关。然而,在这些卒中患者中,5年的模拟训练和对照组在停止驾驶方面没有差别。

帕金森病患者的康复治疗尚无成熟的方法。目前的挑战是确定哪些司机将从这种干预中受益,确定驾驶能力受限的可补救成分,并设计可行和有用的干预方法。

参考文献

[1] CRIZZLE A M, CLASSEN S, UC E Y. Parkinson disease and driving: an evidence-based review. Neurology, 2012, 79: 2067−2074.

[2] DEVOS H, VANDENBERGHE W, NIEUWBOER A, et al. Validation of a screening battery to predict driving fitness in people with Parkinson's disease. Mov Disord, 2013, 28: 671−674.

[3] DEVOS H, VANDENBERGHE W, TANT M, et al. Driving and off-road impairments underlying failure on road testing in Parkinson's disease. Mov Disord, 2013, 28: 1949−1956.

[4] DEVOS H, RANCHET M, EMMANUEL A A, et al. Establishing an evidencebase framework for driving rehabilitation in Parkinson's disease: a systematic review of on-road driving studies. NeuroRehabilitation, 2015, 37: 35−52.

[5] RIZZO M. Impaired driving from medical conditions: a 70-yearold man trying to decide if he should continue driving. JAMA, 2011, 305: 1018−1026.

[6] THOMPSON T, POULTER D, MILES C, et al. Driving impairment and crash risk in Parkinson disease. Neurology, 2018, 91: e906−e916.

[7] UC E Y, RIZZO M. Driving and neurodegenerative diseases. Curr Neurol Neurosci Rep, 2008, 8: 377−383.

[8] UC E Y, RIZZO M, ANDERSON S W, et al. Visual dysfunction in Parkinson disease without dementia. Neurology, 2005, 65: 1907−1913.

[9] UC E Y, RIZZO M, ANDERSON S W, et al. Driving under low-contrast visibility conditions in Parkinson disease. Neurology, 2009, 73: 1103−1110.

[10] UC E Y, RIZZO M, JOHNSON A M, et al. Road safety in drivers with Parkinson disease. Neurology, 2009, 73: 2112−2119.

[11] UC E Y, RIZZO M, JOHNSON A M, et al. Real-life driving outcomes in Parkinson disease. Neurology, 2011, 76: 1894−1902.

[12] UC E Y, RIZZO M, O'SHEA A M J, et al. Longitudinal decline of driving safety in Parkinson disease. Neurology, 2017, 89: 1951−1958.

第三部分

非典型帕金森综合征

进行性核上性麻痹的治疗

袁兴和艾琳·利特万

案例

一名73岁老年男性,因步态异常和摔倒来就诊。3年前该患者就存在平衡功能障碍导致摔倒,频率逐渐增加,特别是在评估前的6个月。第一次评估时,他诉1个月内摔倒了3次,通常是在下楼梯或转弯时。大约在同时,家人注意到他言语含糊不清,他也变得越来越让人难以理解。他独居,日常生活完全自理,但完成精细运动任务(如扣纽扣和打字)有困难;除此之外,他还注意到他有阅读困难和流泪增多。

在检查中,患者在认知测试中表现出执行功能障碍,其特征是计划和排序困难(Trails)、流畅性差反推困难,编码保存。他还有专注力受损以及不恰当的哭和笑。眼球运动检查示:在无垂直眼肌麻痹的情况下,患者垂直眼动减慢,但水平眼动减慢不明显,快速期减弱,伴有垂直视动性眼球震颤(optokinetic nystagmus, OKNs),内聚不良。他除了躯体有轴性僵硬外还有四肢对称性僵硬和运动迟缓,但没有震颤。患者步基宽、没有冻结或姿势不稳,后拉测试阳性(患者移动了几步还需要测试者援助)。

患者左旋多巴滴定至300 mg每日3次,维持1个月后症状无改善就停药了。在接下来的1年里,他行走更困难了,在通过门槛或转弯时有严重的步态冻结。他开始整天使用助行器,但在尝试没有助行器辅助转移时偶尔会摔跤。他完成日常生活活动越来越困难,特别是在进出浴室时,于是他的儿子搬来跟他一起居住。他的语言表达能力持续下降,而且变得难以听懂,常常需要他儿子充当翻译。他接受了言语治疗和物理治疗,症状稍有改善。

讨论

进行性核上性麻痹(progressive supranuclear palsy, PSP)是最常见的非典型帕金森综合征,患者常表现出严重的姿势不稳和跌倒,多巴胺能治疗通常无效的轴性帕金森综合征,以及核上性垂直凝视麻痹。尽管这是PSP的常见表现,也称为理查森综合征,但非典型表现也很常见,在评估帕金森综合征患者时,早期有跌倒症状时,应该高度怀疑PSP。

PSP患者早期跌倒是多因素造成的,主要是由于姿势不稳、垂直和水平凝视麻痹、洞察力和预判能力丧失导致冲动的去抑制行为。但对于任何早期跌倒的患者,即使没有动眼神经麻痹,也应考虑PSP的诊断,因为核上性垂直凝视麻痹往往在运动症状出现2~4年后才会出现,如本章讨论的患者的情况。事实上,最初就表现为核上性垂直凝视性麻痹的患者并不常见,不到10%。有对称性进行性帕金森综合征患者,尤其是对多巴胺能治疗无效或伴有早期构音障碍和(或)吞咽困难的患者,应考虑PSP。然而,PSP患者也会表现出非对称的帕金森综合征,最初和帕金森病相似,对多巴胺治疗反应良好,直到数年后才表现出对左旋多巴丧失反应,姿势不稳和跌倒,最后导致核上性凝视麻痹。有些PSP患者可能表现为单侧失用的皮质基底节综合征，有的患者则以步态冻结为唯一特征。本章讨论的患者，轴向肌张力增高、对左旋多巴治疗无反应、步行能力的迅速减退都是诊断PSP的有力依据。

除了运动障碍，PSP患者还可表现为执行功能困难（如抽象思维、多重任务处理、排序、正常编码中异常数据的提取等）。伴或不伴有明显淡漠，通常被家里人误认为抑郁。有的患者表现为情绪不稳定，不恰当的笑或哭会影响到家人，也常被认为是抑郁。

核上性麻痹的典型表现是垂直凝视障碍，这也是PSP的特点。其他可以看到眼球运动异常包括方波急跳和内聚受限以及在真正的眼肌麻痹发生之前扫视速度减慢，垂直性视动性眼球震颤伴随正常的水平性视动性眼球震颤快速相的减弱或消失。很多患者有视力模糊、畏光、复视、或眼部不适等症状，在阅读和保持眼神交流时有困难，除眼球运动异常外，患者还可出现眼睑回缩、眼睑开闭失用、眼睑痉挛等症状。

PSP的影像特点是中脑萎缩（图32.1）。比较PSP和PD的MRI显示中脑前后径均减小，PSP的中脑矢状面积缩小。矢状面MRI显示头侧中脑萎缩，形似蜂鸟嘴。正因如此，在PSP患者中经常可以看到"蜂鸟征"。

目前PSP的治疗是对症支持为主，防止并发症和改善生存时间。这些治疗可以极大地改善PSP患者的生活质量，此外，有几项治疗性试验研究药物可通过解决几种可能导致tau蛋白聚集的机制（如炎症、氧化损伤和朊病毒样机制的疾病传播）来减缓或阻止疾病进展，因此正在研究抗炎剂、抗氧化剂和针对tau蛋白的抗体。

左旋多巴反应缺乏可能是区分PSP和PD的重要诊断方法，即便有些患者可能从多巴胺治疗中获益。左旋多巴300 mg每日3次，持续1个月被认为是足够临床观察的时间，PSP早期用药后运动迟缓和僵硬程度可能有轻度改善，但这种效果通常无法持久，并且随着病情进展左旋多巴通常会被停用，只有存在停药后的病情恶化，应进行个体化的评估来确定。其他药物在控制PSP患者运动症状方面没有太大作用。但是，在没有前列腺肥大的情况下，对痉挛性神经源性膀胱治疗通常是有效的，并且可以提高患者和护

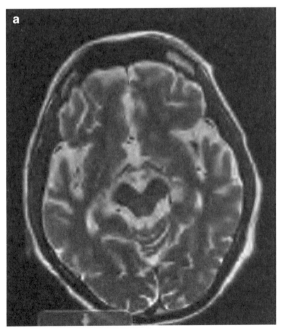 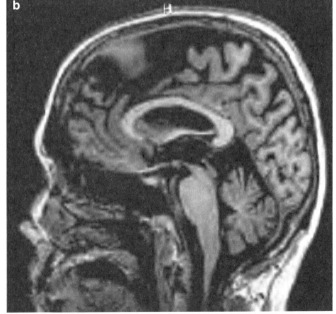

图32.1　PSP患者的脑干矢状面特征性的桥脑正常和中脑萎缩，类似蜂鸟的嘴

理人员的生活质量。强调平衡训练的物理治疗（physiotherapy，PT）应尽早开始，并应鼓励患者尽可能多地锻炼和保持积极活动，同时给予适当的监督以减少跌倒风险。如果患者有平衡问题或跌倒风险，建议使用辅助步行设备。我们推荐使用U形助行器，因为它的U形底座和反向制动机制提供了稳定性，改善行走，并可降低摔倒的风险。一些助行器安装了激光作为跨越提示，这种设计对于眼球运动保留的患者在步态启动和停止时可能会有帮助。LSVT（lee silverman voice treatment）BIG被认为是对平衡最有益的物理疗法，虽然在PSP中运动的益处没有像在PD中那样被深入研究，但是我们鼓励患者在安全范围内最大限度地运动。

PSP患者异常的眼部运动会引起严重不适，影响生活质量。由于眨眼频率减少导致的结膜干燥可以通过非处方盐水滴眼液进行治疗，而肉毒素治疗对眼肌痉挛效果明显，推荐佩戴棱镜对复视有帮助。

认知功能障碍和淡漠是PSP患者难以治疗的症状。在一项针对21名PSP患者的随机安慰剂对照研究中，多奈哌齐对认知能力的改善作用有限，而对行动能力和ADLs的改善作用显著，因此PSP患者不推荐使用多奈哌齐。淡漠、冲动和不受约束的性格变化往往是家庭难以应对的，经验显示家庭成员应了解和接受抑郁和淡漠之间不同的咨询，团队的治疗和支持对PSP患者和家庭来说都是非常有益的。

PSP平均发病年龄是63岁，从患病到去世5～7年，其中吸入性肺炎是主要致死原因。疾病早期钡餐检查（modifed barium swallow，MBS）和言语治疗（speech therapy，ST）有助于改善吞咽和减少误吸。MBS可以识别特定的吞咽障碍，从而指导使用特定的安全策略（如用于颈后倾下巴回缩、最佳食物/液体浓度）。LSVT疗法可以改善语音低下和构音障碍；随着疾病进展，患者的吞咽困难会越来越重，并可能需要经皮胃造口术来给营养支持。目前还没有评估管饲对帕金森综合征或痴呆患者益处的随机前瞻性试验，但对痴呆患者的观察性研究和回顾性数据分析，人工喂养不能提高存活率，还可能导致并发症增加。与任何退行性疾病或生命终结的情况一样，应尽早确定患者的末期治疗计划，并与患者及家属讨论生活质量问题和现实的期望值。

我们强烈推荐对PSP患者进行多学科团队合作的管理。考虑到该人群所遇到的运动、言语、吞咽、认知、泌尿和心理社会问题，运动障碍专家之间的协调努力；物理、职业和语言治疗师，营养师，神经心理学家，泌尿科医师，社会工作者，姑息治疗专家等是为PSP患者及其家属提供最简化和协调支持治疗的最佳方法。

表32.1　PSP患者治疗流程

运动障碍/跌倒	左旋多巴试验300 mg每日3次×1个月（通常无效） 物理治疗（如LSVT疗法） 作业治疗 助行器（U形助行器） 家居安全评估 锻炼
眼部异常	棱镜治疗复视 盐水滴眼液用于眨眼次数减少 注射肉毒素治疗眼睑痉挛 注射肉毒素治疗眼睑睁开失用
吞咽困难	改良钡餐检查 言语治疗 经皮胃造瘘
构音障碍	言语治疗（LSVT LOUD） 言语/沟通辅助器
肌张力障碍	肉毒素注射（避免颈部无力引起的吞咽困难）
流　涎	肉毒素注射
尿　频	咨询泌尿科专家 对过度活跃的膀胱考虑药物治疗
支　持	教育 支持团队（如PSP治疗组、社区组织） 咨询服务 晚期治疗（维持生命治疗医嘱） 社工 姑息疗法/临终关怀

参考文献

[1] BOXER A L, YU J T, GOLBE L I, et al. Advances in progressive supranuclear palsy: new diagnostic criteria, biomarkers, and therapeutic approaches. Lancet Neurol, 2017, 16(7): 552–563.

[2] LING H. Clinical approach to progressive supranuclear palsy. J Mov Disord, 2016, 9(1): 3–13.

[3] LITVAN I, et al. Natural history of progressive supranuclear palsy(Steele-Richardson-Olszewski syndrome) and clinical predictors of survival: a clinicopathological study. J Neurol Neurosurg Psychiatry, 1996, 60: 615–620.

[4] LITVAN I, SASTRY N, SONIES B C. Characterizing swallowing abnormalities in progressive supranuclear palsy. Neurology, 1997, 48(6): 1654–1662.

[5] STAMELOU M, HGLINGER G. A review of treatment options for progressive supranuclear palsy. CNS Drugs, 2016, 30: 629.

[6] WILLIAMS D R, LEES A J. Progressive supranuclear palsy: clinicopathological concepts and diagnostic challenges. Lancet Neurol, 2009, 8(3): 270–279.

多系统萎缩症的治疗

斯图尔特·A. 法克特

案例

患者是一名69岁的右利手女性,她接受了帕金森综合征的评估,4年前被诊断为帕金森病。初期特征是步态改变。诊断时进行了多巴胺转运体成像检查,结果异常。她最初服用卡比多巴/左旋多巴后效果很好,开始出现严重问题前2~3年她似乎各方面都非常好。她初次来我们门诊时最大的问题是跌倒。她第一次跌倒发生在4年前,导致下颌骨折。确诊后2年开始出现规律的跌倒,她描述自己跌倒很突然,就像被人推了一下。她的跌倒无固定的方向,过去的1年里跌倒了3次,造成颈椎非移位性骨折,肋骨骨折和膝关节损伤,最近4个月一直坐轮椅。

她3年前出现异动症,最近几周加重。她在异动症发作时出现剂末效应,但首次评估时否认存在剂末效应,在过去的1年里出现冻结步态;她出现严重疲劳,同时有咀嚼、吞咽困难、明显的发声过弱。她的丈夫诉她食欲不佳,每日只吃一顿饭;在过去5年里未观察到睡眠呼吸暂停或喘鸣;但是患有快动眼睡眠行为障碍(REM sleep behavior disorder, RBD),夜间会走动或尖叫;她还产生了幻觉,每周有一次"看到牛仔在山上";她还出现了抑郁和主动性丧失;所有ADL完全依赖;同时有轻微的震颤。在帕金森确诊前,经常抱怨头晕并接受氟氢可的松(fludrocortisone)治疗、严重便秘(可1周不排便)需接受聚乙二醇和车前子治疗,还有尿失禁的情况存在。

她目前的相关用药是卡比多巴/左旋多巴

(25/100 mg),每2~4小时1.5片,卡比多巴/左旋多巴缓释剂(25/100 mg)夜间1次,氟氢可的松0.1 mg/d,度洛西丁60 mg/d,睡前氯硝西泮0.5 mg 2片。

在检查时她非常焦虑,测血压:坐位下120/60 mmHg,站位110/50 mmHg,心率92次/分,无面具脸的表现但音量低、嗅觉减退、眼外肌活动正常、无震颤、中度广泛的异动症、中到重度的强直及动作迟缓;UPDRS第3部分运动评分是41分;腱反射亢进,但无踝阵挛,她的脚趾向下;站立和步行都需辅助才能完成,没有冻结步态,但严重的姿势不稳;神经心理学检查正常。

MRI扫描示壳核呈高信号影,边缘低信号改变(图33.1)。她的诊断是非典型的帕金森综合征,可能是多系统萎缩。

同时,我们安排了精神科随访焦虑,并把度洛西汀换成文拉法辛,针对快动眼相睡眠行为障碍添加了褪黑素,为改善疲劳减少了氯硝西泮,积极处理便秘,给予言语和物理疗法,行改良的吞钡试验。

讨论

这个患者基于以下几个原因被诊断为非典型帕金森综合征:① 早期步态困难和跌倒;② 在4年内迅速进展为坐轮椅的状态;③ 无震颤;④ 早期严重的自主神经功能紊乱包括便秘、尿失禁、头晕和吞咽困难;⑤ 严重运动不能、强直、反射亢进、姿势不稳;⑥ MRI扫描结果。她对左旋多巴

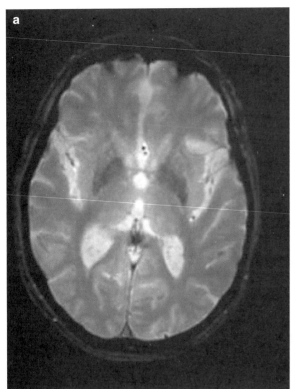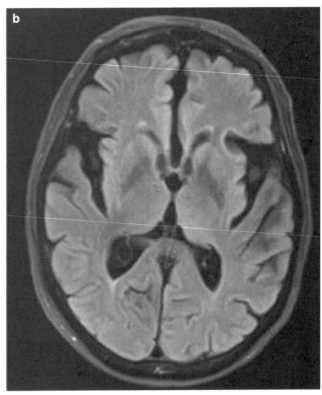

图33.1　MRI T$_2$ GRE（a）和T$_2$-flair（b）显示信号改变，包括后壳核的低信号影和边缘的高信号影

反应良好以及出现异动症并不能成为排除非典型性帕金森综合征诊断的理由，因为众所周知，大约有30%的患有上述几种综合征的患者可能在疾病的早期阶段具有这种特征，但通常不是持久的。临床上最常见的非典型性帕金森综合征包括多系统萎缩（multiple system atrophy，MSA）、进行性核上性麻痹（PSP）、皮质基底节综合征、路易体痴呆和血管性帕金森综合征。该患者的特征最符合MSA，但值得注意的是多系统萎缩和进行性核上性麻痹常常被混淆。

　　MSA是1969年引入的一个术语，囊括了之前描述的3个症状，Shy-Drager综合征（1960年描述），纹状体黑质变性（1960年描述）和橄榄体小脑脑桥萎缩（1900年描述）三者有相同的病理特征。多系统萎缩分为2种类型，一种是帕金森型多系统萎缩（MSA-P），帕金森症候群的特征是它的最初表现，另一种是小脑型多系统萎缩，具有小脑损伤的特征，如共济失调，是它的最初症状。

　　MSA不如PD常见，在50岁以上人群中发病率约为每10万人中有3例，患病率为每10万人中有2～5例，是PD的1/10。它的平均患病年龄比PD低，大约在54岁，并且该病无男女和种族差异，散在发病。即使患者对多巴胺能药物有反应预后也很差，因为它比PD进展快，平均寿命为7年内。

　　可以想象到MSA的临床特征是错综复杂的。核心特征包括运动不能-僵硬型帕金森综合征、自主神经功能障碍（包括体位性低血压和泌尿生殖系统功能障碍）、小脑共济失调及各种锥体束征。虽然分MSA-P和MSA-C 2类，但随着时间的推移他们都会出现所有的症状和体征。帕金森综合征的早期特征为运动不能/动作迟缓、动作僵硬和姿势不稳（我们的病例是在3年内）。尽管人们认为MSA中震颤不常见，但是实际诊断中非规律性姿势不稳和意向性震颤却是常见的（约2/3的病例），是一种诊断性标志。静息性震颤也有报道，但远不及PD。锥体束征主要有反射亢进和足底伸肌反射。小脑症状包括步态共济失调，肢体共济失调，共济失调性构音障碍，小脑眼动障碍（包括凝视诱发眼球震颤、视觉追踪不能和辨距不良）。

自主神经功能障碍的特征是泌尿系统功能障碍发生率高达80%以上，特别是尿潴留和尿失禁，以及体位性低血压症状（75%）。几乎所有的MSA男性患者都存在早期勃起功能障碍；其他早期自主神经功能障碍的常见症状包括尿频、尿急、膀胱排空不全，而PD经常因逼尿肌功能亢进而导致尿频。排尿后的膀胱超声检查对于诊断尿潴留问题非常有帮助，如果没有给患者服抗胆碱药，如果是尿潴留这种情况应怀疑诊断是MSA而非PD。

MSA还有其他几个众所周知的特性需要注意：通常会看到几种脊柱异常，比萨综合征（亚急性轴向肌张力障碍伴躯干，头部和颈部严重侧屈）和躯干前屈征（严重的脊柱前屈），也许最典型的特征是不成比例的颈或头前斜下垂综合征，这在MSA中比PD更常见。MSA患者发生垂颈征或躯干前屈征的原因众说纷纭且存在争议，一些学者认为这可能是肌张力障碍的结果；但也有人认为单纯颈、胸/腰部肌病导致，至少在某些病例中是这样；也有人认为这是肌张力障碍发展为肌病，但尚无先例。虽然肌电图（electromyography，EMG）通常能明确诊断，但当诊断不确定时需要活检。令人困惑的是，在帕金森综合征患者中对正常颈部肌肉活检结果不完全清楚。其他特征是口颜面部肌张力障碍或运动障碍，有时类似于"痉笑"，这有可能是左旋多巴导致的也可能不是，刺激敏感的皮质肌阵挛也可见，吞咽困难和语言障碍与PD相比更常见，言语障碍包括声音过低、音调过高、颤抖、声音紧张。MSA-C型患者有典型的小脑性构音障碍。

至少有2/3的患者有快速眼动睡眠行为障碍（rapid eye movement，REM）。在这种紊乱状态下梦境变得很激烈，肌肉迟缓在快速眼动睡眠中消失，结果是患者演绎他们的梦境，有可能造成自己或床伴受伤。MSA的这一特征通常早于运动障碍，有时数十年前就出现（正如在其他共核蛋

白病如PD和路易体病中所见）。夜间的另一个问题是喉喘鸣，这可能是猝死的危险因素，这种哮鸣声音调较高且发生于吸气相。患者可能出现睡眠呼吸暂停或白天不由自主的叹息或喘息；与PD和其他帕金森综合征相比，MSA中的认知功能往往得到相对较好的保留，认知障碍在MSA中不常见（<20%），但它的存在并不能作为临床上排除MSA的依据；这些患者经常会有抑郁和焦虑的经历；嗅觉功能障碍的频率和严重程度比PD轻。诊断标准在2008年被修改［见Gilman et al.（2008）］并总结于表33.1。该病例符合可能的MSA标准。

目前没有针对MSA特异检查手段，临床上更容易进行123I-FP-CIT SPECT扫描或DaTscan检查（在本例中已完成），但它不能将MSA与PD或其他退行性帕金森综合征区分开来。几种疾病均存在异常的壳核结合。MRI扫描可提供一些诊断线索，但看到的变化并无普遍性或特异性。MSA-P型患者T_2相MRI信号改变如本例所见的壳核后部低密度影和壳核边缘的高密度影。在MSA-C型患者中，"十字征"是指桥小脑脚纤维变性而呈交叉状的T_2相高信号。

最终的诊断是通过尸检。特征性的病理改变是神经胶质细胞内含物即α突触核蛋白、tau、泛素和引起神经变性其他蛋白质。病理累及广泛，部位包括壳膜、尾状核、黑质、蓝斑、脑桥核（脑桥排尿区）、下橄榄核、延髓腹侧、小脑浦肯野细胞层、中外侧细胞柱（包括Onuf核）。

目前没有改善MSA疾病的治疗方法。所有的治疗方法是对症的，包括对帕金森综合征、自主神经功能紊乱、睡眠和呼吸问题等的处理。对共济失调没有特别有效的治疗方法；使用左旋多巴治疗可能有助于约1/3的有帕金森综合征特征的MSA患者，但效果中等且短暂，通常需要大剂量，也许高于每日1 000 mg。一些患者在治疗失败前几年先出现异动症和运动波动，如果患者对左旋多巴没有反应，就没有必要去尝试包括多巴胺受体激动剂在内的其他多巴胺能辅助药物，况且这

表33.1   MSA的临床诊断标准：＞30岁,散发起病加上［见Gilman et al.(2008)］

	很　可　能	可　　　能	支持证据
主　要	自主神经功能障碍：尿失禁（男性勃起功能障碍）或体位性低血压（下降30/15 mmHg）	帕金森综合征或小脑性共济失调	口颜面肌张力障碍 垂颈症 躯干前屈征 严重言语障碍／构音障碍 叹气和打鼾 手震颤 手脚冰冷 PET和MRI影像改变
次　要	对左旋多巴反应差的帕金森综合征或小脑性共济失调	自主神经功能障碍：泌尿功能障碍——尿潴留、尿频、尿急 体位性低血压的程度小于勃起功能障碍	
优先级		有下列之一： 锥体束征 喘鸣 吞咽困难 迅速进展 对左旋多巴反应差 起病3年内姿势不稳 合并帕金森综合征和共济失调	

些药物自主神经不良反应更多见；深部脑刺激对多系统萎缩没有作用；物理治疗对预防跌倒和挛缩有用,在特定时期对运动功能也有帮助。物理治疗师可以指导辅助设备的使用；作业治疗师可以对ADL提供指导建议；言语治疗师可以对言语和吞咽能力评估,帮助决定是否使用经皮胃造瘘；肉毒素注射可以帮助改善面部或肢体的肌张力障碍,但对于垂颈症的注射争议较多。首先应该完善颈部肌肉肌电图以排除肌病,也有人尝试对假性肥大患者后组肌群进行肉毒素注射,但这有可能会加重垂颈症。

对于呼吸喘鸣和其他呼吸道症状采用持续气道正压（continuous positive airway pressure,CPAP）或双向气道正压（bilevel positive airway pressure,BiPAP）有效,耳鼻喉科和肺科专家可能会帮助决定是使用这种技术还是气管切开。值得注意的是气管切开可能会加重危及生命的中枢性睡眠呼吸暂停,尽管它对喘鸣有帮助,但似乎并不能消除猝死的风险。对MSA行为障碍（RBD）的治疗

与特发性和PD相关的RBD相同,需要采取一些安全措施,如移动物品、衬垫、床边放垫子以及睡不同的床。RBD的药物治疗包括褪黑素和氯硝西泮。

自主神经功能障碍的治疗有几种选择,很多方法与帕金森综合征的方法类似。这些方法在12、13、14篇等都有讨论。这里有一些重要区别,例如MSA患者更多的是尿路梗阻和尿潴留,很少有高反应性膀胱,所以不能用抗胆碱能药物,以免加重尿潴留。表33.2、表33.3和表33.4是对泌尿道问题、便秘、体位性低血压的医学和非医学的治疗总结。不论如何上述问题对患者而言相当麻烦且需要治疗,虽然大多数治疗方法尚未针对MSA的专门研究,除了屈昔多巴在体位性低血压混合人群中有研究外。

最后,抑郁和焦虑是MSA中常见的问题,在这种情况下应该对其进行监控并妥善处理,抗抑郁药和抗焦虑药尚未在MSA中专门研究,但应加以利用。

表33.2 MSA患者泌尿问题的治疗

非医学治疗	医 学 治 疗
评估液体情况、咖啡因和酒精的摄入	尿路梗阻用α_1受体阻滞剂——坦索罗欣和希洛多辛,将会提高静态平衡
控制便秘	对高反应性膀胱用M受体阻断药——索利那辛、非索罗定、达非那新、曲司氯胺
治疗脚踝水肿	治疗低血压:β_3受体激动剂——米拉贝隆
避免夜间高血压	
运动	
防失禁产品:衬垫、内裤、外部收集器	
规律排尿或者自我导尿	

续 表

非医学治疗	医 学 治 疗
避免过度用力解大便	D_2受体阻滞剂:多潘立酮
高腰围支撑软管(使用困难)	肾上腺素拮抗剂:育亨宾
床头抬高,床头比脚高15～23 cm	
早期识别症状:坐位训练或等长收缩训练	

表33.3 MSA患者的便秘治疗

非医学治疗	医 学 治 疗
充足的液体	聚乙二醇
纤维补充	软便剂:多库酯钠、双醋苯啶
运动	含镁产品:乳镁、柠檬酸镁
	渗透性泻药如乳果糖
	鲁比前列酮(促分泌素和氯离子通道激活剂)
	利那洛肽(增加分泌活动的鸟甘环化酶-c激动剂)

表33.4 MSA体位性低血压的治疗

非医学治疗	医 学 治 疗
增加盐/水的摄入(睡醒时饮用473 mL的凉水,液体2～3 L/d,盐6～10 gm/d)	液压扩张器:氟氢可的松
调节-下肢	血管活性药:盐酸米多君、麻黄碱
避免快速站起来	前列腺素抑制剂:消炎痛、布洛芬
避免暴饮暴食	去甲肾上腺素前体:屈昔多巴
避免热水淋浴	胆碱酯酶抑制剂:比斯地明

参考文献

[1] BEN-SHLOMO Y, WENNING G K, TISON F, et al. Survival of patients with pathologically proven multiple system atrophy: a metaanalysis. Neurology, 1997, 48: 384.

[2] BROOKS D J, SEPPI K. Neuroimaging working group on MSA. Proposed neuroimaging criteria for the diagnosis of multiple system atrophy. Mov Disord, 2009, 24: 949.

[3] ESPER C D, FACTOR S A. Current and future treatments of multiple system atrophy. Curr Treat Options Neurol, 2007, 9(3): 210–223.

[4] GILMAN S, WENNING G K, LOW P A, et al. Second consensus statement on the diagnosis of multiple system atrophy. Neurology, 2008, 71: 670.

[5] IRANZO A, SANTAMARíA J, RYE D B, et al. Characteristics of idiopathic REM sleep behavior disorder and that associated with MSA and PD. Neurology, 2005, 65: 247.

[6] JELLINGER K A, LANTOS P L. Papp-Lantos inclusions and the pathogenesis of multiple system atrophy: an update. Acta Neuropathol, 2010, 119: 657.

[7] MURPHY M A, FRIEDMAN J H, TETRUD J W, et al. Neurodegenerative disorders mimicking progressive supranuclear palsy: a report of three cases. J Clin Neurosci, 2005, 12: 941.

[8] PARIKH S M, DIEDRICH A, BIAGGIONI I, et al. The nature of the autonomic dysfunction in multiple system atrophy. J Neurol Sci, 2002, 200: 1.

[9] REVUELTA G J, BENATAR M, FREEMAN A, et al. Clinical subtypes of anterocollis in parkinsonian syndromes. J Neurol Sci, 2012, 315: 100–103.

[10] WENNING G K, COLOSIMO C, GESER F, et al. Multiple system atrophy. Lancet Neurol, 2004, 3: 93.

[11] WENNING G K, GESER F, KRISMER F, et al. The natural history of multiple system atrophy: a prospective European cohort study. Lancet Neurol, 2013, 12: 264.

路易体痴呆的治疗

霍莉·A.希尔

路易体痴呆的治疗

34

霍莉·A.希尔

案例

一名74岁的右利手男性患者自行找到医生以评估震颤和可能出现的帕金森病，因为患者在语言组织方面有困难，病史是由患者的妻子提供的。她说，大约6个月前，他开始注意到，当手放在身边或晚上安静地坐着时，他的左手会颤抖。随着时间的推移，左手颤抖的幅度变得更大，时间也更长，但并没有真正困扰患者太多。进一步询问后，发现患者走路的速度变慢了，话也变少了。她感到他可能抑郁了，因为他已经放弃了以前的一些兴趣爱好，比如和朋友一起喝咖啡和打高尔夫球。在询问患者的情绪时，他说他感觉自己的情绪还不错，并说他不再打高尔夫球了，因为他的伙伴们打球的时间太早。据此，确定此特征为情感淡漠，进一步要探讨的是认知问题。按照他妻子的说法，他在两年前就开始兴趣减退。他一向喜欢社交，但他当和朋友出去玩时，他似乎更不喜欢聊天了。他以前为他们办理所有的银行业务，现在仍然可以做，但需要人去催促。他的短期记忆似乎还可以。他仍在开车，但和他一起坐车时，她有时会感到紧张，因为他很难保持在车道上，也很难把车开进停车位。这是因为他无法判断车的大小和车位的关系。他不会迷路。他有时表达想法有困难，但不会忘记名字。她已经不再让他在回家的路上做任何额外的事情，因为他很容易就会不知所措。他的妻子说，尽管需要督促他进行个人生活自理，而且速度较慢，但他仍然可以完成所有的日常生活活动，如穿衣、洗澡和梳洗。他走

得慢了一些，但他不会拖着脚走，也不会摔倒。综合其所有的认知特征，可以确定他存在执行功能障碍以及视空间的问题，但其他领域的认知功能似乎相对完整。接下来，可以询问其他非运动症状。当她试图让他参与讨论或请求他为她做些什么的时候，他就变得更加急惹。他睡眠不太好，有时晚上起来一两个小时后才回到床上。他的梦境"活灵活现"，还会在睡梦中说话，有时还会在睡梦中与人打架，因为他会大声喊叫，还会挥舞手臂。现在回想起来，他出现这样的情况已经好几年了。患者没有意识到做过这些梦。在傍晚，他更容易"昏昏沉沉"，妻子认为这是因为他睡不好造成的。他没有出现真正的视幻觉。他没有血压问题，也没有体位性低血压。他除了晚上起来上2次厕所外，没有大小便的问题。

查体有情感淡漠，全身轻度运动迟缓，左手静止性震颤，步速缓慢。采用MOCA来评估，因为它比MMSE更敏感，他得到23分。对患者的诊断进行了讨论：患者可能诊断是帕金森病伴有轻度认知障碍。约20%的早期PD患者可能患有轻度认知障碍（MCI），但担心这可能不仅仅是帕金森病的症状，怀疑这可能是早期路易体痴呆（DLB）。可以考虑做多巴胺转运体成像和FDG-PET扫描对诊断是否有所帮助，但决定暂缓进行，因为不确定它是否会改变治疗方法。

考虑到患者有运动迟缓，选择使用左旋多巴治疗。在1个月后随访时，他的妻子注意到他行动起来更轻松了，甚至看起来更健谈了。继续每隔3～4个月随访一次。1年半之后，妻子说他已

经主动提出不再开车了。他开始产生低级的错觉，比如把停车标志错当成人。他不再办理银行业务了，他甚至在穿衣上也有一些轻微的困难了。现在你可以非常确定这就是DLB。鉴于认知问题日益严重，开始用5 mg多奈哌齐来治疗。他能很好地耐受该药，而且他的妻子注意到他似乎更喜欢与人交谈，也不那么易怒了。在接下来的两年里，他开始出现越来越多的幻觉，经常在晚上看到站在窗外的人，看到睡在床底下的动物。这些对他来说并不是那么痛苦。然而，他越来越担心他的妻子可能对他不忠，经常想如果她出去购物，她会去哪里？她再也不能独自留下他一个人了。将左旋多巴的用量从每日3次减少到每日2次，并将多奈哌齐的用量增加到10 mg，这似乎有助于治疗这种精神疾病，但患者仍然存在认知问题，一天中的大部分时间他都坐在电视前，晚上不安地踱来踱去。推荐患者参加一个成人日健康项目，妻子发现这有助于给她一些休息时间，同时帮助患者得到更多的锻炼和社会交往。最后，妻子再也不能在家照顾他了，于是他被送进了记忆障碍患者护理机构。

讨论

首先要解决的问题是DLB的诊断。患者有2种主要的表现方式。在这种情况下，运动症状是导致神经科医生推测患者疑似患有帕金森病的原因。另一种典型的表现是患者主诉"记忆力丧失"，担心患者可能患上了阿尔茨海默病。麦基斯标准常用于DLB的诊断，可能相当敏感，但往往缺乏特异性。该标准要求痴呆作为首要症状，其次的核心特征是波动性认知障碍、视幻觉和帕金森综合征的自发性特征。提示性症状包括REM睡眠行为障碍、对神经安定药物高度敏感、SPECT或PET检查多巴胺神经末梢成像异常。在实践中，这些标准往往很难达到，即使临床上高度怀疑。例如，一位病史中多导睡眠监测提示有RBD的痴呆病史患者，即使没有其他核心临床特征，也

很可能在病理上出现DLB（路易体痴呆）。同样，在我们上面的患者中，表现为伴有MCI（轻度认知障碍）的PD（帕金森病），但似乎比典型的早期PD有更多的认知障碍。另一个需要解决的问题是严格的诊断标准，必须要求痴呆症和帕金森样症状在1年内开始相继出现，才能诊断为DLB。如果运动症状首先出现，1年后才开始出现认知障碍，根据麦基斯标准和Emre标准，它将被称为帕金森病痴呆。然而，很明显，在时间进程、运动和认知症状的严重程度方面，患者的表现存在很大的差异。在我的实践中，我严格按照研究标准诊断DLB，然后在适当的地方添加注释。因此，对上述患者而言，其印象是"帕金森综合征符合帕金森病的诊断标准，但早期的MCI与DLB有关"。

在记忆诊所，诊断变得更加困难。虽然路易体痴呆可能占痴呆患者的30%，但由于缺乏典型表现或未能找到典型特征，如快速眼动睡眠行为障碍（RBD）、幻觉或轻度帕金森综合征，它很少被识别出来。已经有人尝试在记忆门诊使用临床上更容易打分的检查表来实施更实用的诊断标准，例如路易体综合评分，它以一种更具临床相关性的方式捕捉到了麦基斯标准最显著的方面。诊断上的最后一个问题是DLB的病理学。绝大多数（如果不是全部）DLB患者也会有相当高的AD Braak分期，以满足这种痴呆症标准。相反，有许多AD患者存在路易体但不足以满足DLB的病理标准。这些可以被称为ADLB。对于这两组，其他附加性病理改变对患者认知障碍的影响尚不清楚。

接下来，我们将讨论DLB的个别核心症状。DLB的认知特征应与AD相区别。虽然短期记忆和语言困难在AD中最常见，但DLB的认知障碍的模式不同。注意力问题对患者来说可能是一个记忆问题，通常可以通过询问或测试自由回忆来弄清楚，与DLB患者的线索回忆相比，AD患者线索回忆通常表现更好。执行功能障碍通常始于淡漠和语言流利程度的下降。语言的实际内容是正常的，没有单词替换或忘记名字。淡漠应与抑郁

分开来。视空间的损伤通常开始时表现得不太明显，例如，在驾驶过程中会有轻微的变化。随着疾病的发展，可以看到一些问题，如由于不能在盘子里"找到"食物而无法进食。

认知波动是一种有趣的现象，其病理生理机制尚不清楚。患者家属会注意到患者常常昏昏欲睡或白天睡觉，有时两眼发呆，有时说话语无伦次。这可能会引发对癫痫或短暂性脑缺血发作（TIA）的担忧，但令人惊讶的是，很少有人发现这些问题中的任何一个是诱因。

DLB中的幻觉通常始于对存在感或移动的物体的低级错觉，随着时间的推移，幻觉可能会变得很具象，可以看到人或动物。当认知障碍不严重时，患者往往可以详细描述幻觉。照护者常常对幻觉的复杂性感到惊讶。其他类型的幻觉也可能发生，但视幻觉是最常见的。在DLB中也可以看到妄想症，偏执地认为伴侣不忠是相当普遍的。

DLB也会出现情绪变化，因此询问抑郁和焦虑是很重要的。与AD一样，DLB也可以出现"情绪低落"。四处游荡行为似乎不太常见，DLB可能比AD表现出更多的失用症，由于无法操作门锁，患者可能出不去。真正的攻击性在DLB中较少见，这可能反映了其具有比AD更严重的运动障碍；如果攻击性发生在DLB中，它通常是在妄想或幻觉的背景下发生的。

在DLB和PD中均可见自主神经功能障碍。患者可能有体位性低血压、晕厥和尿急等。

DLB的治疗可能相当复杂，因为人们试图解决疾病的认知、运动和非运动方面的问题，以及重要的照顾者问题。尽管DLB的发病率很高，但针对DLB的治疗研究相对较少。因此，最佳实践来自对已知的PD、PDD（parkinson disease dementia）和AD治疗的推断。

胆碱酯酶抑制剂多奈哌齐和卡巴汀用于治疗认知障碍。令人惊讶的是，DLB的反应似乎比AD更好。家庭成员经常报告说服药后患者更健谈，更容易表达思想。这些药物也可能引起幻觉。在较低剂量下，该类患者的耐受性通常良好，但在

AD中使用较高剂量时，耐受性可能较差。如果患者有静止性震颤，这可能会更严重，肠胃不适可能比AD更常见。

1/3的患者对盐酸美金刚有反应。用这个药后尤其是行为问题可能会得到改善，对于这两类药物，几乎没有证据表明它们会减缓进展或延迟进入疗养院的时间，所以我通常使用它们来改善症状，如果在1～2个月的治疗后没有明显的治疗效果，就停止使用它们。

DLB的精神症状的处理相对棘手。用于改善患者运动功能的左旋多巴和其他多巴胺能药物可能会加重精神症状，这时可能需要减少或停止用药。用于治疗如膀胱功能障碍等并发症的药物可能导致精神疾病，这些可能需要停止或改为其他药物。通常情况下大多数抗精神病药会使帕金森综合征加重，因此应避免使用。奎硫平可用于急性易激的治疗，可根据需要使用，但可能没有什么长期疗效。匹莫范色林被批准用于PD精神病，在DLB中应该是安全的，但它相对来说是比较新的药。氯氮平对PD精神病是安全有效的，对DLB精神病可能是有效的，但对粒细胞缺乏症需要频繁监测血液。如上所述，胆碱酯酶抑制剂是有帮助的。根据我的经验，用于治疗激惹的苯二氮䓬类药物通常会引起反常的躁动、嗜睡和长时间的混乱，所以应该谨慎使用。最后，我们不应该忘记非药物治疗的好处，如在家里移走或盖上镜子，在晚上拉上窗帘，在晚上保持额外的照明，避免令人不安的电视，并通过成人日健康项目改善社交渠道。照护人员的宣教也很重要。轻微的、不具威胁性的幻觉——可能不需要治疗。安抚和重新引导患者，而不是与其对峙，可能是相当有益的。

如严重影响日常生活活动，应予以治疗。特别是出现了迟缓且拖曳的步态应该及时考虑治疗，因为这可以预测跌倒的风险。DLB的执行功能障碍会增加跌倒的风险，因为患者往往不注意自己的行走能力和跌倒的风险，会"忘记"他们应该借助助行器或照护者的帮助下行走。鉴于多巴

胺激动剂和抗胆碱药物等产生幻觉和混乱的频率较高，因此，左旋多巴是首选药。

如果有体位性低血压的症状，应该且可以对其进行治疗。可以首先尝试非药物治疗，然后是药物，如氟氢可的松、米多君和屈昔多巴。前者包括喝大量的水，多摄入盐分，床头抬高20°。避免饱餐和快速起床，尤其避免使用降低血压的药物。

睡眠问题很有挑战性。褪黑素可用于RBD，而氯硝西泮是PD患者RBD的首选药物，但对于DLB，会加重镇静及意识混乱，而导致其使用受限。如果使用氯硝西泮，口服片剂的剂量为0.125 mg，耐受性可能更好。对于失眠和躁动，我通常使用轻度镇静的抗抑郁药，如曲唑酮或米氮平。

另外，也应该讨论照顾者的压力。由于行为上的波动，当你在诊所看到患者时，他们可能表现得很好，但当他们与配偶在家时，他们的性格却完全改变了。由于记忆单元通常要求患者能够自己行走，而那些由于帕金森综合征或体位性低血压而频繁跌倒的患者除非得到持续的监督，否则安置他们会很困难，这在大型的医疗机构中通常是不可能的。对这些患者来说，更小的团体之家，一对一的关注度更高的照护可能更适合这些患者。社区内的资源可通过不同的PD及痴呆组织找到。家庭健康机构对家庭安全评估和社会工作支持是有帮助的。照顾者可以利用他人帮助在家里监控和护理患者时，或者在患者参加外面的成人日健康项目时喘口气。

参考文献

[1] AARSLAND D, PERRY R, LARSEN J P, et al. Neuroleptic sensitivity in Parkinson's disease and parkinso-nian dementias. J Clin Psychiatry, 2005, 66(1): 633−637.

[2] AARSLAND D, EMRE M, LEES A, et al. Practice parameter: evaluation and treatment of depression, psychosis, and dementia in Parkinson disease(an evidence-based review): report of the Quality Standards Subcommittee of the American Academy of Neurology. Neurology, 2007, 68(1): 80; author reply 1.

[3] AARSLAND D, BALLARD C, RONGVE A, et al. Clinical trials of dementia with Lewy bodies and Parkinson's disease dementia. Curr Neurol Neurosci Rep, 2012, 12(1): 492−501.

[4] BEACH T G, ADLER C H, LUE L, et al. Unified staging system for Lewy body disorders: correlation with nigrostriatal degeneration, cognitive impairment and motor dysfunction. Acta Neuropathol, 2009, 117(6): 613−634.

[5] BOEVE B F, MOLANO J R, FERMAN T J, et al. Validation of the Mayo Sleep Questionnaire to screen for REM sleep behavior disorder in an aging and dementia cohort. Sleep Med, 2011, 12(1): 445−453.

[6] BOEVE B F, SILBER M H, FERMAN T J, et al. Clinicopathologic correlations in 172 cases of rapid eye movement sleep behavior disorder with or without a coexisting neu-rologic disorder. Sleep Med, 2013, 14(8): 754−762.

[7] EMRE M, AARSLAND D, BROWN R, et al. Clinical diagnostic criteria for dementia associated with Parkinson's disease. Mov Disord, 2007, 22(12): 1689−1707; quiz 837.

[8] EMRE M, CUMMINGS J L, LANE R M. Rivastigmine in dementia associ-ated with Parkinson's disease and Alzheimer's disease: similarities and differences. J Alzheimer's Dis: JAD, 2007, 11(4): 509−519.

[9] FERMAN T J, SMITH G E, BOEVE B F, et al. DLB fluctuations: specific features that reliably differentiate DLB from AD and normal aging. Neurology, 2004, 62(2): 181−187.

[10] MCKEITH I G, DICKSON D W, LOWE J, et al. Diagnosis and management of dementia with Lewy bodies: third report of the DLB Consortium. Neurology, 2005, 65(12): 1863−1872.

[11] THOMAS A J, BURN D J, ROWAN E N, et al. A comparison of the efficacy of donepezil in Parkinson's dis-ease with dementia and dementia with Lewy bodies. Int J Geriatr Psychiatry, 2005, 20(10): 938−944.

皮质基底节综合征的治疗

胡里奥·C.罗哈斯和亚当·L.博克瑟

案例

一名69岁右利手男性患者,近3年来他有进行性运动和认知障碍。他第一次注意到,当他挥动高尔夫球杆时,他会错过球。症状逐渐进展以至于他扣衬衫、系领带、系鞋带和系腰带等动作都存在问题。他的穿衣功能的受限与穿衣方法不正确有关。比如弄不清T恤的正反面,或者穿袜子的问题,比如袜子的脚后跟会穿在他的脚背上。他的妻子注意到他的左手有轻微的颤动,主要是在拿东西的时候。他说他的左手的问题似乎比右手更严重。虽然他说不清楚,但他并没有感到手软或僵硬,而更多的是手不听他的指挥。他的右手以及双下肢没有问题。在工作中,完成日常任务需要更长的时间。他变得更容易分心,在整理办公桌上的文件、用电脑打字和开支票方面都有困难。他在视空间处理方面的问题在工作中很明显。例如,他在确定名片的方向时遇到了困难,致使他无法阅读。当他开车时,他觉得判断汽车之间的距离有困难,且在平行停车时出现了新的困难。这些症状使他越来越焦虑和沮丧,他有过几次情绪失控,哭得泪流满面。有时,他会无缘无故地为一些小问题而哭泣。

他诉说背部瘙痒有2年了。他也有多尿,他认为是前列腺问题。他的食欲增加了,而且更喜欢吃水果,这使得他比前一年体重增加了4.54 kg。他诉说有轻微的失眠和白天嗜睡,但没有打鼾或梦境扮演。他否认存在记忆或语言问题。他没有复视、平衡、跌倒或吞咽困难等问题。他最近没有性格上的变化,没有淡漠,没有社交不当的行为,也没有幻觉,他仍然是一名金融顾问,尽管有困难,他还是继续开车。他能够管理自己的财务,除了穿衣需要帮助外,他日常生活活动完全独立。他患有高脂血症、糖尿病和良性前列腺肥大。他服用的药物包括二甲双胍、赖诺普利、阿托伐他汀和阿司匹林。他没有痴呆症或运动障碍的家族史。他有健康的生活方式,每周喝一杯葡萄酒,没有吸烟或药物滥用的不良嗜好。

神经学检查显示眼球运动正常,他在演示如何用刀切面包和左手用铲子翻煎饼时有困难(意念运动性失用症)。他在模仿手的动作,完成Luria测试(拳头-手-手掌),以及手指依次敲击(主要是在左侧)方面也存在问题。左上肢表现为齿轮状僵直,启动动作时更为严重,左侧手指外展轻度无力(4+/5),有轻微的异动症,大拇指持续的反张姿势。左侧指鼻试验存在轻微的辨距不良,左侧手指敲击速度比右侧慢。他的双脚敲击都很笨拙,表现更差的是左脚,特别是只有脚跟敲击或脚趾敲击的情况下,他的双下肢有轻微的过伸。他无法识别他手掌上的画的数字或字母,而且左脚的振动觉和温度觉也有所下降。在步态评估中,他的左手臂摆动幅度降低大于右臂,脚尖对脚跟走存在一定的困难。他没有运动迟缓,也没有面部表情或言语的变化。他的MMSE评分是27分(27/30分),在延迟回忆、地名和五边形临摹上扣了分。

正式的神经心理测试对明显的视空间障碍意义重大,在临摹图形和计算方面有困难,他的视觉记忆和执行功能只受到轻微的影响，而视觉相关的任务则受到损害。脑部核磁共振显示右侧比左侧更差，大脑前外侧、背外侧和内侧额沟增大。前颞叶和内侧颞叶也显示脑沟增大，但海马体积相对保留。FLAIR像显示额叶皮质下白质散在的高信号病灶，其中一些位于皮质旁。用 ^{11}C标记的匹兹堡化合物B（^{11}C-PiB）进行的可显示β淀粉样蛋白的脑正电子发射断层扫描（PET）示没有皮质示踪剂滞留，检测tau蛋白的Flortaucipir PET示基底神经节和右侧感觉运动皮质区tau蛋白异常滞留（图35.1）。

在存在偏侧额颞部脑萎缩和分子神经影像学证据情况下，结合偏侧失用、皮质感觉丧失、锥体外系体征和轻度认知障碍、视觉空间亚型，考虑诊断可能是皮质基底节综合征（CBS），这可能是由于皮质基底变性（CBD）——额颞叶变性（FTLD）谱系中的一种情况。由于他的锥体外系症状没有导致明显的运动功能受损，左旋多巴的试验性治疗被推迟，如果他的运动症状恶化，可以开始试验。他开始每日睡前服用20 mg西酞普兰，明显改善了他的焦虑、哭闹和失眠症状。他参加了一个中等到高强度的有氧运动训练。他接受了物理、作业和语言治疗的评估，并开始了一个可能在主观上改善运动、平衡和协调的瑜伽项目。他开始使用语音识别软件，该软件在工作中支持一些功能，包括与客户的互动。转介他去进行了一次独立的驾驶评估。关于他疾病相关的神经退行性和进行性的问题，他和他的家人接受了咨询服务。他被转诊到一个研究中心进行观察性队列研究和临床试验。

讨论

CBS是一种临床综合征，包括不对称帕金森综合征，对左旋多巴无反应，并出现皮质感觉运动障碍、行为或认知障碍，通常在症状出现后1～2

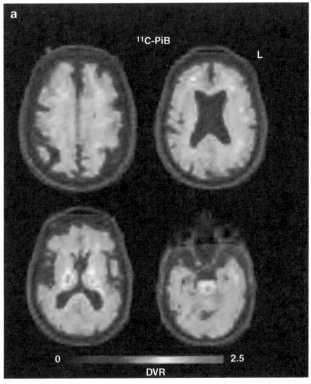
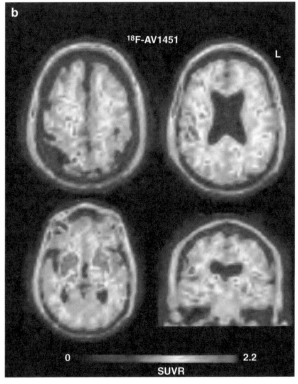

图35.1 脑淀粉样蛋白和tau PET结果。图像显示11c标记的匹兹堡化合物b（^{11}C-PiB）滞留阴性，支持无明显淀粉样蛋白积累（a）flortaucipir（^{18}F-AV1451）滞留阳性，支持局灶性和不对称的异常tau蛋白积累，特别是在基底神经节和右侧周围皮质区域（b）DVR：分布体积比；SUVR：标准摄取值比（图片由 Richard Tsai 和 Gil Rabinovici 提供）

年出现。应该在排除非神经退行性原因后再考虑（见Lee等人，2011）。CBS的初期症状多种多样，从四肢的精细运动不协调到复杂的运动组合、认知和行为改变。CBS的主要特征包括对称或不对称的锥体外系体征。知觉运动功能障碍，尤其是提示周围的皮质受累的感觉运动障碍和认知障碍。锥体外系的障碍可能是偏侧化的，也可能不是偏侧化的，也可能在最初对左旋多巴有反应，但其反应通常不像帕金森病那样明显或持久。

皮质感觉运动障碍常出现在一侧肢体，进展缓慢，影响同侧或对侧肢体，或可能涉及视觉忽略。皮质运动障碍包括肢体运动性失用或意念运动性失用症或肌阵挛性急跳。肌张力障碍姿势最初是间歇性的，但后来可能变成持续性的，有时使人丧失能力，疼痛和畸形，是残疾的常见原因。有时会出现轻微的肌张力障碍，可能会因脚趾或脚后跟的步态过程中因压力动作而加剧。皮质基底节综合征的一种特征性感觉运动障碍是异肢现象。它最轻微的形式是当手或脚放在身体前面时，偶尔会偏离位置或者自发地漂浮，或感觉肢体可能不是身体的一部分。这种障碍更多定位于顶叶的损伤。异肢呈更多的抓握或半目的性镜像运动形式则多定位于额叶内侧区域（辅助运动区）。常见的皮质感觉障碍包括触觉失认、皮肤的运动感知觉或两点辨别能力受损。有些患者有感官现象，如局部感觉异常、疼痛或瘙痒。认知障碍可能发生在运动症状出现之前、同时出现或之后出现。发病后，认知障碍通常是轻微的，有时一些床旁认知筛查测试（如MMSE或MoCA）结果分数在正常范围。认知障碍通常是进展的，它可能累及任一领域，包括语言、视觉空间处理或执行功能，尽管它通常是多领域受损的。短期记忆损害有时是存在的。行为异常的范围从无症状到睡眠和情绪变化，或更明显的行为异常，如额颞叶痴呆中行为变异。

CBS（皮质-基底节综合征）指的是一种临床综合征，有许多潜在的病因，而CBD（皮质-基底节变性）指的是额颞叶变性（FTLD）谱中特定的病理诊断，有时（但不总是）表现为CBS。因此，CBS和CBD不是等价的术语。CBS可能是一系列神经退行性疾病的表现，包括FTLD谱系中的疾病，如CBD（24%～35%）、进行性核上性麻痹（PSP）（12%～28%）和FTLD-TDP类型A型（10%～12%）（见Lee等人，2011）。CBS也可能是阿尔茨海默病（AD）的表现（22%～24%）或混合或罕见的病例（5%～13%），如FTLD/AD、Pick病、与MAPT、GRN、C9ORF72或TBK1突变相关的FTLD、单基因型帕金森病、路易体疾病或朊病毒疾病。根据潜在的病理，CBS与某些特定病理疾病的一些表型特征重叠并不少见，例如，PSP（跌倒、眼运动异常和失眠）、FTLD-TDP（人格改变和社会不当行为）、CBD（不流利的失语症或言语失用）和AD（发作性健忘症或双顶叶缺陷）。

我们最初的CBS检查包括正式的神经心理测试，以描绘涉及的认知区域，进行MRI检查以评估是否存在初级运动皮质周围皮质萎缩（图35.2），并通过淀粉样蛋白-脑PET检查或CSF中Aβ42，tau和p-tau含量的定量寻找AD病理生理过程的证据。新型定量结构神经成像技术，包括体素形态测量和弥散张量成像，对短至6个月的CBS结构变化非常敏感。这些成像模式在不久的将来可能会被更多的应用，特别是作为与临床试验相关的生物标志物。例如，CBS患者在双侧皮质和基底神经节区域表现出基线和纵向萎缩，包括中央前回、中央后回、辅助运动皮质、壳核和额顶叶白质（见Dutt等人，2016）（图35.3）。当无法进行MRI、淀粉样蛋白-PET或脑脊液检查时，脑FDG-PET是有用的。FDG-PET可能有助于根据低代谢模式预测CBS的潜在病理。尽管这不是严格的规定，但双侧后部（即顶叶，楔前叶，后扣带回）的低代谢通常与淀粉样蛋白PET阳性有关，而与淀粉样蛋白PET阴性或经病理证实的FTLD相关的CBS病例的额颞区（前扣带回、岛叶、前颞叶、背外侧前额叶和眶额叶）有更高的不对称低代谢率（见Sha等人，2015）。DAT扫描几乎没有提供有关CBS鉴别诊断的信息，我们认为它们在

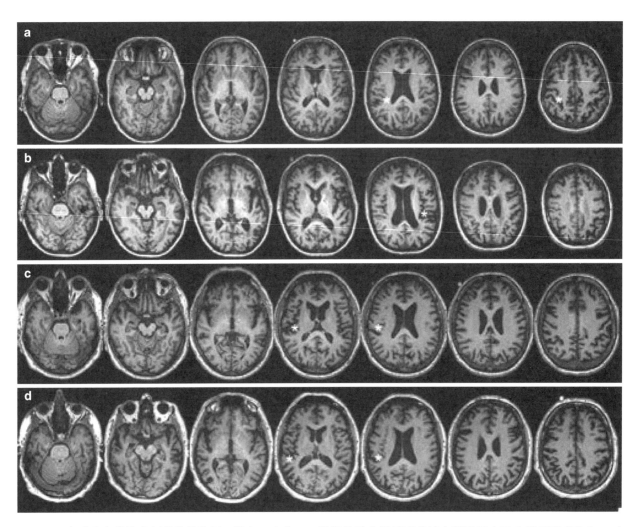

图35.2　皮质基底节综合征的结构特征。轴向T1加权MR图像显示皮质基底节综合征病例由于皮质基底变性（CBD）（a），进行性核上性麻痹（PSP）（b），与TAR DNA结合蛋白A相关的额颞叶变性（FTLD–TDP A）（c）和阿尔茨海默病（d）。注意，通过肉眼观察，萎缩的特殊模式在病例之间难以区分，但初级感觉运动皮质（星号）周围的体积减小是一个常见的特征

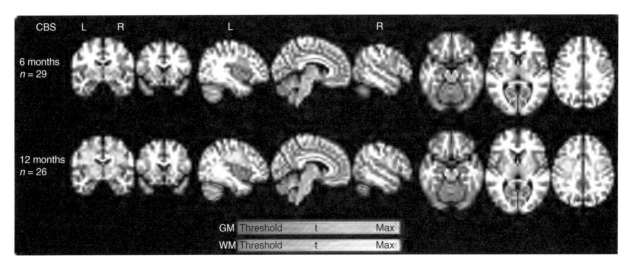

图35.3　基于体素的皮质基底节综合征的纵向灰质和白质形态测量分析。在对年龄、性别和颅内总容积进行校正后，彩色区域显示皮质基底综合征患者的脑灰质（蓝色）和白质（橙色）区域，每隔6个月和12个月出现明显的容量损失。6个月时最显著的区域体积损失发生在中央前回和壳核。12个月时最显著的区域体积损失发生在中央前回、额下回的盖部、壳核、苍白球和额中回。白质萎缩发生在邻近区域（转载自Dutt等人，2016，经Wolters Kluwer Health, Inc.许可）

临床上用处不大。最后，基于tau的配体分子神经成像，如flortaucipir，也称为18F-A V1451，对于CBS中tau沉积的活体成像是一种很有前途的工具。例如，经病理证实的CBD中的tau-PET在壳核、苍白球、丘脑、前中央皮质、中央盖、辅助运动区、左侧Broca区显示信号增强，与病理标本中定量测量的tau具有极好的相关性（见Josephs等人，2016）。tau成像可能会被用于CBS的诊断方法和CBS临床试验的筛选过程（图35.4）。

目前，尚无针对CBS的疾病缓解或特异性治疗方法，但目前正在开发新的疾病缓解疗法。由于CBS的大部分病例都与潜在的tau蛋白病有关，因此开发也与PSP和AD有关的抗tau疗法对CBS

也很重要。这些包括抗tau单克隆抗体、微管稳定剂、乙酰化抑制剂和聚集抑制剂（图35.4）。尽管缺乏经过批准的治疗方法，但仍可以进行多种药物、躯体和行为干预，以缓解症状并改善生活质量。这些是根据小规模的观察，病例报告和专家经验使用的。我们对CBS的管理方法侧重于运动、感觉、功能和认知行为障碍。

运动障碍对于有帕金森综合征（典型表现是运动迟缓或僵硬）的CBS患者，应考虑进行L-DOPA试验。大约30%的CBS患者对L-DOPA有阳性反应，尽管很少达到PD对L-DOPA反应的程度，而且往往是短暂的；每日600～900 mg的剂量是合理的目标。一些患者运动的改善轻至中

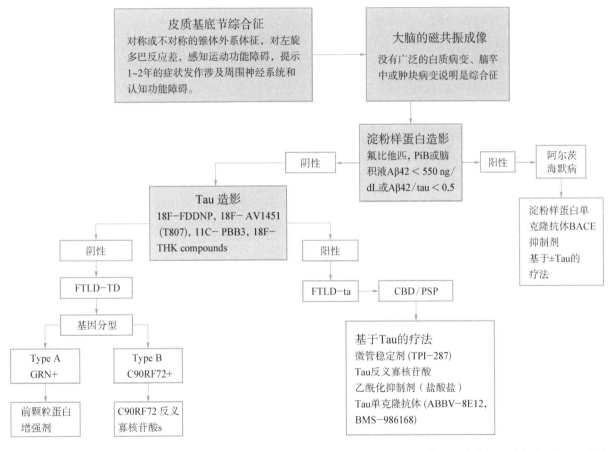

图35.4 与实验性疾病修饰疗法临床试验相关的皮质基底节综合征的诊断方法。在典型临床特征的设定中，脑MRI应该是研究血管、炎症或肿瘤状态是否存在可模拟神经退行性CBS表型的第一步。脑淀粉样蛋白PET或脑脊液（CSF）研究有助于评估阿尔茨海默病的存在。虽然脑脊液中的生物标志物和淀粉样PET数据主要来源于临床诊断，但未经病理证实，阳性结果可能支持阿尔茨海默病作为CBS病例的主要病理学。脑脊液阴性或淀粉样PET可继发脑tau PET，这可能决定tau沉积的存在及神经解剖学模式。随着新型tau PET的出现，期望在不久的将来，tau PET将能够确认或排除牛头病的存在，并加速将其转介到基于牛头的治疗试验。淀粉样蛋白和tau PET阴性的CBS患者可能成为未来FTLD-TDP治疗的潜在候选对象

度,可转化为有意义的功能变化,例如能够用一个手指打字或握住吸管。唑吡坦是一种咪唑吡啶类药物,对苯二氮䓬类1受体具有选择性的激动作用,可能对CBS的锥体外系运动症状有作用。它可暂时改善PSP患者的运动功能和延髓功能障碍。肌张力障碍可能对长效苯二氮䓬类药物如安定或氯硝西泮有反应,但由于它们有损害认知的不良反应风险,应谨慎使用。肌肉阵挛可能会对左乙拉西坦(最高3 000 mg/d)或苯二氮䓬类药物(最高5 mg/d)产生反应(见Marsili等人,2016)。我们不鼓励使用金刚烷胺和肌肉松弛剂,如巴氯芬、卡洛前列醇或替扎尼定,因为它们缺乏疗效和负面的认知不良反应,特别是怀疑是AD的CBS病例中。由于存在幻觉和强迫行为的风险,我们不主张直接使用多巴胺激动剂,这有可能是FTLD表型的一个基本特征。在局灶性肌张力障碍或眼睑痉挛的病例中,应用肉毒毒素进行化学去神经治疗可作为一种预防畸形和疼痛的合理干预手段。在眼轮匝肌的睑板前区肉毒毒素注射,或戴上装有眼睑撑开装置的眼镜框,也可能对眼睑打开失用症有效。一些研究小组尝试了包括重复经颅磁刺激在内的多学科方法,并取得了一定的成功。这种干预虽然是实验性的。如果可行,是可以考虑的,特别是与物理治疗结合使用。由肌张力障碍引起的肢体畸形也可以在作业治疗师的指导下使用腕部、手指或脚部矫形器进行矫正,严重的病变应考虑进行矫形手术。

感觉障碍   如触发痛或中枢性疼痛等不愉快的感觉症状可能对神经病理性疼痛的药物(如加巴喷丁、普瑞巴林或度洛西汀)产生反应。尽管加巴喷丁可能与认知不良反应有关,但根据我们的经验,CBS患者可以耐受加巴喷丁,特别是在小剂量和未怀疑有AD的情况下。应进行眼科评估,以排除可逆性屈光不正,它可能加剧视觉空间处理障碍。应筛查患者的膀胱控制问题,请泌尿科会诊处理尿潴留或尿失禁问题。膀胱控制相关的药物应谨慎使用,因为它们可能引起认知方面的不良反应。与奥昔布宁或达利非那汀相比,曲司氯

铵和托特罗定等抗痉挛剂是首选的,因为它们对外周胆碱能受体有更高的选择性。

功能障碍   应转诊患者进行物理,职业和言语治疗评估。应采取个性化的干预措施,以解决步态和平衡问题、吞咽困难、交流困难和感觉肌肉运动控制问题。根据功能障碍和需要,可以尝试多种功能适应。例如,使用钳子的训练可以代替叉子的使用,这样可以在进食时改善其独立性。由于感知运动功能障碍而导致沟通障碍的患者可以通过使用录音机或语音记录软件受益。环境适应可能包括衣服或用具的重组,以方便选择,以及安装把手和升高座椅,以方便转移。继续开车的患者应转介进行独立驾驶评估或按当地法规申报。应鼓励进行关节活动度训练,对于受持续性肌张力障碍影响的区域,应使用矫形器以防止畸形及随之产生的疼痛。患者应根据美国心脏协会的建议,在可承受的范围内进行有组织的有氧运动。(每周大部分时间进行30～45分钟的中到高强度有氧运动)。应考虑向姑息治疗专家咨询,以便在症状管理方面为患者和家属提供更多支持。考虑置入经皮内窥镜胃造瘘管以维持进食来治疗严重吞咽困难,这可能特别有用。临终关怀是晚期CBS患者的重要干预措施,尤其是由于因运动不便或其他形式的严重运动或认知障碍而导致的预期寿命少于6个月时。

认知/行为障碍CBS患者的抑郁或焦虑症状通常可从抗抑郁治疗中受益。选择性5-羟色胺再摄取抑制剂(SSRIs)是首选,因为它们认知不良反应相对较小。由于抗胆碱作用,我们不鼓励使用三环类抗抑郁药。我们更倾向于使用SSRIs类药物,因为它们的抗胆碱能和抗组胺活性最低,如西酞普兰和艾斯西酞普兰或选择性去甲肾上腺素再摄取抑制剂:文拉法辛。避免使用具有一定抗胆碱活性的氟西汀、帕罗西汀或舍曲林。文拉法辛是一个合理的选择,特别是当需要对抗淡漠的激活作用时。选择性5-羟色胺再吸收抑制剂也可能改善在某些CBS病例中出现的强迫和冲动。失眠通常通过心理睡眠咨询和使用认知

不良反应最小的催眠药物如褪黑素或曲唑酮来解决。一般来说，由于白天嗜睡和姿势不稳的发生率增加，我们避免使用具有直接的GABA能激动剂活性的催眠/镇静剂，如劳拉西泮或右佐匹克隆。如果存在假性球麻痹，可以考虑使用右美沙芬/奎尼丁。如果怀疑CBS是由AD引起的，特别是如果认知系统包括记忆或注意力缺陷，应该考虑使用胆碱酯酶抑制剂。特别是在认知症状包括记忆力或注意力不足的情况下，然而，我们不鼓励使用抗精神病药来治疗CBS的行为症状，但是，当有严重的攻击行为对行为措施无反应时，可以使用它们。认知功能障碍的治疗需要可靠的护理人员的支持来维持功能。某些干预措施可以减轻与某些认知缺陷有关的压力，例如，有氧运动对执行功能障碍有改善作用，结构化的常规活动和记忆功能障碍的提醒，非流利语言功能障碍的言语治疗以及视空间功能障碍的环境简化。

最后，应该为患者及其家属提供专门的信息、教育和支持资源。与CBS相关的资源包括CurePSP（www.psp.org）、皮质基底退变治疗方案（www.cbdsolutions.se）、额颞叶退变协会（www.theaftd.org）、阿尔茨海默病协会（www.alz.org）。如果可能的话，应该建议患者参与学术中心的研究，包括观察组和临床试验。参与研究的过程可通过保留患者身份、价值、自主和希望，有助于患者的健康。与此同时，只有在患者及其家属的参与下，才能在CBS的诊断和治疗发展方面取得进展。与CBS相关的研究选择包括4重复性Tauopathy神经影像学研究（4RTNI, www.memory.ucsf.edu/research/studies/4rtni）和美国国家卫生研究院资助的北美研究网络促进额颞叶退化的研究和治疗（ARTFL, www.rarediseasenetwork.org/cms/artfl），其中包括美国和加拿大的多个招募

网站。

参考文献

[1] BURRELL J R, HODGES J R, ROWE J B. Cognition in corticobasal syn-drome and progressive supranuclear palsy: a review. Mov Disord, 2014, 29(1): 684–693.

[2] COTTER C, ARMYTAGE T, CRIMMINS D. The use of zolpidem in the treatment of progressive supranuclear palsy. J Clin Neurosci, 2010, 17(3): 385–386.

[3] DANIELE A, MORO E, BENTIVOGLIO A R. Zolpidem in progressive supra-nuclear palsy. N Engl J Med, 1999, 341(7): 543–544.

[4] DUTT S, BINNEY R J, HEUER H W, et al. Progression of brain atrophy in PSP and CBS over 6 months and 1 year. Neurology, 2016, 87(19): 2016–2025.

[5] JOSEPHS K A, WHITWELL J L, TACIK P, et al. AV-1451 tau-PET uptake does correlate with quanti-tatively measured 4R-tau burden in autopsy-confirmed corticobasal degeneration. Acta Neuropathol, 2016, 132(6): 931–933.

[6] LAMB R, ROHRER J D, LEES A J, et al. Progressive supranuclear palsy and corticobasal degeneration: pathophysiology and treatment options. Curr Treat Options Neurol, 2016, 18(9): 42.

[7] LEE S E, RABINOVICI G D, MAYO M C, et al. Clinicopathological correlations in cortico-basal degeneration. Ann Neurol, 2011, 70(2): 327–340.

[8] MARSILI L, SUPPA A, BERARDELLI A, et al. Therapeutic interventions in parkinsonism: corticobasal degeneration. Parkinsonism Relat Disord, 2016, 22(Suppl 1): S96–S100.

[9] SHA S J, GHOSH P M, LEE S E, et al. Predicting amyloid status in corticobasal syndrome using modified clinical criteria, magnetic resonance imaging and fluoro-deoxyglucose positron emission tomography. Alzheimers Res Ther, 2015, 7(1): 8.

[10] TSAI R M, BOXER A L. Therapy and clinical trials in frontotemporal dementia: past, present, and future. J Neurochem, 2016, 138(Suppl 1): 211–221.

[11] ZHANG Y, WALTER R, NG P, et al. Progression of microstructural degeneration in progressive supranuclear palsy and corticobasal syndrome: a longitudinal diffusion tensor imaging study. PLoS One, 2016, 11(6): e0157218.

是否存在血管性帕金森综合征？

阿尔贝托·J. 艾斯佩

案例

这名60岁的女性有6年的进行性步态障碍和轻微手震颤的病史。最初，她发现平衡能力受损，走路缓慢，拖曳步态和向前跌倒的趋势。握物时，手部轻度震颤变得很明显。4年内，她需要轮椅才能移动。她认同自己有短期记忆丧失的问题，在评估之前的1年中这种问题加重了。她有高血压和睡眠呼吸暂停的病史。没有运动障碍家族史。她姐姐的两个孩子有智力障碍。由于不孕，她没有孩子。

在检查中，她在交替运动中表现出双侧肢体对称性运动幅度的降低，并伴有轻微的震颤，但没有僵硬。她无法独立行走，步基增宽，因为冻结转身困难。她的MoCA得分为12/30分，定向力、视觉空间/执行任务、注意力、语言流利性和延迟回忆等方面扣分（她无法回忆任何单词，但在做出多项选择时能认出3/5）。她的脑部MRI显示轻度萎缩并伴有中度白质脑病（图36.1a）。基于步态障碍和脑MRI的发现，我对该患者最初的初步诊断是血管性帕金森综合征。

然而，进一步回顾病史后，发现其他具有诊断价值的要素被忽略了。该患者有智力障碍的家族病史和不孕的个人病史。发现她是FMR1基因中82和132个CGG扩展子的携带者，该基因处于突变前范围，使诊断从血管性帕金森综合征修改为脆性X染色体相关性震颤–共济失调综合征。

讨论

只需满足3个相对非特异性的标准就可以简单地对血管性帕金森综合征做出诊断，这3个标准是由Ziljans和他的同事在2004年提出的：①帕金森综合征的特征；②脑血管疾病的影像学证据；③两者之间的关系，帕金森综合征与脑血管病损害有因果关系，如果临床进程是快速进展或逐步进展，则认为可以支持后一种标准。尽管这些标准很容易应用，但对血管病变的诊断并不像看起来那样简单。帕金森综合征和脑血管疾病的定义在临床和影像学方面都是有争议的。

让我们先来谈谈帕金森综合征。这一临床分类在运动迟缓的情况下得到证实。然而，在许多疾病中，迟缓并不代表帕金森综合征，包括中度至重度阿尔茨海默病中的失用症、额颞痴呆的执行功能障碍、重度抑郁症中的精神运动迟缓，以及运动神经元疾病或卒中引起的伴有锥体束受损引起的痉挛。无顺序效应的运动缓慢，被定义为重复动作时幅度和速度的逐渐降低，不属于运动迟缓，而运动迟缓是帕金森综合征的核心特征。因此，许多我们统称为帕金森综合征的疾病实际上是伪帕金森综合征。导致伪帕金森综合征的血管综合征包括双侧大脑前动脉卒中导致的不动性缄默症（影响前扣带回）和左额、双侧纹状体腔隙性卒中导致的淡漠的抑郁症（损害额–纹状体网络）。

接下来讨论与脑血管疾病的联系。主要问题在于假设T$_2$加权相和FLAIR相脑MRI的高信号

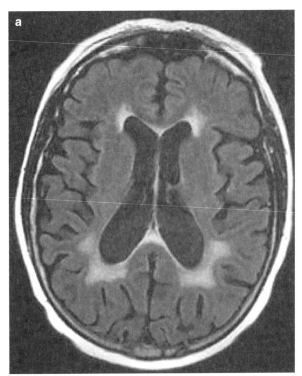

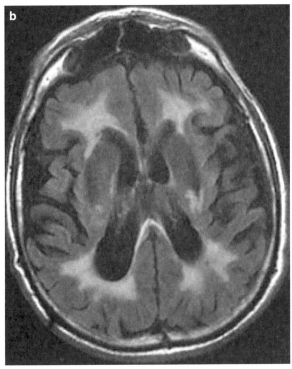

图36.1 （a）本病例的FLAIR相轴位脑MRI；（b）另一例为类似诊断的晚期病例的脑MRI影像。可见侧脑室周围和胼胝体压部白质融合性的高信号。在脆性X震颤–共济失调综合征中，白质受累的范围很广［（b）图由来自马修·阿纳海姆，法国史特拉斯堡Hôpitaux大学高等学校，法国史特拉斯堡］

强度（或CT上的低密度）与小血管缺血性脑疾病之间具有很强的相关性。这种相关性是建立在早期尸体影像学研究的基础上的，而后期的病理影像研究少有证实。事实上，非血管疾病在进行性步态障碍者中可能更为普遍，但在考虑到影像学上的白质高信号时，常常被忽略（表36.1）。忽视这些非血管疾病的诊断会误导进行卒中二级预防的治疗方法（抗血小板治疗、降胆固醇药、积极的血压控制），这将不会产生任何好处。

尽管如此，参考一些开创性的论文，如Thompson和Marsden描述的12例CT诊断为下肢

表36.1 导致脑MRI白质信号增强的疾病，但不代表脑血管疾病

类　　别	疾　　病
神经变性	脆性X震颤–共济失调综合征 多系统萎缩
脱髓鞘性	多发性硬化症 进行性多灶性脑白质病 急性播散性脑脊髓炎
髓鞘形成不良	X连锁肾上腺脑白质营养不良 异染性脑白质营养不良 α半乳糖苷酶缺乏症（法布里病）
毒性/代谢性	渗出性脱髓鞘综合征 胼胝体进行性变性 环孢霉素毒性 苯妥英毒性 海洛因滥用 甲苯滥用 甲氨蝶呤毒性
肿瘤	原发性中枢神经系统淋巴瘤 多形性成胶质细胞瘤 星形细胞瘤
传染性	病毒感染 HIV脑病 惠普尔病
其他病因	脑积水经室管膜渗出 缺氧缺血性脑病 脑室分流术后 放射治疗 化疗

痉挛性疾病的患者(包括5例没有病理证实的"下半身帕金森综合征"患者)，我们的领域还在继续支持该类疾病和血管性疾病的联系。我对血管性帕金森综合征的怀疑始于2006年。那年，我评估了一名80岁的男性患者，我认为他患有"典型的"血管性帕金森综合征(步态逐步受限，伴有高血压、高胆固醇血症和每年60包的抽烟史，脑MRI提示轻度脑萎缩，脑积水以及脑室周围和深部白质信号异常)。与我的猜测相反，他对持续的腰椎脑脊液引流反应非常好。确认患者可能同时患有正常压力性脑积水，他接受了脑室腹腔分流术，但在术后死于并发的腹膜炎。他的大脑的神经病理学评估显示完全没有血管病变，这个结论是由另外两项独立评估所证实。这个我曾经认为是典型的血管性帕金森综合征甚至没有微血管病变的迹象。

鉴于脑血管疾病与帕金森综合征的相关性较低(表36.2)，目前尚无明确的治疗指南。对高血压、高胆固醇血症和其他代谢危险因素(如肥胖、糖尿病、高同型半胱氨酸血症)的筛查和治疗对脑血管疾病的二级预防至关重要，但从未显示对"血管性帕金森综合征"患者有益。同样，左旋多巴的效用几乎可以忽略不计。明显的反应只在那些与真正的大面积的黑质梗死相关的病例中有报道，这是真正的血管性帕金森综合征的少见例子。然而，左旋多巴值得任何有帕金森综合征甚至伪帕金森综合征表型的人们去尝试。从根本上来说，这种疾病治疗的进展将取决于要形成一种观念："血管性帕金森综合征"的诊断应促进寻找其潜在的基因方面，中毒性或脱髓鞘性脑白质病变，同时应致力于开发血管病变、脱髓鞘性疾病、神经退行性疾病病因的生物标志物的平行研究。

综上所述，当给出血管性帕金森综合征的诊断是基于下肢为主的"帕金森综合征"的特征和MRI上脑白质信号的增强时，如本章中所描述的病例，需要牢记以下几点：① 大多数的真正的血管疾病不会引起帕金森综合征和许多"下半身帕金森综合征"表型实际上是伪帕金森综合征(通常起因为认知问题，导致所谓的最高级别的步态

表36.2 血管疾病和帕金森综合征：相反的证据

血管因素	对帕金森综合征的影响	参考文献
无症状性基底神经节梗死占40.2%	无：均为连续正常的成年人(N = 219)	Uehara et al. (1999)
无症状性基底节梗死：46%	无：均为神经系统正常的成年人(N = 121)	Lee et al. (2000)
622名卒中患者纹状体梗死27例(4.3%)	帕金森综合征：只有1	Peralta et al. (2004)
卒中后运动障碍(N = 56)	帕金森综合征：只有6/56(只有2名以腿为主)	Alarcon et al. (2004)
大脑常染色体显性动脉病伴皮质下梗死和脑白质病[a]的cohort研究(N = 45)	帕金森综合征：只有5例(11%)	Ragno et al. Stroke 2013, 44: 1147-1149
脑梗死患者的连续尸检(N = 220)	帕金森综合征：220例中只有5例位置/大小与帕金森综合征的侧化/严重程度无相关性	de Reuck et al. (1980)
系统回顾25篇VaP与PD的文章	位置/大小与帕金森综合征的侧化/严重程度无相关性	Kalra et al. (2010)

VaP：血管性帕金森综合征，PD：帕金森综合征。
a：常染色体显性遗传性脑动脉病伴皮质下梗死和脑白质病是最常见的遗传性小血管脑疾病。

障碍)；② 具有血管危险因素的患者有症状逐步加重的病史并不意味着一定是血管疾病；③ 脑MRI显示脑室周围高信号病变并不足以证明是潜在的血管疾病。当我们再碰到下一个出现行走障碍的患者并在MRI上显示脑白质的高信号时，除非影像学报告"强烈提示小血管缺血性疾病"，在此之前让我们需要先暂停一下。

参考文献

[1] ALARCON F, ZIJLMANS J C, DUENAS G, et al. Post-stroke movement disorders: report of 56 patients.

J Neurol Neurosurg Psychiatry, 2004, 75: 1568−1574.

[2] de REUCK J, SIEBEN G, DE COSTER W, et al. Parkinsonism in patients with cerebral infarcts. Clin Neurol Neurosurg, 1980, 82: 177−185.

[3] ESPAY A J, NARAYAN R K, DUKER A P, et al. Lower-body parkinsonism: reconsidering the threshold for external lumbar drainage. Nat Clin Pract Neurol, 2008, 4: 50−55.

[4] KALRA S, GROSSET D G, BENAMER H T. Differentiating vascular parkinson-ism from idiopathic Parkinson's disease: a systematic review. Mov Disord, 2010, 25: 149−156.

[5] LEE S C, PARK S J, KI H K, et al. Prevalence and risk factors of silent cerebral infarction in apparently normal adults. Hypertension, 2000, 36: 73−77.

[6] PERALTA C, WERNER P, HOLL B, et al. Parkinsonism following striatal infarcts: incidence in a prospective stroke unit cohort. J Neural Transm, 2004, 111: 1473−1483.

[7] THOMPSON P D, MARSDEN C D. Gait disorder of subcortical arteriosclerotic encephalopathy: Binswanger's disease. Mov Disord, 1987, 2: 1−8.

[8] UEHARA T, TABUCHI M, MORI E. Risk factors for silent cerebral infarcts in subcortical white matter and basal ganglia. Stroke, 1999, 30: 378−382.

[9] VIZCARRA J A, LANG A E, SETHI K D, et al. Vascular parkinsonism: deconstructing a syndrome. Mov Disord, 2015, 30(7): 886−894.

[10] ZIJLMANS J C, DANIEL S E, HUGHES A J, et al. Clinicoputhological investigation of vascular parkinson-ism, including clinical criteria for diagnosis. Mov Disord, 2004, 19: 630−640.

第四部分

震　颤

特发性震颤的治疗：药物治疗

斯特芬·G. 赖克

案例

一名71岁的妇女被发现手部颤抖，第一次被发现是在20年前。在出现症状的前几年，这种震颤并不是什么大问题，直到它开始干扰到许多活动，包括写作、拿报纸或杂志、使用餐具和用杯子喝水。她注意到她的头偶尔会颤抖，其他人也在议论她的声音，但对她来说都不是很烦人。她的母亲、外祖母和姨妈都有特发性震颤（essential tremor, ET）。患者不喝酒。她否认自己因为震颤感到尴尬。检查时，她的头有轻微的水平颤动，声音还有轻微的颤抖；上肢未见静止性震颤，但在保持姿势时出现对称性震颤，尤其在双手置于鼻前、双臂伸直水平做"翅膀"一样的姿势时。指鼻试验时也显示了震颤，但并没有确切的辨距不良。她也没有帕金森综合征或肌张力障碍的迹象，其余的神经学检查都正常。书写的笔记是典型的特发性震颤，例如图37.1显示的书写的"今天是在巴尔的摩美好的一天"，还有就是两只手画的螺旋。

由于震颤干扰了一些常规活动，因此需要治疗。她开始服用普萘洛尔，每日2次，每次20 mg，后来逐渐增加到每日2次，每次60 mg。她注意到，用玻璃杯喝水和使用餐具变得更容易了，但书写仍然是个问题。由于她的脉搏是53次/min，我不愿意进一步增加普萘洛尔，所以加用了普利米酮，开始是每晚25 mg，然后慢慢增加到每日2次，每次50 mg。她注意到病情有了进一步的好转，但感觉到疲劳。我鼓励她再多观察一段时间，几周

后疲劳感减轻了。从那时起，剂量逐渐增加到每日2次，每次100 mg，然后保持这个剂量。她的字写得更好了，还能穿针了。震颤现在被"可接受的药物治疗"控制住了。

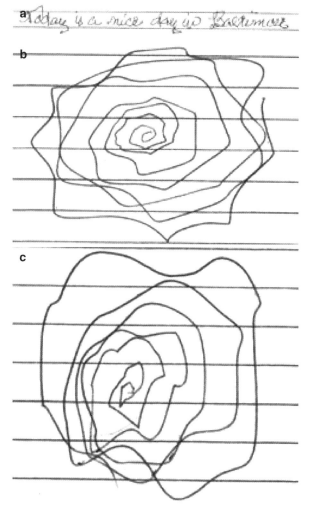

图37.1 a: 笔迹样本显示震颤；b: 右手绘制螺旋；c: 左手绘制螺旋

讨论

  特发性震颤是最常见的运动障碍,在大多数情况下,根据病史和体格检查,诊断很简单。在成人中,主要的鉴别诊断是判断是ET或帕金森病。其他需要考虑的因素包括药物引起的震颤(比如:丙戊酸钠、锂、环孢霉素、抗抑郁药)需要详细询问用药史,甲状腺功能亢进症(很少存在只是震颤没有其他临床线索),威尔逊病常见于年轻患者和肌张力障碍的震颤。一些被建议使用的参考文献提供了更全面的震颤障碍列表、特发性震颤诊断的一些细微之处和陷阱和一些证明特发性震颤不仅仅是一种只有震颤表现的"单症状的疾病"的相关证据。

  区分ET和PD的一个非常有用的线索是症状的持续时间(表37.1)。ET通常存在至少几年,有时几十年(ET可能在儿童时期开始),然后患者才寻求医疗帮助,而PD患者一旦有了震颤,一般1年以内就寻求医疗帮助。典型的ET开始于双手(它可能只在利手被注意到,但在检查测试中是双边的),而PD开始于单侧。酒精通常不会对PD的震颤有影响,但会对ET有短暂的改善作用(大约60%～70%)。60%的ET患者有阳性家族史,与上述病例一样,具有常染色体显性遗传,而PD常为散发型,5%～15%患者有一级亲属患病。在检查中,ET是一种姿势性和运动性震颤,最容易观察到的是手伸出或举在鼻子前面,手指对着鼻子,但没有真正的辨距不良。大多数患者同时具有姿势性和运动性震颤,但这2种类型都可能占主导地位。当手处于休息状态时,典型的ET是不存在的,但如果患者没有完全放松,ET可能很明显,给人一种休息时震颤的印象。然而,长期患ET的患者中,可能存在一个真正静息震颤的成分,有时类似于PD的震颤。相比之下,PD患者在休息时震颤最大,一般通过姿势和运动来抑制震颤,但保持姿势一段时间后,震颤有可能重新出现。在早期PD中,震颤和其他体征是单侧或明显不对称的,而ET几乎总是双侧的,但也有可能是不对称的。

表37.1 特发性震颤与帕金森震颤的区别

特 征	PD	ET
治疗以前的通常持续时间	6～12个月	几年或者更久
家族史	一般没有(5%～15%)一级亲属影响	经常有(＞60%),常染色体显性遗传
对少量酒精的反应	没有或者很少	通常改善
容易激活震颤情况	休息	保持姿势或运动时
震颤频率	3～6 Hz	6～12 Hz
震颤特征	搓丸样	屈伸样
震颤始于	单侧	双侧
身体受影响部分	上肢、下肢、下巴、嘴唇或舌头	上肢、头部、声音
书写特征	字体较小、带颤抖	字体正常、带颤抖
相关症状(动作迟缓、表情僵化等)	有	没有
行走时手颤抖	有	没有

  PD的震颤常在患者行走时出现,但在ET患者中未见。PD震颤的特征为手指"搓丸样动作"或前臂旋前-旋后,而ET主要在腕部屈伸。值得指出的是,对于这些典型的特性,偶尔会有例外。

  相关的体征也有助于区分ET和PD。同时发生的头部或声音震颤提示ET而非PD,PD除了影响上肢外,还可能累及同侧下肢、下巴、嘴唇或下颌,这些部位不是ET典型的发生部位。PD的诊断除了震颤外,还包括运动迟缓和强直在内的体征,而这些在ET中是不存在的。特别值得注意的是,在ET中存在正常的手臂摆动。在大多数情况下,仅凭笔迹样本就足以区分ET和PD。如本例所示,ET的笔迹大小正常或较大,但有震颤;而PD的笔迹较小,并且利手受影响时无震颤迹象。同样,PD患者画的螺旋是无震颤并且微小的。

  诚然,在某些情况下,ET和PD之间的区别并不明显,两者可能共存。一些PD患者的病史表明，早在新的、典型的静息性震颤出现之前就存在。而且一些长期ET的患者甚至可能发展为帕金森综合征或者直接是PD。虽然DaTScan成像技术被批准用于区分ET和PD，但在大多数情况下，这是没有必要的，如果诊断不明确，那么我的建议是在开始进行DaTScan治疗之前，先将患者转诊给治疗运动障碍的专科医师。

治疗ET的第一步是宣教和安慰患者。大多数人担心他们患有PD，当得知情况并非如此时，他们感到宽慰，而且通常临床访问只是为了这个目的。如果震颤没有切实的干扰正常的日常生活功能，那么就不需要治疗。询问患者是否觉得震颤尴尬的问题是很重要的，因为尴尬本身就是一个重要的"残疾"来源，它会限制社交或引起情绪困扰，而这反过来又会加重震颤，并且是一种需要治疗的指征，即使震颤在其他方面没有生理问题。当需要治疗时，两种一线药物是普萘洛尔（包括长效普萘洛尔）和普利米酮，这两种药物对上肢ET同样有效，是唯一被美国神经病学学会（AAN）推荐为A级证据的药物（见参考文献）。患者应该被告知，任何药物都不能消除震颤，目标是将震颤降低到一个更能忍受的水平，并改善功能。要判断治疗的效果，最好追踪一些对患者来说最有问题的任务，如写作、倒酒、化妆、饮酒或使用器具。

普萘洛尔具有双重功能，可替代其他降压药，是高血压患者的良好选择。如果患者已经服用了普萘洛尔，剂量就可以增加。如果使用另一种β受体阻滞剂，通常建议尽可能使用普萘洛尔，因为它有最大的支持证据，尽管其他β受体阻滞剂也可以用于特发性震颤，包括阿替洛尔、美托洛尔、纳多洛尔或索他洛尔，但不包括吲哚洛尔。普萘洛尔的潜在禁忌证包括糖尿病、哮喘、心律失常等，如有任何不确定的应与患者的初级保健医师或心脏病专家确认后再服药。对于年轻的ET患者，我通常从长效普萘洛尔60 mg开始，然后逐渐增加到最大剂量320 mg。但大多数患者，尤其是老年人，不会耐受如此高的剂量。对于年龄较大的患者，我开始以每日2次，每次10 mg或20 mg

的量给药，然后根据有效性和耐受性逐步增加。潜在的不良反应包括心动过缓、低血压、疲劳、运动不耐受、勃起功能障碍、记忆丧失和嗜睡。如果在最大耐受剂量上没有足够的改善，那么我接下来添加另一种一线药物普利米酮，因为它们具有协同作用。如果没有改善，那么我慢慢减少普萘洛尔，然后再添加普利米酮，以避免多重用药。通常情况下，使用普萘洛尔的期间患者就有明显的改善。如果是这样，那就可以继续下去。

抗惊厥药普利米酮可单独使用或与普萘洛尔或另一种受体阻滞剂联合使用。它很少会导致人们知之甚少的"首剂效应"，即第一次给药剂量虽然很低，但会导致头晕、嗜睡、不平衡、恶心和疲劳的出现。虽然这些症状对患者来说是可怕的，但是通常可在24小时内消失，此后，普利米酮恢复效果好并且耐受性良好。如果患者对这种潜在的不良反应担心，就要鼓励他们在晚上开始服用这种药物，第二天就可能不受此困扰，不良反应的情况就可以控制。此外，有过这种反应并不是普利米酮的禁忌证，我们可以在其他场合重新尝试。有时我会让患者在诊所里吃第一剂药，然后一整天都待在那里。普利米酮的起始剂量为夜间25 mg（50 mg片剂的一半），逐渐增加到最初的维持剂量每日2次，每次50 mg。偶尔，有患者会观察到每日2次，每次25 mg症状就会有明显的改善，并且可以保持这个剂量。有些人主张只在晚上服用普利米酮。虽然最大剂量可以增加到每日1 000 mg，但如果300～400 mg/d没有明显的疗效，那么进一步增加剂量往往是没有帮助的。如上所述，如果普利米酮有一些改善但并不充分时，可以添加普萘洛尔。不良反应包括嗜睡、不平衡、疲劳和抑郁，持续使用后这些症状可能会改善。由于ET的二线药物并没有那么有效，所以应该采取一切措施让患者在退出普萘洛尔和（或）普利米酮治疗前就优化他们的治疗方案，对于中度或中重度的ET尤其如此。

美国神经病学学会（AAN）实践参数推荐以下药物用于治疗ET的B级证据：加巴喷丁（1 200～

1 800 mg/d）、托吡酯（400 mg/d）、阿替洛尔（50～150 mg/d）、索他洛尔（75～200 mg/d）。虽然阿普唑仑（0.5～3 mg/d）也被给予了B级证据的推荐，但它也有滥用的潜在危险。我只对偶尔需要治疗的患者使用阿普唑仑，主要用于治疗震颤引起的尴尬。另一个可选的类似症状是，饮酒导致的间歇性震颤。对于不能耐受这些药物的患者，可以考虑以下C级推荐：氯硝西泮（0.5～6 mg/d）、纳多洛尔（120～240 mg/d）和尼莫地平（120 mg）。U级推荐，意味着没有足够的证据支持或反驳这些药物用于治疗ET，比如：氯氮平（高达75 mg/d），注意白细胞减少的可能性和监测的必要性，还有普瑞巴林和唑尼沙胺。

肉毒毒素治疗肢体型ET被AAN推荐为C级证据。我在很大程度上已经放弃了肉毒素的这种适应证，因为我发现，达到足以抑制震颤所需要的剂量也足以引起全身无力的问题。相比之下，当患者发现他们的症状通常不能被口服药物很好的纠正时，我通常直接用肉毒杆菌毒素治疗头或声音的震颤（均为C级证据）。然而，值得注意的是，许多头部或声音有震颤的患者要么没有意识到它，要么没有被它困扰，而当它困扰时，更多的是由于觉得尴尬，这种尴尬即使在震颤较少的情况下也很难治疗。

如果最大耐受剂量的普萘洛尔联合普利米酮对肢体的特发性震颤没有帮助，那么我鼓励患者考虑深部脑刺激（deep brain stimulation DBS）治疗。因为二线药物更不可能对震颤提供足够的缓解。另外，聚焦超声也是一种新兴的研究性治疗方法，并且具有非侵入性的优点。这两种方法在第41章中都有讨论。

参考文献

[1] BHATIA K P, BAIN P, BAJAJ N, et al. Consensus statement on the classification if tremor from the task force on tremor of the International Parkinson and Movement Disorder Society. Mov Disord, 2018, 33: 75–87.

[2] DEUSCHL G, BAIN P, BRIN M. Consensus statement of the Movement Disorder Society on Tremor. Ad Hoc Scientific Committee. MovDisord, 1998, 13(Suppl 3): 2–23.

[3] LOUIS E D. Twelve clinical pearls to help distinguish essential tremor from other tremors. Expert Rev Neurother, 2014, 14: 1057–1065.

[4] LOUIS E D. Essential tremor. N Engl J Med, 2001, 345: 887–891.

[5] LORENZ D, DEUSCHL G. Update on pathogenesis and treatment of essential tremor. Curr Opin Neurol, 2007, 20: 447–452.

[6] QUINN N P, SCHNEIDER S A, SCHWINGENSCHUH P, BHATIA K P. Tremor some controversial aspects. Mov Disord, 2011, 26: 18–23.

[7] ZESIEWICZ T A, ELBLE R J, LOUIS E D, et al. Practice parameter: therapies for essential tremor. Neurology, 2005, 64: 2008–2020.

[8] ZESIEWICZ T A, ELBLE R J, LOUIS E D, et al. Evidence-based guideline update: treatment of essential tremor. Neurology, 2011, 77: 1752–1755.

特发性震颤的治疗：手术治疗

里特斯·A. 拉马达尼

案例

一名67岁男性患者，有40年特发性震颤（essential tremor，ET）的病史，震颤由头部开始，并于不久后扩散至手部。头部的震颤并没有给他带来困扰，但在过去的8年里，他手部的震颤逐渐恶化，使用普利米酮150 mg/d和普萘洛尔120 mg/d后略有好转。他的右利手受到了更大的影响，使得他的笔迹变得难以辨认。他用吸管喝杯子里的水、用餐具吃东西变得困难。他在穿衣和刮胡子时经常出错。喝一杯啤酒后，他的震颤会明显改善。

在检查中，他有一个经常性"不-不"的头部震颤（摇头），并且缺乏方向感。在持续发/AA/和/EE/的音时有轻微的声音震颤，这主要是由于头部震颤带来的，因为当检查人员固定住患者头部时，声音的震颤也大大地减少了。在他休息时，上肢没有震颤；双手有6 Hz的姿势性震颤和剧烈的运动性震颤，右侧幅度更大。他的双腿和躯干没有震颤，步态正常；在倒水实验的时候，他的两只手都洒了大约25%的水；他的书写震颤很严重，以至于他的笔迹和签名都无法辨认。

讨论

特发性震颤的特点是有节奏感，震颤以6～12 Hz的频率振动运动，这种震颤通常会影响到手，但是也会涉及身体的其他一些区域，比如头、声音、躯干和下肢。对于上肢的震颤，运动时通常比保持姿势时更糟糕。ET的进展会导致特定任务功能受限，包括进食、书写、穿衣和说话等。此外，对许多人来说，震颤是尴尬的源头，而这本身会进一步影响生活质量。

当震颤引起功能障碍时，通常需要进行药物治疗。普萘洛尔和普利米酮被认为是首选治疗药物，而其他许多二线药物的推荐等级较低，但可作为首选药物的辅助治疗。此外，难以忍受的不良反应和医疗禁忌会限制这些治疗的使用。大约有30%～50%的ET患者对药物治疗没有明显的反应；在这种情况下，尽管服用了治疗震颤的药物，但生活质量还是明显下降，这时就应考虑手术治疗。

丘脑腹侧中间核（ventral-intermediate nucleus，VIM）的深部脑刺激（deep brain stimulation，DBS）是治疗药物难以治疗的严重难治性ET患者的一种非常有效的方法。以往的治疗方法有针对腹侧中间核（VIM）的立体定位下高频凝固性毁损，那里是震颤细胞的位置。成像和生理制图显示VIM是小脑投射的接收中心，在核内有躯体投射区域——腿的运动觉细胞位于外侧，与内囊并列；而手臂的细胞直接位于内侧；面部细胞位于最内侧，与第三脑室相邻。

由于发病率高，特别是双侧手术，在20世纪80年代将电极植入VIM取代了毁损性手术。FDA于1997年批准了丘脑DBS用于治疗ET。然而，对于不符合DBS治疗标准或无法获得DBS的患者，单侧切除手术仍是可行的选择。植入DBS的手术方法多种多样；诸如CT或MRI立体定向引导、术中微电极或半电极记录，手术计划和电极穿刺角度等变量通常由神经外科医生自行决定和选择。

因此，当考虑接受DBS治疗时，建议患者在运动障碍中心或DBS中心进行全面的临床评估和神经心理测试。这也将使我们能够对DBS候选人的手术获益和风险、手术方法的规划和时间的安排，以及长期预后进行审查——确保建立合理的预期。

长期研究成果表明，震颤改善有50%~90%，至少持续5~7年。单侧的刺激被报道能显著提高生活质量。然而，双侧刺激不仅能有效治疗严重的上肢震颤，还能改善头部（60%~90%）和声音的震颤（40%~80%）。最佳程控参数是：电压2~4 V，脉宽90~120 μs，频率160~185 Hz。腹侧刺激会产生最好的效果。患者通常可以在程控的1个月内达到最佳的临床效果，在第一次程控时就能实现立竿见影的效果。此外，患者能够在夜间关闭刺激器延长电池寿命。

虽然丘脑DBS有效地减少了震颤，但是随着时间的推移，相当一部分患者（在某些研究中高达40%~70%）的疗效会有所减弱。这可能是疾病的自然进展或对刺激的耐受，这也解释了在一些患者中需要逐渐增加刺激参数。动作性震颤的恶化和（或）震颤扩散到身体的其他区域为前一种解释提供了支持。在VIM中电极的适度偏差可能足以发挥作用。电极的位置错误也被认为是刺激效益丧失的一个原因。VIM内电极的轻微偏差可能足以发挥作用，当不良刺激效应产生的阈值低于预期时，就可以怀疑存在电极错位。在VIM中记录震颤细胞位置的电生理数据表明，在这种情况下为了实现最佳的震颤控制效果，可能需要改变电极极性，如通过双极刺激激活椭圆场。

由于刺激双侧丘脑的益处减少以及有发展为构音障碍和共济失调的潜在可能性，导致一些人开始研究其他潜在的可植入神经基质。刺激未定带（caudal zona incerta, CZI），该点位于丘脑核的腹侧和丘脑下核（subthalamic nuclei, STN）的中后方，与震颤的发生有关。研究表明，刺激这一靶点与刺激VIM控制震颤一样有效，并提示更大程度地减少动作性震颤。此外，对cZI的双侧刺激还有普遍较低的不良反应（比如：构音障碍、共济失调）。刺激STN治疗特发性震颤仍处于研究阶段，但有限的研究也证明了其强有力的抑制震颤作用。

聚焦超声（focused ultrasound, FUS）是一种非侵入性的毁损VIM的方法，近年来受到广泛关注。虽然已发表的数据显示震颤有明显的改善，但还没有与DBS的比较研究或长期结果的分析。FUS并没有被证明可以减少中线震颤（比如：头部或声音），而且由于没有可调性，效果不佳的患者除了再一次接受毁损外，选择非常受限。

本例患者在术中基于框架的立体定位和微电极记录下，进行了左腹中间核（VIM）DBS的植入。植入后1个月内，通过腹侧接触电极，在电压4 V，脉宽90 μs，频率185 Hz参数的刺激下，右手震颤明显减轻了。他的字迹变得清晰了，并且其他精细动作也有了改善。由于这种反应，1年后他选择了治疗他的左手震颤。右侧CZI区DBS植入后，所有部位的震颤在初次程控时就完全消失。这种反应已经持续了1年，并且在过去的1年里没有观察到任何来自双侧刺激的不良反应。随后，普利米酮被减至每日50 mg，普萘洛尔在第2次刺激器植入后逐渐减量至停用。

参考文献

[1] ALESCH F, PINTER M M, HELSCHER R J, et al. Stimulation of the ventral intermediate thalamic nucleus in tremor dominated Parkinson's disease and essential tremor. Acta Neurochir, 1995, 136: 75–81.

[2] GROSS R E, KRACK P, RODRIGUEZ-OROZ M C, et al. Electrophysiological mapping for the implantation of deep brain stimulators for Parkinson's disease and tremor. Mov Disord, 2006, 21: S259–S283.

[3] KOLLER W C, LYONS K E, WILKINSON S B, et al. Long-term safety and efficacy of unilateral deep brain stimulation of the thalamus in essential tremor. Mov Disord, 2001, 16: 464–468.

[4] O'SUILLEABHAIN P E, FRAWLEY W, GILLER C, et al. Tremor response to polarity, voltage, pulsewidth and frequency of thalamic stimulation. Neurology, 2003, 60: 786–790.

[5] PILITSIS J G, VERHAGEN METMAN L, TOLEIKIS J R, et al. Factors involved in long-term efficacy of deep brain stimulation of the thalamus for essential tremor. J Neurosurg, 2008, 109: 640–646.

[6] PLAHA P, JAVED S, AGOMBAR D, et al. Bilateral caudal zona incerta nucleus stimulation for essential tremor: outcome and quality of life. JNNP, 2011, 82: 899–904.

[7] REHNCRONA S, JOHNELS B, WIDNER H, et al. Long-term efficacy of thalamic deep brain stimulation for tremor: double-blind assessments. Mov Disord, 2003, 18: 163–170.

直立性震颤的治疗

平基·阿加瓦尔

案例

一名65岁的妇女有8年站立不稳的病史。她刚发病时，站立1~2分钟后会感到不稳。随着病程久了，现在几乎一站立就会立即出现不稳的感觉，并且更加强烈和频繁。她说这是她腿上的一种不舒服的感觉，这种感觉在站立时强烈，而在行走、坐下或躺着时有所改善。因此，每当长时间站立时，她就会有一种不平衡的感觉，就需要坐下来或者靠在墙上或扶着家具来支撑自己。此外，她注意到有时当她身体前倾抓住家具时，她的手会微微颤抖，头部或身体的其他部位没有震颤；否认四肢麻木、疼痛或刺痛。走路时，没有行动迟缓、僵硬或平衡问题。她发现酒精带来任何改善或症状会因咖啡因而加剧。她否认她的腿有不安的感觉，腿部也没有不正常的扭曲或姿势。无腿部外伤、皮肤颜色无异常及腿部无疼痛。无家族震颤或运动障碍病史。她没有服用任何药物，也没有服用任何抗精神病药物。

经检查，她没有体位性低血压的特征；她很清醒，能定向时间、地点和人物；颅神经检查未见异常；肌力、感觉和反射测试都正常；上肢没有任何静止性、动作性或意向性的震颤。当她站立或倚靠在桌子上时，她的上肢会有双侧的姿势性震颤，而当她坐下或躺下时则没有。她也没有强直或运动迟缓。当坐在椅子上接受检查时，腿部没有异常的运动，特别是没有震颤，也没有跟膝胫阳性的共济失调。但是她刚站起来股四头肌就出现了细微的震颤，并且在1~2分钟的时间里，波动逐渐增大，直到她不得不坐下。患者在站立时，把听诊器放在膝关节后侧，可以听到巨大的像直升机旋翼一样的重击声，当患者坐下来这个声音就消失了。她能够正常行走，包括足跟对足尖行走。

将表面肌电电极分别置于左右两边的股直肌、胫前肌和腓肠肌上，分别观察患者在仰卧位、坐位和站立位时的肌电活动。站立时股直肌和胫前肌的记录显示16 Hz的节律性活动，出现主动肌和拮抗肌的交替模式。股四头肌的针极肌电图显示站立时肌电活动频率为16 Hz，患者平卧或双脚悬空坐下时就消失了；这种震颤在左右两腿的同源肌肉（如左右股四头肌）之间具有高频率和高度一致性的特点。

该患者被告知她的诊断是直立性震颤，并讨论了药物选择。她对一开始用苯二氮䓬类药物有点犹豫，想要作用温和一点的药物。她开始服用加巴喷丁，剂量逐渐增加到900 mg/d，效果不明显，站立时仍有不稳的感觉。所以她要求尝试氯硝西泮，从每晚睡前0.5 mg，逐渐增加至睡前2 mg，于是在白天的活动时有所改善。进一步增加剂量和增加普萘洛尔没有收到额外的效果。白天服用氯硝西泮会导致无法接受的镇静作用。在6个月的随访中，患者站立时仍有轻微的腿部震颤，但并未致残。

讨论

直立性震颤（orthostatic tremor, OT）表现为站立时下肢快速震颤。然而，患者往往不知道自已有震颤，而通常感觉到的是站立时的不稳感，但在坐着或走路时通常没有症状。有这种典型的站立困难而行走却不受影响的病史时，应该怀疑OT。这种震颤的频率非常高（13～18 Hz），除非专门去找，否则很难在检查时发现。有时患者会抱怨主观上感觉到的不稳定，但并没有可见的震颤，当他们轻轻触摸桌子、墙壁或检查者的手时，这种不稳的感觉就会改善。在检查中，当患者站立时，通常可以看到或触诊到下肢肌肉（主要是股四头肌和腓肠肌）中出现轻微的"涟漪状"震颤，而不是临床上可观察到的震颤。当把听诊器放在膝盖后侧时，可以听到一种被称为"直升机信号"的呼呼声，这是因为它听起来像直升机的旋翼。站立时除了下肢震颤外，躯干或上肢也可能会有震颤。

从四头肌或其他下肢肌肉的肌电图记录可以证实OT的诊断，显示震颤频率为13～18 Hz。腿部、躯干甚至手臂的肌肉都能表现出这种震颤，而当患者坐下或躺下时，这种震颤通常就消失。

OT的患者不需要行脑部和脊髓的MRI检查，除非有其他神经体征怀疑为继发性直立性震颤（OT-plus）（见下文）。

与其他病理性震颤相比，OT在两条腿的震颤表现出一致性（例如，同源肌肉的震颤是同步的），这表明有一个主要的中枢震颤发生器的参与。电生理诊断可以区分直立性震颤和特发性震颤（essential tremor, ET）。OT的肌肉震颤频率较高为13～18 Hz，而特发性震颤的频率仅是4～10 Hz。另外，不像ET，直立性震颤很少在服用酒精后有改善。虽然ET可能累及下肢，但它不只在站立时出现，而且常在患者坐位时也出现。

OT有2种形式，原发性和继发性的。原发性（或孤立性）直立性震颤是在没有其他神经体征时诊断的；当其他症状出现时，则称为继发性直立性震颤或OT-plus。继发性OT可在其他疾病中

发现，如帕金森病、路易体痴呆、进行性核上麻痹、血管性帕金森综合征以及药物诱发的帕金森综合征。有些患者一开始是有孤立性OT，可能会继续发展出其他体征，包括帕金森综合征和共济失调。在表39.1中所示，还有许多其他的情况可能会导致站立困难，伴随震颤或其他相关的运动障碍，但大多数具有特征性或相关体征来与原发性或继发性OT相鉴别。

OT的病理生理学尚不清楚。有证据表明它是由脑干、脊髓、基底神经节或小脑-丘脑回路的中枢振荡器引起的。如上所述，由于一些原发性OT患者会继发一些额外的神经系统体征（帕金森综合征或共济失调），或者只是OT本身的恶化，所以OT有可能是一种基底神经节或小脑的神经退行性疾病。

许多药物被用来治疗直立性震颤。然而，由于其发病率低，药物临床试验较少，多使用加巴喷丁作为首选药物或者辅助治疗药物。当加巴喷丁作为OT患者的附加治疗，已被证明可改善震颤、姿势不稳定和整体的生活质量。每日300～2 400 mg的剂量可改善症状，且耐受性良好。

治疗OT最常用的首选药物是氯硝西泮，通常初次介入时的剂量是每晚睡前0.5 mg，如果能耐受，逐渐加量到2 mg，每日3次。二线治疗药物包括加巴喷丁、左旋多巴、普利米酮、苯巴比妥、左乙拉西坦、丙戊酸钠钠和普拉克索，这些可单独使用或与氯硝西泮联合使用。应该告诉患者，药物很少能治愈OT，我们用药的目标是能让他们站立更长的时间，并且在站立时感觉不那么不稳。治疗的反应可能是温和的且不一致的。像便携式座位这样的物理辅具可能会缓解一些症状；在排队时，患者往往偏向于坐着而不是长时间站着。

少数难治性OT患者经双侧丘脑腹侧中间核脑深部电刺激植入术后，站立时间得到改善。对于肥胖的患者，减重可能是有帮助的。

表39.1　站立时不稳和震颤的鉴别诊断

疾　病	临　床　表　现	加重和减轻的因素
直立性肌阵挛（OM）	直立性肌阵挛导致站立不稳，行走或坐下时消失 用听诊器听诊时，肌阵挛爆发，发生时在多块肌肉中是伴有节奏的，听起来像"加热爆米花" 肌电图显示非节律性（与OT相反，OT是有节律性的）、同步的、短时间的爆发（50～100 ms），记录自站立时的下肢肌肉	闭眼可能会加重 使用促肌阵挛药物，如三环类抗抑郁药，可使病情恶化
静坐不能	患者抱怨内在的不安感和焦虑 他们不能静静地坐着 患者不断地移动他们的脚，四处走动 步行时症状持续 没有节律	有抗多巴胺药物使用史
小脑性共济失调	伴有共济失调和构音障碍 可能出现频率在3 Hz左右的意向性震颤 可观察到眼球震颤。患者睁眼双脚并拢站立时可能会有困难	
帕金森震颤	除了直立性震颤外，还有其他体征 上肢静止性震颤4～6 Hz（不对称，搓丸样），下颚、舌头或下肢静止性震颤 出现动作迟缓 姿势不稳定是常见的	酒精不会改善症状，咖啡因也不会使其恶化 情绪压力会加重震颤的幅度 手在运动时，震颤就会减轻
特发性震颤	家族病史 它可能出现在童年或成年 起病隐匿，病程变化 双手张开时以及指鼻试验时发生，频率为4～8 Hz 病前没有其他问题	咖啡因和压力会使其加重 酒精可以改善震颤 在一些患者中，运动时震颤最严重
肌张力障碍性震颤	震颤发生在被肌张力障碍影响的身体部位。腿部肌张力障碍可伴有震颤和脚部扭曲 局灶性震颤频率多变（通常小于7 Hz） 主要是姿势性/运动性震颤 可能发生在完全休息，而且是活动特异性的	在许多肌张力障碍性震颤的患者中，感觉诡计拮抗手势（geste antagoniste）能让震颤幅度降低
加强的生理性震颤	当试图保持姿势时，生理性震颤发生 手上的频率可能是8～12 Hz，但身体其他部位的可能会低至6.5 Hz 生理性震颤只有在患者试图完成精细运动的任务时才有症状	某些情况，如情绪压力、运动和药物（安非他命、某些抗惊厥药和抗抑郁药）会让生理性震颤加重
心因性震颤	震颤在任何年龄都可能是心理障碍的表现 患者可同时伴有静止性、姿势性和动作性震颤 起病突然，病程多变 没有其他神经体征 震颤可发生在多个不同的身体部位 震颤的模式和频率多变	压力加剧心因性震颤 分散注意力可能减少震颤同步（entrainment）

参考文献

[1] BENITO-LEÓN J, DOMINGO-SANTOS A. Orthostatic tremor: an update on a rare entity. Tremor Other Hyperkinetic Mov, 2016, 6: 1–14.

[2] GERSCHLAGER W, KATZENSCHLAGER R, SCHRAG A, et al. Quality of life in patients with orthostatic tremor. J Neurol, 2003, 250(2): 212–215.

[3] GERSCHLAGER W, MUNCHAU A, KATZENSCHLAGER R, et al. Natural history and syndromic associations of orthostatic tremor: a review of 41 patients. Mov Disord, 2004, 19(7): 788–795.

[4] GLASS G A, AHLSKOG J E, MATSUMOTO J Y. Orthostatic myoclonus: a contributor to gait decline in selected elderly. Neurology, 2007, 68: 1826–1830.

[5] HEILMAN K M. Orthostatic tremor. Arch Neurol, 1984, 41(8): 880–881.

[6] JONES L, BAIN P G. Orthostatic tremor. Pract Neurol, 2011, 11: 240–243.

[7] KATZENSCHLAGER R, COSTA D, GERSCHLAGER W, et al. [123I]-FP-CIT-SPECT demonstrates dopaminergic deficit in orthostatic tremor. Ann Neurol, 2003, 53: 489–496.

[8] MESTRE T A, LANG A E, FERREIRA J J, et al. Associated movement disorders in orthostatic tremor. Neurol Neurosurg Psychiatry, 2012, 83: 725e729. https://doi.org/10.1136/jnnp-2012-302436.

特发性震颤的治疗：脑深部刺激

40

马龙·R.德隆

案例

一名有45年特发性震颤（essential tremor，ET）病史的73岁教授接受了深部脑刺激（deep brain stimulation，DBS）治疗的评估。患者27岁时，首次发现双手有轻度间歇性姿势性和动作性震颤，他的父亲也有类似的震颤。患者也有双相情感障碍的病史，并用度洛西汀和阿立哌唑有效控制。这些年来，他的震颤越来越厉害、越来越明显、越来越令人尴尬以及越来越具有破坏性。他发现酒精能减轻他的颤抖，有时便会使用酒精达到这个目的。13年前，他曾在我们的诊所接受过评估，并且被认为是适合接受DBS治疗的，但他最初拒绝了。在过去的几年里，他的双臂震颤明显加剧，头部和声音也受到了影响；他也注意到了断断续续的右腿震颤。手臂和头部的震颤严重干扰了他的进食和饮水，需要使用吸管，而且他抱怨在穿衣、梳洗和其他日常生活活动（activities of daily living，ADLs）方面存在严重困难。他觉得自己的震颤让他非常尴尬，因此他避免参加公共活动和外出就餐。他曾尝试过多种药物，包括普利米酮、普萘洛尔、加巴喷丁和托吡酯的治疗剂量，但均未成功。他在社交时根据需要使用氯安定。他一度对阿普唑仑上瘾，他也曾用过类似的药物。他否认有吞咽困难，但他觉得平衡不太好，尽管没有摔倒的历史。

在检查中，他表现出轻微的声音震颤和中度的摇头震颤，伴有明显的双侧姿势性和动作性震颤，主要在远端，不伴有辨距不良。他的上肢没有异常的姿势或静止性震颤。他在绘画、倒水和饮水方面都有困难。他有轻微的驼背姿势，但他的步态正常，且在行走时手臂摆动正常、没有震颤。他转弯没有问题，后拉试验也很正常。他的震颤评分为69分［见表40.1"刺激前（pre-stim）"一列］。该患者被认为是典型的ET病例，是丘脑腹侧中间核（ventral intermediate nucleus，VIM）DBS治疗的一个完美人选。

患者接受了正式的筛查，结果建议他接受针对VIM的分阶段的双侧DBS。第一次手术是在左侧进行的，目的是为了使他惯用的右手受益。3个月后进行了第二次手术（在右侧放置DBS电极）。使用微电极记录和宏刺激技术，在患者清醒的状态下放置并测试了电极。他对这2次手术都有很好的反应，四肢、头部和声音的震颤得到了控制，如表40.1所示（比较了植入前震颤分级量表"刺激前"的值与第一次"L-VIM"和第二次"手术后R-VIM"的值）。患者的震颤由单极刺激得到了控制，频率为130 Hz、脉宽为90 μs、两侧电压均在2 V以下。有趣的是，他的声音震颤在第一次手术后有所改善。他在第二次手术后说，他觉得自己的生活又回来了，对结果非常满意。术后2年，仅在对初始程控参数进行了微小调整的情况下，他的疗效就得到了充分的维持。

讨论

转介 到我们运动障碍中心寻求DBS治疗的患者要经过多学科合作的正式筛选，就诊包括

表40.1 在治疗前和在第2次手术后的初次程控时完成了震颤评定量表的评分

震颤评定量表	刺激前（Pre-stim）	左侧丘脑腹中间核（L VIM）	右侧丘脑腹中间核（R VIM）
面部震颤：静息性	0	0	0
舌头震颤：静息性	0	0	0
舌头震颤：姿势性	1	0	0
声音震颤：动作性	1	0	0
头部震颤：静息性	0	0	0
头部震颤：姿势性	1	1	0
右上肢：静息性	0	0	0
右上肢：姿势性	2	0	0
右上肢：动作性	2	1	0
左上肢：静息性	0	0	0
左上肢：姿势性	3	3	1
左上肢：动作性	3	3	1
躯干：静息性	0	0	0
躯干：姿势性	0	0	0
右下肢：静息性	0	0	0
右下肢：姿势性	1	0	1
右下肢：动作性	1	0	0
左下肢：静息性	0	0	0
左下肢：姿势性	0	0	0
左下肢：动作性	1	1	0
书写笔迹	4	1	1
绘画A：右	3	1	0
绘画A：左	4	4	0
绘画B：右	4	1	0
绘画B：左	4	4	0
绘画C：右	3	1	0
绘画C：左	3	3	0
倒水：右	4	1	0
倒水：左	4	4	1
说话	1	0	0

续　表

震颤评定量表	刺激前（Pre-stim）	左侧丘脑腹中间核（L VIM）	右侧丘脑腹中间核（R VIM）
喂食（不包括液体）	3	1	0
把液体喂进嘴	4	1	0
个人卫生	3	1	0
穿衣	3	1	0
书写	3	1	0
工作	3	1	0
总计	69	35	5

震颤评定量表有21个项目，有些在静息性、姿势性和动作性震颤方面有多个评分，评分为0～4（0 = 无，1 = 轻微的，2 = 中度的，3 = 显著的，4 = 严重的）

运动障碍神经科医师、精神病学家、神经心理学家和接受过功能性立体定位手术训练的神经外科医生。我们团队首先是一位运动障碍神经科医生接诊，在正式的筛查前，他进行了一些必要的筛查以确保诊断是正确的，证实患者是进行过足够的药物治疗，让患者了解手术的益处和可能的并发症，并且对于手术有适当的期望值。正式的筛查包括认知测试、精神评估、运动分析、头部磁共振成像，以及与神经外科医生的临床问诊。

虽然从数字上看，ET是最常见的运动障碍，但有ET的患者并不代表大多数会到运动障碍中心就诊，或被转诊用DBS治疗。这可能有多种原因，但我认为，主要是因为患者和其他受震颤影响的家庭成员多年来一直生活在震颤中，他们认为这种震颤可以忍受，无须治疗，除非它严重损害了ADL的能力，并成为带来尴尬的主要原因或者担心它发展成为帕金森病。还有就是，医生和患者对DBS作为一种治疗震颤的高效疗法缺乏认识，他们通常对"脑外科手术"这一大类存在恐惧，尽管DBS是一种相对较小、风险较低的手术。

经典ET　ET被认为是手部的姿势性和（或）运动性震颤，并伴有头部、颈部和声音的震颤，这种情况并不罕见。ET可能出现在任何年龄，甚至在儿童时期。虽然大多数情况下是令人尴尬和具有破坏性的，但是多数患者在六七十岁时才最终

经转诊接受DBS治疗。

正如第37章中所讨论的，我们主要关注的是如何将ET与帕金森病以及与药物引起的、肌张力障碍性和加强的生理性震颤区别开来。现在清楚的是ET的概念越来越受到质疑，因为它通常是一种多基因的障碍，可能由各种相关的体征和症状混合影响，包括步态和平衡受损，轻度肌张力障碍的姿势，听力损失、抑郁以及焦虑甚至认知障碍；虽然这些不是患者最主要的问题，但在进行DBS评估时应该考虑到它们。仅有震颤的患者可称为"孤立性"震颤，而有其他运动或非运动特征的患者可视为"复合性"震颤。ET现在越来越被视为一种综合征，而不是一种简单表现为震颤，或合并其他神经和精神问题的单一疾病。

患者评估　对于震颤的患者要行DBS最重要的问题是准确的诊断和患者是否已经用了足够时间的抗震颤药物。同样重要的是，评估其影响主要是心理上的尴尬，还是抑郁和焦虑与社会隔离，或者是更直接的身体功能问题影响ADLs和生活质量。与患者谈话时，需要强调的是最终决定权是在他们自己，医师和专家团队的作用是确保其诊断的正确性、其震颤是药物难治的，以及权衡风险后，可改善的概率是巨大的。社会经济问题，以及对工作和退休的影响也是必须考虑的问题。DBS的一个主要优势是它能使患者保留工作和社

交的能力；那些经常出现在公众视野中的患者显然比退休了的或不工作的人群更可能想要尽早地接受手术。

药物治疗 据报道，多达一半的ET患者不耐受药物治疗或对药物治疗无反应。我们发现有些被转介至手术治疗的患者并没有明确的用药记录或足够的抗震颤药物治疗史。尽管普萘洛尔和普利米酮的用药试验大多都不成功，但是不足量或没有联合用药的情况不在少数。在进行正式的手术筛选之前，通常需要先再次尝试这些药物治疗。使用二线药物，如加巴喷丁、托吡酯和阿替洛尔，在大多数有严重震颤的患者中可能疗效有限，但还是可以尝试一下。阿普唑仑等此类药物应仅在短期和特定情况下使用。何时得出震颤的耐药性结论并不总是一致的，但如果有上述药物的使用失败的经验则足以考虑手术治疗，如果没有则不考虑。氯氮平可考虑用于那些不想接受DBS，或因医疗/神经精神性原因不适合DBS治疗的患者。

治疗ET的VIM丘脑切除术和DBS 几乎所有治疗特发性震颤的手术干预都以VIM为目标。特发性震颤自20世纪50年代以来一直采用丘脑切除术治疗，20世纪90年代以后有了DBS治疗。震颤是FDA批准的第一个以VIM为目标用DBS治疗的疾病。自20世纪90年代以来，DBS已经取代了丘脑切除术，因为它的可调节性、可逆性以及侵入性小。

许多患者需要双侧手术，因为有严重的双侧手或手臂震颤，同时伴有明显的头部、声音或躯干震颤，又或因为他们对药物有严重的不良反应。然而，最好避免双侧丘脑切除术，因为有更多与其相关的并发症可能，特别是语言障碍和吞咽困难。相比之下，VIM DBS可以安全地提供双侧治疗。多数情况下，双侧DBS分阶段进行，因为部分有双侧震颤的患者在接受了单侧DBS治疗后，利手功能恢复，于是决定不再进行第二次手术。考虑到两次手术之间有几个月的间隔，分期也减少了手术的任何负面影响。效果不佳或有无法控制的相

关不良反应，如麻木或刺痛，最常见的原因是电极的位置不够理想，需要重新放置电极。

腹侧丘脑下白质（未定带）是DBS潜在的替代靶点。由于难以控制近端震颤和VIM DBS存在的效果递减问题，DBS在这一区域的探索和应用取得了一定的成功。

患者选择 患者的选择涉及多个生理、医学和社会心理问题的考虑。当震颤干扰进食、饮水或书写，或引起过度尴尬，严重影响患者的生活质量时，DBS的指征最明显。一般来说，即使是老年人通过DBS也能成功地控制ET，但是75岁以下的人群被认为是最佳受用人。没有绝对的证据证明80岁以上的患者不适合做手术，而且我们已经在"生理上年轻的"患者身上得到很好的效果。重要的是要认识到，DBS治疗的目标是几乎完全消除震颤。事实上，即使大幅度震颤减少80%左右，也不足以恢复进食、书写和梳洗的功能。DBS的禁忌证包括明显降低预期寿命或增加手术风险的一般性疾病；抗感染能力降低或皮肤条件不适合植入所需硬件的患者不是合适的手术人选。严重的精神疾病、酗酒和药物滥用也是禁忌证。手术前必须治疗并控制严重的抑郁症和（或）焦虑症。最后，认知障碍是一个必须要考虑的因素，尤其是在老年人中。应注意患者之前存在的吞咽困难、构音障碍和步态或平衡障碍，因为这些症状可能会因手术而加重。

期望值管理 了解并纠正患者不适当的期望值是很重要的。同样要明确的是，虽然DBS是一种脑外科手术，但它不是大型的脑部手术，常规操作仅需要通过颅骨上的一个钻孔植入电极。有些患者可能从药物治疗中得到了很好的改善，但因为不方便而想要接受DBS治疗，这样他们就可以摆脱药物治疗，这有时很难说服他们；这些患者必须更多的权衡DBS手术潜在风险和预期的效果。

患者必须明白，出血会导致严重神经损伤的风险为1%～2%，并且术后5年内有感染的风险，需要使用抗生素或者可能需要移除硬件和电极的

风险为5%或更高。癫痫发作也是可能的，但幸运的是很少发生。设备故障的风险极低。患者还必须清楚长期程控和与治疗团队进行随访的必要性，并做出承诺。

患者还应被告知，在所有接受DBS治疗的患者中，超过一半的患者可能在术后几年内甚至更早出现震颤复发或发展为近端震颤。这是由于疾病的进展还是由于治疗耐受带来的获益减少，目前还不清楚，但疾病的进展似乎更有可能。复发的震颤在大多数情况下可以通过改变程控来管理（包括选择触点、单极或双极刺激、脉冲幅度、频率和持续时间），但在其他情况下可能需要重新放置DBS电极的位置。患者还应该明白，虽然VIM DBS可以很好地控制手的远端震颤，但对于近端震颤的疗效是多变的。虽然有些患者注意到单侧DBS就能对头部和声音震颤有改善，但是正如上文所述，这通常还是需要双侧手术。负面的一面，双侧手术也带来步态恶化、构音障碍和认知功能障碍的高发生率。刺激引起的语言障碍、感觉异常、共济失调和步态异常是程控最具挑战性的并发症，尤其是在双侧的病例中。

DBS的未来和切除术的作用　DBS中穿过皮下隧道的导线技术进步将改善电极的放置，电极设计和"电流控制"的显著改善可以减少不良反应，并提高患者对刺激的反应，以提高刺激的效率和效果。其他进展包括使用多组独立的刺激电流源，以及刺激的闭环控制和参数优化算法。期望是这些进展可以带来更好的治疗结果并促进程控。

射频消融术是早期丘脑切除术的标准技术，对于那些不适合应用DBS或不想使用植入设备治疗的患者来说，它仍然是一个好的治疗选择。作为射频消融术的替代方法，一种新的非侵入性毁损的技术使用MRI引导治疗现已获得FDA批准。在超声丘脑切除术与DBS的疗效、不良反应和长期效果方面，还没有进行过面对面的直接比较。此外，超声丘脑切除术是否可用于双侧还未被研究过。早期射频消融术的许多缺点可能也存在于这种新技术中，包括不足或过度毁损带来的短暂或永久的缺陷。然而，对于那些因先决条件或高龄而无法接受DBS的人来说，射频消融对比DBS可能是较好的选择。

参考文献

[1] BAIZABAL-CARVALLO J F, KAGNOFF M N, JIMENEZ-SHAHED J, et al. The safety and efficacy of thalamic deep brain stimulation in essential tremor: 10 years and beyond. J Neurol Neurosurg Psychiatry, 2014, 85: 567–572.

[2] BOND A E, SHAH B B, HUSS D S, et al. Safety and efficacy of focused ultrasound thalamotomy for patients with medication-refractory, tremor-dominant Parkinson disease: A Randomized Clinical Trial. JAMA Neurol, 2017.

[3] BORRETZEN M N, et al. Long-term follow-up of thalamic deep brain stimulation for essential tremor-patient satisfaction and mortality. BMC Neurol, 2014, 14: 120.

[4] ELBLE J. The essential tremor syndromes. Curr Opin Neurol, 2016, 29: 507–512.

[5] FAVILLA C G, et al. Worsening essential tremor following deepbrain stimulation: disease progression versus tolerance. Brain, 2012, 135: 1455–1462.

[6] FAVILLA C G, TOPIOL D D, ZESIEWICZ T A, et al. Impact of discontinuing tremor suppressing medications following thalamic deep brain stimulation. Parkinsonism Relat Disord, 2013, 19: 171–175.

[7] MUNHOZ R, PICILLO M, FOX S, et al. Eligibility criteria for deep brain stimulation in Parkinson's disease, tremor, and dystonia. Can J Neurol Sci, 2016, 43: 462–471.

[8] PICILLO M, FASONO A. Recent advances in essential tremor: surgical treatment. Parkinsonism Relat Disord, 2016, 22: S171–S175.

[9] SHIH L C, LAFAVER K, LIM C, et al. Loss of benefit in VIM thalamic deep brain stimulation(DBS) for essential tremor(ET): how prevalent is it? Parkinsonism Relat Disord, 2013, 19: 676–679.

[10] SHUKLA A W, OKUN M. State of the art for deep brain stimulation therapy in movement disorders: a clinical and technological perspective. IEEE Rev Biomed Eng, 2016, 9: 219–232.

[11] ZAPPIA M, ALBANESE A, BRUNO E, et al. Treatment of essential tremor: a systematic review of evidence and recommendations from the Italian Movement Disorders Association. J Neurol, 2013, 260: 714–740.

腭部震颤的治疗

安妮·E. 朗

案例1

这名60岁的右利手妇女无甲状腺功能减退症和高血压病史。2012年4月,她因左侧第三颅神经麻痹入院。检查后发现是脑干海绵状瘤的问题,最初给予了保守治疗。2013年3月,由于脑干进一步出血,她出现进一步的神经症状。她接受了海绵状瘤切除手术,术后因第三颅神经部分麻痹继发了复视,以及构音障碍、吞咽困难、右侧肢体无力和共济失调。2013年10月,她的右腿出现了明显的"抖动",干扰了她的站立,也影响了正在进行的康复治疗。2014年1月我在检查该患者时发现,她有不良共轭凝视障碍,左眼球上视受限30%,内收受限10%;左侧瞳孔比右侧大,对光反射迟缓;眼球没有自发的运动。她有明显的共济失调性构音障碍;右侧肢体有可疑的痉挛性抓握动作和腱反射亢进,但肌力正常;辨距不良,以及所有肢体都有轮替运动障碍,而左侧更严重。她离不开轮椅,如果不给予非常大的帮助就无法行走。眼睑在轻度闭合时有3~4 Hz有节奏的运动,软腭也有类似频率的震颤,可能是与之同步的。从有症状开始,她从没意识到眼睑和上腭也受到了影响,也否认有耳鸣。右腿也有类似的频率,稍不规则的震颤性运动(肌肉节律性收缩)。有时,随着完全的放松,这种运动会短暂地消失。在其他时间,不论是在主动运动时或活动后,腿部的震颤振幅明显增加。站立和负重加重了腿部的震颤,进一步削弱了她在没有支撑情况下的站立能力。2013年3月的MRI显示出血性病变,从左下丘脑向中脑桥延伸,并向脑干右侧有部分延伸(图41.1)。当时,脑桥下方未见异常。2013年9月复查MRI, FLAIR序列显示一高信号和低信号混合的病灶,主要累及右中脑内侧被膜,下橄榄区扩大并高信号影,左边比右边多(图41.2)。

用苯海索进行治疗,用量逐渐增加到2.5 mg每日3次后,患者本人和她丈夫觉得改善了约75%,腿部震颤的发生频率和严重程度减少,这使得她能更加独立地在家里使用扶手行走(例如,晚上从床到厕所不再需要她丈夫的帮助)。检查时发现她右腿的震颤有改善,但腭部震颤无变化。添加金刚烷胺100 mg每日3次后患者症状有轻微的改善,并且无明显不良反应。这次药物治疗的效果使她能够重新回去积极地参与物理治疗项目,功能也得到进一步的全面改善。

案例2

这名33岁的健康女性在刚生完她的第一个孩子回家的路上,右耳突然出现了有节奏但不持续的咔嗒声。在1个月内,这个咔嗒声变得持续,这影响了她的睡眠,并与明显的焦虑和抑郁有关。她在另一家机构被诊断为"特发性腭部震颤"。MRI显示T_2在皮质下白质内呈散在高信号,以额叶为主,但脑干正常,包括下橄榄的体积和信号强度都正常。她接受了包括氯硝西泮和左乙拉西坦在内的多项药物治疗,但没有任何疗效,并连续2年每3个月接受一次软腭的肉毒杆菌毒素注射,且没有任何疗效,偶尔还会出现声音沙哑和鼻腔反流。

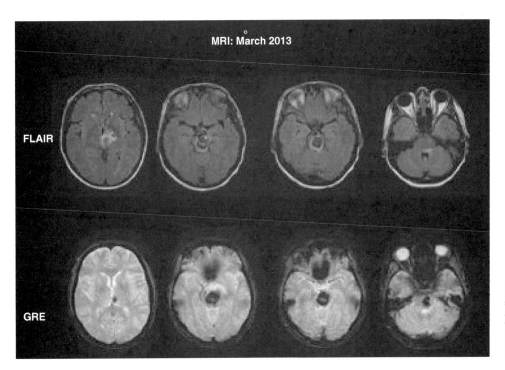

图41.1 案例1中2013年3月的FLAIR和GRE MRI扫描。海绵状瘤出血，从左侧丘脑到中央脑桥

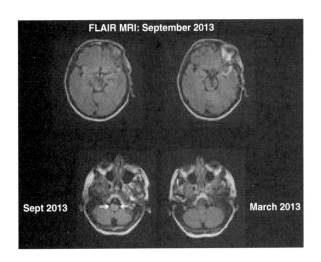

图41.2 案例1中2013年9月的FLAIR MRI扫描显示部分出血吸收，6个月前扫描未显示的下橄榄区肿大及高信号

出现症状7年后她才来找我；她很焦虑，泪流满面地抱怨持续的咔嗒声以及咽喉部、脸下半部分和鼻周区域的发紧。当坐得离她很近时，我可以听到咔嗒声。神经学检查正常，除了软腭有多变的、有时有节律的（2～3 Hz）运动，这种运动在屏气时、分散注意力时完全消失，其他时候可能被同步到用手指指挥的重复动作上。神经精神病专家评估后诊断她为重度抑郁症。逐渐停用了氯硝西泮，由氯丙嗪代替。在接下来的随访中，她注意

到，当她忙着做饭或在家里做事时，没有听到咔嗒声。虽然开始服用氯丙咪嗪后，她发现睡眠质量有了很大的改善，可以没有中断的连续睡4小时，但在她试图入睡时咔嗒声仍会干扰她，并且有时会从睡梦中吵醒她。

案例3

以前有报道过这位患者（参见参考文献中Kern和Lang的文章）。他是一名19岁的男子，从7岁起就注意到双耳有滴答声，这使他难以集中注意力。幼年时他患有中耳不张，导致双侧听力受损，为此他接受了右耳胆脂瘤的切除以及双侧的鼓膜置管术。当我接诊他的时候，他的神经学检查是正常的，除了轻微的左耳听力受损，还有与可听到的滴答声相关的半节律性（≈2 Hz）腭部震颤。震颤的频率变化较大，可以与干扰同步或因干扰完全消失。

我们推测这种腭部震颤是一种在儿童时期习得的行为，因为他的耳鼻喉的问题，这可以帮助打开咽鼓管。我们向他展示了同步和分散注意力的效果，并教给他如何有目的地这样做。我们要求

他练习控制这种动作,经过1周在家对着镜子反复的练习,他能够完全自主地控制动作,包括长时间的使这样的动作完全停止。在1年的随访中,他表现出了良好控制能力的维持,腭部的震颤只是在被要求根据不同频率的指令做腭部运动时才表现出来。

讨论

腭部震颤(palatal tremor, PT),在较早的文献中通常被称为腭肌阵挛,可分为两类:特发性腭部震颤(essential PT, EPT)和继发性(或有症状的)(secondary/symptomatic PT, SPT)。SPT通常是由齿状核−橄榄体通路损伤引起的(表41.1),MRI显示下橄榄核明显的跨突触式肥大变性(案例1)。正如案例1所示,在急性脑干病变患者中,橄榄体改变通常在最初损伤后的一段多变的潜伏期后发生。SPT涉及由第IX对和第X对颅神经支配的腭帆提肌(后软腭)。SPT的腭部运动在检查时频率变化不大,一般不伴有耳鸣,睡眠的时候也持续发生。SPT通常发生在40岁以后。考虑到引起SPT的病变/疾病的性质和位置,这些患者

表41.1 腭部震颤的分类及亚型

主要类别	病因学	亚型/病因学	注　释
孤立性腭部震颤			
	自主的/特别技能		患者意识到他们可以引起这种运动和咔嗒声,可以控制运动,包括改变速度
	功能的	习得行为	案例3
		心因性	案例2
	抽动症		通常发生在已知有抽动症的情况下。患者通常会像其他类型的抽搐一样识别出这种冲动
	特发性腭部震颤	无干扰、同步	不清楚是否存在这样一个实体
症状性腭部震颤			
	血管疾病		
	创伤		
	肿瘤		
	多发性硬化		
	退行性病变	遗传性的,例如,亚历山大病、稻草人20、POLG突变、GM2神经节病	
		散发性的,例如,"特发性"进行性共济失调伴有腭部震颤(PAPT),进行性核上性麻痹,与肌张力障碍有关	
	脑炎	例如,肠源性脂肪代谢障碍(腭部受累在肠源性脂肪代谢障碍中并不常见,与眼部、面部和咀嚼运动相反)。	
	其他	海绵状瘤、AVM、带状疱疹、神经结节病,类固醇反应(桥本)脑病、脑脓肿	案例1

还有许多其他神经系统异常，包括其他颅肌的同步运动，特别是眼睛，会引起水平方向眼球震颤，以及共济失调和其他脑干的体征。根据病变的位置，患者有时会有肢体的节律性运动（如在案例1中），常被称为肌律（见参考文献中Baizabal-Carvallo JF等人和Ure RJ等人的文章）。与其他神经系统异常相比，大多数患者不知道他们有这种腭部运动；他们可能会抱怨由于不正常的眼球运动引起的振动幻视。

与SPT相比，EPT的起始年龄要小得多（青春期到成年早期），并伴有耳鸣，别人经常能听到。耳朵的咔嗒声通常是唯一的症状，这可能给患者带来很大的痛苦。咔嗒声通常是由于咽鼓管突然打开，通过腭板张肌（前软腭）的收缩而产生，由第五对颅神经支配。震颤频率常被认为是变化的，并在睡眠时减弱。除了腭部震颤和耳鸣，以及偶尔在舌头和前颈部看到类似的震颤，这些患者没有其他神经上的异常，且神经影像学正常。我们提出了"孤立性腭部震颤"（isolated palatal tremor, IPT）的一个替代名称（见参考文献中Zadikoff C等人的文章），来强调这种震颤的孤立性，没有其他神经学发现或影像学异常，并强调这不是一种类似于特发性震颤或特发性肌张力障碍的"原发性"运动障碍。我们提出了数个可能的潜在机制，包括一种心因性运动障碍（如案例2中）和抽动症。随后一项对10例IPT患者的回顾性研究发现，70%患者的具有支持心因性运动障碍诊断的临床特征（比如注意力分散、同步的能力），两名患者有抽动症，并有一名被诊断为EPT（见参考文献中Stamelou M等人的文章）。在提出IPT的分类里，我们也强调了自发性或习得性特殊技能的病因（也许可以与扭动耳朵和自主的眼球震颤比较）造成了孤立性腭部震颤，就如有时见于潜水员和管乐器演奏者中，这可能是为了打开咽鼓管来调节中耳的压力。在案例3中，我们认为虽然注意力分散和同步能力的临床特征可以用来支持心因性病因，但是缺乏潜在的心理因素、设定明确的耳鼻喉病理学的发展、与患

者通过简单的宣教和练习建立了自主控制都让其倾向于一个继发于习得行为的"功能性运动障碍"分类。这可能适用于许多其他IPT患者，因为他们过去都有一个上呼吸道感染的共同发病史。

管理

PT的管理显然主要是基于病因学和患者的主诉。如上所述，大多数有症状的PT患者不知道自己有腭部震颤，而且与其他伴随的神经缺陷相比，额外的腭部震颤通常不是致残的主要问题。案例1是一种不常见的情况，即腭部震颤合并右腿肌律，而右腿的肌律对轻微剂量的苯海索有反应，加用金刚烷胺可能有进一步改善。与霍姆斯震颤一样，患者也可以进行左旋多巴、氯硝西泮和其他药物的尝试。然而，几乎没有证据支持这种疾病中可优先选择的治疗方法。同样的，对于那些有振动幻视的患者，可以使用多种治疗方法，但是对于眼球震颤的治疗却很少有强有力的支持证据，证据也没有具体与SPT的问题相关。抗胆碱能药、加巴喷丁、美金刚胺、4-氨基吡啶、氯硝西泮或巴氯芬都可以考虑用于有此症状困扰的患者中作为药物试验（见参考文献中Thurtell MJ的文章）。

孤立性/特发性PT的管理方法是完全不同的。患者常常痛苦地抱怨腭部震颤的后果，即耳朵听到咔嗒声。然而，事实上，这种障碍可能是功能性或心因性的，只是大多数患者最近才意识到。正如案例3最初出版时所指出，这两个术语（功能性和心因性）并不一定是可互换的（它们在表41.1中被分开了），而这一区别在给予不同的治疗方法时很重要。我们对案例3的经验表明，当患者能够意识到自己有可能主动改变震颤时，对患者进行宣教，教他们完全自主地控制震颤，是最佳的首选治疗方法。我对这种方法没有更多进一步的经验，因此无法评论它的成功率或失败率。对于可能有心理原因的患者，精神科医生的评估和护理

是很重要的,这在案例2中效果是明显的。也有可能这些患者被训练后可以像案例3中的患者一样控制住PT,但是识别和管理伴随的精神病理也很重要。

各种各样的治疗方法都声称对"EPT"患者有益;然而,这些治疗方法都没有以安慰剂为对照组的方式进行过研究,而且这些报告很多是在对心因性/功能性病因的认识之前,这更是增加了安慰剂有效的可能性。近年来报道最常见的治疗方法是将肉毒杆菌毒素注射到腭帆张肌。个案和小型案例系列都称对减少腭部震颤和伴随的耳鸣有效。如Slengerik-Hansen和Ovesen在最近一份涉及51名患者(见参考文献中)的文献系统回顾中强调,现有的研究"形成了一个极低的证据水平,存在若干偏见"。同样,这些研究的一个关键问题是未能认识到功能性/心因性病因(未被Lengerik-Hansen和Ovesen提及)和缺乏安慰剂对照试验。总的来说,这些注射的耐受性相对较好,尽管并发症包括自限性吞咽困难、经鼻反流、言语变化(如鼻音过多)和耳闷,并有极少数患者因吞咽困难的严重程度需要短暂的鼻饲管进食。据报道,大多数患者的症状都有明显的改善,尤其是其中大多数的问题完全"解决"了,而且这种效应在整个随访时期持续了数月至1~2年;这进一步引起了人们对可能的安慰剂反应的担忧(尽管Slengerik-Hansen和Ovesen提出了其他一些缺乏证据的机制)。目前,对于如何更好地管理这些患者还没有达成共识。对于那些不愿意接受简单的教育和再训练,或者不愿意对潜在的、可能的心理问题进行管理的,却因耳鸣而极度分心和致残的

患者,可以考虑用肉毒杆菌毒素谨慎地进行治疗。鉴于在功能性/心因性肌张力障碍患者中(见参考文献中Edwards MJ等人的文章)使用非常低剂量的肉毒杆菌毒素联合强暗示进行治疗的成功报道,对于接受肉毒杆菌毒素治疗的IPT患者也可考虑采用这种方法。然而,对比案例2中患者所接受的治疗,如果前一次或两次注射不能提供明显的疗效,则应停止这种治疗。

参考文献

[1] BAIZABAL-CARVALLO J F, CARDOSO J, JANKOVIC J. Myorhythmia: phenomenology, etiology, and treatment. Mov Disord, 2015, 30: 171–179.

[2] EDWARDS M J, BHATIA K P, CORDIVARI C. Immediate response to botulinum toxin injections in patients with fixed dystonia. Mov Disord, 2011, 26: 917–918.

[3] KERN D S, LANG A E. Successful treatment of functional palatal tremor: Insights into pathogenesis and management. Mov Disord, 2015, 30: 875–876.

[4] SLENGERIK-HANSEN J, OVESEN T. Botulinum toxin treatment of objective tinnitus because of essential palatal tremor: a systematic review. Otol Neurotol, 2016, 37: 820–828.

[5] STAMELOU M, SAIFEE T A, EDWARDS M J, et al. Psychogenic palatal tremor may be underrecognized: reappraisal of a large series of cases. Mov Disord, 2012, 27: 1164–1168.

[6] THURTELL M J. Treatment of Nystagmus. Semin Neurol, 2015, 35: 522–526.

[7] URE R J, DHANJU S, LANG A E, et al. Unusual tremor syndromes: know in order to recognise. J Neurol Neurosurg Psychiatry, 2016, 87(11): 1191–1203.

[8] ZADIKOFF C, LANG A E, KLEIN C. The 'essentials' of essential palatal tremor: a reappraisal of the nosology. Brain, 2006, 129: 832–840.

小脑震颤的治疗

苏珊·L.帕尔曼

案例

一名38岁的右利手男子因进行性加重的平衡障碍8年(过去一年需要助行器)伴进行性加重的震颤6年来就诊。在评估的前一年,震颤造成了书写、使用键盘、使用刀具和驾驶方面的严重困难,迫使他不能继续从事建筑师的工作。该患者的家庭有很多的共济失调家族遗传史,包括患者的父亲、叔叔和奶奶——他的父亲和叔叔和他一样在30多岁发病,而患者的奶奶在40多岁发病。患者的叔叔进行了基因检测,发现脊髓小脑性共济失调2型基因中CAG扩增呈阳性(38次重复,完全突变≥36);患者本人还没有接受检查。

他检查的相关阳性结果包括:血压108/60 mmHg、脉搏率72次/分、眼球扫视运动减慢、向上凝视度减少、中度口齿不清、肌肉束颤和间歇性痉挛、足部浅感觉减弱、深部肌腱反射减弱伴随脚趾向下、中度辨距不良伴随减慢的四肢快速交替运动、支撑面宽的步态需至少单手支撑、躯干和手臂有中等幅度的旋转动作性震颤。他的签名如图42.1所示。

由于震颤干扰到一些日常活动,因此指向了尝试治疗的需求。和患者讨论了腕部负重和使用改良的餐具。他开始服用普萘洛尔,每日3次,每次20 mg,慢慢地逐渐增加到每日3次,每次60 mg,震颤得到了轻微的缓解使得喝水和吃饭容易了一些;然而,书写仍然是个问题。他的血压稳定在109/67 mmHg,脉搏轻度降低至66次/分。普利米酮从每晚50 mg开始逐渐增加到每日

3次,每次50 mg。他注意到震颤有了进一步的改善,但平衡变差了。于是逐渐停用了普利米酮,开始加用氯硝西泮,每晚0.25 mg,慢慢增加到每晚0.5 mg和白天2次,每次0.25 mg。患者注意到普萘洛尔和氯硝西泮联合使用后震颤无明显改善并且出现疲劳感,因此氯硝西泮逐渐减少至停用。金刚烷胺随后加入普萘洛尔方案中,每日上午和中午服用100 mg,唯一的不良反应是轻度便秘。他在他开始治疗后的1年进行了随访,现在使用普萘洛尔每日3次,每次60 mg,金刚烷胺每日2次,每次100 mg。他利手的震颤幅度和频率降低,讲话更顺畅;书写仍然很困难,他目前的签名见图42.2。

讨论

成功治疗小脑震颤的3个关键组成部分:

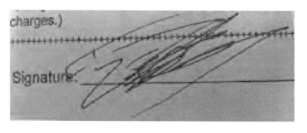

图42.1　治疗前的签名

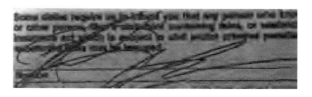

图42.2　普萘洛尔和金刚烷胺治疗后的签名

1. 识别和控制变化的触发机制或原因（如疲劳、焦虑）。患者越了解震颤，就越能更好地控制它。

2. 运用物理治疗和作业治疗技术进行姿势控制和辅助策略（运动、支具、加重的/改良的设备）。

3. 确定药物治疗，包括使用肉毒杆菌毒素，它可以改善震颤。在其他方法都无法帮助致残的小脑震颤的情况下，进行了非侵入性和侵入性刺激或消融技术（TMS、tDCS、DBS、丘脑切除术）的尝试。

有许多获得性和遗传性原因可导致引发震颤的小脑功能障碍，在显性遗传的脊髓小脑疾病中，2型、8型和12型的主要症状是震颤。在隐性共济失调中，小脑中枢受累者比脊髓小脑型（弗里德里奇共济失调）更易发生震颤。小脑卒中或肿瘤、多发性硬化以及酒精性小脑疾病是引起小脑震颤的其他常见原因。

小脑功能障碍可引起多种不同类型的震颤（表42.1），它们对不同类型的治疗会有不同的反应。

检索有关"共济失调"和"治疗"的文献，将得到许多出版物和病例报告，包括一些对照实验和开放性的药理学研究；4-氨基吡啶、利鲁唑、伐伦克林、巴斯比隆、金刚烷胺以及促甲状腺素释放因子（TRF）等药物只是少数。任何能改善"共济失调"或能对特定共济失调有所改善的药物，都可能对相关的小脑震颤产生有益的效果。其他药物包括用于特发性震颤的普萘洛尔和普利米酮，如案例中所示（表42.1）。不幸的是，目前还没有FDA批准的治疗小脑性共济失调的药物，所有用来治疗小脑性震颤的药物都是"超说明书"的，治疗小脑震颤的证据也是有限的。

实用的建议包括：

1. 一次尝试一种候选药物。

2. 在逐渐减少或停止一种药物并开始使用下一种药物之前，期间间隔至少有1周的时间。

3. 在评估疗效之前，给每种药物几天时间，使其早期不良反应逐渐消失。

4. 在最后评估前，持续使用一种药物（或滴定剂量）最多达8周。

5. 建立一套标准化测量和患者自述测量方法，以确定一种药物是否真正有效（允许有感觉

表42.1 小脑引起的震颤类型

特 征	基本类型	行为或意图	脑红核的	直立性的
病理生理源（仍然知之甚少）	通过小脑循环	小脑半球/深部核团	小脑输出/红核-齿状核-红核环路。霍姆斯震颤	小脑外侧与辅助运动区之间的功能连接异常增强
对少量酒精的反应	通常有改善	基本没有改善，可能会更糟	基本没有改善，可能会更糟	基本没有改善，可能会更糟
最大程度激活的位置	保持姿势	在有目的的动作终点	休息时，伴随姿势和动作	站立
频率	4～12 Hz	2～4 Hz	2～4 Hz	13～18 Hz
形态学	身体的屈曲-伸展动作	从一边到另一边的运动如果振幅严重/高，可能出现肌阵挛	旋转	伴有强烈的不稳定感、害怕摔倒、疲劳、疼痛
受影响的身体部位	上肢、头部、声音	四肢、躯干	上肢、躯干	双腿、躯干
常用药物	β受体阻滞剂、普利米酮、加巴喷丁、托吡酯	与特发性震颤用药相同，其他抗惊厥药（卡马西平、氯硝西泮、左乙拉西坦）	卡比多巴-左旋多巴、氯硝西泮，常与治疗特发性震颤的药物联合使用	氯硝西泮、左乙拉西坦

"好的"和"坏的"一天）。例如，患者会发现书写、用餐具吃饭、用杯子喝水等更容易。

6. 如果存在1种以上的小脑震颤，要达到震颤控制的最佳效果可能需要使用一种以上的药物。

7. 要注意对震颤有益的药剂可能会加剧不平衡和不协调。

AAN（美国神经病学学会）还在继续制定小脑震颤的治疗实践指南。

参考文献

[1] CHOI S M. Movement disorders following cerebrovascular lesions in cerebellar circuits. J Mov Disord, 2016, 9: 80－88.

[2] DEUSCHL G, BAIN P, BRIN M. Consensus statement of the movement disorder society on tremor. Ad Hoc Scientific Committee. Mov Disord, 1998, 13(Suppl 3): 2－23.

[3] FILIP P, LUNGU O V, MANTO M U, BAREŠM. Linking essential tremor to the cerebellum: physiological evidence. Cerebellum, 2016, 15: 774－780.

[4] GALLEA C, POPA T, GARCÍA-LORENZO D, et al. Orthostatic tremor: acerebellar pathology Brain, 2016, 139: 2182－2197.

[5] GRIMALDI G, ARGYROPOULOS G P, BOEHRINGER A, et al. Non-invasive cerebellar stimulationa consensus paper.Cerebellum, 2014, 13: 121－138.

[6] NOVELLINO F, NICOLETTI G, CHERUBINI A, et al. Cerebellar involvement in essential tremor with and without resting tremor: a diffusion tensor imaging study. Parkinsonism Relat Disord, 2016, 27: 61－66.

霍姆斯震颤的治疗

提格兰·凯萨扬和特蕾莎·A.泽西维奇

案例

一名71岁的右利手男性患者因右手臂的无规律震颤前来评估,这种震颤在休息时、保持姿势和做动作时都会发生;震颤开始于脑干卒中后几个月。患者的病史包括有高血压、糖尿病、血脂异常和40包/年的吸烟史。2个月前,他醒来时出现右侧偏瘫,共济失调步态、眩晕以及言语困难。在这个事件发生的几个星期前,他停止了服用阿司匹林和他汀类药物。住院期间,发现他患有高血压。他的神经学检查显示有中度构音障碍、右侧凝视时有水平性眼球震颤、右侧上下肢肌力为3/5级,以及右臂存在辨距不良。心电图(EKG)显示有明显的左室肥厚;磁共振成像(MRI)显示左侧脑桥DWI序列弥散受限,与急性缺血相一致;还存在慢性皮质下和丘脑缺血性病变。患者接受了阿司匹林和他汀类药物的治疗,并最终转到康复中心,在那里他的神经症状得到了改善。

患者诉在脑干卒中2个月后出现了右臂的静止性、姿势性和动作性震颤;在放松时,右臂会出现震颤,当他用右手伸手拿东西或做事时,震颤就会加剧。震颤干扰了他的日常生活活动,但在他入睡后会消失。他之前没有震颤病史,也没有任何震颤和帕金森病的家族史。他否认了任何新的神经症状,自脑卒中后也没有改变任何药物。喝酒并不会改善震颤。他的右臂不受疼痛或痉挛的影响。

神经学检查阳性体征有:轻度右偏瘫;右臂辨距不良;共济失调步态;以及在休息时、保持姿势和做有目的的运动时,右臂近端和远端都有3～4 Hz中等幅度的不规律震颤;无帕金森病或肌张力障碍的体征,并且只有右臂受累。一次重复的脑部MRI平扫显示了上次MRI中所见的脑桥DWI序列受限消除。患者被诊断为霍姆斯震颤,并用卡比多巴/左旋多巴(25/100 mg)、每日3次治疗,这对震颤有中度改善。

讨论

戈登·霍姆斯第一次描述了这种震颤,最终在1904年以他的名字命名了霍姆斯震颤(Holmes tremor, HT)。HT被曾称为红核震颤、中脑震颤;然而,这些区域的病变并不总是引发HT,而HT的产生也与脑干的其他区域、丘脑或小脑的病变有关。HT是一种静止性、姿势性和动作性震颤,其特征是频率较低(<4.5～5 Hz)和幅度多变,幅度变化随着目标的跟踪而加剧。从脑损伤到震颤发作的时间通常有一个延迟,一般为几周至几个月。伴随症状通常包括偏瘫、共济失调、构音障碍和颅神经异常。

HT最常见的病因是缺血性或出血性卒中,但其他病因包括进行性多灶性白质脑病(progressive multifocal leukoencephalopathy, PML)、多发性硬化、单纯疱疹1型、弓形体病、神经副黏菌病、高血糖、脑血栓形成、头部外伤或肿瘤。脑部MRI通常显示丘脑、中脑区和小脑的异常。然而,霍姆斯震颤的确切病理生理学还不清楚;可能的解释包括黑质纹状体多巴胺能回路和小脑回路的损伤,包括了小脑丘脑回路和小脑-橄榄体回路，小脑-橄榄体回路又包括了齿状核-红核-橄榄体通路，也称为吉兰-莫拉雷三角。

HT的治疗常具有挑战性，震颤通常会使人衰弱，并可能严重影响日常生活。几项非对照研究发现，左旋多巴可以改善约50%患者的HT，剂量为每日300～1 000 mg。其他案例系列报道了使用以下药物有不同程度的获益：β受体阻滞剂、唑尼沙胺、左乙拉西坦和托吡酯、普拉克索、拉莫三嗪、氯硝西泮、氟桂利嗪、卡马西平、三己苯基、巴氯芬、加巴喷丁、丙戊酸钠、吡拉西坦和吡贝地尔。药物耐受的病例可考虑注射肉毒杆菌毒素，也可考虑对丘脑腹中间核（ventral intermedius nucleus，VIM）或苍白球内侧（GPi）进行深部脑刺激（DBS）。

参考文献

[1] ALGAWAIGLY M. Treatment responsive Holmes tremor: case report and literature review. Int J Health Sci(Qassim), 2016, 10(4): 558–562.

[2] CHOI S M. Movement disorders following cerebrovascular lesions in cerebellar circuits. J Mov Disord [Internet], 2016, 9(2): 80–88.

[3] DEUSCHL G, BAIN P, BRIN M. Consensus statement of the Movement Disorder Society on tremor. Ad Hoc Scientific Committee. Mov Disord [Internet], 1998 [cited 2016 Oct 8]; 13 Suppl 3: 2–23.

[4] HOLMES G. On certain tremors in organic cerebral lesions. Brain, 1904, 27(3): 327–375.

[5] LATINO P, PONTIERI F E, ORZI F, et al. Botulinum toxin type A for Holmes tremor secondary to thalamic hemorrhage. Neurol Sci [Internet], 2015 Oct [cited 2016 Oct 8]; 36(10): 1935–1936.

[6] RAINA G B, CERSOSIMO M G, FOLGAR S S, et al. Holmes tremor. Neurology, 2016, 86(10): 931–938.

[7] SECHI G, AGNETTI V, SULAS F M I, et al. Effects of topiramate in patients with cerebellar tremor. Prog Neuropsychopharmacol Biol Psychiatry [Internet], 2003 Sep [cited 2016 Oct 10], 27(6): 1023–1027.

[8] STRIANO P, ELEFANTE A, COPPOLA A, et al. Dramatic response to levetiracetam in post-ischaemic Holmes' tremor. BMJ Case Rep [Internet], 2009 [cited 2016 Oct 8]; 2009.

[9] YANG Y W, CHANG F C, TSAI C H, et al. Clinical and magnetic resonance imaging manifestations of Holmes tremor. Acta Neurol Taiwan [Internet], 2005 Mar [cited 2016 Oct 8], 14(1): 9–15.

第五部分

肌张力障碍

肌张力障碍的分类

H. A. 真纳

案例1

一名58岁的女性主诉从3年前开始出现了不自主地向右转头,并在12个月内病情恶化。到她来看病时,她的头几乎一直处于向右旋转状态。如果她尝试将头向左转时,有时会注意到头部有抽搐动作,并且在她的右后颈部出现了慢性酸痛。她没有伴随此症状的神经或医学方面的问题,没有服用多巴胺受体阻滞剂,也无相关家族史。

静态神经检查发现患者有重度右斜颈(头向右转)、左侧中度侧倾型斜颈(头向左倾斜),轻度后仰型斜颈(头向后仰)。当她试图将头向左转时,会出现像震颤一样的抽搐动作。可见左侧胸锁乳突肌肥大,头夹肌和半棘肌的左侧上颈后区压痛。其他检查结果没有重要的发现。

根据新的分类体系,这名患者将被确诊为孤立型、局灶性颈部张力障碍(isolated focal cervical dystonia),在成年后期发病,最初呈进展性发展但现在是处于静止期。她患有"孤立型"肌张力障碍("isolated" dystonia)因为她没有其他相关的神经学或医学方面的问题。她的问题是局灶性的因为只涉及身体的一个部位。症状出现于成年期,而且看上去似乎不是进行性的。颈部肌张力障碍(cervical dystonia)是所有成人期发病的局灶性肌张力障碍中最常见的,而且她出现了常见的异常头部运动的模式。许多颈部肌张力障碍的患者头部也会出现粗大的震颤样运动,尤其是当他们尝试要远离肌张力障碍的姿势。许多人还会因为慢性肌肉拉扯而出现颈部疼痛。颈部肌张力障碍(cervical dystonia)通常是特发性的,因此没有必要进行大量的实验室检查,通常可以使用肉毒毒素(botulinum toxin)治疗。

案例2

一名14岁的男孩主诉走路时左腿有僵硬和抽筋问题。这个问题大约在9个月前出现,病情似乎还在发展;除此之外,他没有其他的问题,但他学习表现差和凌乱的书写让父母很担忧。

神经学检查显示了表情缺乏,表现为笑容僵硬、轻度构音障碍,以及眨眼频率降低。他出现头部和上半身的频繁运动,这似乎是他对刻板姿势的重新调整。双手有轻微的姿势性震颤,手指的精细动作稍慢。当他用右利手写字时,伴随手腕过度屈曲,笔被握得很紧;他写的字很大且不规则。静止时手臂肌张力正常。他站立时有轻度的脊柱侧弯,步态显示他的左腿在走路时出现异常的刻板姿势。他的左脚表现为跖屈内翻;大腿抬得过高,走路时呈跨越步态;他向后走比向前走表现得更好。

根据新的分类系统,该患者将被描述为复合型、广泛性肌张力障碍(combined、generalized dystonia),起病于青春期,似乎是进行性的。他有复合型肌张力障碍是因为同时存在帕金森样表情缺乏的特点、眨眼频率降低和动作迟缓。他的问题是广泛性的因为涉及躯干(脊柱侧凸)以及右手和左腿,可能还涉及了颈部。此病于青少年期发病并随时间的推移而明显恶化,引起了人们对进行性的生物学过程的关注。

他做了进一步的检查,血清学分析显示肝酶(liver enzymes)有轻微的增高,且血浆铜蓝蛋白(ceruloplasmin)降低。眼科裂隙灯检查(slit-lamp exam)结果发现角膜色素环(Kayser-Fleischer ring),基因检测显示ATP7B基因杂合突变。该患者被诊断为威尔逊病(Wilson disease),并开始服用药物以减少体内铜的存储。

讨论

1911年,奥本海姆(Oppenheim)发明了"肌张力障碍(dystonia)"这一术语来描述一种个体在静止时表现为低张力状态,而在任何主动运动时表现为高张力状态的疾病。自那时以来,许多不同的临床表现已被阐述;因此,肌张力障碍的定义已经演变,并且一个国际共识小组在2013年确定了以下定义:

肌张力障碍(dystonia)是一种运动障碍,其特征是持续性或间歇性的肌肉收缩,导致异常和重复的运动、姿势或两者兼有。肌张力障碍的运动表现一般有典型模式、扭曲(twisting)动作,并可能呈震颤性。肌张力障碍常由主动运动引起或加重,并与肌肉过度激活有关。

这个共识小组还为许多不同类型的肌张力障碍提供了一个分类框架(表44.1)。他们根据两个主线进行分类:临床特征和病因。临床主线的重要特征包括发病年龄、身体受累部位和时间特征,如发病或进展模式以及是否存在任何相关的神经或医学问题。病因主线的重要特征包括是否有证据表明该疾病是遗传或获得的,或神经系统病理学的证据。最近的一项综述描述了100多种可能发生肌张力障碍的不同疾病。

临床特征和病因是独立的,但有协同作用。更具体地说,仔细描述临床特征可以进行更集中的鉴别诊断。评价新分类体系价值的最有效方法之一是将其应用于一些典型案例。

表44.1　肌张力障碍的分类

主线	分类维度	亚型
主线Ⅰ:临床特征	发病年龄	婴儿期(出生至2岁)
		儿童期(3～12岁)
		青春期(13～20岁)
		青年期(21～40岁)
		中老年期(40岁及以上)
	受累身体范围	局灶性(一个孤立的身体区域)
		节段性(2个或更多相邻区域)
		多灶性(2个或更多非连续区域)
		偏身肌张力障碍(身体的一半)
		广泛性(躯干加2个其他部位)
	时间模式	病程(静态与进行性)
		短期变化(如持续性、动作-特异性、日间性、阵发性)
	相关特征	孤立型(有或无震颤)
		复合型(有其他神经或系统性特征)
主线Ⅱ:病因	神经系统病理学	退行性
		结构性(如局灶性静态的病变)
		无退行性或结构性病理变化
	遗传性	遗传性(如性别连锁或常染色体,显性或隐性,线粒体)
		获得性(如脑损伤、药物/毒素、血管、肿瘤)
	特发性	散发性
		家族聚集性

2013年的肌张力障碍分类系统旨在提高其在临床和研究中的实用性。选择身体受累部位、发病年龄、时间方面及相关特征这4个临床领域进行分类，以便对患者进行分组从而做出更有针对性的诊断性检测或治疗决定（表44.1）。根据目前已知的生物学原因，引入这3个病因学领域来组织许多的亚型，有助于共享路径的科学发现（表44.1）。

按身体受累部位分类，对指导诊断性检测和治疗推荐有明确且直接的价值。例如，对于有局灶性或节段性肌张力障碍（focal or segmental dystonia）的成年人，通常不建议进行大量的诊断性测试，因为很难找到病因。另一方面，对有广泛性肌张力障碍或偏身肌张力障碍（generalized dystonia or hemidystonia）的成人则需更多的检查，因为很有可能有遗传性或结构性病因。在考虑治疗方案时，有局灶性或节段性肌张力障碍（focal or segmental dystonia）的患者更可能受益于肉毒杆菌毒素（botulinum toxin）注射，而那些受累广泛的患者可能需要口服药物或手术治疗。

按发病年龄进行分类同样对指导诊断性检测和预后评价具有明确的价值。婴儿期出现的肌张力障碍通常由可发现的遗传性代谢疾病引起，通常预后较差。儿童后期出现的肌张力障碍可能也有可发现的病因，例如孤立型肌张力障碍的一种或早期的神经退行性改变。成年后出现的肌张力障碍最不可能找到病因的，也不太可能是进行性的；即便会进展，通常也只会发展到相邻的区域。

按时间特征分类对于确定常见的症状模式和提供有关的潜在病因线索具有重要意义。例如，最常见的成人期发病局灶性肌张力障碍（focal dystonia）可能在最初的几个月或几年内进展，其扩散的风险取决于受累的第一个部位。大约一半的眼睑痉挛（blepharospasm）患者在5年内会出现下颌面部或颈部肌肉的异常运动，但只有20%的颈部肌张力障碍患者会在这5年内出现扩散。在这一时期之后，病情进一步发展的速度变缓，基本趋于稳定。相反，急性发作性肌张力障碍（acute-onset dystonia）是不常见的，并引起了人们对神经松弛剂暴露（neuroleptic exposure）、特定遗传疾病如快速发作性肌张力障碍-帕金森综合征（rapid-onset dystonia-parkinsonism）或转换障碍的关注。另一方面，缓慢进展的疾病应引起对潜在的代谢或退行性过程的关注。也有其他的时间模式指向特定的诊断，如日间变化提示多巴反应性肌张力障碍（dopa-responsive dystonia），或间歇性发作提示是一种阵发性运动障碍。

最后，引入分类为孤立型（以前的原发性）对比复合型（之前的原发性肌张力障碍加上或遗传性退行性肌张力障碍），以强调症状模式在识别某些疾病中的重要性。现在已经发现了100多种这样的疾病，因此对所有这些疾病进行诊断性检测是不可行的。通过描述与肌张力障碍共存的临床特征，可以缩小诊断可能性的范围。例如，肌张力障碍合并异常的眼球运动减少了如肌张力障碍伴随眼球运动失用症、Niemann-Pick C型、线粒体疾病等疾病的可能性。另一方面，肌张力障碍合并帕金森样特征会导致一个不同的鉴别诊断。

分类的第二个主线涉及潜在的病因。在过去几年中，我们对肌张力障碍的许多生物学原因的认知迅速增加，许多原因可以用各种不同的方式加以归类。最容易识别的一种分类是由明显性病理证据的分类，如病灶、退行性病变的迹象或提示代谢或炎症过程的异常脑核磁（MRI）。另一个与临床相关的分组是遗传，所以关于遗传模式的信息变得很重要。

尽管临床和病因学的主线是不同的，但它们并不是独立运作的。相反，准确描述临床现象（临床主线）的目的是建立一个症状模式的全局图像（图44.1），然后用它来优先确定特定的疾病以进行诊断性测试。

感谢　这项工作得到了来自美国国家高级转化研究中心罕见疾病办公室（U54 TR001456）和美国国立卫生研究院神经疾病与脑卒中研究所（U54 NS065701）对肌张力障碍联盟的部分资助。

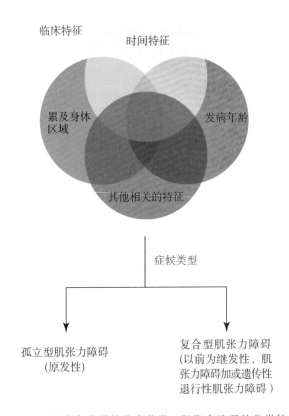

図44.1　肌张力障碍的临床分类。肌张力障碍的分类体系强调四个主要的临床方面,具有多重价值,以识别症状模式,帮助诊断识别或检查

参考文献

[1] ALBANESE A, BHATIA K, BRESSMAN S B, et al. Phenomenology and classification of dystonia: a consen-sus update. Mov Disord, 2013, 28: 863–873.

[2] FUNG V S, JINNAH H A, BHATIA K, et al. Assessment of the patient with dystonia: an update on dystonia syndromes. Mov Disord, 2013, 28: 889–898.

[3] JINNAH H A, ALBANESE A. The new classification for the dystonias: why was it needed and how was it accomplished? Mov Disord Clin Pract, 2014, 1: 280–284.

[4] JINNAH H A, FACTOR S A. Diagnosis and treatment of dystonia. Neurol Clinics, 2015, 33: 77–100.

[5] VAN EGMOND M E, KUIPER A, EGGINK H, et al. Dystonia in children and adolescents: a systematic review and a new diagnostic algorithm. J Neurol Neurosurg Psychiatry, 2014, 86: 774–781.

眼睑痉挛的治疗

45

埃里克·S.莫洛

案例

　　一名患有6年眼睑痉挛的59岁男子于2001年就诊。症状始于左眼，眼睑有一种"振动"的感觉，并在1年之内，双眼均出现症状。随后病情恶化，更像眼睑的"痉挛"，有时持续至足以引起突然的、不可预测的视力损害。过去1年里，阅读、开车甚至看电视都变得很困难。他的亲戚朋友也发现了在鼻子和上面部的抽搐。压力、疲劳和明亮的晨光会加重病情。他没有任何想要眨眼的冲动或与眨眼有关的放松感，也没有儿童时期"抽动症"的病史。他自己不能够主动抑制痉挛，但有时会尝试通过手指触摸上眼睑来打开眼睑。他没有任何其他不自主的动作或神经损伤。无类似症状的家族史，也无神经松弛剂药物的暴露史、头部外伤、出生损伤或其他视力或眼部疾病的病史。他在其他方面均健康，而且仍做着全职电气工程师的工作。他之前做过两次脑部MRI扫描，结果均正常，没有提出任何诊断。

　　检查时发现有双侧的、同步性、无节律的、肉眼可见的眼轮匝肌痉挛。痉挛加重时，有眉头皱起，有时在靠近鼻孔的地方，在上脸颊有不规则的轻度痉挛，嘴部也有轻微的撅嘴和抽动运动；这些运动无法抑制。在两次痉挛之间，眼皮睁开的时间没有延迟。面部肌肉有力，没有感觉障碍和帕金森综合征的表现，其余神经检查正常。

　　诊断为眼睑痉挛（blepharospasm），也没有推荐额外的诊断测试。痉挛的严重程度足以干扰视力、导致残疾，并对患者构成重大危险，尤其是与

驾驶有关。（在这种情况下）治疗是合理的，并提供了A型肉毒杆菌毒素（botulinum toxin type A）注射作为治疗选择，初始治疗剂量是每个下眼睑2.5个单位，每侧外眦部2.5个单位，以及每个上眼睑每侧1.25个单位。虽然患者能耐受这个剂量，但症状只改善了约40%。在后续治疗中，下睑及外眦肌剂量增加至5个单位，内侧的上睑剂量增加至3.75个单位，上睑外侧剂量增加至2.5个单位，以及增加在鼻肌、皱眉肌、额肌的2.5个单位注射。过去的13年里，该患者使用的剂量一直很稳定（总共45～48.75个单位），且在注射10周内效果通常是90%，随后逐渐消退。他在过去的15年里每3个月接受一次治疗，疗效没有减弱，但偶有不良反应，包括暂时的瘀青和上睑下垂。患者不需额外的口服药物，并能够继续开车和胜任全职工程师的工作。

讨论

　　眼睑痉挛（blepharospasm）是成人局灶性肌张力障碍（focal dystonia）的一种发病形式，以眼轮匝肌的不自主痉挛为特征，这种痉挛比较对称、同步、不规则以及没有节律。眼轮匝肌痉挛可以单独发生，但也常累及上面部或下面部的其他面部肌肉；眼睑痉挛较少是节段性或广泛性肌张力障碍的一部分。肢体肌张力障碍（书写痉挛，writer's cramp）和手震颤（肌张力障碍性震颤，dystonic tremor）在眼睑痉挛患者中并不少见。梅杰综合征（Meige syndrome）是一个用来描述节段

性颅颈肌张力障碍的术语,附加特征是口下颌、颈部和喉部的一些联合肌张力障碍伴眼睑痉挛。眼睑痉挛的发病率为5/100 000,且发病率可能被低估。眼睑痉挛发病通常是在60岁左右,比其他成人发病的局灶性肌张力障碍发病稍晚,而且女性比男性更易患病。除了对视力的明显影响,患者常有畏光、眼睛刺激感、社交焦虑和尴尬感。由于对驾驶、阅读和其他类似活动的干扰,残疾很常见,通常会导致失业、丧失独立和社交隔绝。

眼睑痉挛与其他形式的肌张力障碍相似,诊断是基于临床的。不幸的是,诊断常常被延误,或被误诊为干眼症、过敏或焦虑。表45.1总结了有助于区分眼睑痉挛与其他引起面部痉挛或眼睑功能障碍类似症状的临床特征。观察症状分布是区别眼睑痉挛和其他类似症状的一个方法。肌张力障碍主要形式通常是由动作引起,并与特定运动活动有关。例如,上肢肌张力障碍可能与书写活动有关(书写痉挛),或下肢肌张力障碍可能仅在走路时才诱发出现。原发性眼睑痉挛的分布为眨眼活动的分布,呈双侧分布。而偏侧面肌痉挛(hemifacial spasm)则是一种外周神经系统疾病,其分布是第Ⅶ对脑神经支配的面部表情肌肉。特发性或"孤立型"眼睑痉挛也应表现为单纯的运动障碍,没有感觉、认知或长期的体征。眼睑痉挛(blepharospasm)患者通常会采用一些能暂时抑制痉挛的感觉诡计策略,如手指触摸眼睑、吹口哨或张开嘴;这些患者也常使用太阳镜避免强光。眨眼抽动在抽动秽语综合征(tourette syndrome)和

慢性抽动运动障碍中很常见,与眼睑痉挛不同的是此病通常于儿童时期发病,由于抑制性的存在,很容易与肌张力障碍性眼睑痉挛区分。在身体其他区域发生抽动症的病史,以及相关的心理-情绪现象,如产生动作的冲动和执行动作时的感觉或放松,还有合并有强迫症的特征。

典型眼睑痉挛的成年患者其他检查均正常,则不需要对继发性病因进行广泛检查。然而,中年以前患有肌张力障碍的人应进行血清铜蓝蛋白筛查威尔逊病。眼睑痉挛很少归因于基底节和脑干损伤,如脑卒中、脑出血和肿瘤。因此,在非典型病例或检查中有任何非肌张力障碍的征象时,应考虑MRI检查。眼睑痉挛也可发生于帕金森病和帕金森叠加综合征的早期,如进行性核上性麻痹(progressive supranuclear palsy,PSP)、多系统萎缩(multiple system atrophy,MSA)和皮质基底部退变(corticobasal degeneration,CBD)。所以,对与帕金森综合征相关的运动迟缓、僵硬、姿势和步态变化的研究是非常重要的。眼睑痉挛也能是神经松弛剂引起迟发综合征的一部分,因此必须对多巴胺阻断药物(dopamine blocking drugs)的接触情况进行仔细的筛查。

应鼓励所有被诊断为眼睑痉挛(blepharospasm)的患者联系良性原发性眼睑痉挛研究基金会(benign essential blepharospasm research foundation,BEBRF)。众所周知,这个组织提供的宣教和支持,改善了受这一疾病影响的人的生活质量。眼睑痉挛的治疗是用肉毒杆菌毒素注射受影响的肌

表45.1　眼睑痉挛的鉴别诊断

	抑制性	冲　动	诡计策略	可观察到的痉挛	对肉毒毒素的反应	解剖分布
眼睑痉挛	−	−	++	++	+	双侧
眼睑张开失用症	−	−	+	−	+	双侧
偏侧面肌痉挛	−	−	−	++	++	单侧
面部抽动症	++	++	−	+	+	单侧或双侧
上睑下垂	−	−				单侧或双侧

肉。美国神经病学学会发布的一项实践参数对保妥适（Botox）和思奥美/德国西玛（Xeomin）给出了B级推荐。保妥适（Botox）和思奥美/德国西玛（Xeomin）也是FDA批准的适应证选项，但基于良好的临床试验结果，也可以考虑丽舒妥（Dysport）。B型肉毒杆菌毒素（rimabotulinumtoxin B; Myobloc）通常用于对A型肉毒杆菌毒素制剂产生免疫耐受的患者，因为该制剂易于引起皮下注射不适的烧灼感。这些毒素的单位剂量却不相等。目前的文献和实践经验表明，FDA批准的2种眼睑痉挛制剂保妥适（Botox）和思奥美/德国西玛（Xeomin）可以按1∶1的比例剂量转换。通常面部肌肉对肉毒杆菌毒素非常敏感，因此建议每一个部位起始剂量从最小单位开始以避免不良反应，并限制注射部位的数量，只注射让患者有明显困难的部位。面部注射时，稀释保妥适（Botox）和思奥美/德国西玛（Xeomin）到每毫升25个单位，即使用标准的1 mL注射器可以测量到0.625个单位。特别易因肌肉无力而引起不良反应的上睑和上唇部位起始剂量不应超过1.25个单位。随后，大约每隔3个月进行一次注射治疗，并且根据需要以较小的增量控制部位（的注射）剂量。

最受关注的不良反应是出现各种形式的眼睑功能障碍，这些功能障碍可能会因曝光而导致角膜损伤、不可接受的外观改变以及视力模糊。这些症状包括兔眼（不能完全闭上眼睑）、上睑下垂（上眼睑下垂）和睑外翻（下眼睑翻出）。由于上睑提肌的存在，通常可通过小剂量给药和远离上睑中线来避免这些问题。为获得最好的效果，使用30号或更小的针从中线的内侧和外侧偏出，并在眼睑边缘（肌肉的前眼睑软骨部分）的下方。在注射达到最佳效果时，由眼科医生或验光师来检查是否有上述并发症是较为正确的。如有眼睑功能障碍，可用适量保湿眼药水，夜间睡觉时可用胶带覆盖受累眼睑使其闭合，或可使用保湿室。

瘀伤是注射的另一个并发症，为减少这种并发症的发生，通常可通过避免对皮下可见静脉的注射、用小口径针头，以及对容易发生这种并发

症的患者，在注射前1周停用抗血小板药物。根据我的经验，正在使用抗凝药物且不能中断的眼睑痉挛（blepharospasm）患者可安全地进行注射治疗，但应该警告这类患者会有更大的瘀伤风险。在注射前用乙醇（酒精）清洁眼睛周围的皮肤时也要注意，乙醇是一种严重的角膜刺激物，应尽可能避免它进入眼睛。肌电图（EMG）引导下进行面部注射是不必要的，因为针头的尺寸较大，增加了患者的不适和瘀伤的可能性。

口服药物可作为接受肉毒杆菌毒素注射治疗患者的辅助治疗，对未接受注射的患者可作为主要治疗手段。然而，它的效果通常是有限的，且不良反应往往会限制剂量。也应注意FDA没有批准任何用于这一适应证的口服药物。苯二氮䓬类药物，特别是氯硝西泮可能会有帮助，通常睡前可使用0.25～1 mg剂量；通常的顾虑是镇静、共济失调、记忆障碍、习惯化和成瘾。抗胆碱能药物如小剂量苯海索（Trihexyphenidyl），对一些患者也有效，但抗胆碱能的预期作用和增加阿尔茨海默病（dementia）风险的新担忧限制了它们的效用。过去也曾使用过神经松弛剂和非典型神经松弛剂，但由于迟发性综合征、药物诱导性帕金森综合征和代谢综合征的风险，应避免使用。一些人也使用过巴氯芬，但我对该药的使用还没有取得任何成功的疗效。四苯嗪是一种囊泡型单胺氧化酶（vesicular monoamine oxidase, VMAT）抑制剂，可减少儿茶酚胺的储存，已获批用于亨廷顿病中舞蹈症的治疗。其对肌张力障碍效果的证据有限，但可考虑在严重的患者中使用。根据已发表的案例报告，我曾尝试日间时使用小剂量唑吡坦（每日2～4次，每次5 mg），并在有些时候取得了显著的效果。令人惊讶的是，该药物易耐受，对仍在开车的患者应该谨慎使用。

对没有从无创和安全的保守治疗中获得效果的患者，手术治疗也是受影响程度最严重患者的一种治疗手段。近年来，用深部脑刺激（DBS）治疗肌张力障碍的经验有所增加，双侧苍白球内侧刺激（GPi）在Meige综合征和孤立性眼睑痉挛的

文献中都有一些支持。近年来，用深部脑刺激治疗肌张力障碍的经验有所增加，而且对于双侧苍白球内侧刺激治疗梅杰综合征和孤立型眼睑痉挛均有文献支撑。深部脑刺激（DBS）的治疗效果可能很难预测，且长期预后也尚不清楚。因手术所造成的功能和外观损害，且没有其他较好选择的患者，可选择具有一定效果的眼轮匝肌完全切除和部分切除术。通常情况下，为改善功能和外观需要进行额外的整形手术，但该手术不在保险范围内。

参考文献

[1] ANDERSON R L, PATEL B C K, HOLDS J B, et al. Blepharospasm: Past, present, and future. Ophthalmic PlastReconstr Surg, 1998, 14: 305–317.

[2] BOGHEN D. Apraxia of lid opening: A review. Neurology, 1997, 48: 1491–1503.

[3] DEFAZIO G, HALLETT M, JINNAH H A, et al. Development and validation of a clinical guideline for diagnosing blepharospasm. Neurology, 2013, 81: 236–240.

[4] GARRRETTO N S, BUERI J A, REY R D, et al. Improvement of blepharospasm with zolpidem. Mov Disord, 2004, 19: 967–968.

[5] GUNES A, DEMIRCI S, KOYUNCOUGLU H R, et al. Corneal and tear film changes after botulinum toxin-A in blepharospasm or hemifa-cial spasm. Cornea, 2015, 34: 906–910.

[6] HALLETT M, EVINGER C, JANKOVIC J, et al. Update on blepharospasm. Report from the BEBRF International Workshop. Neurology, 2008, 71: 1275–1282.

[7] HELLMAN A, TORRES-RUSSOTTO D. Botulinum toxin in the management of blepharospasm: current evidence and recent developments. TherAdv Neurol Disord, 2015, 8: 82–91.

[8] JANKOVIC J, PATEL S C. Blepharospasm associated with brainstem lesions. Neurology, 1983, 33: 1237–1240.

[9] JINNAH H A, FACTOR S A. Diagnosis and treatment of dystonia. Neurol Clin, 2015, 33: 77–100.

[10] REESE R, GRUBER D, SCHOENECKER T, et al. Long-term clinical outcome in Meige syndrome treated with internal pallidum deep brain stimula-tion. Mov Disord, 2011, 26: 691–698.

[11] SIMPSON D M, HALLETT M, ASHMAN E J, et al. Practice guideline update summary: Botulinum neurotoxin for the treatment of blepharo-spasm, cervical dystonia, adult spasticity, and headache. Report of the Guideline Development Subcommittee of the American Academy of Neurology. Neurology, 2016, 86: 1818–1826.

颈部肌张力障碍的治疗

辛西娅·L.科梅拉

案例

患者是一名47岁的女性,从4年前开始,发现自己的头会间歇性地转向左边。最初这只会在紧张的情况下出现,但在过去的两年里,她出现了头部摇头式震颤("no-no"tremor)和左颈后部的疼痛。她被诊断为特发性震颤并被转介进行评估。体格检查时,患者在水平面有一个大幅度、不规律的头部震颤。当要求患者闭上眼睛并允许她的头部活动时,头部会向左倾斜(斜颈)。当她主动地将头向左转时,"震颤"就会消退,当她把头向右转时,震颤的幅度就会增加。当她触碰后脑勺时,震颤动作会有明显的改善。她有轻微的颈部后伸(后仰型斜颈),且头部向左肩倾斜。颈部触诊可见右侧胸锁乳突肌、左侧头夹肌、左侧肩胛提肌以及双侧斜方肌肥大。患者没有出现其他神经学改变,也没有过多巴胺受体拮抗剂的暴露史。

讨论

本例患者的诊断为肌张力障碍,这是一种神经功能障碍,伴有持续或间歇性的肌肉收缩,导致不自主的、异常的姿势,可能伴有类似于震颤的持续痉挛。症状只累及身体的一个区域,即颈部,诊断为局灶性肌张力障碍,称为颈部肌张力障碍(cervical dystonia, CD)(以前为痉挛性斜颈,spasmodic torticollis)。没有其他的神经学发现,也没有接触过任何可能导致肌张力障碍的药物,表明这是一种孤立型或原发性颈部肌张力障碍。

这位患者的颈部肌张力障碍(CD)很复杂,合并了几个头部的运动轴:旋转(斜颈)、颈部后伸(后仰型斜颈)和头部侧倾(侧倾型斜颈)。她出现了颈部肌张力障碍(CD)中常见的几个特征,包括改善症状的感觉诡计或触摸,以及由异常运动引起的疼痛。她的主要姿势是向左边的水平转头。虽然该患者最初诊断为特发性震颤,但其向左转动的方向性优势、不规则的频率和向左转头时震颤的消失提示这是一种肌张力障碍性震颤。

治疗颈部肌张力障碍的方法包括:

1. 康复:康复技术在颈部肌张力障碍(CD)中的作用尚未得到很好的研究。通过强化未受肌张力障碍影响的肌肉来对抗有肌张力障碍的肌肉是无效的。然而,为了放松或防止挛缩,拉伸肌肉以及着重于颈部和头部活动范围的锻炼可能起到一定作用。这些锻炼最好由一位物理治疗师教导患者,以便于患者在家中继续独立练习。

2. 药物:目前还没有口服药物获批用于治疗肌张力障碍或CD。在肉毒杆菌毒素可用之前,使用各种药物和联合用药。其中,一种抗胆碱能药苯海索(trihexy-phenidyl),是少数几种在安慰剂对照研究中被评估过的药物之一;然而,患者数量有限,且多数为广泛性肌张力障碍。后来的临床经验表明,抗胆碱能药物虽然对肌张力障碍有一定的疗效,但通常会引起剂量限制的不良反应,包括口干、尿潴留、认知改变和加重闭角型青光眼。因此,这类药物已基本停用。巴氯芬是一种γ-氨基丁酸能药,过去曾被使用过,但疗效甚微;其常见不良反应包括镇静、精神紊乱、头晕和疲劳。此外，突然停用巴氯芬可能会引发幻觉和癫痫发作。氯硝西泮已有效应用于由焦虑或压力引起肌张力障碍加剧的患者中；然而，它的不良反应有镇静、抑郁和药物依赖的可能性，限制了这种药物的使用。许多其他的口服药物也有效，但没有一种得到充分评价。口服药物通常不是唯一的治疗方法，但可以作为肉毒杆菌毒素注射治疗的辅助手段。在一些患者中，随着肉毒杆菌毒素作用的减弱，使用小剂量的抗胆碱能药物、巴氯芬或氯硝西泮也可能会减轻相应症状。

3. 肉毒杆菌毒素：肉毒杆菌毒素通过阻断神经末梢乙酰胆碱的释放（化学去神经支配）来干扰神经肌肉的传递，从而麻痹或削弱肉毒毒素注射的肌肉活动。这里有两种血清型（A和B）和四种在美国可用的品牌：A型肉毒毒素（丽舒妥，Dysport）、A型肉毒毒素（思奥美，Xeomin）、A型肉毒毒素（保妥适，Botox）和B型肉毒毒素（Myobloc）；这4种药物都被美国食品药品监督管理局（Food and Drug Administration，简称FDA）批准用于CD的治疗，且都具有安全性和有效性。选择肉毒杆菌毒素品牌的关键是注射医师对该品牌储存、制备和剂量的熟悉程度。比较研究结果并未显示某一品牌优于另一品牌，或哪种血清型更优。不同品牌肉毒毒素的制备、储存、稀释和剂量都不相同。使用BoNT时，熟悉颈部的功能解剖至关重要，因为尽管注射BoNT后可能会发生局部扩散，但它主要作用仍是所注射的肌肉。用肌电图来定位肌肉可实现有针对性的注射，并且可以增强作用效果。同样，超声也被提出作为一种使颈部肌肉可视化的方法，并可直接注射到过度肥大的肌肉中。虽然这两种方法并未被所有的神经科医生接受，但这些技术的使用已被普遍认可。使用任何品牌A型肉毒毒素的患者产生抗体和无反应的人数<2%。虽然抗体的形成随着血清B型增加，但抗体的存在与作用消失之间似乎没有相关性。然而，值得注意的是，由于B型肉毒毒素的酸度更高，注射时可能会有更多疼痛。在上述患者中，可能引起临床症状的肌肉包括右胸锁乳

突肌、左头夹肌、使头左转的左侧头/颈最长肌、造成后仰型斜颈的双侧上斜方肌或半棘肌以及肩胛提肌合并左侧侧倾型斜颈同侧的其他肌肉。并非所有肌肉都能进行有效注射，所以第一个注射系列是注射2~4块负责主要运动的肌肉（左斜颈）。每块肌肉注射的肉毒杆菌毒素剂量不同。较大的肌肉，如斜方肌的注射剂量比胸锁乳突肌大。通常情况下，开始治疗时的总剂量在150~200个单位，其中包括保妥适（Botox）和Xeomin。丽舒妥（Dysport）的起始剂量为500单位，而Myobloc（BTXB）的起始剂量约为5 000单位，分布在3~4块肌肉中。在注射之前，应该告知患者肉毒杆菌毒素不能治愈肌张力障碍，而且作用效果会随着时间的推移而减弱。肉毒毒素注射的目的是改善姿势，减轻疼痛以及增加活动范围。患者应被告知注射效果需要几天时间才出现，多至4周能达到最佳效果。虽然大部分的患者受益时间较短，但受益时间可持续大约12周。注射的不良反应包括吞咽困难、过度的颈部无力、注射引起的局部疼痛，以及在一些患者中，还会出现类似流感的综合征。注射后的不良反应通常很轻微，可持续1周或2周。出现吞咽困难的患者，暂时换成软性饮食可能会有帮助。对于颈部无力的患者，用柔软的颈托支撑可以改善颈部的不稳定。

4. 手术：有两种类型的手术已经用于CD。Claude Bertrand率先进行了脊髓副神经的选择性外周神经切断术，使用了C_1~C_6脊髓后支切断术。这一手术需要外科医生的特殊专业知识，以对CD患者进行适当的选择和评估，并掌握相应的技术。据报道，接受该手术的患者中有多达60%的患者CD有所改善，但仍缺乏前瞻性研究。手术后需要较长恢复或康复期。有些患者会出现严重的颈部无力。术后有一段长时间的康复，部分患者会注意到颈部明显无力。手术恢复后，部分患者CD可能复发。Gpi的深部脑刺激（deep brain stimulation，DBS）已经在很大程度上取代了选择性外周神经切断术。Gpi DBS最初应用于帕金森病的手术干预。在多个广泛性肌张力障碍

的疗效报告之后,大约15年前,DBS获得了针对肌张力障碍的人道主义设备豁免。该手术包括在Gpi内植入精细的刺激电极,通常伴随电生理监测。目前已有几项研究证实了DBS对CD的疗效。对于肉毒毒素注射无效的CD患者,无论是因继发性无反应(抗体介导)或由于头部姿势导致肌肉无法注射(如前屈型斜颈),应考虑行DBS治疗。

参考文献

[1] ALBANESE A, et al. Phenomenology and classification of dystonia: a con-sensus update. Mov Disord, 2013, 28: 863–873.

[2] BLEDSOE I O, COMELLA C L. Botulinum toxin treatment of cervical dysto-nia. Semin Neurol, 2016, 36(1): 47–53.

[3] COMELLA C L. The treatment of cervical dystonia with botulinum toxins. J Neural Transm(Vienna), 2008, 115(4): 579–583.

[4] FRAINT A, VITTAL P, COMELLA C. Considerations on patient-related out-comes with the use of botulinum toxins: is switching products safe? Ther Clin Risk Manag, 2016, 12: 147–154.

[5] HALLETT M, BENECKE R, BLITZER A, et al. Treatment of focal dys-tonias with botulinum neurotoxin. Toxicon, 2009, 54(1): 628–633.

[6] KRAUSS J K. Surgical treatment of dystonia. Eur J Neurol, 2010, 17(suppl1): 97–101.

[7] SIMPSON D M, HALLETT M, ASHMAN E J, et al. Practice guideline update sum-mary: botulinum neurotoxin for the treatment of blepharospasm, cervical dystonia, adult spasticity, and headache: report of the guideline development subcommittee of the American Academy of Neurology. Neurology, 2016, 86(19): 1818–1826.

口下颌肌张力障碍的治疗

斯图尔特·A.法克特和劳拉·M.斯考尔

案例

患者是一名54岁的女性，3年前出现了下颌问题，当时她发现自己会磨牙，于是牙医给了她夜用护板。2年后，她注意到了咀嚼出现困难，并且不能完全闭口。她的丈夫发现，发病时患者的下颌会在进食时张开，但说话时却不能。患者看了口腔外科医生并服用了环苯扎林和布洛芬，但服用后没有效果。之后每日服用去甲阿米替林10 mg，但服用后病情恶化，说话时会出现下颌的异常运动，甚至在休息时也会张口，所以她停药了。她完善了脑部和颈部的磁共振检查，腰椎穿刺以及包括血浆铜蓝蛋白在内的血液检查。MRI检查显示了分散的白质变化，没有其他问题。在来我们这里治疗的前1个月，她因为下颌异常运动严重而去了急诊室就医；医生给她开了氯羟去甲安定和巴氯芬，服药24小时后，她感觉好多了；然后神经科医生让她开始服用这两种药物。她还服用苯海拉明促眠。一天中早晨是情况最好的时候，随着一天的时间进展，下颌运动加剧。她发现了一个把手放在下巴下就可以帮助闭口的技巧。她没有吞咽障碍，步态、书写和打字正常，没有颈椎的异常运动、眼睑痉挛、大小便问题，也没有认知或行为问题。

患者就诊时服用的药物为氯羟去甲安定0.5 mg每日2次、巴氯芬10 mg每日3次，夜间服用苯海拉明25 mg。既往服用的其他药物有苯托品0.5 mg每日2次1～2周，加巴喷丁300 mg qHS 1周，以及几天的泼尼松。

经检查发现，患者有严重的开口性肌张力障碍（jaw-opening dystonia），由说话和进食诱发（见视频1）。她只有闭紧下颌才能说清楚话。一个让她可以保持嘴巴紧闭的技巧是把吸管放在右边的上下牙之间。她还有舌前突肌张力障碍（lingual protrusion dystonia）。当她放松时，这些异常动作就会断断续续地停止。其余检查均正常。

该患者被诊断为严重的口下颌和舌肌张力障碍。因为不能咀嚼，所以她只能吃软的食物，这让她非常无力。这很可能是特发性的，因为她没有接触过多巴胺阻断药物，而且检查结果是阴性的。

用A型肉毒毒素开始治疗。剂量和调整方案请参阅表47.1，用于优化治疗效应以及估计患者的毒素峰值效应时间的改善百分比。她每隔3个月注射1次，大约接受了2.5年的治疗。经过2年的治疗后，她的肌张力障碍进展为舌肌张力障碍得到了缓解，但出现了眼睑痉挛。在接下来的6个月的治疗里，下颌肌张力障碍也缓解到了不再需要注射的程度，但她仍需继续治疗眼睑痉挛。

讨论

本例患者属于口下颌肌张力障碍（oromandibular dystonia, OMD），为开口型伴舌前突肌张力障碍。这是一种罕见的颅肌张力障碍形式（cranial dystonia），引起颌面部、咀嚼肌和舌肌的不自主运动，由此导致了下颌的不自主运动，包括开口（见本例）、闭合（伴磨牙）、前伸、后缩或侧移。文献显示，闭口性肌张力障碍是最常见的，但我们在临床上看到的更多是开口型病例。常见的额外面部

表47.1　剂量和调整方案，用于优化治疗效应以及估计患者毒素峰值效应时间的改善百分比

治疗次数	翼外肌剂量	颏舌肌剂量	二腹肌剂量	总剂量	颌/舌改善百分比
1	25单位/侧	5单位/侧	0单位/侧	60单位	25/60
2	50单位/侧	7.5单位/侧	5单位/侧	125单位	25/60
3	60单位/侧	7.5单位/侧	10单位/侧	155单位	80/100
4	60单位/侧	7.5单位/侧	10单位/侧	155单位	50/80
5	70单位/侧	7.5单位/侧	15单位/侧	185单位	50/80
6	70单位/侧	7.5单位/侧	15单位/侧	185单位	50/60
7	90单位/侧	5单位/侧	15单位/侧	220单位	75/90
8	90单位/侧	5单位/侧	15单位/侧	220单位	80/90
9	90单位/侧	0单位/侧	15单位/侧	210单位	80/90
10	90单位/侧	0单位/侧	10单位/侧	210单位	90/100

运动包括做鬼脸、噘嘴或颈阔肌收缩。当涉及舌头时，就像这个患者一样，通常表现为舌头向前突出或卷曲，但这很少单独出现。这类患者进食、说话和吞咽方面的功能可能会严重受损，这些运动可能与疼痛和舌头、脸颊和嘴唇的缺损有关，这也常会让患者感到尴尬，并可能会导致社交恐惧症。大多数情况下，这种肌张力障碍由说话和（或）进食或吹奏铜管乐器（也叫吹口肌张力障碍embouchure dystonia）的动作诱发。在其他情况下，肌张力障碍也可能在静止时发生。病例中的肌张力障碍就是从动作诱发发展到静止时发生。开口型肌张力障碍的严重程度可从轻度到无法控制的张口，甚至导致颞下颌关节半脱位。闭口性肌张力障碍的程度从几乎无法开口到间歇性的磨牙症。OMD也可能是口吃的一个原因。与其他肌张力障碍一样，此类患者通常会发现一些技巧（拮抗姿势）来暂缓这种运动，比如这个案例中的咬吸管、摸下巴，以及嘴唇间夹香烟、铅笔或牙签之类的东西。该病大多是特发性的，尽管病因性质尚不清楚，但许多患者报告这是一种诱发事件，最常见的是在牙科手术后出现。第二种形式是药物诱发的（迟发性肌张力障碍），严重的OMD可能是泛酸激酶2（Pantothenoate Kinase 2, PANK2）

疾病、神经棘细胞增多症（neuroacanthocytosis）、Lesch-Nyhan病、X连锁肌张力障碍性帕金森综合征（X-linked dystonia parkinsonism）和威尔逊病的征象。

特发性OMD常在成年期发病，通常在60岁以上的人群中出现。女性比男性更容易发病。孤立型OMD约占所有局灶性肌张力障碍的3%，据几项研究估计，其全球患病率为0.3/10万，在美国高达68.9/100万。OMD也可以作为节段性或广泛性肌张力障碍的一部分，这增加了患病率的估量。据估计，多达50%眼睑痉挛患者的肌张力障碍会扩散到下颌区域。当OMD呈节段性，同时伴有眼睑痉挛、痉挛性发音障碍、颈部肌张力障碍和上肢肌张力障碍时，这通常被称为颅肌张力障碍或颅颈肌张力障碍，或Meige综合征。患者经常被误诊为颞下颌关节综合征（temporomandibular joint syndrome, TMJ）或颞下颌功能紊乱，这导致了对病例的低估和治疗不足。这可能会增加患者的抑郁、社交焦虑以及生活质量下降。我们的患者出现了自发性缓解，这种情况很罕见，往往在发病的前5年内发生，但经常会复发。

OMD的治疗具有挑战性。治疗肌张力障碍的典型口服药物包括苯二氮䓬类药物（如氯硝西

泮、地西泮），抗胆碱能药物（如盐酸苯海索、苯托品）和GABA能药物（例如巴氯芬，替扎尼定），但它们对OMD的作用有限。对于有迟发性肌张力障碍的患者，可以使用丁苯那嗪或其他VMAT2抑制剂。注射肉毒杆菌毒素是大多数OMD患者的治疗选择。为了成功地缓解OMD，注射者必须非常熟悉下颌的肌肉解剖和每块肌肉的适当注射剂量（我们每一块肌肉的剂量范围见表47.2）。闭口肌包括翼内肌、咬肌和颞肌，它们对称收缩时会导致闭口性肌张力障碍或磨牙症（bruxism）。开口肌包括翼外肌和二腹肌，它们对称收缩时会导致下颌张开、前突和颞下颌关节半脱位伴疼痛。开口肌或闭口肌的不对称收缩会导致合并开口或闭口的偏移（如累及翼内肌则是同侧的，如累及翼外肌则是对侧的）。同时或交替的开口肌和闭口肌运动都可能会导致下颌震颤或交替张口和闭口。舌前突肌张力障碍是由颏舌肌收缩引起的，可以是对称的，也可以是不对称的。

　　下颌和舌肌的注射需要在EMG的引导下进行。翼状肌彼此相邻，就如同二腹肌和颏舌肌相邻。肌肉的精确定位对于OMD的注射至关重要；患者需要在仰卧位或躺在躺椅上进行注射。这是我们所使用的方法，但一些神经科医师和耳

表47.2　A型肉毒杆菌毒素在下颌和舌肌的剂量范围

肌肉名称	剂 量 范 围
开口肌	
翼外肌	15～100单位/侧
二腹肌	2.5～20单位/侧
闭口肌	
翼内肌	15～100单位/侧
咬　肌	20～75单位/侧
颞　肌	10～60单位/侧
舌　肌	
颏舌肌	2.5～15单位/侧

鼻喉科医师也可能用其他的方法。

　　翼外肌的注射方法（图47.1）：翼外肌有上、下两头；上头起于蝶骨大翼的颞骨下表面和颞下嵴，下头起于翼外板的外侧面。两个部分合并后，肌肉逐渐狭窄并沿水平伸展，并止于接近颞下颌关节处。它的作用是将髁突的头从下颌窝沿关节隆起拉出，并摆动下颌使其打开。翼外肌可以在颧弓下方进针并穿过咬肌和下颌切迹进入。由于下颌切迹的深度因人而异，所以注射时最好离颧

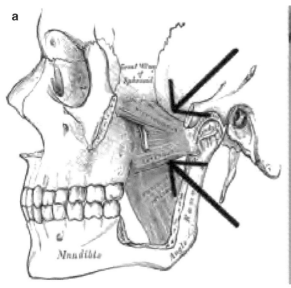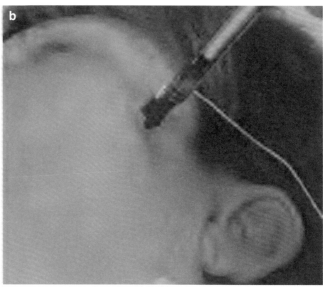

图47.1　（a）翼外肌的解剖结构图（见箭头）。（b）翼外肌注射的针头位置示意图。注意位置（颧弓下方）、角度（朝向耳屏）和深度（这块肌肉需要较深的注射——用1.4英寸的针头）

弓近一点。患者可能需要微张口才能让针头通过。将针稍微背向耳屏，让患者保持部分张口。当针靠近肌肉时，你会听到肌电激活的声音。肌肉很深，所以我们使用3.6 cm的肌电针，一块肌肉我们一般只注射1次。首先将注射器回抽，以确保其不在颌内动脉内。

翼内肌的注射方法（图47.2）：这块肌肉也有两个头，但主要部分是深头，起自翼外板的内侧面。其纤维向下、向外和向后部穿过并止于下颌分支的内侧表面和下颌角的下部和后部。它的功能是上提下颌骨（从而闭合下颌），它亦起到使下颌前伸的作用。从下颌角入路进行注射，将针尖朝上，以30°～40°的仰角从下颌骨下穿过去（用手指引导）。如果针头滑到下颌骨的外部，此时注射的是咬肌，让患者咬着牙；当针头接近肌肉时，会有肌电激活。肌肉的位置离下颌角很近，所以不需要深入。如果进针过深，针头可能会穿过它而错过目标肌肉。此外，一块肌肉注射1次就足够了。

颏舌肌和二腹肌的注射方法（图47.3）：颏舌肌是一块扇形的外附肌，代表了舌体的主要部分。它起于下颌骨的颏棘，止于舌骨和舌根。它的作用是伸舌，还可以帮助稳定和扩大上呼吸道。二腹肌有两个腹，即前腹和后腹，位于下颌底外侧，

在颏舌肌的表面。前腹起于下颌骨下缘的二腹肌窝，靠近下颌联合，并向下、向外和向后延伸。针对OMD的目标肌肉就是前腹。它的作用是张口。颏舌肌和二腹肌的左右两侧都有肌肉。二腹肌和颏舌肌可以用同一根针注射，注射时患者头向后倾斜，进针的位置大约在距下颌骨中线2指宽处的后方和1～2 cm的外侧。针首先进入较表浅的二腹肌内，当下颌张开时，可以用肌电图将其定位，注射一次就够了。然后，把针往深处推进，穿过下颌底和二腹肌，进入颏舌肌，深度大约为2 cm。当张着嘴（此时不应有任何活动）并且舌头伸出时，可以识别出颏舌肌。同样，注射1次就够了。

咬肌和颞肌注射的方法：虽然这些肌肉位置表浅并可触及，但仍建议在肌电图的引导下注射。咬肌很厚，形似四边形，由深浅两个头组成。较大的浅头起于颧骨的上颌骨突和颧弓下缘前2/3处。其纤维穿过下侧和后侧，止于下颌角和下颌骨支外侧面的下半部分。较小的深头起于颧弓下缘后1/3及其整个内侧面。其纤维向下和向前延伸，止于下颌骨支的上半部分。咬肌深头在前方被表层的咬肌覆盖、在后方被腮腺所覆盖。因为这块肌肉被大量的软组织覆盖，进针时目标可能会被错

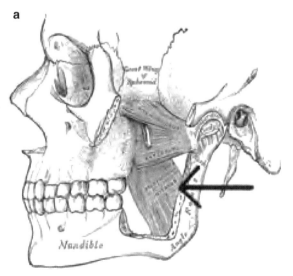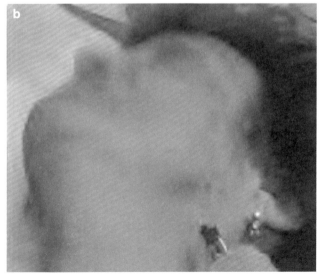

图47.2　（a）翼内肌解剖结构图（见箭头）。（b）翼内肌注射的针头位置示意图。注意位置（下颌角）、角度（上和前）和深度（这块肌肉需要进行下颌内的浅层注射——针头是1.4英寸）

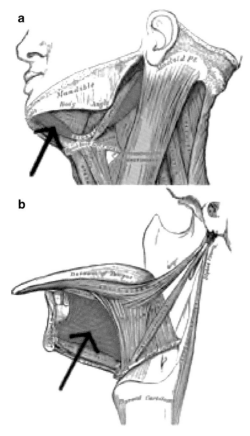

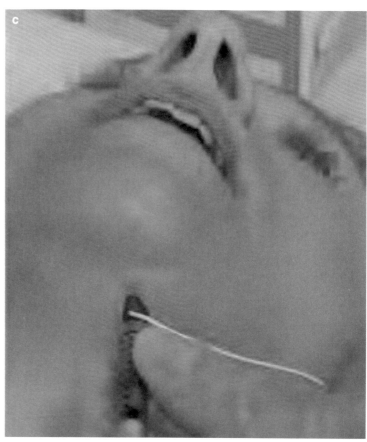

图47.3 （a）二腹肌解剖图。（b）颏舌肌解剖图。（c）颏舌肌和二腹肌进针位置示意图。进针点为下颌骨背侧1~2横指与外侧1~2 cm。此图中针在颏舌肌的深处，二腹肌位置比较浅

过，所以应在肌电图的辅助下进行。它的剂量可以一次注射完（我们就是这么做的），也可以分多次注射。颞肌起于颅骨、顶骨和蝶骨的颞上表面，止于下颌骨的冠突，这是在下颌骨的腹侧部分。它的作用是上提下颌骨并闭合下颌。在肌电图的引导下可以在靠近肌肉起点的位置进行多点注射。

在进行下颌和舌肌的注射时，有可能会产生严重的不良反应。最好从小剂量开始注射，慢慢增加剂量，初始剂量取决于异常运动的严重程度。我们总是告诉患者可能需要几个疗程才能找到合适的剂量。最严重的不良反应是舌头和翼内肌注射后的吞咽困难，这通常较为轻微且是可逆的，但可能会持续数周。翼外肌的注射可能会导致软腭无力和液体的鼻腔反流。

一旦找到稳定的剂量，在1~3个疗程后，就可以判断长期的反应，并在必要时调整剂量减轻

不良反应。表47.2列出了我们注射的每块肌肉的剂量范围，但这些是基于经验的，可能不同于一些已发表文章的剂量范围。这些剂量仅适用于A型肉毒杆菌毒素（保妥适），因为我们（以及其他人）对它的使用有最丰富的经验。所有毒素类型的使用都需要进一步研究。当患者的症状有所缓解时，可以延长两次注射之间的时间，如果毒素作用未消失，则按本案例中的方法暂停治疗。对于没有效果或对毒素产生耐药性的患者，可以考虑深部脑刺激。

参考文献

[1] BHIDAYASIRI R, CARDOSO F, TRUONG D D. Botulinum toxin in blepharo-spasm and oromandibular dystonia: comparing different botulinum toxin preparations. Eur J Neurol, 2006, 13(Suppl 1): 21–29.

[2] ESPER C D, FREEMAN A, FACTOR S A. Lingual protrusion dystonia: fre-quency, etiology and botulinum toxin therapy. Parkinsonism Relat Disord, 2010, 16(7): 438–441.

[3] EVATT M, FREEMAN A, FACTOR S. Adult onset Dystonia(Chapter 37). In: Weiner WJ, Tolosa E, editors. Handbook of neurology: hyper-kinetic movement disorder, vol. 100. Amsterdam: Elsevier, 2011: 481–511.

[4] MOLLER E, BAKKE M, DALAGER T, et al. Oromandibular dystonia involving the lateral pterygoid muscles: four cases with different complexity. Mov Disord, 2007, 22: 785–790.

[5] SCHNEIDER S A, AGGARWAL A, BHATT M, et al. Severe tongue protrusion dystonia: clinical syndromes and possible treatment. Neurology, 2006, 67: 940–943.

[6] SINGER C, PAPAPETROPOULOS S. A comparison of jaw-closing and jaw-opening idiopathic oromandibular dystonia. Parkinsonism Relat Disord, 2006, 12: 115–118.

[7] TAN E K, JANKOVIC J. Botulinum toxin A in patients with oromandibular dystonia: long-term follow-up. Neurology, 1999, 53(9): 2102–2107.

[8] THOMPSON P D, OBESO J A, DELGADO G, et al. Focal Dystonia of the jaw and the differential diagnosis of unilateral jaw and masticatory spasm. J Neurol Neurosurg Psychiatry, 1986, 49: 651–656.

喉部肌张力障碍的治疗

克里斯蒂·L.卢德洛

案例

一名78岁的女性经耳鼻喉科医生转诊给语言病理学家，进行了语音测试并考虑接受治疗。耳鼻喉科医生的转诊报告显示她的喉镜检查并无异常。患者在其儿子陪同下就诊，儿子说她的声音问题是逐渐出现的。他为患者做了大部分的沟通工作，因为患者说话困难所以她不愿意出门或接电话。

当患者尝试说话时，她很费力并且花了几秒才能发声。她声音粗哑，而且音质很差，在结束说话前她每次只能发出几个音节。每当语言病理学家问问题时，她就转向儿子让他回答。她看起来很沮丧，每次想说话的时候就会眨眼睛，但是休息时却不眨眼睛，这表明她说话的时候动作过多。由于发音障碍，她声音的清晰度明显下降了。

在鼻内镜检查中，平静呼吸时未发现异常运动。在每次尝试发声时，室带(假声带)闭合紧密，完全挡住真声带，从而无法观察到真声带的闭合和振动。她的嗓音功能评估显示，在气流动力学测试中，喉部的阻力很大，最大发声时间减少至只有1～2秒，音调和音量也减小了。由于声带的不规则振动，无法对声音稳定性(基频微扰、振幅微扰和基频)进行分析。虽然她可以清嗓子，但不能将发声时间延长到1～2秒以上。喉部触诊时发现患者在尝试发声说话之前喉部处于高度紧张状态，但患者可以在指令下低语。

建议患者进行嗓音治疗，以缓解肌肉紧张性发音障碍的症状。治疗包括喉部按摩，它可以在发声之前和发声期间降低喉部的位置以及放松喉部；还可以通过咀嚼伴随哼唱来进行更放松的发音，并学习在开始发声时慢慢地呼气。经过3次训练，她的喉部没那么紧张了，并且能更好地发声了。有时她发声时元音出现明显的声音中断，类似于内收型痉挛性发音障碍(adductor spasmodic dysphonia，ADSD)，提示她既有肌紧张性构音障碍(muscular tension dysphonia)的症状，也有内收型痉挛性发音障碍的症状。医生向她解释她可能患有内收型痉挛性发音障碍，并给她和她儿子分享了该病的相关信息。之后她被转介回耳鼻喉科医生，进行双侧甲杓肌A型肉毒杆菌毒素(保妥适)的注射。在EMG的引导下，向每块甲杓肌内注射了2个单位的A型肉毒杆菌毒素(保妥适)。24小时后她儿子陪她进行了随访，没有发现任何问题。5天后，儿子打电话回来说母亲情况好多了，可以和家人朋友通电话并且能面对面交流了。儿子觉得母亲的声音和以前一样，他和母亲都认为这次治疗很成功。

2个月后，儿子打电话回来说，治疗效果正逐渐消失。患者被安排再次注射A型肉毒杆菌毒素(保妥适)。她进行了类似的注射治疗，但第二次注射后的效果不明显，内收型痉挛性发音障碍和肌紧张性构音障碍的症状仍然明显。第三次注射在麻醉下进行，通过视觉确认注射位置，确保注射在每个声带上。在注射后的几天里她有一些呼吸声，但疗效并不明显。嗓音再评估结果显示，她存在元音持续性发音中断伴随发声时的肌肉紧张；鼻内镜检查发现声门上肌群痉挛性运动，并影响了室带和咽部。她眨眼睛与尝试发声有关,但在休息时没有眨眼,表明不是眼睑痉挛。

转介给神经科医师并考虑 Meige 综合征,因为患者可能有咽肌受累,也许会考虑药物治疗。在接下来的 6 个月里,该患者继续从额外的 A 型肉毒杆菌毒素(保妥适)注射中获得有限的疗效,并拒绝接受言语治疗。

讨论

喉部肌张力障碍是一组特发性喉部运动控制障碍,包括内收呼吸型肌张力障碍、内收型痉挛性构音障碍以及外展型痉挛性构音障碍(abductor spasmodic dysphonia, ABSD)。在排除其他喉部疾病的情况下,这些疾病可通过说话或呼吸时的声音特征以及在鼻内窥镜检查中呼吸和说话时观察到的声带异常运动来确定。

内收呼吸型肌张力障碍(adductor breathing dystonia, ABD)是一种非常罕见的疾病,它由吸气时声带内收引起,引起哮鸣音。它在患者清醒时出现,睡眠时消失,常在中年发病。有时当患者处于半仰卧位时,症状会有所减轻。在声带双侧的甲杓肌上注射低剂量(每侧 2 个单位)的 A 型肉毒毒素(保妥适),可减少吸气时声带的内收和哮鸣音,但也会使声音减小。ABD 是肌张力障碍的一种形式,必须与反常声带运动障碍(paradoxical vocal fold movement disorder, PVFMD)区别开来。PVFMD 是偶发性的、伴有喘鸣和气短,由吸气时声带内收引起,通常需到急诊室治疗,但患者的血氧饱和度不会下降。PVFMD 好发于青少年及成年人,通常由运动诱发,焦虑会加重病情。该病可以由语言病理学家治疗,通过教导患者吸气、控制延长呼吸时间,同时通过宣教和生活方式管理来控制发作。

识别痉挛性发音障碍的患者,首先要由耳鼻喉科医生用鼻内窥镜或喉镜检查来排除其他喉部疾病,如喉麻痹、咽喉炎、声带结节、息肉或癌变等。ADSD 的患者抱怨有发音困难、音质差以及

句子中元音间歇性中断的症状。大多数患者在喊叫、唱歌和大笑时声音中断减少,而在低语时则不会有声音中断。尽管在鼻内窥镜检查中可观察到发元音时声带间歇性过度内收痉挛,但这并不是诊断所必需的,因为有时症状会在鼻内窥镜检查时减轻。这可能是鼻内窥镜在下咽部和喉前庭的存在作为一种感觉诡计来降低肌张力障碍。症状在发长元音时不太明显,在声门塞音(glottal stops)和元音连接的语音中最明显。让患者重复诸如"我们每日晚上都吃鳗鱼(We eat eels every evening)""橄榄大吗(Are the olives large)"和"汤姆想参军(Tom wants to be in the army)"等句子,并仔细听下划线字母的声音以识别症状。症状的严重程度可能有很大不同,有些患者可能只会抱怨说话费力,没有明显的喉部紧张感,而且在这三句话中只有一个很小元音发音缺陷,在长元音、叫喊或唱歌时没有症状。另一方面,病情较严重的患者,与本文报道的患者相似,在发声、叫喊和唱歌方面很困难,但哭泣、大笑和清嗓子时受到的影响可能较小。病情严重程度的不同使诊断变得困难,许多患者在被诊断之前可能看了好几位医生。

外展型痉挛性发音障碍(ABSD)非常罕见,约占痉挛性发音障碍患者的 10%。声音症状是在清辅音上气息延长,包括"p"(如"pet 宠物"),"t"(如"time 时间"),"k"(如"camp 营地"),"s"(如"sea 大海"),"f"(如"fan 粉丝"),"h"(如"help 帮助")和"th"(如"theme 主题")。有些患者在说话过程中偶尔会出现声带的不对称运动,但在吹口哨等非言语任务中,声带运动正常且对称。呼吸停顿使患者的声音听起来有些带气息声,但长元音发音通常是正常的,没有停顿,而这些症状在造句时最明显。有些患者还存在发声费力的症状。与 ADSD 一样,在鼻内镜检查中症状并不是很明显,但在含有清辅音的单词上,症状间歇性出现;在发清辅音时,声带长时间地打开,并在发元音前关闭。让患者复述一些带有清辅音的句子,如"他有一半头发(He had half a head of hair)""小狗咬了带子(The puppy bit the tape)""她说得很愉快(She speaks pleasingly)",并仔细听下划线单词的气息声会很有帮助。

目前还没有喉部肌张力障碍的诊断性测试。ADSD识别困难是因为它与其他类型的发音障碍如肌肉紧张性发音障碍和语音震颤(voice tremor)普遍相关。至少1/3的ADSD患者有语音震颤,这会影响A型肉毒杆菌毒素(保妥适)的注射效果。语音震颤最容易在长元音上发现,在4~5 Hz的音调和响度中有规律地变化。严重的语音震颤也会在长元音或说话时的元音上出现声音中断,声带在发声时过度内收会导致声音中断。因为说话时通常每秒有4~5个音节,每个音节有一个元音,所以语音震颤会导致说话时类似于ADSD的元音中断。要求患者至少发出10秒的长元音,以确定是否还存在语音震颤。确定患者是否同时患有语音震颤和ADSD很重要,因为这些患者注射A型肉毒杆菌毒素(保妥适)的疗效不如单纯的ADSD患者。此外,A型肉毒毒素(保妥适)注射对大多数只有特发性语音震颤的患者无效。

肌肉紧张性构音障碍(MTD)是一种语音功能障碍,患者喉部张力增加,但它不属于肌张力障碍。有些人认为这是声带麻痹后代偿的结果,但即使在麻痹消退后,患者仍继续使用代偿方法。另一些人则认为MTD是在喉部组织的感觉刺激、喉炎、长时间的压力之后的或是特发性的。MTD的症状可以通过嗓音治疗来缓解,目的是教会患者缓解喉部紧张。在很多案例中,几次喉部按摩和重新训练发声的治疗可能是有益的,尽管有些人在声音治疗的同时,接受了一次A型肉毒杆菌毒素(保妥适)注射。ADSD与MTD的鉴别诊断一直备受争议,也是这些患者有效治疗的难题。

如图48.1所示,每种疾病的相对患者数不同,并且可以同时发生。此外,这些疾病的一些症状是相似的,区分它们通常需要不同任务下的录音和鼻咽喉镜检查(表48.1)。

不同的治疗方法对这些疾病有不同程度的疗效(表48.1)。据报道,近90%的ADSD患者受益

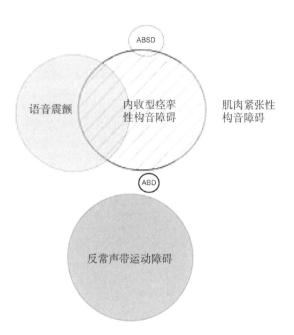

图48.1 每种喉部肌张力障碍和相关疾病患者的相对患病人数示意图

示意图的左侧显示了喉部肌张力障碍,右侧则更多地显示了功能性疾病,如肌肉紧张性构音障碍和反常声带运动障碍。可同时发生的疾病,其重叠程度与它们同时发生的程度相同。ABD为内收呼吸型肌张力障碍;ABSD为外展型痉挛性发音障碍

于双侧甲杓肌和环杓侧肌注射少量A型肉毒毒素(保妥适)。不同患者之间以及同一个患者从一次注射到另一次注射的获益程度是不一样的。通常情况下,患者表示第一次注射后效果是最佳的,而随后的注射可能会显示出不太一致的效果。耳鼻喉科医师在EMG引导下进行经皮注射的经验对于成功注射至关重要,尽管其他耳鼻喉科医师在视觉引导下经口入路注射声带是成功的。虽然2种技术都能在经验丰富的人手中获得成功,但是这2种技术常在患者之间的最佳剂量存在差异。大型医疗中心的嗓音诊所通常有更多接受A型肉毒杆菌毒素(保妥适)注射的患者,以及在研究训练期间会提供肌电图(EMG)和保妥适注射的培训。

有些患者会每隔2个月进行一次非常小剂量的注射,如每块甲杓肌注射0.75个单位,从而保持声音的正常。有效注射A型肉毒杆菌毒素(保妥适)不需要使声带麻痹或喉轻瘫才能有效。实际

表48.1　喉部肌张力障碍的症状及治疗

疾　病	言语和呼吸症状	喉部异常运动	发病率及鉴别诊断	治　疗
内收呼吸型肌张力障碍	吸气时伴哮鸣音 呼吸道饥饿（气道压闭） 在发声和说话期间症状减轻 呼气或睡眠期间无异常	在吸气过程中，两个声带均移至喉部中央导致间歇性喘鸣和气道阻塞	很罕见，中年发病 必须与反常声带运动障碍鉴别，反常声带运动障碍是阵发性的，好发于年轻人和青少年，通常由运动诱发	双侧甲杓肌和环杓侧肌注射2个单位的A型肉毒毒素（保妥适）
内收型痉挛性构音障碍	发声紧张，单词和句子中的元音发音中断，症状在叫喊、哭泣、大笑时减少，在低语时消失	在元音发音过程中声带间歇性的过度内收，导致发音偏移，被视为发音中断 吹口哨、用力吸和呼吸时声带范围正常	与静止时影响咽部、喉部和头部运动的和发长元音时的特发性震颤鉴别诊断 与肌肉紧张性构音障碍鉴别，它影响所有声音，但无元音中断，症状在长元音、讲话、喊叫时都一样，在低语时消失	双侧甲杓肌和环杓侧肌注射2个单位的A型肉毒毒素（保妥适）或单侧甲杓肌和环杓侧肌注射5～10个单位的A型肉毒毒素（保妥适）
外展型痉挛性构音障碍	在发清辅音（p，t，k，f，h，s和th）期间间歇性的气息延长	发清辅音期间声带间歇性过度内收会影响说话时元音的发音。说话时可能会有声带不对称运动，但在吹口哨、吸气和呼吸时声带范围正常	区别于功能性发音障碍，它在所有的言语中都是不断地低语或喘息的。与声带麻痹鉴别	单侧环杓后肌注射3～5个单位A型肉毒杆菌毒素（保妥适）。2周后回访患者，确定气道开放程度，然后向另一侧的环杓后肌注射3～5个单位A型肉毒杆菌毒素（保妥适）

上，在大多数情况下，小剂量注射最大的好处是可以减少痉挛，但不会在声带打开和关闭的过程中损害声带运动。对于其他患者来说，即使他们没有A型肉毒毒素（保妥适）抗体的证据，也可能随着时间的推移而需增加注射剂量。有些需要双侧注射，每侧高达3～5个单位。在反复注射过程中，患者可能会变得不那么敏感，此时将甲杓肌的双侧小剂量注射改为单侧5～10个单位的大剂量注射可能会有效。对患者来说，最有效的剂量需要通过2～3次治疗来确定。

选择性喉内收肌神经切断术是控制ADSD的一种长期有效的手术方法。这个手术包括切断每侧喉返神经至甲杓肌的分支，然后用双侧颈袢的分支重新支配甲杓肌。一旦肌肉恢复神经支配，就很少产生痉挛性活动。神经再支配可能需要6～9个月，在此之前，患者可能会有喘息声并在吞咽过程中有误吸。然而，一旦甲杓肌重新获得神经支配，声音就会变得更加有力且不中断。这些患者的随访显示了超过4年的长期效果。成功的关键是准确识别只有ADSD症状的患者。除ADSD外，这种治疗方法对还有语音震颤的患者没用，也不适用于ABSD。

对于ABSD患者的治疗，A型肉毒杆菌毒素（保妥适）注射在环杓后肌，这是唯一能打开声带的肌肉。必须注意，不要让环杓后肌双侧的神经同时失去支配而使气道开口减小，从而需要进行气管切开术。为了防止这种情况的发生，大多数耳鼻喉科医生会先注射一侧的环杓后肌，并让患者在2周后回访并评估气道开口情况，然后在需要时对另一侧进行小剂量注射。在一些患者中，环甲肌也可能受累，可能需要注射。通常只有约50%的外展型痉挛性发音障碍的患者会从A型肉毒杆菌毒素(保妥适)注射中受益。

对于只有语音震颤的患者,A型肉毒杆菌毒素(保妥适)注射成功的患者约占1/3。整体的效果取决于患者讲话时震颤是否局限于声带。如果涉及咽部肌肉或头部震颤,对声带的治疗是无效的。有些患者在静息时吸气和呼气都有声带震颤的症状,也很难从中受益。在呼气和发声时才出现声带震颤的患者,似乎对A型肉毒杆菌毒素(保妥适)注射有更好的反应。用于肢体特发性震颤的药物,包括普利米酮和普萘洛尔,通常对语音震颤无效。

参考文献

[1] BLITZER A, BRIN M, STEWART C, et al. Abductor laryngeal dystonia: a series treated with botulinum toxin type A(BOTOX). Laryngoscope, 1992, 102: 163–167.

[2] CHHETRI D K, MENDELSOHN A H, BLUMIN J H, et al. Long-term follow-up results of selective laryngeal adductor denervation-reinnervation surgery for adductor spasmodic dysphonia. Laryngoscope, 2006, 116(4): 635–642.

[3] CHRISTOPHER K L, WOOD R, ECKERT R C, et al. V ocal-cord dysfunction presenting as asthma. N Engl J Med, 1983, 306: 1566–1570.

[4] GIBBS S R, BLITZER A. botulinum toxin type A(BOTOX) for the treat-ment of spasmodic dysphonia. Otolaryngol Clin North Am, 2000, 33(4): 879–894.

[5] GRILLONE G A, BLITZER A, BRIN M F, et al. Treatment of adductor laryngeal breathing dystonia with botu-linum toxin type A(BOTOX) type A. Laryngoscope, 1994, 24: 30.

[6] LUDLOW C L, ADLER C H, BERKE G S, et al. Research priorities in spasmodic dysphonia. Otolaryngol Head Neck Surg, 2008, 139(4): 495–505.

[7] MORRISON M D, RAMMAGE L A, BELISLE G M, et al. Muscular tension dysphonia. J Otolaryngol, 1983, 12: 302–306.

[8] ROY N, WHITCHURCH M, MERRILL R M, et al. Differential diagnosis of adductor spasmodic dysphonia and muscle ten-sion dysphonia using phonatory break analysis. Laryngoscope, 2008, 118(12): 2245–2253.

[9] WARRICK P, DROMEY C, IRISH J C, et al. botulinum toxin type A(BOTOX) for essential tremor of the voice with multi-ple anatomical sites of tremor: a crossover design study of unilateral versus bilateral injection. Laryngoscope, 2000, 110(8): 1366–1374.

[10] YOUNG N, BLITZER A. Management of supraglottic squeeze in adduc-tor spasmodic dysphonia: a new technique. Laryngoscope, 2007, 117(11): 2082–2084.

肌张力障碍性书写痉挛的治疗 **49**

维克托·S.C.冯

案例

这是一名35岁的右利手牙医,有1~2年的进行性书写困难病史。患者发现书写变得越来越吃力和生硬,甚至连写名字都变得很困难。随着书写时间增加,手背和前臂伸肌会有不适或轻微的疼痛。为了让写字更容易,他不得不改变握笔姿势,用示指和中指把笔压在手心上,并把大拇指的指尖从笔上移开,因为笔会"滚动",也就是说笔会滑掉。他除了在过去的两周内出现过大拇指的不自主屈曲外,书写时没有发现任何不自主的运动或姿势。在此期间他每日服用两次多巴丝肼(100/25 mg)作为试验性治疗。询问时他说晚上症状更重,但即使在一天中的早些时候,他也只能写一两句话,然后书写就变得困难了。他还可以正常地用右手打字和执行工作程序,除书写外,没有其他活动受到影响。生活中,他是一位高产的作家,抄写笔记一直是他首选的学习方式。他一直以写作为乐,喜欢收集钢笔和写钢笔字。开始时他去看了骨科病理学医生并被诊断为网球肘,后来他又去看了一位物理治疗师并被诊断为肌张力障碍。患者说,这些症状和残疾使他心理上遭受了极大的打击,他极度痛苦,丧失了信心,甚至到了不愿意去上班的地步。他是正常妊娠和分娩出生的,且发育正常,其他方面都很好,无家族神经疾病史。

检查时,让他用正常握笔方式写字时,他可以做得很好,但逐渐出现了大拇指的指间关节不自主屈曲,这多过了掌指关节的屈曲,因此他的大拇指尖会从笔上滑落。他的示指略有伸展的趋势。他偶尔会在写到一个词的时候突然拿起笔,不自然地中断书写。让患者把右手放在桌子上休息,用左手长时间书写时,他出现了镜像肌张力障碍,且右手大拇指的屈曲多于示指的伸展,但当他用右手伸展的手指垂直握笔写字时,并未出现以上姿势。其余部分的神经系统检查均正常。具体地说,患者书写时无震颤、手臂伸直时无姿势异常、无运动不能或手指的分离运动障碍,也没有Kayser-Fleischer环。

脑部MRI正常。甲状腺功能、血清铜和血凝素等血液检查正常。

讨论

书写痉挛(writers' cramp)是一个术语,作为影响写作的任务特异性肌张力障碍的同义词。它可以是局灶性肌张力障碍,也可以是节段性、多灶性或广泛性肌张力障碍的一部分。当表现为局灶性孤立型肌张力障碍时,约50%的病例书写功能受影响,而在其余病例中,其他任务或动作也受到影响。肌张力障碍性肌肉活动主要由特定的肌肉引起,在这种情况下书写会产生独特的异常姿势,如本章中所述患者的大拇指过度屈曲,再比如说示指的伸展使笔滑落。在书写过程中形成的异常姿势在特定个体中是固定不变的,但在个体之间会有所不同。有时肌张力障碍会影响前臂的多块肌肉,在这种情况下,可以在书写过程中观察或触诊到进行性的疼痛性共同收缩,但没有明显的异常姿势。与所有形式的肌张力障碍一样，写作痉挛可能与震颤有关，甚至受震颤控制。患者可能会用感官技巧，如用非书写手触摸或握住书写手，以减轻肌张力障碍性痉挛或震颤。

书写痉挛的患者通常会抱怨书写困难，包括签名和填写表格。由于进行性肌张力障碍性肌痉挛，书写时前臂、手腕或更少见的手部常伴有疼痛或紧绷感，但休息时无症状。通常情况下，患者写几句话后症状就出现了（即在开始书写的几分钟之内），而不仅仅在长时间书写（例如考试半小时）后才出现，患者必须频繁的休息才能继续书写。在大约50%的病例中，患者还可能会有其他方面的问题，如用勺子搅拌、使用螺丝刀或使用钥匙。患者还可能会出现震颤。震颤或异常姿势在休息时也会发生，但不常见，一般在退行性或损伤性肌张力障碍的情况下出现。休息时症状如疼痛、感觉异常或麻木不应出现，如有以上症状则应怀疑其他疾病或同时存在的诊断，如周围神经卡压。同样，写作痉挛也不会引起肌无力。有时，患者会出现上肢疼痛或不适，但并不会主动说明这仅限于写作或特定的活动，这方面的病史需要由医生引出。

检查需要在患者书写时进行，因为这可能是唯一出现异常的活动。在正常的书写过程中，前臂肌群会有半节律性的收缩和放松，这与书写时字的笔画相对应，肌肉在写一个笔画时收缩，在写下一个笔画之前放松。对于有书写痉挛的患者，书写过程中可观察或触诊到前臂肌肉的持续性或强直性收缩。有用的做法是让患者写4～5遍标准句，比如"敏捷的棕色狐狸跳过懒惰的狗"，并记录下时间，以供以后比较。

在持续书写过程中，许多患者会出现腕部或特定手指的刻板异常姿势，以致难以将笔保持在纸上或把手指放在笔杆上。例如，大拇指的指间关节屈曲会大拇指尖向笔杆上方移动或使笔掉落，示指的伸展会使示指抬离笔，以及手腕尺偏会使患者暂停书写，并将笔提离页面，以避免笔尖划过页面或对页面施加过大压力。有时还会累及肩肘等近端关节，如书写时逐渐伸肘。

与检查所有形式的肌张力障碍一样，重要的是要记住所观察到的异常姿势是否是原发性的（由异常性肌张力障碍的肌肉收缩引起的）或是代偿性的（让书写痉挛的患者保持笔在纸上或握笔的姿势）。例如，大拇指指间关节的强直性姿势可能会让掌指关节出现强有力的屈曲，从而使拇指靠在笔上。或是在书写过程中，肘伸展可能会导致肩代偿性抬高，从而使手腕和手保持一个更自然的姿势。

有2种检查方法可以用来试着区分肌张力障碍性和代偿性的姿势异常。一种是当患者用另一只手写字时，观察惯用书写手的镜像肌张力。观察时要让患者将惯用书写手放在桌子上，保持小鱼际于旋前/旋后中立并完全放松，或将前臂放在纸巾盒等高处，让悬空的手和手指保持放松状态。约50%的患者在用另一只手写字时，静止的那只手会出现异常肌张力障碍姿势和（或）运动，说明这是原发性肌张力障碍性收缩，而不是代偿性动作。第二种方法是要求患者用食指和中指的近节指骨轻轻夹住笔且保持笔垂直，并尝试书写，此时观察肌张力障碍的运动和姿势。

然后要求患者沿顺时针和逆时针方向画阿基米德螺旋线，并且还要保持笔在页面上的书写位置或笔尖的尖端位于圆点上方，观察在执行这些任务期间是否也出现了异常的姿势和运动。一个完整的神经系统检查还应该排除其他神经系统损伤的症状，尤其要注意书写手是否有震颤、运动不能、共济失调、锥体或周围神经功能障碍的迹象。

除了书写痉挛的患者外，很少有单独出现书写困难症状的患者。表49.1列出了一些需要考虑的鉴别诊断。

书写痉挛一般发病于成人时期，表现为局灶性孤立性肌张力障碍，绝大多数病例都是特发性的，发病率很低。一般来说，50岁以下出现肌张力障碍的患者应进行血清铜和血浆铜蓝蛋白的筛查，以排除威尔逊病。应考虑铁敏感序列的脑成像，以排除潜在结构病理学改变的可能性，并

表49.1　书写痉挛的鉴别诊断

诊　断	表　现
神经系统	
原发性书写震颤	震颤可能只与书写有关,也可能有轻度的姿势性震颤
特发性震颤	应有姿势性和(或)意向性震颤
失用症	几乎都有引起失用症相关疾病的症状或体征
帕金森综合征	症状通常是微型书写而不是不能书写,且伴有帕金森综合征的其他症状
小脑共济失调	书写混乱且伴有共济失调的其他症状
手内在肌无力	可找到废用和无力的肌肉
手部感觉缺失	不伴随其他症状是很罕见的但可能在感觉神经节病或脊髓中央束病变中出现
神经病变卡压	很少出现书写困难,如胸廓出口综合征,也可能与神经病变卡压同时存在,如腕管综合征
骨骼肌肉系统	
肌腱炎/肌腱端炎	疼痛和压痛通常位于受累肌腱上或由抗阻收缩而引起

排除不可预测的基底节病变或小脑异常,而这些都会引发进一步的检查。当书写痉挛作为广泛性或复合型肌张力障碍的一部分时,应根据其他临床特征进行检查。在包括多巴反应性肌张力障碍(dopa-responsive dystonia)、单源性肌张力障碍(monogenic dystonia)和脊髓小脑性共济失调(spinocerebellar ataxia)的多种疾病中,书写痉挛很少被报道为这类疾病的特征性表现。

治疗肌张力障碍性书写痉挛的选择有在肌电图引导下进行肉毒杆菌毒素注射。几项小规模但质量高的临床试验结果支持肉毒杆菌毒素治疗且为B级推荐(疗效的中度证据)。约有3/4～2/3的患者会从肉毒杆菌毒素治疗中有所获益,但有3/4的人会出现手部无力的不良反应。综合考虑这两方面,大约有一半的患者能够从注射中获益,并选择为长期治疗。虽然它的治疗效应低于其他形式的局灶性肌张力障碍,如颈部肌张力障碍或眼睑痉挛,但仍在治疗中占很大比例。在持续治疗的情况下,通常能够将患者的注射间隔延长至5～6个月甚至更长,而在颈部肌张力障碍或颅部肌张力障碍的患者中,注射间隔延长至4个月以上的情况并不常见。

注射肌肉的选择是基于对书写过程中张力姿势的临床观察,以及可能产生这些姿势的肌肉解剖学知识。伸腕肌和伸指肌的有效剂量通常是屈肌的一半,如果使用更大的剂量,则更有可能出现症状性无力(个人观察)。肌肉的有效剂量因人而异,在小鼠身上的单位每块肌肉的绝对剂量还取决于所用肉毒杆菌毒素的制备方法(例如,保妥适对比丽舒妥)。应该提醒患者,在确定最佳的肌肉和剂量之前,可能需要进行多次注射试验。在此阶段,必须对患者进行中期检查,以评估其目标肌肉的张力下降程度、注射后肌张力障碍性姿势的改变以及是否有毒素扩散到未注射的肌肉上,以便于计划如何调整后续的注射。

与其他局灶性肌张力障碍一样,书写痉挛的患者对口服药物的反应普遍令人失望,尽管尚无随机对照试验的报道。我的做法是让所有书写痉挛的患者进行至少1个月的左旋多巴试验治疗(每日300～600 mg,分3次服用),因为很少有书写痉挛是由杂合子GTP环水解酶1(heterozygous GTP cyclohydrolase 1)突变引起的多巴反应性肌张力障碍的表现特征。可以尝试的其他口服药物与其他形式的肌张力障碍一样。与持续的肌张力障碍性肌肉收缩相比,药物治疗对肌张力障碍中的肌张力障碍性运动或震颤的效果更好(个人观察)。

少数研究报告了运动和感觉再训练对书写痉挛的短期效益。在运动再训练的过程中,用治疗性黏土(therapeutic putty)进行随意的手和手指运动与进行特定的书写和绘画练习一样有效。感觉再训练包括学习和练习盲文。临床试验均要求每日练习30～60分钟,但长期结果未知。

在有严重功能障碍的难治性病例中,现有报道针对丘脑的功能性神经外科毁损术或深部脑刺激(deep brain stimulation)是有效的。

参考文献

[1] ALBANESE A, BHATIA K, BRESSMAN S B, et al. Phenomenology and classification of dystonia: a consen-sus update. Mov Disord, 2013, 28: 863-873.

[2] ASAHI T, KOH M, KASHIWAZAKI D, et al. Stereotactic neurosurgery for writer's cramp: report of two cases with an overview of the literature. Stereotact Funct Neurosurg, 2014, 92: 405-411.

[3] JINNAH H A, BERARDELLI A, Comella C, et al. The focal dystonias: current views and challenges for future research. Mov Disord, 2013, 28: 926-943.

[4] KRUISDIJK J J, KOELMAN J H, ONGERBOER DE VISSER B W, et al. Botulinum toxin for writers' cramp: a randomised, placebo-controlled trial and 1-year follow-up. J Neurol Neurosurg Psychiatry, 2007, 78: 264-270.

[5] MARION M H, AFORS K, SHEEHY M P. Problems of treating writers' cramp with botulinum toxin injections: results from 10 years of experi-ence. Rev Neurol(Paris), 2003, 159: 923-927.

[6] PIRIO RICHARDSON S, WEGELE A R, SKIPPER B, et al. Dystonia treatment: pat-terns of medication use in an international cohort. Neurology, 2017, 88: 543-550.

[7] ROZE E, SOUMARÉ A, PIRONNEAU I, et al. Case-control study of writers' cramp. Brain, 2009, 132: 756-764.

[8] SHEEHY M P, MARSDEN C D. Writers' cramp-a focal dystonia. Brain, 1982, 105: 461-480.

[9] ZEUNER K E, BARA-JIMENEZ W, NOGUCHI P S, et al. Sensory training for patients with focal hand dysto-nia. Ann Neurol, 2002, 51: 593-598.

[10] ZEUNER K E, PELLER M, KNUTZEN A, et al. Motor re-training does not need to be task specific to improve writers' cramp. Mov Disord, 2008, 23: 2319-2327.

音乐家肌张力障碍的治疗

史蒂文·J. 弗鲁赫特

案例

一名44岁的专业打击乐手因演奏印度手鼓困难被转介来。在接受了用鼓槌和木槌演奏古典打击乐的训练后，他20年前开始把学习印度手鼓作为一种爱好。印度手鼓是一套2个大小不等的鼓，在坐位下用手和手指演奏。在此次评估的2年前，他花了一整个夏天在印度每日演奏8～10小时的手鼓。此后不久，他发现右手示指只在打击手鼓时出现困难。他的手指控制力不足，一旦开始演奏，手指就会卷曲。他自己发现了把右手示指放在大拇指旁边，示指的弯曲的动作就可以消失，而且自己也受益于对右手示指用肌效贴或用支具固定手指。检查显示了演奏时他的示指有剧烈的、特定任务下的屈曲动作，并有明显的感觉诡计。在讨论了可行的治疗方案后，他决定不进行治疗，因为他更愿意去尝试和适应目前存在的问题。

5年后他回来接受随访，在干预期间演奏手鼓时肌张力障碍进一步恶化，以至于他再也不能有效地演奏乐器了。肌张力障碍仍然只在演奏手鼓时出现，而在使用木槌或在做其他活动及姿势时都没有出现肌张力障碍。他不再从先前产生的感觉诡计中获益。检查显示，右示指明显渐渐卷曲，以至于无法进行有效的弹奏。他参与了A型肉毒毒素的临床试验，这个临床试验使用了一种新的试验设计，这就允许了初次注射以及在2周和4周时进行加强注射。大卫·辛普森医生采用高分辨率超声和电刺激相结合的方法进行注射，以确保精确的靶向治疗。示指指浅屈肌注射A型肉毒毒素7.5 U，示指指深屈肌注射A型肉毒毒素5 U。2周后随访，肌张力障碍有明显改善，这时在示指指浅屈肌注射5 U以加强治疗。在2周过后的随访中发现肌张力障碍得到进一步改善，给予了一个小剂量的并在示指指浅屈肌加强注射2.5 U，之后再随访2周（即首次就诊后6周）显示肌张力障碍已经消失，他能够自如灵巧地完成演奏，并且认为这个结果是不可思议的。他的随访会一直持续到他的肌张力障碍复发，然后采用类似的注射方案进行治疗（图50.1）。

讨论

音乐家肌张力障碍（musicians' dystonia）是局灶性、任务特异性肌张力障碍的一个不寻常的例子。1830年，查尔斯·贝尔爵士（Sir Charles Bell）首先描述了由写作引发的局灶性、任务特异性肌张力障碍，后来被命名为"代笔人麻痹"（scrivener's palsy）。哈蒙德、杜钦和高尔斯后来也描述了有任务特异性肌张力障碍的音乐家们。德国神经疾病学家在20世纪早期提出了"盖根神经症"（geigenneuroses）或"职业神经症"的术语来指代这种暗示性心理原因引起的情况。直到20世纪70年代大卫·马斯登（David Marsden）的开创性的观察，局灶性、任务特异性肌张力障碍才被确定为是一种器质性中枢神经疾病。

音乐家肌张力障碍对男女性别的影响为

4:1，这种典型症状始于20世纪30年代末出现。专业人员和业余人士都可能会受到影响，虽然几乎每种乐器都被描述过，但某些乐器如钢琴、小提琴和吉他更为常见。通常承担较大技术负担的那只手（钢琴家和吉他手的右手，以及小提琴家的左手）会受到影响。肌张力障碍可能只影响一个手指（比如我们的这位患者），也可能影响几个手指，或是影响到较复杂的手腕、前臂或肩胛带。一旦出现症状，即使长时间的休息也很难缓解。肌张力障碍可能扩散以致影响到其他活动，甚至影响到另一只手，但这种情况比较罕见。

神经科医生对音乐家的评估始于详细的病史采集和查体。完整的病史对于鉴别肌张力障碍及其他症状是必不可少的，这些症状如：过度使用综合征、尺神经或正中神经卡压性神经病变，或受伤的音乐家中常见的颈神经根病等。音乐家肌张力障碍常常是无痛的，通常开始时丧失自主感觉，这种情况会持续数周到数月。孤立的技术（如：音阶或琶音）可能是最先受到影响的，随着时间的推移逐渐影响到其他技能。肌张力障碍的严重程度会波动，但自行缓解或自愈是很罕见的。不弹奏乐器通常也没有帮助，肌张力障碍在演奏时会再次出现。

进行全面的神经系统检查时，应特别注意排除肌肉触诊时的疼痛（提示有局部性肌腱炎）、萎缩或局部肌肉无力。诊断音乐家肌张力障碍必须观察患者演奏时的情况，应该要求患者表演引起肌张力障碍的特殊演奏动作。当涉及多个手指时，应特别注意去确定是否是由于一个手指触发的肌张力障碍。最重要的是，原发性肌张力障碍产生的运动必须与肌张力障碍患者不自主的代偿运动相鉴别。这种原发性和代偿性运动的区别对于选择肉毒毒素注射治疗的肌肉至关重要，因为无意中注射到代偿性运动的肌肉将会恶化其功能表现，而不会解决其潜在的肌张力障碍（表50.1）。

现有的音乐家肌张力障碍的治疗方法包括口服药物（如抗胆碱能药物）、康复方法（如使用强制性运动疗法）、肉毒毒素注射和立体定向外科手术。考虑到表演艺术家所面临的实际情况，决定是否治疗以及使用哪种方式应该是个性化的。音乐家显然是依靠双手谋生的，大多数人都不愿意承认有障碍，因为他们害怕会因此而错过工作或被贴上残疾的标签。所以，当在诊室见到他们的时候，大多数音乐家已经使用了机械性调整和再训练/练习等的方法。立体定向手术是一种侵入性的方法，只有日本的一名外科医生将其应用于这一人群。治疗音乐家上肢肌张力障碍的主要方法仍然是由有治疗音乐家经验的神经科医师进行

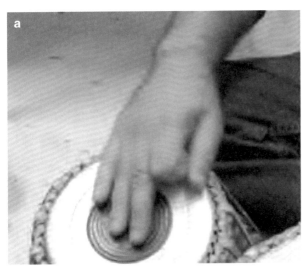
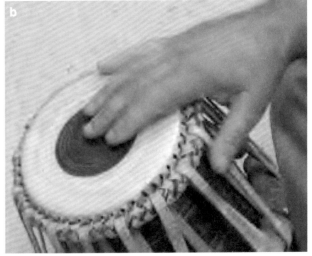

图50.1　（a）他第二次就诊时拍摄视频时的照片（这是首次肉毒毒素注射治疗）。在他打击印度手鼓时右手示指的远端和近端指间关节屈曲；（b）6周后复诊时拍的照片显示已经完全解决示指的肌张力障碍

表50.1 音乐家肌张力障碍的诊断提示

与诊断特征一致	建议需要更改诊断的危险信号
隐匿性发病数周到数月	剧烈疼痛
最初丧失自主性感觉	明显的麻木或感觉异常
涉及特定技能或段落	无力的证据
涉及一个手指或几个相邻的手指	症状随休息有改善
休息后没有缓解	症状程度有波动
从演奏那一刻开始出现产生错觉	只在长时间的演奏后查体才出现症状

肉毒毒素注射治疗。

在临床实践中，其他类型的局灶性肌张力障碍患者（痉挛性斜颈、眼睑痉挛、痉挛性发声困难、书写痉挛）每隔3个月注射1次。这个时间间隔反映了给患者注射高含量污染蛋白的肉毒毒素的早期经验，可导致中和抗体并降低临床效果。我们设计了当前的方法来应对音乐家面临的具体挑战。70%的治疗改善对痉挛性斜颈患者也许是可以接受的，但对于表演艺术家来说这是不够的。通过3个月的注射周期，大多数的眼睑痉挛或颈部肌张力障碍患者在第三或第四次注射周期后达到最大的效果。对于靠演奏谋生的表演音乐家来说，一年的耽搁通常是不能被接受的。另外，在一次治疗不可能处理所有相关的肌肉，所以，需要选择或预估只产生治疗作用而不造成肌肉无力的剂量。由于这些原因，我们目前的临床治疗方法（现在是试验方案）是以渐进的方式治疗患者，以单块肌肉为靶点注射一定剂量的高纯度肉毒毒素，可

能不会产生最大的治疗效果，但这不太可能导致有症状的肌肉无力。高纯度肉毒毒素额外的优点是几乎没有污染蛋白，可能降低了其产生潜在的免疫反应。经验丰富的医生（辛普森医生）联合应用高分辨率超声和电刺激是确保最佳治疗效果的方法。

音乐家肌张力障碍是一种有意思并具有挑战性的运动障碍。由于大多数音乐家是"为了演奏而生活"，而不是"为了生活而演奏"，这种障碍对情绪和心理的影响是显著的，这种具有挑战性的疾病需要更好的治疗方法。

参考文献

[1] ALTENMULLER E, MULLER D. A model of task-specific focal dystonia. Neural Netw, 2013, 48: 25−31.

[2] CHANG F C, FRUCHT S J. Motor and sensory dysfunction in musicians' dystonia. Curr Neuropharmacol, 2013, 11: 41−47.

[3] CONTI A M, PULLMAN S, FRUCHT S J. The hand that has forgotten its cunning—lessons from musicians' hand dystonia. Mov Disord, 2008, 23: 1398−1408.

[4] FRUCHT S J. Focal task-specific dystonia—from early description to a new modern formulation. Tremor Other Hyperkinet Mov, 2014, 4: 230.

[5] FRUCHT S J. Evaluating the musician with dystonia of the upper limb: a practical approach with video demonstration. J Clin Mov Disord, 2015, 2: 16.

[6] FRUCHT S J. Embouchure dystonia: a video guide to diagnosis and evaluation. J Clin Mov Disord, 2016, 3: 10.

[7] JABUSCH H C, ZSCHUCKE D, SCHMIDT A, et al. Focal dystonia in musicians: treatment strategies and long-term outcome in 144 patients. Mov Disord, 2005, 20: 1623−1626.

[8] VAN VUGT F T, BOULLET L, JABUSCH H C, et al. Musicians' dystonia in pianists: long-term evaluation of retraining and other therapies. Parkinsonism Relat Disord, 2014, 20: 8−12.

广泛性肌张力障碍的治疗

苏珊·B. 布莱斯曼

案例

一名34岁的妇女因头部不自主地向右歪而接受了评估。颈部收缩运动最早始于5年前，伴有轻度向右偏，偶尔合并抽搐运动，然后逐渐发展到明显的向右偏和持续的转头运动。当她把头靠在高背椅上休息时症状有所缓解。详细询问病史，她描述了从14岁左右开始双侧手臂的震颤和书写问题，其他步态、语言、吞咽方面正常；她也回忆起有一个手臂震颤和书写困难的表妹。该患者的症状并不是每日都有，在午睡后症状也不会好转，另外，她之前没有外伤或接触多巴胺阻断药物的病史。

检查发现她有颈部肌张力障碍，左侧胸锁乳突肌和右夹肌肥大。另外，当她将双臂伸出（手掌向下）保持在胸前时，双臂有不规则的向下重复抽搐动作；当她书写时，她的上臂和前臂肌肉广泛收缩、肘关节抬高、并且很难维持抓握动作。最后，她的步态有细微的异常，躯干轻度弯曲，同时伴有圆肩。其余检查正常，反射正常，没有帕金森的表现，也没有K-F环，磁共振检查正常。

由于她的肌张力障碍影响到颈部、手臂和躯干，"分布"符合广泛性的标准。另外，她除了肌张力障碍外，其他检查没有发现异常，因此她的情况可以考虑为单纯的肌张力障碍（以前称为原发性肌张力障碍）；她没有接触史或诱因，因此，按照病因学分类被分为"特发性"或遗传性的肌张力障碍。后者尤其值得怀疑，因为发病是在青春期，她还有一个可能也受到影响的表妹。

她的颈部收缩（以及疼痛加剧）是肌张力障碍最突出的表现，也是治疗的重点。我与她讨论了肉毒毒素（botulinum toxin, BT）化学去神经阻滞治疗可能有帮助。然而，由于发病早且涉及广，我们首先尝试用卡比多巴-左旋多巴（carbidopa-levodopa），以确定这个肌张力障碍是否是"多巴反应性肌张力障碍"。起始剂量为1/2片，每片25/100 mg，每日2次，服用4周后剂量改为每日3次，每次2片。肌张力障碍没有显著变化，所以停用了左旋多巴，然后开始使用肉毒毒素注射治疗并得到了中度缓解。注射治疗只缓解了部分肌张力，而且更广泛的肌张力障碍出现了，所以增加了其他药物。这些药物包括巴氯芬（每日3次，每次10 mg，有少量帮助）、苯海索（每日3次，每次5 mg不能耐受，最终停药）和氯硝西泮（维持在每日2次，每次1 mg）。

10年后，她的肌张力障碍随着躯干屈曲的加重而恶化，现在不但影响她的步态，而且影响到她的声音（内收肌痉挛性发声困难）和下脸部。她见了一位神经外科医生并且讨论了DBS，但她对于DBS治疗还是犹豫不决。另外，在她生病期间，已经讨论过好几次临床基因检测，她最初对咨询或测试不感兴趣。然而，在她的女儿有了颈部肌张力障碍的症状后，她同意了这两种方案。DYT-TOR1A（DYT1）和DYT-三羟基苯乙酮THAP1（DYT6）筛查后发现她携带了先前描述的THAP1（DYT6）错义突变。THAP1突变被认为比TOR1A更有可能性，因为尽管这些基因表型有重叠，但对颈部影响明显，并且在后期累及到了声音和下脸部。

讨论

广泛性肌张力障碍是肌张力障碍的一种临床亚型，其特征为广泛累及多个身体部位，因而可以与局灶性或节段性分布的肌张力障碍亚型相鉴别（临床病因学分类见表51.1）。多年来广泛分布的定义标准在不断更新，最开始的标准包含四肢和躯干；后来，这个定义减少了"脚"（两条腿或一条腿和躯干）的涉及，增加了至少一个其他部位。近期，根据2013年的分类，广泛性肌张力障碍不再把腿部纳入；相反，目前的标准包含了躯干和其他两个身体部位。这个定义上的改变传达了一个概念，即广泛性意味着分布广的部位，但可能不影响下肢。

广泛性肌张力障碍通常始于儿童或青少年时期，常常始于手臂或腿部，3～5年后扩散到全身。如这个病例一样，肌张力障碍的扩散偶尔会持续多年，患者可能到成年了才引起神经科医生的注意，当病变部位在手臂而症状不致残时，尤其如此。不论发病年龄或症状表现，处理一个病例最关键的是进行详细的病史采集和查体。从病史和查体中收集的信息有助于临床亚型的诊断、缩小病因搜索范围，并为后续检查和治疗方案奠定基础。诊断过程的第一步是确定是否有除肌张力障碍以外的临床症状；如果只有肌张力障碍（有或没有震颤——这被认为是肌张力障碍表型的一部分）则被归为孤立型肌张力障碍（以前称为原发性的）。如果有除肌张力障碍或震颤以外的体征（例如，帕金森综合征或共济失调），则是复合型或复杂性的肌张力障碍（表51.1）。通过增加时间特征（例如，发作迅速、在发热/代谢压力的情况下等）、药物或其他暴露因素、创伤以及家族史等信息可进一步细化亚型。一旦收集到这些信息，就可以决定进一步的病因检查，如影像学检查、腰穿和基因测序。

引起广泛性肌张力障碍有很多的原因，在现实的临床环境中很长的诊断列表可能会令人望而生畏。一个合理的方法是将诊断清单分为三大

表51.1　肌张力障碍分类

Ⅰ：临床特征
发病年龄
幼儿（出生至2岁）
儿童（3～12岁）
青少年（13～20岁）
成年早期（21～40岁）
成年晚期（＞40岁）
影响的身体部位
局灶性：一个身体部位
节段性：2个或多个相邻的部位
多灶性：2个或多个不相邻的部位
偏身肌张力障碍：身体一侧有多个部位
广泛性：躯干和2个或多个身体部位（有或没有腿）
时间模式
病程（快速起病、静态对比进行性）
可变性（持续性、动作–特异性、昼夜变化、阵发性）
关联特征
孤立发病对比复合病
孤立型肌张力障碍：伴有或不伴有震颤
复合型肌张力障碍：肌张力障碍合并其他运动障碍；呈现其他神经系统或系统性临床表现（也称为复杂表现）
Ⅱ：病因
神经系统病理
退变的证据
结构性（常为静态结构）损伤的证据
没有退变或结构性损伤的证据
遗传性/获得性
遗传性（常染色体显性遗传、常染色体隐性遗传、X连锁隐性遗传、线粒体）
获得性（围产期损伤、感染、药物/毒性、血管、肿瘤、创伤、精神源性）
特发性

类：获得性、遗传性或特发性（表51.1）。对于其中的每一组，可以通过磁共振成像来评估是否存在脑部病变。

广泛性肌张力障碍的常见获得性病因是缺氧缺血性脑病和迟发性综合征。后者是重要的区别，因为它意味着一个更具体的治疗方法，包括仔细检查以前和现在的用药，减少患者正在使用的违禁药物的用量，以及（评估）使用氯氮平或四苯丙嗪的可能。遗传病因很多，而且数量在不断增加。最近一篇对肌张力障碍的遗传类型进行分类的论文证实了38个确定的遗传病因，另一项利用外显子组测序的遗传研究汇编了225个潜在的基因位点。一种实用的方法（见Marras等人编著的肌张力障碍分类建议中的第7篇参考文献）将遗传病因分为前面提到的临床组：① 肌张力障碍孤立发作，是唯一异常的症状（除震颤外）；② 存在肌张力障碍，但伴有其他的运动障碍，如帕金森综合征的表现或肌阵挛；③ 肌张力障碍伴有其他神经系统异常，如共济失调、痴呆和（或）系统性疾病，如肝硬化。重点记住，这些临床基因组是不固定的；随着我们对肌张力障碍基因相关表型的了解越来越多，我们也知道了在定义基因表型时拒绝绝对论。最近的一个例子是DYT/PARK－ATP1A3，最初定义的综合征表现为肌张力障碍和帕金森综合征，以快速起病为特征。随着时间的推移，表型已经扩展到许多其他的异常情况，包括交替性偏瘫、癫痫和严重的发育迟缓。

一旦肌张力障碍在临床上被分类，并考虑到遗传病因，就开始启动诊断程序。然而，在过去的10年里，随着基因技术的进步，人们进行检查的方式以及推荐已经发生了改变。大多数临床医生认为，第一种方法取决于临床病史发现和快速识别病因的指标，并有有效的具体疗法。本章的开篇案例描述了一个家族性、青少年时期起病、持续性孤立型广泛性肌张力障碍的患者；该患者的磁共振成像检查正常。这个限制性表型只与TOR1A和THAP1两个基因相关（前者更常见），最终发现了一个THAP1突变。尽管没有观察到许多典型

的多巴反应性肌张力障碍（DRD）特征，如昼间恶化、反射亢进、细微的帕金森综合征，或脚/腿受累，我们还是首先治疗她的DRD复合型肌张力障碍。采用左旋多巴治疗的决定基于：① 认识到DRD的表型范围不断扩大（以及在开篇案例中的孤立型肌张力障碍确实是一个可能的表型）；② 治疗的关键是永远不要错过对多巴反应性肌张力障碍的诊断。

尽管对孤立型持续性广泛性肌张力障碍的评估十分有限，但一旦出现以下情况，就要进行更复杂的病因研究：① 肌张力障碍以外的体征；② 急性发作等不寻常的时间特征；③ 异常的MRI（这是广泛性肌张力障碍常见的首次检查）。此外，指向特定病因的临床线索，特别是那些有效治疗的线索，推动了这一方法的发展；例如，如果Kayser-Fleischer环被识别，则应执行威尔逊病环的特定测试，更多的是要考虑到很多潜在的遗传疾病。如果是这样，通常下一步将进行脑脊液研究（包括神经递质代谢物），以及尿液和血液代谢筛查（包括有机酸、氨基酸、铜、铜蓝蛋白、乳酸、丙酮酸、锰、铁蛋白、生物素酶、肌酸、维生素E、尿酸、胆固醇、β半乳糖苷酶）；这些筛选的结果将缩小后续靶向基因检测的差异。然而，人们越来越多地采用了一种低特异性的方法，即使用诊断和全外显子组测序（WES）。相对于其他诊断测试而言，WES的使用时机正在演变，特别是随着成本的下降，在诊断过程中有更早使用的趋势。许多公司已经开发了广泛性肌张力障碍基因板，其中一个优势是：即使最初结果是阴性的，随着该领域的发展，数据可以被重新分析。

随着检查的进行，根据肌张力障碍的严重程度和对患者生活的影响，治疗方法需要迅速更新。如果确定了治疗病因，那么就可以实施针对性的靶向治疗（如针对威尔逊病的四硫代钼酸盐和锌治疗）。然而，除了DRD（有针对性的治疗常常使患者恢复到正常或接近正常的状态）可能还需要其他的对症治疗。无论肌张力障碍是后天性的、遗传性的还是特发性的，所有广泛性肌张力障碍

的患者都可以考虑对症治疗。

对症治疗的方法是由几个因素决定的，其中最重要的可能是运动残疾程度和任何共存的疼痛；其他因素包括年龄、共病（尤其是抑郁和焦虑）和社会因素。当然，患者最终的意愿将影响治疗计划。对于本章所述的THAP1患者，疼痛性斜颈是主要的临床相关症状，排除DRD后，肉毒毒素化学去神经治疗是疗效中等的主要治疗方法。类似地，当特定肌肉（如手、肩、足、面部）去神经支配可产生临床上有意义的改善时，肉毒毒素可用于其他广泛性肌张力障碍的情况。

我们的患者通常已经尝试过口服药物的治疗。在前瞻性双盲的方式下，唯一被证明对肌张力障碍患者有效的口服药物治疗是抗胆碱能苯海索。近期啮齿动物DYT1模型的研究，支持了纹状体胆碱能功能障碍作为肌张力障碍统一的病理生理机制，并进一步支持了抗胆碱能药物的使用。苯海索的剂量需要从1～2 mg/d开始，并随着耐受性的增加而增加，每日3次；通常儿童能耐受更高的剂量，并且可能有非常大的益处。我们的患者

出现了周围和中枢的不良反应，包括健忘和精神错乱，然后就停止了用药。尽管没有对照试验，其他种类的口服药物也有被使用，包括巴氯芬、苯二氮䓬、四苯嗪和氯氮平，而后2种药物特别用于迟发性肌张力障碍。每种药物都有明显的不良反应风险，需要去仔细监测（表51.2）。

对于任何广泛性肌张力障碍的患者，需要考虑的关键治疗问题是患者是否适合接受深部脑刺激（DBS）。在我们的THAP1患者中，最初的临床表现主要是斜颈，肉毒毒素治疗是有帮助的。其中，患者也有很多疼痛和焦虑，氯硝西泮（以及心理咨询）是有效的。然而，一旦发现药物治疗不能控制症状，包括由于轴向收缩导致的步态恶化，就需要考虑DBS治疗了。大多数广泛性残疾患者通过药物治疗仅获得部分或中度缓解，而且越来越多的文献显示双侧GPi DBS总体上有显著疗效。然而，有相当大的变异性，这可能部分解释为由不同的潜在病因和可能的临床特征（如分布、是否有阵挛、病程）造成。有大量数据表明，DYT1（DYT-TOR1A）和孤立型"特发性"的广泛性肌

表51.2　肌张力障碍的药物治疗

药　物	每　日　剂　量	备　　注
卡比多巴-左旋多巴	儿童从1 mg/kg开始，逐渐增加到起效，一般为5 mg/kg；成人通常2～3片有效（每片25/100 mg），但最多用6片	通常作为筛查儿童的首选药物，以及针对多巴反应性肌张力障碍的处方药物，也可用于其他肌张力障碍
苯海索	在耐受的情况下增加，从低剂量开始（睡前2.0 mg），儿童慢慢增加至每日40～50 mg（每日3次）；通常成人用量大于每日20 mg则不能耐受	在左旋多巴作为儿童广泛性肌张力障碍的首批药物的尝试后；也常用于成人，但局限于中枢和外周抗胆碱能不良反应。外周不良反应可由溴吡斯的明改善，用量30～120 mg/d
地西泮	10～60 mg/d，通常是每日3次	主要作为补充用药，但对痛性收缩特别有帮助
氯硝西泮	1～4 mg/d，通常是每日2次	与上面类似；常有助于获得舒适的睡眠
四苯嗪	12.5 mg缓慢增加至25～100 mg/d，每日3次	主要用于迟发性肌张力障碍和肌阵挛性肌张力障碍的二级用药，但需要密切监测静坐不能、抑郁、帕金森综合征
氯氮平	12.5 mg增加至>200 mg/d，通常是每日2次	主要用于迟发性肌张力障碍，密切监测镇静和粒细胞缺乏症
巴氯芬	15～120 mg/d，通常是每日3次	可能对任何肌张力障碍都有帮助，但对痉挛肌张力障碍更有帮助

张力障碍患者对DBS干预最为敏感。迟发性肌张力障碍和由THAP1突变引起的肌张力障碍是孤立型肌张力障碍，它们似乎有反应，但反应并不一致。类似的，尽管有合并/复杂的肌张力障碍患者的反应不如孤立型肌张力障碍的患者，但有文献支持DBS对合并或复杂的广泛性肌张力障碍的亚型有益处，如肌阵挛性肌张力障碍（有或没有SGCE突变）、X连锁肌张力障碍-帕金森综合征以及PANK2引起的肌张力障碍。肌张力障碍的患者可能对刺激有延迟反应，在数周至数月内开始好转。最常见的手术风险是硬件故障或感染，在患者一生中发生率高达10%。术后的情绪和认知似乎不会恶化，言语也不一定会恶化。尽管通常建议在初始编程时使用60 μs脉冲宽度的高频（130 Hz），接受GPi刺激治疗的患有肌张力障碍的儿童和成人可能对低频（60～80 Hz）有反应。

参考文献

[1] ALBANESE A, BHATIA K, BRESSMAN S B, et al. Phenomenology and classification of dystonia: a consensus update. Mov Disord, 2013, 28(7): 863–873. https://doi.org/10.1002/mds.25475.

[2] ALBANESE A, ROMITO L M, CALANDRELLA D. Therapeutic advances in dystonia. Mov Disord, 2015, 30(11): 1547–1556. https://doi.org/10.1002/mds.26384.

[3] BEAULIEU-BOIRE I, AQUINO CC, FASANO A, et al. Deep brain stimulation in rare inherited dystonias. Brain Stimul, 2016, pii: S1935-861X（16）30201-7; https://doi.org/10.1016/j.brs.2016.07.009.

[4] ESKOW JAUNARAJS K L, BONSI P, CHESSELET M F, et al. Striatal cholinergic dysfunction as a unifying theme in the pathophysiology of dystonia. Prog Neurobiol, 2015, 127–128: 91–107. https://doi.org/10.1016/j.pneurobio.2015.02.002.

[5] JANKOVIC J. Medical treatment of dystonia. Mov Disord, 2013, 28(7): 1001–1012.

[6] KUIPER A, EGGINK H, TIJSSEN M A J, et al. Neurometabolic disorders are treatable causes of dystonia. Rev Neurol(Paris), 2016, 172(8–9): 455–464. https://doi.org/10.1016/j.neurol.2016.07.011.

[7] MARRAS C, LANG A, VAN DE WARRENBURG B P, et al. Nomenclature of genetic movement disorders: recommendations of the international Parkinson and movement disorder society task force. Mov Disord, 2016, 31(4): 436–457. https://doi.org/10.1002/mds.26527.

[8] SHANKER V, BRESSMAN S B. Diagnosis and management of dystonia. Continuum(Minneap Minn), 2016, 22(4 Movement Disorders): 1227–1245. https://doi.org/10.1212/CON.0000000000000352.

[9] WICHMANNT, DELONG M R. Deep brain stimulation for movement disorders of basal ganglia origin: restoring function or functionality? Neurotherapeutics, 2016, 13(2): 264–283. https://doi.org/10.1007/s13311-016-0426-6.

[10] ZECH M, BOESCH S, JOCHIM A, et al. Clinical exome sequencing in early-onset generalized dystonia and large-scale resequencing follow-up. Mov Disord, 2016, 32(4): 549–559. https://doi.org/10.1002/mds.26808.

肌张力障碍加剧状态的治疗（肌张力障碍风暴）

蓝罗,布莱尔·福特和斯坦利·法恩

案例

一名患有严重的广泛性的DYT1肌张力障碍的13岁男孩逐渐发展恶化为轴向并影响双腿的肌张力障碍,且伴随剧烈而持续的痉挛。早在5岁时,约7年半前,他在经历一次较轻的病毒感染性疾病后,逐渐出现左脚扭曲的肌张力障碍。他的妈妈注意到他会右脚跖屈以"疾驰"的方式来奔跑,并在此后不久无法跑步。随着时间的流逝,当他试图站立和行走时,会出现左足内翻、跖屈、并伴随双腿痉挛。他有时更喜欢爬行而不是走路。最终,他的行走变得越来越困难,甚至站不起来。他的双腿经常由于肌张力障碍而抽搐或支撑不住。另外,他的疾病还不断进展,发展成右手和手臂的书写痉挛以及构音障碍。他的躯干偶尔会向后伸展,以至于仰卧时他的脚会伸展过头顶。他喜欢以俯卧姿势睡觉。他的残疾程度变得很严重,导致他无法走路、坐立、学习或上学。他唯一舒适的姿势是躺在床上或地板上。这些年来,他尝试了各种药物,包括左旋多巴每日300 mg,卡马西平最大用量每日300 mg,利舍平每日最多1.75 mg,苯托品每日最多6 mg,劳拉西泮每日最多3 mg,所有这些药物对他的肌张力障碍的改善作用非常小。他还尝试每日联合服用苯海索75 mg和巴氯芬80 mg;与单独使用前面那些药物相比,有一些轻微的改善。他有明确的肌张力障碍家族史,他的母亲和叔叔有肌张力障碍的病史。

入院当天,他首次就诊是在运动障碍门诊,我们注意到了他出汗,伴有双腿和躯干的扭曲运动。他无法走路、站立或坐下,在地板上扭来扭去,躯干肌肉不断收缩。他被给予2 mg劳拉西泮后昏昏欲睡,肌肉痉挛的状况有轻微改善。他被直接收住儿科重症监护病房（ICU）,接受静脉补液治疗,同时加大劳拉西泮和丹曲林的剂量。高剂量的劳拉西泮产生镇静作用,可缓解严重肌肉痉挛所产生的肌肉疲劳。实验室检查显示血清肌酸激酶水平大于5 000 IU/L。幸运的是,在住院期间他没有出现体温过高也不需要机械通气。我们尝试间断性地减少劳拉西泮的剂量使他清醒过来,并确定他是否仍有严重的肌张力障碍产生的痉挛。最终,他的肌肉痉挛可以被较低剂量的劳拉西泮所控制,并且血清肌酸激酶在1周后降到正常范围。他的躯干肌张力改善,使他可以舒适地躺在床上。但因他背部的后凸,他仍然不能在无辅助下独坐。虽然他的站立和行走能力在住院期间得以改善,但在出院时他的身体能力仍然严重受损。经过10天的住院治疗,出院回家后的治疗方案调整为:每日苯海索75 mg,巴氯芬80 mg,利舍平（利血平）2 mg,丹曲林75 mg,劳拉西泮6 mg和苯托品6 mg,并为他安排了居家护理、物理治疗和作业治疗。

出院后,他继续因肌张力障碍而严重虚弱,完全不能站立或行走。他大部分醒着的时间都俯卧在床上。他因严重的残疾和较差的生活质量而再次入院，距离上次住院间隔约2个月，这次住院他接受了双侧苍白球内侧（GPi）深部脑刺激植入手术。手术后，他的肌张力障碍有改善，即使在伴随轻度的轴向肌张力障碍和左腿肌张力障碍的情况下，他也可以独立行走。并逐渐减少利血平、丹曲林和苯托品的剂量直到停药。他最终每日服用苯海索75 mg、巴氯芬80 mg、劳拉西泮3 mg。

深部脑刺激（DBS）植入术后大约8个月，他的左胸壁皮肤受到脉冲发生器的磨损，而继发了葡萄球菌蜂窝织炎。但是经过1个疗程的抗生素和去除左侧延长线的治疗，他的感染仍然不能控制，最终需要去除左侧DBS颅内电极。他最近一次去复诊（距离第一次DBS植入术约5年），目前他仅有右侧苍白球内部DBS，在左臂和双腿轻度的肌张力障碍下他表现良好。

讨论

肌张力障碍定义为非随意的持续性或间歇性肌肉收缩，导致异常姿势或重复扭曲的动作。严重恶化的肌张力障碍会成为一种潜在的致命疾病，称为肌张力障碍加剧状态，也称为肌张力障碍风暴。肌张力障碍加剧状态是罕见的运动障碍疾病急症，临床特征是频繁或持续性发作的、严重的、广泛性肌张力障碍，导致很高的血清肌酸水平，有时因横纹肌溶解而引起肌红蛋白尿。虽然针对这种情况没有共识的诊断标准，但患者经常出现以下1种或多种情况：① 球麻痹导致上呼吸道通畅性损害；② 呼吸功能进行性损害，最终导致呼吸衰竭；③ 代谢紊乱；④ 疲劳和疼痛。这种疾病可于任何年龄发病，但在我们的案例中，最常见于5～16岁的儿童。它可以出现在有潜在肌张力障碍的患者中，甚至可能是肌张力障碍的首次表现。继发性肌张力障碍，尤其是那些与脑瘫相关的肌张力障碍，超过原发性肌张力障碍，成为导致这种情况的根本原因。

文献报道的诱因包括感染、创伤、外科手术、麻醉、代谢失代偿、压力和疼痛。药物的变更包括

突然撤药，如锂盐、丁苯那嗪、鞘内注射巴氯芬或威尔逊病的螯合治疗都与肌张力障碍加剧状态的发展有关。多巴胺受体阻滞剂，如匹莫齐特和氟哌啶醇，有时被用于治疗肌张力障碍，也可以引发肌张力障碍的加剧状态。如果不是巧合的话，还发现氯硝西泮也是一种诱因。任何类型的感染都会使潜在的肌张力障碍恶化，最终导致肌张力障碍风暴。

其他威胁生命的运动障碍，包括抗精神病药物恶性综合征、5-羟色胺综合征、恶性高热、鞘内注射巴氯芬戒断综合征和急性肌张力异常反应也可能表现类似于肌张力障碍加剧状态。在抗精神病药物恶性症候群和5-羟色胺综合征患者中，通常会有精神状态差，而肌张力障碍加剧状态不会影响患者的精神状态。恶性高热多发生在术中或围术期，以显著的高热和自主神经功能紊乱为特征。接受鞘内注射巴氯芬治疗的患者在停用巴氯芬后可导致巴氯芬戒断综合征，大约在中断巴氯芬后12～24小时或几天内表现出痉挛反弹、肌肉强直、自主神经功能紊乱和意识减低。与肌张力障碍加剧状态中的广泛性肌张力障碍相比，急性肌张力障碍常伴有局灶性肌张力障碍。

怀疑有肌张力障碍加剧状态的患者应在急诊室保持气道通畅并稳定通气后，立刻转入重症监护室进一步监测。肌张力障碍加剧状态的管理具体请参阅图52.1。许多患者存在呼吸道肌肉的肌张力障碍而导致呼吸道受损，因此需要麻痹、通气和镇静。通过常规的胸透、血氧饱和度和血气分析来持续监测呼吸状态是最重要的。呼吸衰竭可被视为吸入性肺炎、肌张力障碍性痉挛、躯干呼吸肌痉挛、膈肌肌张力障碍或广泛性疲劳导致。镇静药包括丙泊酚0.3～3 mg/（kg·h）；或咪达唑仑初始最大剂量10 μg/（kg·min），然后达到30～100 μg/（kg·h）。使用非去极化神经肌肉阻滞剂来缓解肌张力障碍引起的疲劳和疼痛，并为肌肉组织和大脑提供休息。在某些情况下，可能需要使用巴比妥酸盐麻醉。应定期对患者的肌张力障碍进行评估，评估时应暂停使用所有麻痹剂

和镇静剂。广泛性肌肉痉挛的另一个常见并发症是横纹肌溶解，同时伴有代谢紊乱，包括肌酸激酶升高至正常范围的5倍以上、肌红蛋白血症、肌红蛋白尿、电解质紊乱和酸碱失衡。横纹肌溶解症的患者应静脉补液、碱化尿液，应用丹曲林、神经肌肉麻痹，发生急性肾功能衰竭时进行透析。对生命体征、基础代谢指标、肌酸激酶、血气分析、血清和尿肌红蛋白水平以及尿量应持续监测。体温过高是由于肌肉痉挛导致机体散热功能障碍所致，应使用对乙酰氨基酚和冰毯进行处理。应对任何诱发肌张力障碍风暴的诱因进行查因和相应的治疗。

一旦患者病情平稳，就可以使用针对肌张力障碍的药物组合。目前关于肌张力障碍加剧状态的文献包括病例报告和观察性证据，没有关于明确其最佳治疗策略的数据。文献报道有较好成功率的药物包括苯海索每日最大剂量40 mg，氟哌啶醇每日最大剂量8 mg，吡莫司特每日最大剂量10 mg，丁苯那嗪每日最大剂量75 mg。其他在不同程度上有效的药物是苯二氮䓬类药物、抗惊厥药、巴氯芬、左旋多巴、苄索平、双哌啶、锂盐、溴隐亭、氯丙嗪、奥氮平、氯氮平和利培酮。这些所用的药物应缓慢地增加剂量，谨慎地避免任何不良

反应。因迟发性肌张力障碍导致的肌张力障碍加剧状态，要避免使用多巴胺阻滞剂。

最后，如果肌张力障碍加剧状态持续发作，尽管使用了最大剂量的药物治疗而仍未控制，应该考虑鞘内巴氯芬注射治疗或更频繁的深部脑刺激。巴氯芬持续性鞘内注射对于肌张力障碍的肌肉痉挛是一种有效的治疗手段。此外，在ICU中快速滴定巴氯芬比在诊所相对容易。鞘内注射巴氯芬治疗肌张力障碍加剧状态失败的病例报道显示，其原因是出现了巴氯芬相关性并发症或巴氯芬耐受。鞘内巴氯芬注射的并发症包括用药过量、导管移位或破损，以及巴氯芬戒断综合征。

苍白球内侧是DBS的首选部位，尤其对迟发性肌张力障碍和DYT1肌张力障碍特别有效。它似乎是难治性肌张力障碍加剧状态在医学上比较有效的治疗方法，可能使患者逐渐脱离镇静剂和麻醉剂，并改善肌张力障碍，使其恢复到基线甚至优于基线的水平。然而，深部脑刺激手术也有自身的并发症，其并发症包括皮肤磨损和感染、电极破损、电极移位和刺激器故障。此外，并发症的发生率可能在儿童人群中更高，患有肌张力障碍加剧状态的儿童相比成年人群更常见。

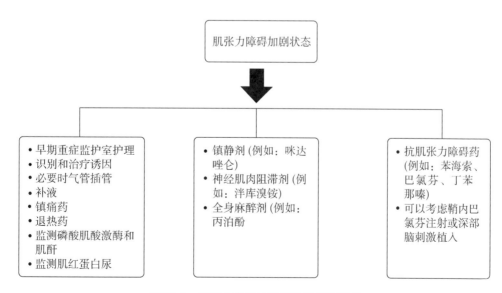

图52.1 肌张力障碍加剧持续状态的管理

参考文献

[1] ALLEN N M, LIN J, LYNCH T, et al. Status dystonicus: a practice guide. Dev Med Child Neurol, 2014, 56(2): 105–112.

[2] DALVI A, FAHN S, FORD B. Intrathecal baclofen in the treatment of dystonic storm. Mov Disord, 1998, 13(3): 611–612.

[3] JANKOVIC J, PENN A S. Severe dystonia and myoglobinuria. Neurology, 1982, 32(10): 1195–1197.

[4] MANJI H, HOWARD R S, MILLER D H, et al. Status dystonicus: the syndrome and its management. Brain, 1998, 121: 243–252.

[5] MARIOTTI P, FASANO A, CONTARINO M F, et al. Management of status dystonicus: our experience and review of the literature. Mov Disord, 2007, 22(7): 963–968.

[6] MARSDEN C D, MARION M H, QUINN N. The treatment of severe dystonia in children and adults. J Neurol Neurosurg Psychiatry, 1984, 47(11): 1166–1173.

[7] MUNHOZ R P, SCORR L M, FACTOR S A. Movement disorder emergencies. Curr Opin Neurol, 2015, 28(4): 406–412.

[8] WALCOTT B P, NAHED B V, KAHLE K T, et al. Deep brain stimulation for medically refractory life-threatening status dystonicus in children. J Neurosurg Pediatr, 2012, 9(1): 99–102.

肌张力障碍的治疗：深部脑刺激

迈克尔·H.普尔法

案例

一名33岁的男性患者，患有精神疾病：躁狂症，已用抗精神病药治疗了6年，并出现躯干、面部和上半身严重的肌张力障碍。曾试图通过逐渐减少神经松弛剂，并服用丁苯那嗪、苯二氮䓬类药物，以及靶向肉毒毒素注射治疗改善肌张力障碍，但是都不成功。他已经多次因病情恶化进入急诊室注射静脉镇静剂，因此，考虑他需要植入深部脑刺激。在初步检查中，他有明显的广泛性肌张力障碍、躯干和手臂歪扭并向后牵拉，持续出现面部痛苦的表情。术前评估他的博客-法恩-马斯登量表（BFM）波动在56～82分，取决于他的紧张程度。鉴于他是严重的残疾，我们进行了很长时间的讨论，内容涉及手术本身、手术风险和替代方案，尤其关注DBS治疗迟发性运动障碍和肌张力障碍的不同后果，预后可能是完全没有改善，也可能会有显著的改善，但几乎不可能完全解决他的症状。他决定接受手术，并在全麻下将双侧DBS电极植入苍白球内侧（GPI），因为他强烈的扭动以至于在他清醒时无法进行手术。在通过延伸导线连接电极和安装在胸部的起搏器（植入式脉冲发生器IPG）的1周后，术后影像学显示电极植入的定位准确，无并发症。

电极植入2周后做最初的程控，正常来说，需要对所有电极进行系统检测（下面会进行深入讨论）。方法有很多，但通常的启动参数为脉宽90 μs，频率130 Hz，电压从0逐步升高到5 V。在这样的检测中，我们要看即时的效果（这在肌张力障碍中经常是不明显的）和不良反应，特别是闪光感或光幻视，尤其是在最接近视束的底部电极上，以及面部和手臂的紧缩感表示内囊受到刺激，因为内囊位于正确放置的GPI电极的内后方。然而，在这个病例中，由于他严重的肌张力障碍，导致他无法在长时间的单极刺激时保持坐着不动。除非看到一个特定的电极能立即改善症状，否则通常选择耐受最好的最腹侧（即最深）的电极。在很多案例中，是从底部向上的第二个电极（Medtronic系统中的1号电极）。由于无法程控所有的电极，因此，决定从经典参数C + 1 − 3.0 V/90 μs/130 Hz开始，并在办公室观察他大约1 h。如果他有任何感觉，那便是他觉得他的运动变得更糟糕了。鉴于这种情况，减低了电压并在让他回家时给他设定了2个不同的程序，第一个（程序A）是C+ 1 − 1.0 V/90 μs/130 Hz用于两侧，第二个使用更高的电极（更靠近背侧），两侧均为C + 2 − 1.0 V/90 μs/130 Hz（程序B）。这两个程序都被提前设置好，让他可以把电压最高调节到2 V。计划是他首先启用程序A，并在接下来的几周内逐渐将电压调到2 V；在这过程中如果他感觉自己出现不良反应，如肌张力障碍症状加重、视觉症状或不适的感觉，则改为程序B。

他使用程序A并耐受直到电压调到了1.5 V，但是像他之前在我的办公室里的表现一样，他感到肌张力障碍增加，因此更改为程序B并逐渐将电压调到1.5 V。一个月后复诊，他的肌张力障碍有轻微改善且无明显不良反应，这时我将他的电压增加至2.0 V，并建议他从这次复诊到接下来的3个月之间将电压慢慢增至3.0 V。复诊时他的肌张力障碍有很大的改善，这时我只做了很小的调整，将电压增加至3.5 V，然而，他觉得太强了，在接下来的几周又将电压降低到3.3 V，但随后又慢慢将电压提高到3.6 V。又过了3个月，他的肌张力障碍有了非常显著的改善，现在他的BFM评分为44.5分，伴有中等强度的面部运动和轻度肩膀抽搐。在接下来的2年中，针对残余的肌张力障碍进行微调，包括频率（F）略微增加到145 Hz，再提高到165 Hz，伴有进一步的改善（BFM降至14.5）。在第5年随访时，他保持了轻度的肌张力障碍，并在过去的2年没有调整参数：C + 2 − 3.6 V/90 μs/165 Hz。

讨论

DBS对肌张力障碍的治疗效果是非常不确定的，尽管治疗效果有很大的差异，但通常与遗传相关的肌张力障碍（如DYT1）会得到最佳的治疗效果。继发性肌张力障碍，包括迟发性肌张力障碍，文献报道更加混杂。很多案例系列包括前瞻性的单盲研究报道显示（DBS）对继发性肌张力障碍有显著的改善，甚至超过5年的随访仍有改善。尽管结果喜忧参半，但基于一些报道结果显示，1年后BFM的分值平均降低50%左右是预期反应的一个粗略指标。然而，当与患者讨论这个数字时，要跟患者强调它反映的肌张力障碍的病因和结果有相当大的异质性，因此，目前无法预测个人结果，这一点是非常重要的。无反应的可能性及手术并发症的可能性也是存在的，在最有经验的中心，手术并发症的发生率在1%～5%。最严重的并发症是有症状性的脑出血，导致永久性神经系统损伤，但幸运的是发生率很低；一种更常发生但也罕见的并发症是感染，这时可能需要去除所

有植入的硬件。对于严重的肌张力障碍缺乏常规有效的药物治疗，DBS仍然是这种难治性案例管理的重要治疗方法。除了上面提到的广义的原发性肌张力障碍及其亚型以外，对于谁会有什么样的改善几乎没有可靠的、快速的指南。由于长期肌张力障碍而出现的挛缩对活动能力的改善有一定的限制；有证据表明，至少在DYT1患者中，在手术时年纪越小、症状的持续时间越短，改善的程度越大。明显异常的脑成像可能出现在一些有继发性肌张力障碍的患者中，尤其是基底神经节明显受累时应暂停使用DBS。图53.1展示了一种选择肌张力障碍DBS治疗的方法。

关于肌张力障碍的编程，有很多种推荐的算法可以应用，不论肌张力障碍的性质如何（图53.2）。典型的方法是进行单极刺激，也就是分别对每个电极进行测试，通常使用在90～120 μs的脉宽（PW）（尽管较早的文献常使用更高的PW），频率介于130～185 Hz（虽然也有证据表明在60 Hz范围内使用更低的F是有效的，特别是对于DYT1肌张力障碍）。因为在肌张力障碍的患者中，参数设置会更高，至少相对于其他情况（如帕金森病），所以有些中心选择使用充电电池以避免频繁更换电池，尤其是在儿童中，他们可能每隔几年就需要更换现有的不可充电电池。然而，具体问题具体分析可能是最好的，因为有些患者定期充电是有困难的。使用双通道的IPG还是单通道的IPG也是依据患者和医生的喜好来决定的，它对程控没有很大的影响，除了相对次要的双通道（如双侧电极共用一个电池），两侧必须使用同一频率。无论采用哪种IPG，一般的编程方法是从90 μs和130 Hz开始，然后使电压达到5 V左右，有时甚至更高，以建立视觉或内囊副反应的阈值。如果幸运的话，我们可以找到一个快速改善症状的电极，这种情况在帕金森病的震颤症状中更为常见。但对于肌张力障碍，我们不希望出现任何不良反应以外的即时影响，这些不良反应可能包括肌张力障碍的恶化（如同在此案例中出现的）以及加重活动的缓慢性和步行困难。一些有经验的程控医

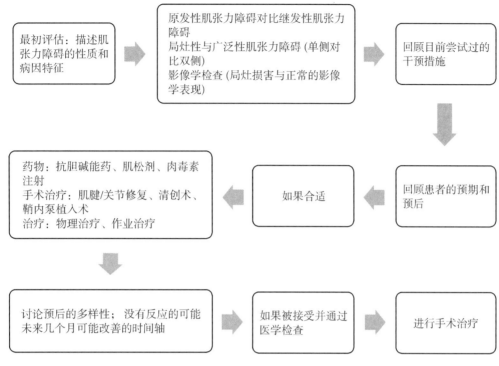

图53.1　植入深部脑刺激前对患者评估的推荐路径

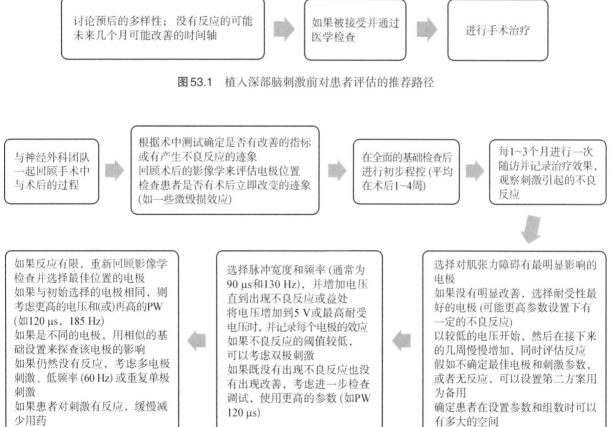

图53.2　肌张力障碍DBS管理的推荐路径

师会根据对耐受性的整体印象选择一个电极，并从低于内囊阈值的某个地方开始设置，而其他人则会给患者不同的接触点和时间来探索使用不同的预编程设置。当一个特定的电极没有即时

的反应时，我经常会和神经外科医生仔细观察术后采集的影像来确定哪个电极最靠近GPI运动区域的外侧，通常离苍白球－内囊边缘只有几毫米远。我们的经验是根据底部电极的深度，它通常

被翻译成1－（视觉不良反应为0－，通常接近视
束可以帮助增强这种感觉）。在这个案例中，该患
者没有立即得到改善，也许用1－还会有点恶化，
所以提供了第二种选择，找更高的一个接触点，随
着时间的流逝也证明了这是耐受性和效果都更好
的电极。等待几周甚至几个月后，假设没有不良
反应并且有改善的趋势，通常需避免参数中不必
要的过早更改。在这种情况下，逐步改善鼓励了
对这些通用参数的继续探索。如果3个月都没有
改善，可以考虑探索相邻的电极（单负或双负），将
PW 增加到120 μs，然后增加（或降低）频率或某种
组合，这要取决于患者的耐受性。如果做了这些
调整后仍没有改善，则需要与DBS神经外科医生
一起回顾术中影像并重新进行单极程控，有时这
有助于重新聚焦其他的编程选择。有些情况下，
尽管对放置良好的电极进行了大量的编程，仍看
不到任何改善，把GPI更改为STN DBS 会使部分
患者的病情有好转，这只能在对GPI的导线位置
以及大量的编程进行全面评估后才能考虑。

参考文献

[1] PANOV F, GOLOGORSKY Y, CONNORS G, et al. Deep brain stimulation in DYT1 dystonia: a 10-year experience. Neurosurgery, 2013, 73(1): 86–93; discussion 93.

[2] PICILLO M, LOZANO A M, KOU N, et al. Programming deep brain stimulation for tremor and dystonia: the Toronto Western Hospital algorithms. Brain Stimul, 2016, 9(3): 438–452.

[3] PRETTO T E, DALVI A, KANG U J, et al. A prospective blinded evaluation of deep brain stimulation for the treatment of secondary dystonia and primary torticollis syndromes. J Neurosurg, 2008, 109(3): 405–409.

[4] STARR P A, TURNER R S, RAU G, et al. Microelectrode-guided implantation of deep brain stimulators into the globus pallidus internus for dystonia: techniques, electrode locations, and outcomes. J Neurosurg, 2006, 104(4): 488–501.

[5] VOLKMANN J, WOLTERS A, KUPSCH A, et al. Pallidal deep brain stimulation in patients with primary generalised or segmental dystonia: 5-year follow-up of a randomised trial. Lancet Neurol, 2012, 11(12): 1029–1038.

玛里·维代尔赫特

案例

一名36岁严重残疾的男性，因手臂和躯干剧烈抽搐而就医。抽搐症状在17岁时发病且在几年内恶化。查体发现抽搐影响了他的书写、进食和饮水等大部分日常生活活动。

查体时，患者上肢出现剧烈的、短暂且类似于电击样的抽搐，并在自主活动时加重，颈部、躯干和面部也有一些抽搐。他说抽搐在饮酒后可以改善。此外，患者还有轻度肌张力障碍伴有痉挛性斜颈、眼睑痉挛以及书写痉挛。神经系统检查正常。父母健康，无家族史。患者ε-sarcoglycan基因发生突变。以氯硝西泮每日2 mg治疗数周，因困倦的不良反应而停药。然后他用逐渐增加剂量的唑尼沙胺最多每日150 mg治疗，肌阵挛在主观和客观层面都有明显改善。患者能进行日常生活活动，但因出现情绪障碍和易怒而不得不停止治疗，又重新出现了严重的肌阵挛。在他36岁时，接受了双侧内部苍白球刺激治疗（频率130 Hz，脉宽60 μs，3.2 V），耐受性良好，肌阵挛和肌张力障碍改善80%，并无不良心理影响且疗效稳定。

讨论

肌阵挛性肌张力障碍（MD；DYT11）是一种罕见的、儿童期起病的运动障碍，通常发生在10～20岁，合并肌阵挛和肌张力障碍。根据最近修订的肌张力障碍分类，MD属于"复合型肌张力障碍"。肌阵挛通常是最主要也是最致残的因素，

主要影响手臂和颈部，也可涉及躯干、下肢（约占病例的25%），很少涉及面部或发声肌肉。肌阵挛性抽搐是短暂的，少于150 ms（表54.1），通常在静息时出现，但多因姿势、动作和压力而触发或加重。写作、饮水、进食和其他日常活动明显受影响。肌阵挛在疾病过程中（甚至在年老时）会恶化，并且会涉及之前未受影响的其他身体部位，而与肌张力障碍的发展无关。肌张力障碍通常是轻度的，经常表现为颈部肌张力障碍或上肢肌张力障碍（例如：书写痉挛）。躯干和下肢肌张力障碍很少见。乙醇（酒精）经常可以显著改善肌阵挛。神经系统检查和脑成像（MRI）正常。强迫症、抑郁症、焦虑症、酒精成瘾和冲动等行为障碍已在某些患者中出现。30%～50%的MD病例有SGCE基因编码突变。显性家族病史很常见（常染色体显性遗传伴母本印记），但也观察到有由新突变引起的散发病例。表型相似的患者可能存在也可能不存在SGCE基因突变。MD伴有皮质下起源的肌阵挛的病理生理还是未知的。基底神经节和小脑-丘脑-皮质网络的功能障碍已被证实（是造成MD的原因），最近还提出了皮质功能异常（为诱因）。

多种治疗肌阵挛性肌张力障碍的口服药物疗效有限且耐受性差；虽然临床获益很少令人满意，而且不良反应（嗜睡和记忆障碍）很常见，但最有效的为苯二氮䓬类（为对肌阵挛有一些效果）和抗胆碱能药药物（针对肌张力障碍）。许多其他药物效用不大或多变，包括多巴胺能药物、丁苯那嗪、羟丁酸钠和抗癫痫药，如丙戊酸钠盐、巴

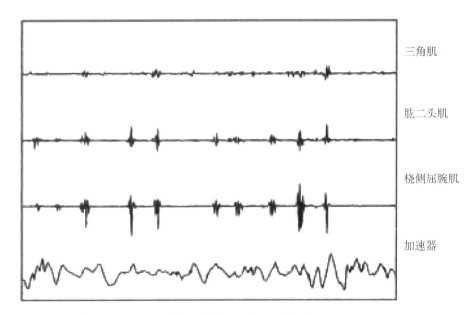

三角肌

肱二头肌

桡侧屈腕肌

加速器

图54.1　　EMG表现为电击样肌阵挛，持续时间＜100 ms

比妥酸盐、吡拉西坦、左乙拉西坦、卡马西平和加巴喷丁。这些药物是在开放性研究、小系列研究或病例报告中进行评估的，但未在对照研究中评估。肉毒毒素的局部注射可能对颈部或上肢肌张力障碍有效，其治疗策略与孤立型局灶性肌张力障碍相似。然而，日常生活活动中的残疾主要与肌阵挛有关，表现为社交生活、在学校和在工作中受严重影响，患者可有自尊心受挫、剥离和抑郁等表现。最近，一项双盲、安慰剂对照的交叉研究表明，成人每日靶向剂量为300 mg的唑尼沙胺可改善肌阵挛的严重程度以及肌阵挛相关的功能性残疾，因此，唑尼沙胺可被视为轻度至中度肌阵挛性肌张力障碍患者的治疗选择。但是，仅75%的患者获得了有益的效果，有部分改善。耐受情况并不完美，观察到的不良反应为经常乏力（65%）及抑郁和冲动（35%）等一些情绪波动。

据报道，唑尼沙胺对MD的疗效似乎低于针对苍白球内侧（GPi）的双侧深部脑刺激。很多接受了双侧丘脑（与特发性震颤相同的目标）或苍白球内侧（GPi）刺激治疗的患者，肌阵挛严重程度明显改善（超过60%～90%）。GPi深部脑刺激可改善肌阵挛和肌张力障碍的运动和功能，并显著改善生活质量，长期随访超过10年表明耐受性

良好。参数根据个体化设置，通常在起始几周内就会有效，并且病情改善迅速。该刺激参数在孤立型广泛性或局灶性肌张力障碍使用的参数范围内。年龄不是预后因素，因为在儿童和成人中都可能有疗效。DBS对肌阵挛性肌张力障碍提供了最好的治疗方法，且在严重的病例中应考虑使用DBS来帮助患者有一个"接近正常"的生活。但它仍然是一种侵入性治疗，需要进行一些"维护"（电池损耗、可充电电池、皮肤下可见的肿块、担心设备损坏）。对于肌阵挛性肌张力障碍有药物治疗和深部脑刺激，其疗效与遗传无关（有些患者的SCGE基因没有突变），而与症状（肌阵挛和运动亢进为主导）相关性更高。

在某些患者中，精神疾病是肌阵挛性肌张力障碍谱系的一部分，包括强迫症、强迫行为、广泛性焦虑症、社交恐惧症和酒精依赖。

儿童和青少年会遇到与肌阵挛相关的书写困难，并且注意力可能会转移到运动控制上，从而导致学习障碍。父母和医疗专业人员应考虑到学习成绩不佳的风险。早期的学校支持、电脑的应用以及教师的意识对于提高学业、专业成绩和社会融合都至关重要。年轻人可进行遗传咨询。患有肌阵挛性肌张力障碍的妇女即使经过深部脑刺激

治疗也可以正常怀孕和分娩，并且可能获益于硬膜外麻醉。

有些患者没有典型的肌阵挛性肌张力障碍，但表现类似于肌张力障碍的震颤/抽搐模式，从而导致误诊。在这些情况下，与MD相比，同样的肌群表现出肌阵挛和肌张力障碍的合并：不规律的抽搐（通常持续时间大于150 ms），叠加在持续性肌张力障碍的收缩上，强调了这种"抽搐"实际上是肌张力障碍的一部分，而不是一个单独的现象。在颈部、躯干或四肢上可观察到肌张力障碍和肌阵挛性抽搐。这些患者在过去被描述为"肌阵挛性肌张力障碍"（如：抽搐/震颤性肌张力障碍），以给予这种现象更多唤起性的"视觉"，其具有多动性、阶段性特征。其中一些患者被称为有"肌张力障碍性震颤"，因为这种抽搐比肌阵挛性肌张力障碍在震颤方面更具节律性。根据2013年对肌张力障碍调查的更新，这种运动障碍现在被称为"孤立型"肌张力障碍（包括表现为不规则抽搐性肌张力障碍的肌张力障碍性震颤）。这些患者的神经系统检查和脑部成像正常，并且可能有也可能没有家族史，还有一些有遗传性疾病（例如：伴有抽搐性颈部肌张力障碍和肢体肌张力障碍性震颤的GNAL突变）。

参考文献

[1] ALBANESE A, BHATIA K, BRESSMAN S B, et al. Phenomenology and classification of dystonia: a consensus update. Mov Disord, 2013, 28: 863–873.

[2] AZOULAY-ZYSS J, ROZE E, WELTER M L, et al. Bilateral deep brain stimulation of the pallidum for myoclonus-dystonia due to ε-sarcoglycan mutations: a pilot study. Arch Neurol, 2011, 68: 94–98.

[3] HAINQUE E, VIDAILHET M, COZIC N, et al. A randomized, controlled, double-blind, crossover trial of zonisamide in myoclonus-dystonia. Neurology, 2016, 86: 1729–1735.

[4] KINUGAWA K, VIDAILHET M, CLOT F, et al. Myoclonus-dystonia: an update. Mov Disord, 2009, 24: 479–489.

[5] OBESO J A, ROTHWELL J C, LANG A E, et al. Myoclonic dystonia. Neurology, 1983, 33(7): 825–830.

[6] PEALL K J, DIJK J M, SAUNDERS-PULLMAN R, et al. Psychiatric disorders, myoclonus dystonia and SGCE: an international study. Ann Clin Transl Neurol, 2015, 3: 4–11.

[7] ROZE E, VIDAILHET M, HUBSCH C, et al. Pallidal stimulation for myoclonus-dystonia: ten years' outcome in two patients. Mov Disord, 2015, 30: 871–872.

[8] RUGHANI A I, LOZANO A M. Surgical treatment of myoclonus dystonia syndrome. Mov Disord, 2013, 28: 282–287.

[9] TERMSARASAB P, THAMMONGKOLCHAI T, FRUCHT S J. Medical treatment of dystonia. J Clin Mov Disord, 2016, 3: 19.

多巴反应性肌张力障碍的治疗

约瑟夫·扬科维奇

案例

一名10岁女孩因步态异常被儿科医生转介到运动障碍诊所。父母在她刚开始走路时就开始担心步态和平衡问题，但直到她在两岁半时被诊断为脑瘫才引起儿科医生的注意。除此之外，她其他方面的发育里程碑是正常的。尽管家族史里有脑瘫或帕金森病（PD）病史，但从未进行过诊断测试。在运动障碍诊所进行初步评估时，发现此患者的症状出现了明显的波动，表现为运动症状在一天中明显恶化，因此她早晨基本上是正常的，但到中午时出现先右脚后左脚的内翻，然后她的步态变得僵硬并呈剪刀步态，平衡能力也迅速减退。她在晚餐时只能坐在轮椅上，睡觉前基本已经处于卧床不起的状态。在下午的检查中，她是一个外向并且非常聪明的女孩，下肢肌张力障碍的姿势明显影响了步态。她双脚的快速轮替动作迟缓，手的轮替动作也有较小程度的迟缓，双手和双脚都有轻微的静息和姿势性震颤，双腿肌张力增高，深部肌腱反射亢进。每日3次，每次卡比多巴/左旋多巴（25/100 mg）片的试验在5天内完全缓解了所有运动症状。在接下来的3年中，这种治疗持续有效而没有出现运动症状的波动或运动障碍。

家族病史表明，该患儿8岁的妹妹有轻度步态异常和平衡功能障碍，儿科医生将其归因于"尖足步态"和脑瘫；而6岁的弟弟则表现正常。患儿的母亲有抑郁症和强迫症，但除了轻度的书写肌张力痉挛外，没有运动障碍的表现。但是，母亲的姐妹患有成年发病、进展缓慢，以震颤为主的左旋多巴-反应性帕金森病（PD）。

由于考虑存在多巴反应性肌张力障碍（DRD），因此进行了三磷酸鸟苷（GTP）环水解酶I（GCH1）基因突变的DNA测试，结果显示出杂合点（单碱基改变）突变，从而证实了DRD的诊断。然而，需引起重视的是，目前商业检测仅针对GCH1基因中鉴定出的一百多种突变中最常见的进行筛选，因此，阴性测试并不一定排除GCH1相关的DRD存在。该测试不仅能提供GCH1基因缺失分析的结果，而且还提供该基因和酪氨酸羟化酶（TH）基因的DNA测序结果。脑脊液分析显示新蝶呤、生物蝶呤、5-羟基吲哚乙酸（5-HIAA）和高香草酸（HVA）水平降低，但苯丙氨酸水平正常。此外，左旋多巴明显改善了所有运动症状也支持了这个案例中下的DRD诊断。

讨论

这个案例展示了DRD的典型特征（表55.1）。在未经基因证实之前，就可以根据典型的临床表现考虑DRD的诊断，包括昼夜的变化、脑脊液中低水平的神经递质代谢产物以及对低剂量左旋多巴的显著持续反应。神经影像学研究通常对疑似DRD患者的评估没有帮助，因为大脑的MRI通常是正常的，DaTscan成像技术显示正常的多巴胺转运蛋白受体密度，且PET研究通常显示正常的氟多巴摄取。后2项检查可能是有帮助的，然而，当怀疑是PD时，这些检查通常是异常的。如果常规

表55.1 DRD的临床特征

步态异常
姿势不稳
远端肢体（尤其是脚）肌张力障碍（马蹄内翻足姿势）
足拇指（纹状趾）肌张力障碍性伸展
书写抽搐的肌张力障碍
静息或姿势性震颤
运动迟缓
强直
反射亢进和踝阵挛
眼动危象
口下颌、颈部和躯干肌张力障碍（脊柱侧弯,驼背）
肌阵挛
不宁腿综合征
共济失调
低张性肌无力
昼夜变化
抑郁、焦虑和强迫行为

的商业检测不能揭示基因诊断，可能需要进行全外显子组或全基因组测序。

1971年Segawa首次描述了DRD，此后在临床上和遗传学上都得到了很好的阐述。尽管最初被归类为DYT5，但是遗传运动障碍的新术语将其重新分类为DYT/PARK-GCH1，以引起人们对造成肌张力障碍和帕金森综合征的GCH1和TH基因缺陷的关注。多巴胺合成途径中的其他基因也可能引起DRD，例如：丙酮酰四氢蝶呤合成酶（pyruvoyl tetrahydropterin synthase，PTS）和编码墨蝶呤还原酶（sepiapterin reductase，SPR）。

DRD发作的平均年龄在6～10岁；然而，它可能早在婴儿期就潜在，直到成年后期才出现，通常以帕金森综合征的一种形式出现。DRD在女性中比在男性中更为普遍（据报道，女性与男性的比例约为4：1），女性的GCH1突变外显率是男性的2～3倍。

尽管最典型的表现是步行时肌张力使脚内翻，步态和平衡的逐步恶化，以及在几年内迅速发展为广泛性肌张力障碍，但其表现可能非常不一样。例如：DRD最初可能仅在运动时或在晚上被注意到，但也可能表现为阵发性肌张力障碍。肌张力障碍的昼夜波动表现为一天中症状恶化，入睡后明显改善；这是DRD的最典型特征之一，但仅出现在50%的案例中。尽管据报道在DRD患者中精神病症状如抑郁、焦虑和强迫行为的发生率很高，但尚不清楚在DRD患者或其亲属中精神病合并症的发生率是否比预期的高。很少有DRD患者并存抽动症和Tourette综合征的报道。DRD经常被误诊为脑瘫、青少年帕金森综合征、"足下垂"或心因性步态障碍，这可能会使诊断延迟数年甚至数十年。

DRD的最常见形式是由于GCH1基因的功能缺失突变，该突变位于染色体区域14q22.1-22.2。这导致四氢生物蝶呤的缺乏，这是多巴胺合成所必需的芳香族L-氨基酸羟化酶（包括TH）的辅因子（图55.1）。除了氨基酸取代和错义突变，在DRD患者中还发现了GCH1内含子和外显子或启动子区域的缺失。如上所述，除了GCH1基因的突变外，还有许多其他基因异常可能导致DRD的表型（表55.2）。

由于外显率较低，患病儿童的父母和其他亲属可能是GCH1基因突变的无症状携带者，可能没有任何DRD的症状，或者在发病年龄和临床表现方面可能有完全不同的表型。此外，其他家庭成员可能会出现成人发病的左旋多巴反应性PD。这表明GCH1基因中的突变或变异不仅导致多巴胺合成受损，而且还可能使某些人易患黑质纹状体退化。

DRD临床表现在家族内差异很大，这是由我们的另一位患者所证实的，该患者是一名88岁的男性，来自得克萨斯州一个携带GCH1突变的大型家族，最初于2001年由Hahn等人进行了描述。他在44岁时出现了帕金森综合征，主要表现为进

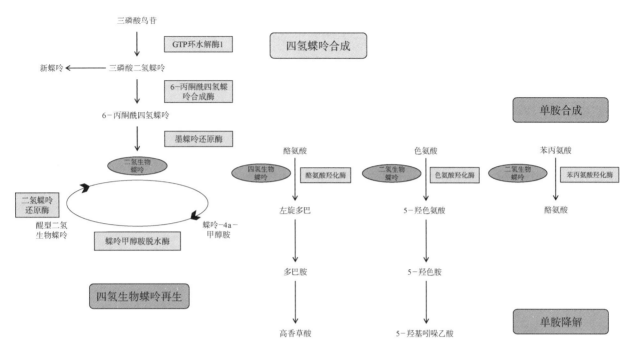

图 55.1 GCH1、PTS 和 SPR 基因缺陷导致多巴胺的合成受损

表 55.2 DRD 的鉴别诊断

青少年帕金森病
快发病性肌张力障碍帕金森综合征
X 连锁性肌张力障碍–帕金森综合征（Lubag）
亨廷顿舞蹈病
威尔森病
驼背
GCH1、TH、SPR、ATM、SPG11、Parkin、DJ −1、PINK1、FBOX7、ATP1A3、PRRKA、Ataxin 2、Ataxin3 和 PLA2G6 基因突变

行性步态障碍（比帕金森综合征痉挛程度大）、运动迟缓、痴呆、幻觉和自主神经功能障碍（尿失禁、体位性低血压）。他的运动症状对左旋多巴反应良好，但有中度的左旋多巴引起的异动症。其他家庭成员则具有典型的 DRD 表型，但除了下午疲劳度增加外，没有昼夜变化。在评估的 11 个家庭成员中（评估时年龄：10～73 岁），给 6 名受试者服用了卡比多巴–左旋多巴 25/100 mg，每日服用 2～3 片，他们的运动症状均有改善。GCH1 基因外显子 2 中的一个新突变（37 对碱基对缺失）在这 11 个家庭成员中得到证实。

由于（该疾病）对左旋多巴有很强的反应，它不仅具有治疗效果，而且还具有诊断意义，因此对于任何患有肌张力障碍的儿童都应考虑左旋多巴的经验性用药试验。值得注意的是，其他具有 DRD 表型的疾病可能对左旋多巴也有反应，包括青少年 PD，以及多巴胺合成途径中其他酶的基因编码突变引起的疾病（图 55.1，表 55.2）。卡比多巴/左旋多巴通常以 25/100 mg 每片的 1/4 或 1/2 的剂量，每日 1 次或 2 次开始，通常在几天之内就会有明显的改善。剂量可以逐渐增加，但一个患者需要超过 10 mg/kg 或 25/250 mg，每日 3 次，的可能性很小。大多数患者在开始治疗后 3～5 年出现与左旋多巴相关的运动并发症，与在青少年或年轻时期发病的 PD 患者相比，只有不到 20% 的 DRD 患者表现出衰竭效应或左旋多巴引起的运动障碍，而这种情况很少发生。在大多数 DRD 病例中，左旋多巴可以很好地控制运动症状，但尽管进行了最佳治疗，约 20% 的患者可能残留肌张力障碍，约 10% 的患者仍有帕金森综合征的症状。左旋多巴在怀孕期间服用似乎并不会引起胎儿异常，如果症状影响患者的功能，那么在怀孕期间继续使用左旋多巴是合理的。除了左旋多巴以外，DRD患者还可以通过多巴胺激动剂和抗胆碱能药物得到改善。在DRD患者中很少考虑手术治疗，例如深部脑刺激，但据报道该治疗在一些以DRD表型为表现的TH缺乏症的医学难治性病例中是有效的。

参考文献

[1] HAHN H, TRANT M R, BROWNSTEIN M J, et al. Neurologic and psychiatric manifestations in a family with a mutation in exon 2 of the guanosine triphosphate-cyclohydrolase gene. Arch Neurol, 2001, 58(1): 749–755.

[2] MALEK N, FLETCHER N, NEWMAN E. Diagnosing dopamine-responsive dystonias. Pract Neurol, 2015, 15(1): 340–345.

[3] MARRAS C, LANG A, VAN DE WARRENBURG B P, et al. Nomenclature of genetic movement disorders: Recommendations of the international Parkinson and movement disorder society task force. Mov Disord, 2016, 31(4): 436–457.

[4] MENCACCI N E, ISAIAS I U, REICH M M, et al. Parkinson's disease in GTP cyclohydrolase 1 mutation carriers. Brain, 2014, 137(Pt 9): 2480–2492.

[5] TADIC V, KASTEN M, BRÜGGEMANN N, et al. Doparesponsive dystonia revisited: diagnostic delay, residual signs, and nonmotor signs. Arch Neurol, 2012, 69(12): 1558–1562.

[6] TRENDER-GERHARD I, SWEENEY M G, SCHWINGENSCHUH P, et al. Autosomaldominant GTPCH1-deficient DRD: clinical characteristics and long-term outcome of 34 patients. J Neurol Neurosurg Psychiatry, 2009, 80(8): 839–845.

[7] WIJEMANNE S, JANKOVIC J. Dopa-responsive dystonia—clinical and genetic heterogeneity. Nat Rev Neurol, 2015, 11(7): 414–424.

[8] WIJEMANNE S, SHULMAN J, JIMENEZ-SHAHED J, et al. SPG11 mutations associated with a complex phenotype resembling dopa-responsive dystonia. Mov Disord Clin Prac, 2015, 2(2): 149–154.

[9] YALTHO T C, JANKOVIC J, LOTZE T. The association of Tourette syndrome and dopa-responsive dystonia. Mov Disord, 2011, 26(2): 359–360.

第六部分

舞蹈病

塞缪尔·弗兰克

案例1: 亨廷顿舞蹈病初期(早期)

在过去的一年里,一名36岁的厨师被诊断出患有亨廷顿舞蹈病(HD)伴有不自主运动,并在工作中不小心割伤了自己,要求服药以减少这种不自主运动。经检查四肢及躯干均有轻度舞蹈症,既往或现今都没有抑郁症的病史。

在这种情况下,尽管舞蹈症很轻微,但作为厨师而言,这影响了他的功能。是否开始用药物治疗应该是围绕每位患者的治疗目标来决定的。为保持最佳功能,由于该患者也没有其他的疾病,他是一个使用囊泡单胺转运蛋白2(vesicular monoamine 2 transporter, VMAT2)抑制剂(如丁苯那嗪或倍特苯那嗪)的最佳人选。在这种情况下有许多选择,包括使用D_2受体阻滞剂;对奥氮平和阿立哌唑的研究最多,但利培酮、氟哌啶醇和其他药也很常用。有关初始用途,常用的起始剂量,常用的维持剂量以及常见的不良反应,请参阅表56.1。

案例2: 中期问题

一名45岁患有HD 5年的女性患者,出现了进行性加重的舞蹈症和肌张力障碍,跌倒次数增多,吃东西太快时会导致轻微的吞咽困难,但不会引起窒息。她曾有相对轻度的抑郁症史,接受过良好的治疗。

在这个案例中,控制舞蹈症和运动症状时需要考虑许多的运动和非运动表现。轻度抑郁并不是使用丁苯那嗪或倍特苯那嗪的禁忌证,但她的情绪需要临床人员和照护者密切的监测。在一项小型研究中,阿立哌唑改善了情绪,并减少了舞蹈症。神经松弛剂或许是一个好的选择,但由于存在吞咽问题,使用时要注意。跌倒可能是由共济失调、平衡障碍或亨廷顿病中的舞蹈症引起的,但使用某些药物(如神经松弛剂)也可能增加跌倒风险。在这种同时有多个问题的情况下非多巴胺类药物(如金刚烷胺)可能是一个好的选择。对她疾病的管理包含联合健康的干预也很重要,物理治疗、作业治疗以及言语和语言病理学的专家是护理HD患者团队的重要组成部分。

案例3: 晚期HD患者

一名57岁患有HD的患者已经有几年没走过路了。他初次被诊断时是大约20年前,那时他的舞蹈症已经很明显并需要用多种药物来控制症状。然而随着疾病的进展,肌张力障碍更为明显,而且成为主要的运动障碍;因为舞蹈症随着疾病的进程变得不太明显了最终停用了抑制舞蹈症的药物,在过去的6个月里,长期照顾机构的护理人员注意到他出现了大幅度的动作,尤其是当他启动主动动作时。这些动作大到当他试图在床上翻身时会直接从床边跌落。一些护理人员也不愿意为他提供护理,因为当他试图"帮忙"时,这样大幅度、不受控制的发射式动作伤到了工作人员。

为了保证患者自身和工作人员的安全,他需

要使用药物来抑制舞蹈症。VMAT2抑制剂、神经松弛剂、金刚烷胺、苯二氮䓬类和利鲁唑都可以考虑；如果没有其他医学问题，针对这些动作，丁苯那嗪或倍特苯那嗪是首选。这些药物可能减少舞蹈症，而且高剂量还可能抑制其他过度的肢体动作，同时也不会恶化吞咽功能。奥氮平、阿立哌唑或利培酮等神经松弛剂都可作为合理选择，也要视具体情况而定。比如，如果体重有下降，选择奥氮平是合适的；如有行为问题，可以使用任何一种神经松弛剂。除了药物干预外，还应做适当的环境改造，如在患者身上和他的附近放置合适的软垫用于保护。对于类似于本病例中的患者，应该考虑把床降低和在床边放个垫子。在管理运动问题时，环境改造可能与医疗干预一样重要，特别是在HD更晚期的病例中。对皮肤仔细的观察和护理对于维持患者的舒适和安全也是至关重要的。

病例4：威斯特伐尔变异（Westphal variant）

　　一名26岁的男子从十几岁开始就有HD的症状，表现为躯干，偶尔在右手臂，有轻微的、间歇性舞蹈症。他的躯干有严重的肌张力障碍伴有向左倾斜，四肢所有关节活动度均减少，并在双膝、双肘、手腕和手指有屈曲挛缩，被动活动的关节活动范围受限。他的右上肢有间歇性震颤。容易诱发肌肉拉伸反射，下肢有自发性阵挛。

　　该患者不需要药物来抑制舞蹈症，反而可能需要停用任何会降低多巴胺作用的药物（D2阻断剂或VMAT2抑制剂）。在这些情况下患者通常用金刚烷胺和苯二氮䓬类药物（如氯硝西泮）治疗。如果有局部疼痛或影响穿衣或个人卫生时，可以考虑肉毒毒素注射治疗。为解决一些运动迟缓和肌张力障碍，也可以使用抗帕金森综合征的药物。对于肌张力障碍比舞蹈症更严重的患者，物理治疗、作业治疗、支具/矫形器以及护理人员的宣教是护理中维持患者舒适和安全的重要组成部分。

对于麻烦的阵挛，可选用巴氯芬、替扎尼定和（或）地西泮作用于脊髓。

讨论

　　舞蹈症是HD患者的标志和主要运动特征；然而，其他运动障碍也可能存在，如肌张力障碍、肌阵挛、共济失调或震颤。解决所有的运动问题都需要从诊断时开始，并贯穿于疾病发展的各个阶段。截至2017年初，FDA批准了两种治疗HD的药物（丁苯那嗪或倍特苯那嗪），两者都是囊泡单胺转运体2（VMAT2）抑制剂。这些药物可以治疗舞蹈症，而其他药物可以治疗其他运动问题，包括肌张力障碍、肌阵挛、共济失调、吞咽困难或自主运动缺乏。HD运动症状的管理需要着重于目标和团队合作的个体化方案，联合健康领域和环境改造在维持HD患者的安全和功能方面也起着关键作用。有很多药物已经在核准标示之外的范围用于治疗舞蹈症、帕金森综合征和其他HD的表现，但也需要考虑到随着疾病的进展，每个患者的药物撤除。最重要的是尽量减少药物的使用，这些药物可能是为了控制某一症状而开始使用，但会有长期的不良反应，如肌阵挛可由一些抗抑郁药、加巴喷丁或鸦片类药物引起或加重；肌张力障碍、帕金森综合征和静坐不能可能因使用神经松弛剂而加重。

　　对于HD的运动方面，药物的选择是有限的，但选择治疗方案时应结合HD的整体情况来考虑。早期HD有轻度舞蹈症伴难治性抑郁症的患者中，除了需要三环抗忧郁药（tricyclic antidepressants，TCA）、选择性5-羟色胺再摄取抑制剂（selective serotonin reuptake inhibitors，SSRI）或5-羟色胺和去甲肾上腺素再摄取抑制剂（serotonin norepinephrine reuptake inhibitors，SNRI）外，还可考虑阿立哌唑等作为辅助药物治疗。在这种情况下，治疗抑郁症的额外药物也可能对运动功能有积极的作用。在疾病的中期，平衡和吞咽障碍可能会出现，需要避免使用神经松弛剂，除非所出现的平衡问题是与舞蹈症有关的。

评估舞蹈症需要治疗与否,可能需要一个团队合作。由于对舞蹈症缺乏认识,患者可能不会主诉自己的运动有问题。为了充分解决运动问题,照护者和其他家庭成员的参与至关重要。另一种方法是不询问舞蹈症本身,而是询问舞蹈症带来的后果;医务人员应询问有关碰掉桌子上的物品或用胳膊撞到墙壁等问题;评估四肢是否有瘀伤或浅表擦伤,这可能是舞蹈症需要治疗的另一条线索。

亨廷顿舞蹈病是一种进行性疾病,其运动表现会随时间而变化。应定期重新评估药物的使用情况,如有可能还应考虑哪些药物适合添加和撤除。此外,如果不能完全解决运动症状,医生还可以考虑换另一类药物来治疗(表56.1)。

与任何疾病的进程一样,相关的药物和联合健康领域的干预措施需要针对患者给出个性化的方案。除了解决当下出现的运动问题外,治疗HD患者还需要定期重新评估所有干预措施的目的和安全性。HD的治疗领域也在不断发展,并应时常考虑新的治疗方法;有了当下和未来的治疗选择,我们将继续使HD成为一种越来越可治疗的疾病。

参考文献

[1] ARMSTRONG M J, MIYASAKI J M, AMERICAN ACADEMY OF NEUROLOGY. Evidence-based guideline: pharmacologic treatment of choreain Huntington disease: report of the guideline development subcommittee of the American Academy of Neurology. Neurology, 2012, 79(6): 597–603.

[2] BATES G P, DORSEY R, GUSELLA J F, et al. HuntingtonDisease. Nat Rev Dis Primers, 2015, 1: 15005.

[3] DORSEY E R, BECK C A, DARWIN K, et al. Natural history of Huntington's disease. JAMA Neurology, 2013, 70(12): 1520–1523.

[4] FRANK S. Treatment of Huntington's disease. Neurotherapeutics, 2014, 11(1): 153–160.

[5] HUNTINGTON STUDY GROUP. Tetrabenazine as antichorea therapy inHuntington disease: a randomized controlled trial. Neurology, 2006, 66(3): 366–372.

[6] HUNTINGTON STUDY GROUP. Effect of Deutetrabenazine on chorea amongpatients with Huntington disease: a randomized clinical trial. JAMA, 2016, 316(1): 40–50.

[7] NOVAK M J, TABRIZI. Huntington's disease. BMJ, 2010, 340: c3109.

[8] SHANNON K M, FRAINT A. Therapeutic advances in Huntington's disease.Mov Dis, 2015, 30(11): 1539–1546.

[9] VAOU O, FRANK S. Managing chorea in Huntigton's disease. NeurodegenDis Manage, 2011, 1(4): 295–306.

[10] WALKER F O. Huntington's disease. Lancet, 2007, 369(9557): 218–228.

表56.1 治疗HD运动方面的常用药物

药　物	适　应　证	常用起始剂量	常用维持剂量范围	常见不良反应
丁苯那嗪	舞蹈症	每日 12.5 mg	37.5～75 mg分次每日3次	抑郁症、静坐不能、焦虑症
倍特苯那嗪	舞蹈症	每日 12 mg	24～48 mg分次每日2次	嗜睡、口干、腹泻
奥氮平	舞蹈症、消瘦、行为失控	5 mg 每日临睡前	10～20 mg 每日临睡前	体重增加,静坐不能
阿立哌唑	舞蹈症、抑郁症	5 mg 每日临睡前	10～20 mg 每日临睡前	静坐不能
金刚烷胺	舞蹈症、运动迟缓、震颤、肌张力障碍	每日 100 mg	300～600 mg分次每日3次	网状青斑、下肢水肿、困惑
氯硝西泮	焦虑,肌张力障碍	0.5 mg 每日临睡前	每日 0.5～2 mg,分次每日2次	嗜睡
利培酮	舞蹈症	每日 0.5 mg	每日 1～4 mg分次每日2次	嗜睡、肌张力障碍
肉毒毒素	局灶性肌张力障碍	100～400单位每3个月1次		乏力,流感样反应

亨廷顿舞蹈病中易怒和攻击性的治疗

57

凯伦·E.安德森

案例

一名47岁的男性患有晚期亨廷顿舞蹈病（Huntington's disease，HD）。他在一家软件公司工作了多年，担任中级程序员，他很害羞、沉默寡言，但总的来说是一个非常好的员工。30岁时，他出现了轻微的异常动作。他的父亲在50岁时因HD去世，所以多年前他就接受了HD基因突变扩增的高风险（无症状）检测，并且他知道自己携带HD基因扩增突变。在收到检测结果确认他未来会患有HD的一天之内，他决定不结婚也不生孩子。临床评估证实他在32岁时就有了HD的症状。在接下来的5年中，在他面部和四肢的舞蹈症逐渐恶化，并出现了新发的抑郁症和焦虑症，以及睡眠障碍。轻微的认知障碍对他的工作也有一定影响，尤其在进行更复杂的编程时，以前8小时就能完成的工作现在经常需要10～12小时才能完成。于是他被调到没有太多技术要求的主管职位，但是由于性格的改变（包括刻板行为、易怒和突发的愤怒），他无法继续工作并在34岁时申请成为残疾人。在随后的5年中，他对看电视节目的时间安排、吃的食物以及如何管理他大量收藏的DVD，变得越来越刻板。他无法丢弃一些无用的东西，像空的古龙水瓶子和旧杂志。舞蹈症加重后，他的步态和平衡变得更成问题，并且他出现了几次呛咳窒息。当他的兄弟雇了一个管家来帮助他收拾杂乱的家时，他大怒了，因为"她

移动了我的东西，我以后就找不到了。"管家在2周后就辞职了，因为该患者不断跟着她走来走去，反复问她同样的问题："我的音乐之声DVD在哪里？"即使她在1小时内几次向他指出了DVD的位置。

患者的兄弟对他家中的脏乱感到沮丧，他无法控制脾气的爆发，这现在已经阻碍了家庭聚会和活动，于是患者的兄弟带他去看精神科医生。第一次拜访精神科医生非常具有挑战性，以患者要求知道"我的DVD在哪里！"并向诊所的一个工作人员扔了一瓶水后结束了就医。随后，他被医院保安带到了急诊室进行评估。

在急诊室，他打了保安人员一拳并向精神科医生吐口水，医务人员给他肌内注射了5 mg氟哌啶醇和2 mg劳拉西泮。然后他被强制送往精神科，在那里他开始服用选择性5-羟色胺再摄取抑制剂（selective serotonin reuptake inhibitors，SSRI）抗抑郁药，以缓解他的执拗和易怒。在精神科的头几天里，他经常焦躁和对其他患者及工作人员的身体攻击，因此加用了奥氮平10 mg每日2次，伴需要时口服或肌内注射5 mg的氟哌啶醇，用于更严重的爆发时。一位护理助理人员注意到，患者总是在下午3点左右变得焦躁，有时还会感到不安；用零食和饮料加餐以防饥饿和脱水有助于预防这些情况的发作。护理人员还注意到患者会在厕所里待很长时间，且不能每日排便；于是调整了饮食，同时增加补水来缓解便秘。这些做法

同时也改善了患者易怒和不安的症状。患者在洗手间里的时间较前短多了，在公共区域的时间更多了。他还是很执拗，主要是在他电影收藏上。当他的兄弟尝试带些DVD给他看，这引发了一次口头爆发，因为他认为他兄弟在偷他的DVD。住院1周后，该患者的暴躁情绪得到了更好的控制。

该疗法的不良反应可能是奥氮平引起的，包括改善夜间睡眠、增加了白天镇静时间、便秘、增加食欲伴随体重增加5磅，但这些也是有帮助的，因为患者之前的体重一直在下降。他的舞蹈症有轻微的改善，可能是由于奥氮平对多巴胺的阻滞作用。然而，他跌倒了几次，造成了严重的瘀伤。患者此时的常规心电图显示其QT间期延长，可能是奥氮平引发的，从入院时的正常基线439 ms变为463 ms（是男性的异常范围）。由于QT间期延长有伴发心脏事件的风险，将奥氮平减少为5 mg每日2次；患者使用这个剂量的效果良好，而且QT间期恢复到439 ms，工作人员继续关注可能有益于患者的环境改造。他们发现要去较冷的日间休息室活动时，提醒他带一条毯子或一件毛衣，可以降低他在小组活动时的烦躁。如果他在谈话中变得沮丧时，工作人员也鼓励其他患者离开他，而不是同他争吵；这防止了他对其他人采取有威胁性的行为，包括大叫和咒骂。

2周后，他出院回家，仍然服用SSRI和奥氮平5 mg每日2次。因为患者还是会跌倒以及在进餐时有呛咳窒息的风险，他在醒着时长时间独自生活并不安全，于是他哥哥雇了一名照护者白天陪着他、1周5日，而家人负责周末的监护。两个月后，患者执拗的行为改善到了只要不动他的DVD，照顾者打扫房间时，他都能保持情绪稳定。护理人员被要求给该患者提供零食，即使他没有主动要求，也要鼓励他上厕所；同时也记录了他的大便情况，并做了相应的饮食调整以防便秘（如增加更多的水果，鼓励他尽可能在安全范围内做运动）。在2个月后的随访中，他状态很好，奥氮平被减少到睡前服5 mg。患者对自己曾经的攻击行为表示懊悔，向他在诊所内袭击过的人员和

在急诊室的保安人员道了歉。再经过几次门诊随访后，患者和他的兄弟同意完全停止服用奥氮平。在第一周，患者的反应很好，但在他与邮递员因一个丢失的包裹发生了激烈的口角后，他的兄弟觉得他的行为再度成为一个问题。护理人员也说如果他继续在公众场合爆发，就不能再带他外出了。于是又恢复了每日睡前服用2.5 mg奥氮平；相比每日睡前服用5 mg，患者更加清醒，但在有压力时会变得易怒；不过，其家庭成员和看护人员能够通过行为干预来处理这些问题。这些干预措施包括：当他心烦意乱时，将他重新引导到另一项活动中；在他情绪激动时走开，为了避免和他的正面冲突；避免诱发其愤怒的因素（如饥饿或疲倦）；以及当他能一整天都没有发脾气时，给予他小奖励。他继续服用SSRI，这不仅有助于缓解他的易怒，也有助于改善他的执拗和整体的情绪。他的舞蹈症在奥氮平减量后确实有恶化，但还没有到必须对其舞蹈症进行其他治疗的程度。

讨论

易怒是对一个事件的极端情绪反应和（或）是缺乏对情绪的正常控制。它通常是情景性的，可以伴随着内在的冲动、沮丧和烦躁。内外因素都可能引发易怒情绪，进而引发攻击行为爆发。由于环境触发因素并不总是显而易见的，这使得环境改造和行为干预具有挑战性。HD患者通常对许多症状（包括易怒）的认识受限，他们可能不记得自己的攻击性发作，或者可能否认自己存在这些行为问题。易怒和随之而来的攻击可能会导致患者伤害自己或他人，这使患者很难与家庭成员和朋友相处，从而加剧了与社交隔离。当这些症状发生在家里时，他们可能会对孩子造成伤害，这些孩子可能本身就有患亨廷顿舞蹈病的风险，并会进而导致配偶放弃婚姻以及抛弃患者。这些情况还会使患者无法进入长期照护机构，因为大多数机构不欢迎可能会伤害到其员工或居住的患

者。易怒和攻击性是HD患者服用高镇静药物的两个主要原因,而这些症状通常是造成患者永久性住院的一个原因。

针对易怒和攻击性的环境干预措施(表57.1)包括减少过度刺激,确保患者有足够的水和热量摄入,并遵循一致的、可预测的作息时间表。行为干预可能有用,特别是在认知相对完整的患者中,这些措施包括对其良好的行为提供小奖励,以及在患者情绪激动时加以引导或“转移话题”。如本病例所见,患者的易怒和攻击性常与其他精神症状一起出现;当执拗的症状出现时,如果阻止患者采取行动,则会加重患者的易怒。用于治疗易怒和攻击性的药物通常会减少执拗、改善整体行为。目前还没有针对HD中易怒性的随机、安慰剂对照研究[参见 Groves 2011, van Duijn 2010的综

述]。在临床实践中使用了几种药物分类(表57.2)来解决这个问题,但只有少数小型研究存在。这些研究设计中包含了不同的纳入标准和评估量表,所以很难将它们进行比较。有一些个案报告关于使用SSRI、奥氮平与丙戊酸钠盐以及氟哌啶醇与锂和纳比隆(一种大麻素),从这些报告中很难评估治疗效果。

一项对欧洲、北美和澳大利亚的HD临床医生进行的专家调查显示,SSRIs(选择性5-羟色胺再摄取抑制剂)是治疗轻度到中度HD易怒的最常用选择。抗精神病药物是另一种常见的首选治疗;抗癫痫药物很少作为一线用药;丁螺环酮、米氮平、普萘洛尔或TCAs不被推荐为首选用药,但都被少数受访者用为单一治疗的替代药物;苯二氮䓬类药物是最常用的辅助治疗。

表57.1　对HD患者易怒的行为/环境干预

干预措施	注　释
减少过度刺激的环境	HD患者可能会对正常的环境过于敏感
评估身体的不适	对于远见差或无法良好沟通的患者尤为重要
提供足够的水分和热卡	舞蹈症可能引起脱水;HD患者通常需要双倍的热量来保持体重和预防饥饿感。晚期患者可能难以感知他们何时饥饿或口渴,或者在没有提醒的情况下忘记进食和饮水
不要和情绪激动的患者争论	训练照顾者何时“应战”,以及何时远离争论,而不是试图赢过患者
给良好行为提供小奖励	有助于有理解力并能记住奖励机制的患者,如颁发可用于购买小物品的“代币”
患者烦躁时分散其注意力	改变话题,把患者带到另一个房间,给他(她)一些分散注意力的东西,如饼干
建立并遵循常规	尽量减少意外;如在机构中,则尝试保持人员配置的可预测性

表57.2　药物剂量

药物种类	每日最大剂量
抗抑郁药	
舍曲林	200 mg
西酞普兰	40 mg
艾司西酞普兰	20 mg
米氮平	45 mg
抗精神病药	
奥氮平	20 mg
氟哌啶醇	40 mg
利培酮	8 mg
喹硫平	800 mg
抗癫痫药	
丙戊酸钠	2 000
卡马西平	400
拉莫三嗪	400
苯二氮䓬类	
劳拉西泮	4 mg
氯硝西泮	4 mg

抗精神病药物考虑在晚上服用,避免白天出现镇静作用。

这个案例说明，有时需要高剂量的神经松弛剂来作为易怒和攻击性的初始治疗，尤其是在患者存在与行为有关的安全问题时。一旦行为改善，临床医生就必须重新评估对神经松弛剂的需求，并在可能的情况下尝试减少这些药物的使用，以减少不良反应包括镇静；QT间期延长，这可能导致严重的心脏事件，如尖端扭转型心动过速；步态恶化以及认知障碍。迟发性运动障碍是使用所有神经松弛剂的风险，可能发生于HD的患者中并且可能很难评估到，因为这类患者还有潜在的舞蹈症。体重增加是许多精神病患者的限制因素，但这可能有利于HD的患者因为他们往往会因为疾病而消瘦。

综上所述，对HD的易怒和攻击性治疗还没有很好的研究结果。对家庭和其他照顾者的宣教有助于减少患者的行为问题。临床经验表明，如果症状不严重，抗抑郁药SSRIs通常是治疗的首选。对于更严重的病例，抗精神病药物是更好的选择，因为其起效快且有镇静作用。在已经残疾的情况下，出现易怒和攻击性会给患者及其家庭成员带来负担，而对这些症状的治疗可以帮助减轻一部分这样的负担。

参考文献

[1] ANDERSON K E, CRAUFURD D, EDMONDSON M C, et al. An international survey-based algorithm for the pharmacologic treatment of obsessive-compulsive behaviors inHuntington's disease. Version1. PLoSCurr, 2011, 3: RRN1261. https://doi.org/10.1371/currents. RRN1261.

[2] BOUWENS J A, VAN DUIJN E, VAN DER MAST R C, et al. Irritability in a prospective cohort of Huntington's disease mutation carriers. J Neuropsychiatry Clin Neurosci, 2015, 27(3): 206–212. https://doi.org/10.1176/appi.neuropsych.14030051. PMID: 26067436.

[3] CHATTERJEE A, ANDERSON K E, MOSKOWITZ C B, et al. A comparison of self-report and caregiver assessment of depression, apathy, and irritability in Huntington's disease. J Neuropsychiatry ClinNeurosci, 2005, 17(3): 378–383. PMID: 16179661.

[4] GROVES M, VAN DUIJN E, ANDERSON K, et al. An international survey-based algorithm for the pharmacologic treatment of irritability in Huntington's disease. Version1. PLoSCurr, 2011, 3: RRN1259.Published online 2011 August 30. https://doi.org/10.1371/currents.RRN1259.

[5] ROSENBLATT A, LEROI I. Neuropsychiatry of Huntington's disease and other basal ganglia disorders. Psychosomatics, 2000, 41(1): 24–30.

[6] VAN DUIJN E, CRAUFURD D, HUBERS A A, et al. Neuropsychiatric symp- toms in a European Huntington's disease cohort(REGISTRY). J Neurol Neurosurg Psychiatry, 2014, 85(12): 1411–1418. https://doi.org/10.1136/jnnp-2013-307343. PMID: 24828898.

偏侧投掷症的治疗

奥克萨娜·苏乔夫斯基和阿卡什·谢蒂

案例

一名既往健康的65岁女性因突然出现右侧肢体不自主运动、伴日常活动困难到急诊室就诊。血液检查示CBC、电解质、钙和HgA1C均正常。脑部MRI（包括DWI成像）未见任何急性梗死或结构性病变，但病因被认为是血管性病变可能性最大。患者开始服用丁苯那嗪12.5 mg每日2次，并要求其在1个月内随访；她还接受了卒中危险因素的评估。

查体显示患者右侧肢体近端和远端、面部及躯干有随机连续的不规则运动；这些动作是舞蹈症的特点，偶尔会有更大幅度的动作，提示偏侧投掷症。

讨论

投掷症来源于希腊语的一个动词，意为"投掷"，其特征是主要发生在近端大幅度的、随机的、连续的、粗糙的抛掷运动。当这些动作涉及身体的一半时，被称为偏侧投掷症。

舞蹈症的特征是无意识突然的、短暂的、非持续性、抽搐的不规则运动，从身体的一个部位随机地转向另一个部位，可能与运动保持困难和"悬挂"反射有关。偏侧舞蹈症和偏侧投掷症是同一运动障碍的一个谱系，共同特征为偏侧舞蹈症/偏侧投掷症；它们有共同的病因、病理生理和治疗方法。

1865年，朱尔斯·卢伊斯（Jules Luys）是第一位提出丘脑底核（subthalamic nucleus, STN）损伤会导致偏侧投掷症的医生。1927年，马丁斯（J. P. Martins）通过案例系列，回顾了12例偏侧投掷症的患者中有11例有STN的病变，这重新建立了偏侧投掷症与STN的关系。然而，随着磁共振扫描技术的出现，最近的报告显示偏侧投掷症可能涉及到多个脑结构。在2003年Postuma和Lang的回顾中，只有24%的偏侧投掷症患者继发于STN病变，而53%的患者有丘脑、基底节（STN以外）、白质甚至皮质病变。值得注意的是，20%的患者在影像学上没有任何明显的病变。

最常见的引起偏侧投掷症/偏侧舞蹈症的病变结构是血管。表58.1列出了其他不太常见的原因，如肿瘤、感染和脱髓鞘病。HIV是继弓形虫病后另一个引起偏侧投掷症的重要感染原因。

非酮症高血糖是偏侧投掷症/偏侧舞蹈症最常见的非结构性病因，通常见于亚洲人、老年人和女性中。这通常与基底神经节的T1W高信号及弥散加权成像受限有关（图58.1）。多种自身免疫性疾病可能伴有舞蹈症和（或）投掷症，这些疾病有时是不对称或单侧的；这在西德汉姆（Sydenham's）舞蹈症中并不罕见。

重要的是要记住，很多药物（表58.1）可能会导致广泛性舞蹈症/投掷症，这在基底节有先发的、不对称的或单侧结构损伤的患者中，可能主要为单侧障碍。

传统的基底神经节生理学的经典模型教学包括直接（促进运动）和间接（抑制运动）两条通路。STN通过向苍白球内侧（globus pallidus interna,

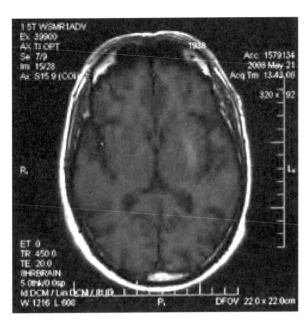

图58.1 另一名患者的 T_1 加权 MRI 显示，高渗性高血糖引起的急性左侧偏侧投掷症的患者右侧壳核内信号异常

表58.1 偏侧投掷症/偏侧舞蹈症的原因

结构性病变	非结构性病变
血管的	高血糖症
出血	低血糖症
血管畸形	低钙血症
脑室腹腔分流术	甲亢
肿瘤（原发性，转移性）	西德纳姆（Sydenham）舞蹈症
感染	抗磷脂综合征
结核瘤	系统性红斑狼疮
HIV 艾滋病毒（弓形虫病）	甲型流感感染/疫苗
脓肿	药物（左旋多巴、苯妥英钠、拉莫三嗪、戊烷脒、可卡因、口服避孕药）
脱髓鞘斑块	
外伤	

GPi）提供兴奋信号，从而减少丘脑皮质的输出来抑制运动，这在间接通路中发挥重要作用。这个模型有很多局限性，因为 STN 不是造成偏侧投掷症唯一的解剖部位。其次，GPi 损伤应该加重偏侧

投掷症但却使其改善了。最后，常用于帕金森病的 STN 深部脑刺激（deep brain stimulation, DBS）很少并发偏侧投掷症。目前的研究表明，造成偏侧投掷症的原因是改变了 GPi 的放电模式，有间歇性爆发和中断，而中断似乎与偏侧投掷症的动作有关。

最初，人们认为偏侧投掷症的预后较差，因为它与心力衰竭的形成有关，尤其是有结构性病变时。然而，现在人们认识到在大多数案例中这种疾病是自限性的，而且治疗效果通常良好。

疾病管理首先要进行恰当的血液检查和影像学检查来明确潜在病因，然后识别医疗干预措施。在高血糖的案例中，纠正血糖可能会改善运动障碍症状甚至让其消失。同时，应用垫子保护肢体并包裹栏杆，以防止受影响的、有投掷动作的肢体受伤。虽然横纹肌溶解和脱水等并发症很少见，但这些是可预防的，并且建议仔细监测。

减少偏侧投掷症的药物包括多巴胺受体阻滞剂或多巴胺耗竭剂；多巴胺耗竭剂，如丁苯那嗪或一种新型 VMAT2 抑制剂，被认为是既安全又有效的一线治疗药物，但应该告知患者会有抑郁和静坐不能的风险；尤其是在老年患者中长期使用时，应加以监测帕金森综合征的出现。我们建议丁苯那嗪的起始剂量为 12.5 mg 每日 2 次，然后逐渐加量至每日 50～100 mg，分次服用。

对于更严重的偏侧投掷症或对四苯那嗪反应差的患者，可以使用非典型的抗精神病药物，如利培酮、哌咪清或奥氮平。更老的典型神经松弛剂，如氟哌啶醇，由于不良反应多已不再推荐使用。所有的抗精神病药物都有引起迟发性运动障碍的风险。当不良反应限制了这些药物的使用时，可以尝试使用抗惊厥药物，如左乙拉西坦、托吡酯和丙戊酸钠；在急性期也可加用氯硝西泮。

由于偏侧投掷症是典型的自限性疾病，在发病后 3～12 个月逐渐减轻至舞蹈症，再消失；因此，有必要定期评估运动障碍的严重程度，并逐渐减少药物治疗。

手术治疗考虑给对药物治疗无反应的、极其

严重的偏侧投掷症患者。以前，对丘脑腹中间核（ventral intermediate thalamus，Vim）或GPi进行了毁损术，但现在GPi或Vim的DBS更为常见；极少数情况下，在极端案例中需要使用麻醉。

　　总而言之，偏侧投掷症是一种不常见但被描述清晰的运动障碍，通常会在急诊室见到。脑卒中和高血糖是最常见的病因。对其管理首先考虑确定和治疗潜在病因，以及预防受伤。偏侧投掷症通常对多巴胺耗竭剂或多巴胺受体阻滞剂的治疗反应良好。对于难治性偏侧投掷症患者，可以考虑毁损性手术或涉及GPi的DBS。偏侧投掷症预后良好，许多患者可自行缓解。

参考文献

[1] CHUNG S J, IM J H, LEE M C, et al. Hemichorea after stroke: clinical-radiological correlation. J Neurol, 2004, 251: 725–729.

[2] DEWEY R B JR, JANKOVIC J. Hemiballism-hemichorea: clinical and phar-macologic findings in 21 patients. Arch Neurol, 1989, 46: 862–867.

[3] HASEGAWA H, MUNDIL N, SAMUEL M, et al. The treatment of persistent vascular hemidystonia-hemiballismus with unilateral GPi deep brain stimulation. Mov Disord, 2009, 24: 1697–1698.

[4] HAWLEY J S, WEINER W J. Hemiballismus: current concepts and review. Parkinsonism Relat Disord, 2012, 18(2): 125–129.

[5] HYLAND H H, FORMAN D M. Prognosis in hemiballismus. Neurology, 1957, 7: 381–391.

[6] KLAWANS H L, HAMILTON M, NAUSIEDA P A, et al. Treatment and prognosis of hemiballismus. N Engl J Med, 1976, 295: 1348–1350.

[7] MARTIN J P. Hemichorea resulting from a local lesion of the brain: the syndrome of the body of Luys. Brain, 1927, 50: 637–651.

[8] PAREES I, HERNANDEZ-VARA J, ALVAREZ-SABIN J. Post-stroke hemichorea: observation-based study of 15 cases. Rev Neurol, 2010, 51(8): 460–464.

[9] POSTUMA R B, LANG A E. Hemiballism: revisting a classic disorder. Lancet Neurol, 2003, 2: 661–668.

[10] VIDAKOVIC A, DRAGASEVIC N, KOSTIC V S. Hemiballism: report of 25cases. J Neurol Neurosurg Psychiatry, 1994, 57: 945–949.

[11] XIE T, AWAD I, KANG U J, et al. DBS reduced hemichorea associ- ated with a developmental venous anomaly and microbleeding in STN. Neurology, 2014, 82: 636–637.

[12] ZAITOUT Z. CT and MRI findings in the basal ganglia in non-ketotic hyperglycaemia associated hemichorea and hemi-ballismus(HC-HB). Neuroradiology, 2012, 54: 1119–1120.

西德纳姆舞蹈病的治疗

弗朗西斯科·卡多佐

59

案例

一名8岁女孩突然出现右手腕、膝盖、脚踝肿胀和疼痛，并伴有四肢运动障碍。1周后患者无法说话，并因不自主运动加重而卧床不起。发病20天后，她被收入米纳斯吉拉斯（Minas Gerais）联邦大学的运动障碍诊所。检查结果最重要的发现有构音不全、严重的广泛性舞蹈症、肌张力下降以及在没有帮助的情况下无法行走或坐立。她的病史以反复出现咽喉痛为突出表现，2年前她患上了关节炎、心肌炎和舞蹈症；当时她被诊断为风湿热和西德纳姆舞蹈病（Sydenham's chorea，SC）。她的舞蹈症经氟哌啶醇控制，但患者未遵从青霉素预防治疗。目前的诊断是SC的复发，这次表现为麻痹性舞蹈病。

入院治疗麻痹性舞蹈病期间，心脏检测评估（超声心动图）显示患者有轻度二尖瓣关闭不全。实验室检查包括抗链球菌溶血素336 UI/mL（正常范围小于250 UI/mL），C反应蛋白7.45 mg/mL（正常范围小于8 mg/mL），以及血沉速度35 mm。每日给30 mg/kg的丙戊酸钠钠1周后，患者的病情未改善。由于其舞蹈病的加重，这种抗惊厥药被停用并开始服用匹莫齐特（4 mg，每日2次）。患者在住院15天后出院，那时仍然有构音不全、轻度舞蹈症以及肌张力严重下降，但在辅助下她可以坐立并行走。3周后的随访中，她仍然每日服用8 mg匹莫齐特；临床表现主要有构音障碍、语言表达能力下降（她在1分钟内说出了6种动物。对她的年龄和教育水平来说，正常范围是11～13

个）以及肌张力中度下降，无舞蹈症表现，并且她可以独立坐立及行走。8周后，患者无舞蹈病症状，并开始逐渐减少匹莫齐特的用量。出院后4个月停用了神经松弛剂。在发生麻痹性舞蹈病的42个月后，患者神经系统无异常，并接受了常规的青霉素预防治疗（每21天注射120 000 IM的苄星青霉素）。

讨论

西德纳姆舞蹈病是急性风湿热的主要表现之一。此病的发病机制涉及分子拟态机制，即易感人群中感染β溶血性链球菌会触发抗体的产生，并与基底神经节表位发生交叉反应。

在这种情况下首要考虑的是如何确定西德纳姆舞蹈病（SC）的诊断。尽管人们普遍认为这种情况仅限于世界欠发达地区，但大量证据表明，SC仍然是世界各地儿童（包括美国）发生急性舞蹈病的最常见原因。SC没有特定的生物学标记；即使抗基底神经节，也称为抗神经元抗体，在日常的临床实践中也没有作用，因为它们既无特异性的，也不具有商业用途。因此，诊断依赖于是否符合改良版的风湿热琼斯（Jones）标准。总之，除了急性发作的舞蹈病以外，还必须排除引起舞蹈病的其他原因。在高达80%的SC患者中，还有其他急性风湿热的特征，如心肌炎和关节炎。因此，在疑似SC的患者中，必须进行包括超声心动图在内的心脏评估。但切记有20%的患者，只有孤立的舞蹈症表现；在这个群体中，排除舞蹈病的其他病因尤为重要。最常用的鉴别诊断是系统性红斑狼疮和血管病变。遗传因素（如良性遗传性舞蹈病和ADCY5基因突变），也可能导致儿童中的舞蹈病。然而，这些疾病的鉴别诊断不总是直接的，因为30%～50%的SC患者可能会持续2年或更长时间，并且复发，如本文所报道的病例，会在20%的个体中观察到。该患者还患有麻痹性舞蹈病，这是一种不寻常的表现，其中肌张力严重下降，让患者在无辅助的情况下无法行走甚至站立；威廉·高尔斯（William Gowers）首先描述了这种现象，会在8%的SC患者中观察到。风湿性舞蹈病还包括非运动症状，如在此案例中表现为口语流利性下降，但还有许多研究描述了其他前额叶的症状以及行为的变化，例如痴迷行为、强迫症、多动症和注意力缺陷障碍。

对西德纳姆舞蹈病（SC）的治疗建议是基于小型的案例系列、个案报道和专家意见。不幸的是，目前还没有符合循证医学标准的研究发表。此外，由于尚无经过批准的SC治疗方法，因此本章中讨论的是核准标示以外的指南。

抗惊厥药，特别是丙戊酸钠（每日30 mg/kg）被认为是治疗SC急性舞蹈病的首选药物。这些药物的抗舞蹈病作用不如多巴胺受体阻滞剂强；然而，它们还是首选因为SC患者用神经松弛剂出现锥体外多不良反应（如急性肌张力障碍、震颤和帕金森综合征）的风险很高。另一个问题是这些药物可能引起心律不齐，使用过程中需要监测心电图。因此，抗惊厥药物治疗失败的情况下才选用神经松弛剂。一些临床医生也将神经松弛剂作为治疗严重病例（例如麻痹性舞蹈病）的首选药物，因为在此类情况下，丙戊酸钠或其他抗癫痫药物不太可能带来有意义的疗效。临床医生选择神经松弛剂时，应该选择一种能显著阻断多巴胺D_2受体，但不良反应更容易被接受的药物。考虑到这些标准，由于氟哌啶醇具有产生不良运动影响的高风险，因此倾向于不使用氟哌啶醇，也要避免使用非典型神经松弛剂（如喹硫平和氯氮平）因其缺少有意义的D_2阻滞作用。在米纳斯吉拉斯

（Minas Gerais）联邦大学的运动障碍诊所，标准操作是使用利培酮，其风险–效益比是可以接受的。在所报告的病例中，鉴于舞蹈病的严重性，使用了匹莫齐特，需要一种比利培酮更强大的D_2阻滞剂。SC中的舞蹈症是一个自限性的疾病，大多数患者可以自发缓解。因此，在运动障碍得到控制的4周后，应逐渐停用抗舞蹈病的药物。

由于SC是一种自身免疫性运动障碍，因此可以考虑使用免疫抑制剂。有一项小型对照研究表明，口服强的松可适当缩短舞蹈病缓解的时间。小部分病例显示静脉注射（IV）甲基泼尼松龙对抗惊厥药和神经松弛剂难以治疗的严重舞蹈病可有效促进缓解；也有少数患者使用免疫球蛋白甚至血浆置换疗法成功的报道。对于该领域的大多数专家来说，后一种措施在SC管理方面的作用仍然是不确定的。在米纳斯吉拉斯联邦大学的运动障碍诊所，皮质类固醇药物治疗仅针对那些用丙戊酸钠钠和神经松弛剂都无法改善的患者。

西德纳姆舞蹈病（SC）患者有风湿热复发的风险，尤其是心肌炎，这也是其最具致残性的特征。因此，建议预防性的使用抗生素来预防可能导致新发风湿热的链球菌感染的复发。有证据表明，这种方法可以有效地避免心肌炎，但是在预防SC方面，数据并不那么令人信服。然而，世界卫生组织的指南指出，应该每21天肌内注射苄星青霉素一次，但有争议的问题是预防时间的长短。大多数权威意见是对于在风湿热流行地区的人们，预防应该持续到21岁。在世界其他地区，预防时间更不清楚，大多数临床医生建议使用青霉素6个月；对青霉素过敏者应该用磺胺治疗。

参考文献

[1] BEATO R, MAIA D P, TEIXEIRA A L JR, et al. Executive functioning in adult patients with Sydenham's chorea. Mov Disord, 2010, 25: 853–857.

[2] CARDOSO F, SILVA C E, MOTA C C. Sydenham's chorea in 50 consecutive patients with rheumatic fever. Mov Disord, 1997, 12: 701–703.

[3] CARDOSO F, VARGAS A P, OLIVEIRA L D, et al. Persistent

Sydenham's chorea. Mov Disord, 1999, 14: 805–807.

[4] CARDOSO F, MAIA D, CUNNINGHAM M C, et al. Treatment of Sydenham chorea with corticosteroids. Mov Disord, 2003, 18: 1374–1377.

[5] CARDOSO F, SEPPI K, MAIR K J, et al. Seminar on cho-reas. Lancet Neurol, 2006, 5: 589–602.

[6] CHURCH A J, CARDOSO F, DALE R C, et al. Anti-basal ganglia antibod-ies in acute and persistent Sydenham's chorea. Neurology, 2002, 59: 227–231.

[7] CUNNINGHAM M W, COX C J. Autoimmunity against dopamine receptors in neuropsychiatric and movement disorders: a review of Sydenham chorea and beyond. Acta Physiol(Oxf), 2016, 216: 90–100.

[8] DALE R C, SINGH H, TROEDSON C, et al. A prospective study of acute movement disorders in children. Dev Med Child Neurol, 2010, 52: 739–748.

[9] GENEL F, ARSLANOGLU S, URAN N, et al. Sydenham's chorea: clinical findings and comparison of the efficacies of sodium valproate andcarbamazepine regimens. Brain Dev, 2002, 24: 73–76.

[10] HARRISON N A, CHURCH A, NISBET A, et al. Late recur- rences of Sydenham's chorea are not associated with anti-basal gan-glia antibodies. J Neurol Neurosurg Psychiatry, 2004, 75: 1478–1479.

第七部分

抽动症

抽动秽语综合征的治疗：药物治疗

唐纳德·L. 吉尔伯特

案例

一名12岁就读6年级的青春期前期男孩，因运动和语音性抽搐，在春末就医，在他3~5岁首次出现间歇性症状，从7岁以后呈持续性发作。目前抽动的表现包括眨眼，眼睛由左向右看，扮鬼脸，头部和颈部旋转，头部快速向前摆动，伸展双臂然后握紧拳头、吸鼻子、发出咕咕声、哼哼声和公鸡的叫声。他知道自己"做"了这些抽动的行为，但说他是"我的大脑让我做的。"他描述通过语音性抽搐可以暂时缓解喉咙里的瘙痒感，还有在运动抽搐前他的眼睛、颈部、躯干和前臂周围的肌肉会有些紧绷感。如果发出公鸡叫声的动作没有做到"刚刚好"，公鸡叫声的抽动可能会重复。尽管多年来他的父母一直担心他会因抽动症被取笑和欺凌，但男孩说直到11岁他的同伴才开始持续注意并嘲笑他的抽动症。他父母说目前只要他醒着时就有抽动，而当他紧张时就会更频繁地发作，例如当他在课堂上发言时，以及晚上和家人一起看电视时。在足球赛季期间，当他运球或参加比赛时，抽动症就会缓解；但当他在球场边时，抽动症又会频繁发生。抽动症没有干扰他的日常生活、参与健身或体育活动，但在本学年他的阅读和完成家庭作业的速度减慢了。男孩说在学校他试图隐藏自己的抽动症，但这已经变得不可能了。

他的父母也被告知他在学校注意力不集中、容易分心并且做事杂乱无章，随着学习内容的复杂化，他的成绩逐渐下降。他们认为与同龄人相比，他冲动、喋喋不休、社交能力不成熟。父母否认其有过度焦虑或强迫行为，但注意到他喜欢对称的东西和偶数。系统的回顾发现，因为抽动症和反刍，他大多数夜晚难以入睡。他的病史无特殊，家族史中显示母亲有强迫症倾向，舅舅患有儿童抽动症。

查体时，他有良好的眼神交流，语言和韵律正常；他面部和语音性抽搐在颅神经检查时减轻。运动检查发现只有在做连续手指敲击动作时稍显笨拙；没有肌力减弱、痉挛或反射亢进；也没有舞蹈症、肌张力障碍、震颤或帕金森综合征。除频繁抽动外，其余检查均正常。向父母解释了抽动秽语综合征是一种临床诊断，所以不需要做血液检测、脑电图和脑成像，它们对诊断也没有帮助。完成了抽动症的评定量表（耶鲁全球抽动症严重程度量表）和注意力缺陷多动障碍ADHD量表（范德比尔特量表），显示抽动症和注意力缺陷的分数都在中度到重度范围内。

由于父母和孩子都表示抽动症影响到课堂和家庭生活，并且干扰了他的注意力和说话能力，因此讨论了治疗选择。药物选择如下：① α$_2$肾上腺素能激动剂，如盐酸胍法辛和可乐定；②"其他"药物，如托吡酯；③ 多巴胺2-受体阻滞剂，如氟哌嗪、氟哌啶醇、匹莫齐特、利培酮、阿立哌唑和齐拉西酮。也讨论了关于综合行为干预治疗（comprehensive behavioral intervention therapy，

CBIT）的信息，它合并了对抽动症和预兆性冲动的"意识训练"，"竞争反应"的实施和实践，社会支持，基于功能的评估和干预，宣教和放松。因为他们来自一个小镇，所以对获取行为治疗的通道表示担忧；他们也担心大脑药物可能产生的短期和长期不良反应。因为快到暑假了，所以抽动症对在学校的影响很快将不再是一个问题。我建议家长仔细阅读我们所提供的有关药物和行为治疗的信息，并在适当的".gov和.org"网站，如美国图雷特（抽动秽语综合征）协会（Tourette association of America, www.tourette.org）上阅读更多信息，以避免网站上有问题的专家出售未经证实的治疗方法，然后在秋天时过来复诊。

他的家长没有预约复诊，但经过一个夏天的轻度抽动后，他们因为男孩的语音性抽搐更加明显而在他七年级的第一周打来电话。他们正在考虑让他在家上学，以帮助改善他的抽动症。我鼓励他的家人让他继续上学，并帮他获得自信，让他的同龄人知道他患有抽动症。我也为他开了盐酸胍法辛，该药通常耐受性好并对抽动症和ADHD都有帮助。我给他开的是1 mg盐酸胍法辛片剂，从睡前1/2片开始服用，每3日增加1/2片，直至达到目标剂量早晚各1 mg。因为在服药期间他未出现疲倦或头晕，该剂量维持了2个月直到复诊。复诊时，他的抽动在抽动症量表上大约改善了25%，而且他ADHD的症状评分也降低了。

讨论

抽动症在儿童各种发育和精神疾病中都很常见。当抽动症发生在儿童时期并持续超过1年，包括多发性运动和至少一种语音性（声音）抽搐，就被诊断为抽动秽语综合征。典型的抽动症出现在10岁之前，随着时间的推移，多发性抽动会随着位置的变化而增减。男孩发病率是女孩的3倍，其高发年龄大概在9～14岁，这是一个具有社会挑战性的时期。这个诊断是临床诊断，必须将抽动症与其他类似的运动障碍区分开来，包括复

杂的刻板运动、坐立不安、其他冲动行为、肌阵挛和药物引起的运动障碍。这些区别是基于症状学，并不需要行血液检测、脑电图及神经影像学检查。当父母因孩子的抽动症而寻求医疗关注时，也发现大多数儿童同时患有多动症和（或）强迫症的症状。对于治疗抽动秽语综合征的患者，同时也需要有计划针对性地解决多动症、强迫症或其他发育障碍，或者可以与心理学家或精神科医生合作。

在儿童时期，多动症症状往往先于抽动症；所以不乏家庭认为治疗多动症的药物会导致抽动症或加重抽动症。然而，这往往只是时间上的巧合，而不是因果关系。在患有ADHD和TS的儿童中进行的临床对照试验表明，在大多数病例中，兴奋剂改善了ADHD症状，而不加重抽动症；在部分有焦虑或自闭症谱系障碍症状的儿童中，兴奋剂的不良反应更常见。

对于抽动症的药物治疗，我通常从1 mg的盐酸胍法辛片剂开始，起始剂量为睡前或下午服用1/2片，每3日增加1/2片，直至达到目标剂量早晚各1 mg；这可能也有助于ADHD症状的改善。如果盐酸胍法辛治疗失效，我一般会开50 mg托吡酯，每日2次，从睡前25 mg开始，每周增加25 mg；这也可能有助于预防偏头痛，因为偏头痛在患有TS的儿童和青少年中更常见。如果这些药物都无效，则可以使用任何高效的典型或非典型的多巴胺受体阻断剂；我会推荐每日服用最多4 mg的奋乃静或利培酮。对于超重或肥胖的儿童，我可能会开每日20～40 mg的齐拉西酮。可以同时使用治疗多动症的兴奋剂药物，我更喜欢使用长效的哌酸甲酯，起始剂量为每日0.3～0.5 mg/kg，最大剂量在每日1 mg/kg以下。对于令人痛苦和损伤功能的强迫症或焦虑症，我通常用西酞普兰，从每日10 mg开始；或用起始剂量为每日25 mg的舍曲林。在这群孩子中，入睡困难和睡眠维持困难很常见；我推荐从睡眠卫生开始，因为这对他们通常是一个大问题。如果睡眠卫生的尝试不成功，睡前服用苯海拉明12.5～50 mg

表60.1　抽动症的药理治疗建议

药　物	常 规 给 药 方 案	常 见 不 良 反 应
盐酸胍法辛1 mg	睡前以0.5 mg开始，每3～7日增加0.5 mg，直至目标剂量为口服1 mg，每日2次	头晕、乏力
托吡酯25 mg	睡前从25 mg开始，每7天增加25 mg，直至目标剂量为25～50 mg，每日2次	疲劳、找词困难、刺痛
利培酮0.5 mg，1 mg，2 mg	睡前0.25～0.5 mg，每3至5天增加0.25 mg，直至目标剂量为每日1次，1～4 mg，或分剂量为每日2次	体重增加、焦虑、嗜睡、紧张反应、静坐不能
阿立哌唑2 mg，5 mg，10 mg	从睡前1 mg开始，每3～5天增加1 mg，直至目标剂量为每日1次，2～10 mg或分剂量为每日2次	体重增加、焦虑、嗜睡、静坐不能
齐拉西酮20 mg片剂	从睡前20 mg开始，每周增加20 mg，直至目标剂量为每日1次，20～80 mg或分剂量为每日2次	嗜睡

或可乐宁0.05～0.2 mg可能有所帮助（表60.1）。

　　幸运的是，对于许多患有抽动症的儿童，甚至是那些符合抽动秽语综合征标准的儿童来说，所需要的就是对抽动症以及如何针对抽动症进行社交管理的宣教。然而，在抽动症导致了自我伤害、疼痛或严重社交或功能障碍的情况下，治疗就是合理的。对于患有TS的儿童而言，了解儿童以及父母的期望值都是至关重要的；而一个现实的期望是将症状减少到一个可控的水平。理想情况下，临床医生应该使用有效的评分量表来跟踪症状，如耶鲁全球抽动症严重程度量表、耶鲁－布朗儿童强迫症量表和范德比尔特或Dupaul ADHD评分表，并解决在学校、家庭和社会领域内的功能干扰。围绕治疗的选择和益处、症状的加重和减轻、治疗费用和不良反应以及社会和心理后遗症等问题与患者和家属密切合作，这对产生令人满意的长期效果非常重要。一小部分的儿童患者在成年后会出现所谓的恶性TS，伴有严重的和恶化了的抽动症；涉及一块或几块肌肉的严重抽动症可以用肉毒毒素治疗；在这样一些罕见的病例中，深部脑刺激也被用于缓解症状。

参考文献

[1] CLOES ISAACS K, FRANCIS BARFELL K, HORN P S, et al. Preliminary evaluation of child self-rating using functional impairment in Tourette syndrome scale. Dev Med Child Neurol, 2016, https://doi.org/10.1111/dmcn.13285.

[2] GANOS C, MARTINO D. Tics and Tourette syndrome. Neurol Clin, 2015, 33(1): 115-136.

[3] GILBERT D L, JANKOVIC J. Pharmacological treatment of Tourette syndrome. J Obsessive Compuls Relat Disord, 2014, 3(4): 407-414.

[4] SANGER T D, CHEN D, FEHLINGS D L, et al. Definition and classification of hyperkinetic movements in childhood. Mov Disord, 2010, 25(11): 1538-1549.

[5] SCAHILL L, WOODS D W, HIMLE M B, et al. Current controversies on the role of behavior therapy in Tourette syndrome. Mov Disord, 2013, 28(9): 1179-1183.

抽动秽语综合征中非运动症状的治疗

乔治·L.宏科斯和贾根·奇拉卡马里

案例1

一名35岁右利手的男护士。因严重的抽动症咨询了关于深部脑刺激(deep brain stimulation, DBS)的治疗。他12岁时被诊断为TS(抽动秽语综合征),又在大约10年前当他的抽动症变得中度严重时,第一次去了埃默里(Emory)运动障碍诊所就诊。此后直到2016年的夏天他都没有回去复诊;在此期间,他很难耐受多种用于治疗运动和语音抽动的药物。尽管他的抽动症控制得很差,但他仍能够继续工作并结婚。首次发现他有注意缺陷多动症相关症状(ADHD-related symptoms)是在小学时,但由于他有抽动症和对兴奋剂的不良反应,就从未治疗过ADHD。他很聪明,在生活中做出多方面的调整来很好地适应TS症状。在过去的10年里,随着生活和工作压力的增加,他的抽动症逐渐恶化。

失败的治疗包括多种抗抽动症药物和治疗广泛性焦虑症(GAD)和强迫症(OCD)的药物;其中包括用于抽动症的氟哌啶醇和用于OCD的选择性5-羟色胺再摄取抑制剂(selective serotonin reuptake inhibitors, SSRIs),后者导致了焦虑加剧和行为激惹。在他的青少年时期,因用哌醋甲酯治疗ADHD加重了抽动症后而停止了治疗。他也有特发性震颤(essential tremor, ET)的家族史,并在随后出现了特发性震颤的首个症状。另外,β受体阻滞剂引起了严重的体位性低血压,以及普里

米酮引起了无法接受的日间镇静;因此,ET仍然是他残疾的一个重要来源。该患者没有药物滥用或其他医疗疾病史。

到2016年抽动症已进展到无法忍受和致残的程度;年初他接受了奥氮平(7.5~15 mg)的试验性治疗,这导致了难以接受的不良反应,包括体重增加、头痛以及严重的日间镇静,并且药物对抽动症基本无效。尽管他每日晚上都有8小时的睡眠,但每日早上醒来仍是很疲惫。通过多导睡眠图诊断了他患有阻塞性睡眠呼吸暂停,从此他就一直用持续气道正压通气(CPAP)设备。突出的睡眠问题包括睡眠时持续的抽动,以及一直未经治疗的多动症症状导致他很难在精神上"安顿下来"以进入睡眠;还有广泛性焦虑症(generalized anxiety disorder, GAD)使他很难停止对工作和生活的担忧,而且大多数时候他都不确定自己在担忧什么。

体检时发现该患者是一个有风度、聪明、口齿伶俐和细心的年轻人;他很担心自己的抽动症和震颤,以及它们对工作的影响(例如埋置深静脉置管、插管等);他并没有抑郁或情绪化。他的抽动症包括响亮的鼻息、清嗓、舌推进和抖腿动作;这些抽动很快且频繁(每30秒1次)。他没有不宁腿综合征或神经病变的症状;虽然抽动症有所改善,但在睡眠期间并未消失。他给人一种总是处于高度亢奋状态的印象;也就是说,他的肢体语言传达着一种过于"精力充沛""警惕"和不耐烦

的感觉；直到检查者询问他的妻子，并同意他妻子所提出的这一观点时，他才惊讶地发现他有这个问题。除了抽动症和震颤外，他没有其他过度活跃的运动指征。在家里的行为包括强迫性的整理、清洁以及在开始一个项目前卡壳。他的耶鲁全球抽动症严重程度量表（YGTSS）的评分为36/50分，以及功能性残疾评分为20/50分（分数越低越好）。

其余的运动检查显示运动性震颤明显大于姿势性震颤，该症状经常因治疗抽动症和焦虑症的药物而恶化。令人惊讶的是，自从他回到埃默里开始服用奋乃静（Fluphenazine）后，该震颤没有恶化（见下文）。没有如静坐不能、舞蹈症、肌张力障碍或静止性震颤的其他锥体外系症状（extrapyramidal symptoms，EPS）。其余的神经学检查是正常的。

在埃默里，他开始服用奋乃静，并逐步增量至每日6 mg，分两次服用。加用氯硝西泮（早上0.5 mg，夜间睡前1.5 mg）来减轻与OCD症状相关的焦虑和担忧，并改善睡眠。经过1个月的联合用药，焦虑症和抽动症得到了明显改善；抽动症从重度降至中度（Y GTSS评分由36分降低至24/50分）。然而，最令人惊讶的结果是焦虑和OC症状减少了50%；这些药物对多动症症状只有轻微的影响。遗憾的是该联合用药还是引起了发作性（行为）控制不良综合征（episodic dyscontrol syndrome，EDS）。通常我们用标准化量表来监测ADHD症状，为了有效应用于临床，有一些量表被简化了，如康纳斯的成人多动症量表（the Conners' adult ADHD rating scales）、布朗注意力-缺陷障碍量表（the Brown attention-deficit disorder scales）、注意力不集中的评分量表-Ⅳ（the ADHD rating scale-Ⅳ）和成人注意力不集中的自评量表-Ⅴ（the adult ADHD self-report scale-Ⅴ）；其中的大多数量表也都有儿科版本。同时我们也会根据病史、配偶和父母的报告，以及（可行时）学校或工作的报告来判断。在该案例中，他的妻子也受过医学训练。

由于患者持续的EDS、体重增加以及要注意先前对哌醋甲酯的不良反应，我们开始在他清醒时，通过渐渐加用剂量为10 mg的右旋安非他明/安非他明盐缓释片来治疗ADHD症状。在4周内，我们在早上10点又加用了10 mg的剂量。这样的治疗解决了日间镇静的问题，他在工作中的注意力症状有明显改善，抽动症也有进一步的明显改善（最后YGTSS=运动抽搐10/50，抽动症相关的功能性残疾8/50）；同时也进一步改善了焦虑。在最后一次评估中，没有检测到患者的焦虑，残余的OCD症状也是可以忍受的；那时，患者也没有了语音抽动，且只有偶尔轻微的运动抽搐。安非他明和最后一次的奋乃静（6 mg/d）没有加重他的震颤。最终，安非他明开始抑制他的食欲并减轻了他的体重，但ET持续是一个主要问题。

1年内他接受了双侧丘脑腹中间核的深部脑刺激（VIM-DBS）治疗，这极大地改善了体位/运动性震颤（临床检查中改善超过60%），且没有加重抽动症或其他症状；故不再考虑用DBS来治疗TS。

讨论

虽然严重的抽动症是本案例的主要问题，但回想起来，抽动症的严重程度大多是由未经治疗的多动症、焦虑症和OCD/OC行为（OCBs）以及由管理这些行为的压力引起的。与大多数患者一样，我们的患者虽然一直感到有压力，但在不工作时又很少能指出压力的确切来源。因此怀疑这些情况在TS患者中的存在，并在一个细心的妻子的帮助下，我们开始寻求机会改进以前无效的减少抽动症的策略，现在不仅可以控制抽动症，还可以改善患者整体的生活质量。

当在学校课堂上看到一个多动、冲动的孩子很难保持安静，多动症是不难识别的；而在无多动或冲动行为的、聪明而勤奋的人群中，多动症是不易被发现的。和这位患者一样，许多成年人都是在对这个诊断知之甚少的年代中长大的。有症状的患者往往被认为是散漫的和粗心的。由于人们错误地认为大多数多动症在成年后就会消失，所以对成年人的诊断仍然很困难。相反，我们现在知道有许多ADHD的表型随着年龄的增长不会改善，甚至可能会恶化。成人及儿童通常会把自己的症状合理化为其他因素，他们往往缺乏自我监控以致无法很好地记录自己的情况。在TS中，治疗ADHD症状的另一个障碍是兴奋剂标签上的警告，表明它们会加剧抽动症；这阻止了许多家长和临床医生治疗多动症。多动症相关的焦虑常被归为其他形式的焦虑，包括在TS中常见的GAD和OCD的同时存在。与GAD更稳定的焦虑相比，ADHD相关的焦虑更多是情境性的。ADHD反而表现为一个较稳定的过度兴奋状态，伴有低程度的慢性急躁和易怒，以及与任何诱因不成比例的间歇性愤怒。这类似于GAD患者中伴有恐慌的"崩溃"，但持续时间更短。多动症的其他症状包括慢性失眠、日间疲劳和喜怒无常，所有这些都会加重抽动症。在伴有抽动症的多动症中，一个不太被重视的压力来源是在公共场合控制抽动所需的额外努力和持续的警惕性；这给患者已经"过度延伸的注意力宽度"增加了额外的负担。多动症的内在特点是对自己情绪状态缺乏自我监控的能力，这可能导致在社会交往、婚姻和工作中的冲突而造成额外的压力。

在TS中使用兴奋剂确实会加重抽动症，特别是在抽动症失去控制的情况下。然而，多项双盲、安慰剂对照研究表明，对TS患者进行ADHD治疗可让ADHD症状和抽动症得到整体的改善（见参考文献中Allen等人、Benaschewski等人和Hoeskstra等人的文章）。在案例1中，与他早期的经验相比，兴奋剂的引入是成功的，部分原因是抽动症已经得到了合理的控制。即使在成功治疗的ADHD合并抽动症的病例中，兴奋剂的初始滴定也可能导致抽动症的短暂加重，但这可以通过减缓滴定速率和根据需要限制最大剂量来控制。在儿童中，肯定父母对抽动症恶化的担忧是很重要

的；针对父母的担忧，需要给予安慰和对儿童病情的密切监测。

回顾过去，我们从这位患者身上了解到，在成长过程中未干预ADHD导致他在学术和专业能力方面的缺陷，从而引起自尊问题。有证据表明及时的治疗多动症可以有效避免该情况的发生。在我们看来，治疗ADHD的最终成功有助于该患者改变其接受DBS治疗抽动症的初衷。有趣的是，在ADHD中兴奋剂的间接抗焦虑作用不能单通过使用奋乃静来重现。

案例2

患者是一名从6岁起就出现运动及语音性抽搐的16岁高中生；她在8岁时初次被诊断为TS，并自从2016年春天开始服药以来就一直在这家诊所接受随访。2年前，当她开始上高中的时候，抽动症从可控状态进展到中度严重。在此之前，因为她的机智和家庭的支持，抽动症只是一个小问题。家族史中，她母亲有抽动症和GDA的家族史和轻度OCD的特征。

她的抽动症涉及眼睑（频繁眨眼）、面部（用力眯眼）、颈部和头部的晃动以及躯干肌肉的短暂收紧。她有频繁的语音性抽搐，包括响亮的尖叫声，咕噜声和呼吸声。语音性抽搐是抽动症相关残疾的主要原因。她没有发声性抽搐（例如单词、短语）或秽语症（发表淫秽言论）；她的运动抽搐比语音性抽搐更容易掩饰和抑制。一般来说，抽动症一般每小时都会出现，并且有轻微压力就会变得中度紧张；这伴随有躯体先兆性冲动，抽搐可暂时缓解。她的耶鲁全球抽动症严重程度量表（YGTSS）的基线分数是26/50分，全球损伤子量表中为20/50分，这是在中等严重范围内；其余运动检查正常。

她是一名优秀的学生、运动能力强、智力正常，有轻微的多动症体征和症状，属于注意力不集中型，包括周期性的"白日梦"和拖延症；没有多动或冲动表现。由于她优异的学习成绩和追求完

美的倾向（见下面的OCD特征），她的学习成绩最近才受到影响。她通过细心和花长时间做家庭作业来弥补注意力不集中，而这些补偿机制在来到埃默里不久之前就开始崩溃，并成了又一个未被识别的焦虑来源。

在最初的访谈中，患者否认了有焦虑、担心、痴迷或强迫的症状（OC行为OCB/OCD），她的母亲同意这一评估。显然，多年来该家庭已经学会了接受我们最终认为是强迫性的行为（见下文），对她来说是可以接受而且是正常的。只有通过使用标准化问卷（如YBOCS和青少年焦虑问卷），以及通过对这些行为使用具体例子描述，她母亲才开始认识到这与OCB症状有关，并可能与当前的抽动症爆发有关。在上述帮助下，母亲开始回忆起她女儿身上的其他OCB行为。最终，患者能够描述当某些感觉或认知条件没有得到满足时，或者当某些行为"感觉不是刚刚好"或未达到一个"未说出口的标准"时，她会感到若隐若现的不舒服。比如不能用金属餐具吃饭，只能用塑料餐具吃饭。她需要知道，某些物品、电子产品和衣物都在房子里特定的位置。如果物品被移动或丢失，直到找到有关物品并放回指定位置前，她很难继续其他活动。其他可能引发这种实质行动停滞的条件包括她视线范围内的不对称、物体的线条和边缘的不均匀。他们描述了这些感知和一种无意识的"内在漩涡"之间的半自动联系，从而了驱动仪式行为和强迫行为。然后，仪式行为必须纠正这些不完美，以消除这种漩涡。大多数时候，特别是在压力大的时候，她发现很难抗拒支配她情绪的潜规则和要求。强迫性行动是试图恢复"秩序"，当成功时可有效地暂时缓解这样的漩涡。在识别了这些潜规则和认知上的不安之后，患者仍然无法看到这些症状和抽动症之间的重要联系。这些症状毕竟是她生活中被接受的一部分，而不是痛苦的根源；同样地，这个家庭已经学会接受这些重复行为，认为这"无关紧要"，不值得注意。作为一个孩子，她几乎没有意识到如上所述的内在不适，也就是我们现在称为的漩涡，这是由任何察觉到的违反了潜规则（例如不要用金属餐具吃饭）或违反了对称标准的感知而引起的。这些感知和行为几乎没有任何语言的附着，因此难以与任何人分享。我们解释了她所描述为漩涡的内在感觉，即情感/认知负荷相当于先于运动抽搐的躯体冲动。最后，患者没有抑郁、自杀或精神病症状的病史；她善于交际，也没有自闭症谱系障碍的体征。

在初次评估结束时，患者和家属仍然焦虑地专注于抽动症。因此，我们使用多巴胺阻滞剂，奋乃静1 mg每日2次开始治疗；这让患者的YGTSS运动评分在3周内从24分降至16分。抽动症被调节后，她的疲劳程度好转并顺利地完成了这个学期。奋乃静还减少了在学校由与抽动症有关的干扰和在公共场合不断抑制抽搐所引起的焦虑。此外，与ADHD症状（即拖延症和完成任务的时间增加）所带来的低度不足感相关的焦虑也略有减轻。

针对焦虑和OCBs，加用文拉法辛缓释片；在每日150 mg的剂量下，抽动症的严重程度下降到YGTSS评分为12分。从那以后，她的人生观和对学校的态度发生了巨大的变化。最初自动产生的消极想法和将任何偏离"预期"的违反知觉规则的行为灾难化的倾向至少减少了50%。针对TS的综合行为治疗（comprehensive behavioral therapy，CBT）进一步改善了抽动症，并继续减少了与OCBs相关的感觉体验（见上文）。CBT心理教育方法的首要策略之一是让患者和家属理解抽动症的动态关系，以及焦虑和家庭-学校的压力源是如何加剧抽动症的。CBT有助于解决焦虑的各种无意识触发因素（例如潜规则和期望）。在我们这个患者的案例中，长期目标（6～12个月）是确定一旦掌握了CBT（无论是否进行后续认知行为疗法），是否足以替换目前奋乃静治疗抽搐的持续需求。她的ADHD症状正在通过学校调查。如果明显，则可能为以后开辟另一条治疗途径。到目前为止，她无药物不良反应表现，并且继续在学业和社交方面表现良好。

讨论

在繁忙的运动障碍或精神科诊所中，要识别TS的合并症状是尤其困难的；当症状不明显时，或者当患者认为其不重要，甚至不值一提时尤为如此。有时善意但不知情的父母教育和学校系统会加重对抽动症的不适应行为；例如，在家里常见的态度如"所有的问题都是由抽动症造成的"和"他不能控制抽搐"或在学校，"抽搐只是他/她用来操纵的另一个工具"等。因此，除了加重抽动症之外，合并症还会对自尊产生额外的慢性削弱作用，并消耗正常的应对技能。

请注意，上述与强迫症有关的症状只有通过重复使用标准化问卷，并使用多个类似行为的例子，以及通过取得一对父母的帮助才被引出来。通过使用这些全面的访谈，母亲终于认识到OCD症状及其与抽动症严重程度的联系；这使她能够用自己明确的例子向她的女儿指出这些行为。经过几个星期的CBT，患者才能将上述终身漩涡的感觉、不重要的强迫行为和抽动症的严重程度联系起来。

我们总结出，除了与抽动症相关的先兆性躯体冲动外，该患者还表现出了第二种先兆，与TS中的强迫性行为相关的更多的认知冲动，即自己描述的漩涡。我们把这解释为一种情绪认知、低度但让人筋疲力尽的内在不安感。这种感觉很难表达，而且比抽动症相关的先兆冲动更复杂，它是由任何违反了未说明的且模糊的规则和期望触发的，这些规则和期望必须在与TS相关的OCD中得到满足，以避免同等模糊和无法表达的后果；这种后果主要是一种加剧的焦虑，然后再进一步驱动强迫症。对一个孩子而言，一个充满爱心的、没有偏见的家庭即使在不了解所有细节的情况下，也能教会他们适应这些焦虑的应对技巧。通过举例子和支持，他们可以通过帮助孩子使用CBT手册中所阐述的技术来有效地消耗这种内在能量。家庭可以帮助屏蔽和疏导这种漩涡的能量，避免其形成一个固定的行为不适应性模式。

一旦离开了家庭环境，从高中到工作场所甚至更远的地方，这些情况没有针对性的治疗和药物就更难解决和纠正。幸运的是，CBT和药物对成年人同样有效。

在TS相关的OCD中常见主题是对称、计数、害怕失去控制、侵入性想法和其他思想等。OCD症状在没有抽动症的人群中往往更明显。例如，害怕污染和恐惧症、恐高症、害怕开放场所，以及宗教的强迫和有针对性的强迫（见参考文献中Cath等人的文章）。在TS的OCD中，语言和清晰的思维过程起着较小的作用。这些经历更多的是在感觉领域中，而不是在思想领域中；正因为如此，他们很难说清楚，因此就被认为是不重要的并且很容易在儿童中被忽略。随着时间的推移，这种过早地放弃会付出代价，类似于伴随抽动症的躯体冲动的代价。2种冲动和TS中不明原因的OCD所带来的情绪漩涡都需要投入精神能量来控制。它们会导致一种无法言说的持续恐惧，害怕失去控制，就需要持续的警惕，而这可能会让人筋疲力尽。在案例2中，抽动症的长期爆发在很大程度上是由于她在小学和初中期间从家庭中得到的保护和支持被打破的结果。自从进入高中，因为她被迫变得更加独立，这种保护减少了。从ADHD的角度来看，不断增加的学业挑战引发了焦虑，这种焦虑与一种对不足和缺乏能力的秘密恐惧有关，类似于案例1中的情况。对于聪明个体而言，这种恐惧部分可以通过勤奋和学习策略来解决ADHD的核心缺陷及其执行功能障碍。这种感知到的功能障碍所造成的焦虑是抽动症和其他焦虑源所引起的焦虑的附加。

在治疗焦虑和TS中相关症状时，需注意较低剂量的SSRIs和SNRIs可以治疗广泛性焦虑和抑郁（例如，氟西汀10～20 mg/d，舍曲林50～100 mg/d，文拉法辛37.5～150 mg/d），但不一定能治疗OCD症状。例如，用于治疗OCD症状的典型药物和剂量包括氟西汀≥20～40 mg/d、舍曲林100～200 mg/d和文拉法辛150～450 mg/d；开始有抗抑郁药的反应最早可以在开始治疗的

2～6周后。选择性和非选择性5-羟色胺再摄取抑制剂的抗强迫症效应出现可能需要2～3个月的时间。在没有这些药物的情况下，CBT可以治疗这些症状，并能增强这些药物的作用。因此，CIBIT是一种可以在所有患者中考虑的理想策略，特别是在儿童和对上述药物耐受性差的患者中。

在有明显ADHD症状的TS病例中，早期使用α₂激动剂（即胍法辛和可乐定）可以解决冲动、多动、愤怒、睡眠问题和抽搐。在案例1中已阐明了在TS中为治疗ADHD而缓慢和谨慎地引入兴奋剂的方法。

这些案例说明了标准化问卷和在患者访谈中使用ADHD和OCD行为的具体例子的重要性；这些工具帮助指导评估和治疗。当抽动症的严重程度与合并症的相对"缺失"之间出现脱节时，我们建议进行更详细的神经心理测试，其中包括确定注意力神经认知障碍，如工作记忆缺陷、处理问题、情绪障碍以及广泛性和其他焦虑障碍。其他值得调查的领域包括感觉和语言处理、学习障碍、社交和情感成熟问题以及药物滥用；这些研究往往有助于发现对患者或家属来说不明显的症状；这类调查应该由一个熟悉TS的心理测量学家来执行。最后，纠正睡眠障碍是解决上述任何问题的基础。

以案例2为例的ADHD类型，即注意力不集中型，在女孩中尤为常见，与复合型或多动/冲动亚型相比，更有可能被忽视。儿童的焦虑障碍和OCD症状与没有抽动症的成人有不同的表型和叙述方式。在成人的TS中，OCB症状会随着生活变得更加复杂和不可预测而加重。随着抽动症带来的普遍社会审视，早期的合并症状（即4～7岁的ADHD和8～12岁的OCBs）会对情绪弹性和成熟造成损害；进而可能导致慢性不适应性行为模式，损害正常的应对技能。这种不必要的负担可以通过早发现和早治疗来避免。

像震颤一样，抽动症给由焦虑和强迫症带来的微小情绪变化提供了一个扩大化的作用。在这方面，需要进一步调查的问题是：用于控制OCB的精力是否会损害控制抽搐所需的弹性？在控制抽搐方面所付出的努力会成为压力源吗？这种努力消耗了多少认知的"宽度"？当这个"宽度"耗尽额外的力控制抽动症、焦虑和强迫症时，ADHD关联的认知过程会发生什么？因此，抽动症严重程度的意外变化可能会起作用，而"矿井里的金丝雀"（为"春江水暖鸭先知"之意）则表明个体的情绪状态发生了难以察觉的变化。更好地检测并管理焦虑、强迫症和多动症将为患有TS个体的QOL提供明显的长期优势。

当抽动症严重时，应首先（或同时）治疗其症状，以便于介入其他治疗方法来治疗合并症。当抽动症不严重时，考虑从最突出的共病症开始治疗，以帮助减轻抽搐的严重程度，从而降低对直接治疗抽动症药物的需求；这些药物（如抗精神病药物、突触前儿茶酚胺耗竭剂、中枢α₂受体激动剂和苯二氮䓬类药物）通常带来的不良反应比治疗ADHD和OCD的药物更高。特别是用于治疗抽动症的多巴胺拮抗剂会导致镇静、体重增加、锥体外系症状，并在易受损的个体中，会导致心脏传导异常和体位性低血压。

情绪症状（包括自杀倾向）不容忽视，因为它们可能表现为严重的攻击性、脾气暴躁和长时间的"崩溃"，然后很难从这些事件中恢复过来。在患者正在因为主要情感障碍和/或双相情感障碍和精神疾病被调查的过程中，愤怒发作时可能需要临时使用抗精神病药物（非典型或典型的）。一旦更多的破坏性症状被控制，焦虑和强迫症症状可以通过介入药物和心理治疗来防止复发。这些SSRIs起效可能需要数周时间，而在困境中的患者是无法等待的。此外，在初始滴定SSRIs的过程中，易怒的患者可能表现出自相矛盾的激惹反应。偶尔，阿斯伯格谱系障碍可能与抽动症同时发生；这些病例很难剖析和治疗，应转介给该领域的专家。

含或不含δ-9-四乙基多氨酚（tetrahydocannabinol，THC）的CBD油在TS及相关疾病管理中的作用仍存在争议性和复杂性；因此，请读者参考美国抽动秽语综合征协会（TAA）的网站，以及参考文献中 Shucheng-Wong 和 Wilens 在 2017 年发表的综述来获得更多信息。

抽动症治疗的一个主要障碍是克服父母对其症状性质的误解。学校管理者、教师和同龄人对有问题的行为也可能存在严重的误解；例如，在学校管理人员中一个常见问题是：抽搐是自主的还是非自主的？大多数儿童认为他们是非自主的。随着年龄的增长，他们意识到自己可以自主控制一部分，但这种控制是"依赖于状态的"，也就是说，这取决于环境和情景。作为儿童，他们可能学会使用抽搐来自我缓解先兆性冲动。这种临时措施的代价是开发出更适应的方法来控制抽动症，如 CBT（见参考文献）所教授的措施以及必要时药物治疗。TAA 网站有大量的宣教材料可供患者、家长和教育工作者使用（https：//www.tourette.org /），可以向社区宣传 TS 及其治疗方法。州立组织还在很多不同级别向患者及其家庭提供支持。

在 TS 中，对合并症的检测和治疗是大多数患者成功管理抽动症的基础；即使当合并症相关的症状严重程度在最初评估中显得"微不足道"时，这也可能是真实的。应在治疗抽动症时尽早考虑行为疗法［CBT、暴露反应预防（ERP）和认知行为治疗练习、超自然的冥想］，无论是否存在合并症。这些技术的优点是减少对药物的依赖，从而对患者的风险和不良反应更少。这些技术很快就成为患者应对生活压力源和抽动症的终身工具箱。在儿童和成人中，CBT 和 ERP 均具有循证有效的证据。能帮助许多患者的药物最好与行为疗法结合使用，如果不可能的话，则应谨慎使用并密切监测，并且仅在需要时使用。

参考文献

[1] ALLEN A J, KURLAN R M, COFFEY B J, et al. Atomoxetine treatment of children with ADHD and comorbid tic disorders. Neurology, 2005, 65: 1941–1949.

[2] BANASCHEWSKI T, NEALE B M, ROTHENBERGER A, et al. Comorbidity of tic disorders and ADHD—conceptual and methodologic considerations. Eur Child Adolesc Psychiatry, 2007, 16（Suppl 1）: I/5–14.

[3] BLOCH M H, PETERSON B S, SCAHILL L, et al. Adulthood outcome of tic and obsessive-compulsive symptom severity in children with Tourette syndrome. Arch Pediatr Adolesc Med, 2006, 160: 65–69.

[4] BUDMAN C L, ROCKMORE L, STOKES J, et al. Clinical phenomenology of episodic rage in children with Tourette syndrome. J Psychosom Res, 2003, 55: 59–65.

[5] CARTER A S, PAULS D L, LECKMAN J F, et al. A prospective longitudinal study of Gilles de la Tourette's syndrome. J Am Acad Child Adolesc Psychiatry, 1996, 33: 377–385.

[6] CATH D C, SPINHOVEN P, HOOGDUIND C A L, et al. Repetitive behaviors in Tourette's syndrome and OCD with and without tics: what are the differences? Psychiatry Res, 2001, 101: 171–185.

[7] DINIZ J B, ROSARIO-CAMPOS M C, HOUNIE A G, et al. Chronic tics and Tourette syndrome in patients with obsessive-compulsive disorder. J Psychiatr Res, 2006, 40: 487–493.

[8] HOEKSTRA P J, STEENHUIS M P, TROOST P W, et al. Relative contribution of attention-deficit hyperactivity disorder, obsessivecompulsive disorder, and tic severity to social and behavioral problems in tic disorders. J Dev Behav Pediatr, 2004, 25(4): 272–279.

[9] KANO Y, KONO T, SHISHIKURA K, et al. Obsessive compulsive Symptom dimensions in Japanese Tourette Syndrome subjects. CNS Spectr, 2010, 15(1): 296–303.

[10] KIROV R, BANASCHEWSKI T, UEBEL H, et al. REM-sleep alterations in children with tic disorder and ADHD comorbidity—impact of hypermotor symptoms. Eur Child Adolesc Psychiatry, 2007, 16(Suppl 1): I/45–50.

[11] LECKMAN J F, BLOCH M H, KING R A. Symptom dimensions and subtypes of obsessive-compulsive disorders: a developmental perspective. Dialogues Clin Neurosci, 2009, 11(1): 21–33.

[12] LEE J C, PRADO H S, DINIZ J B, et al. Perfectionism and sensory phenomena: phenotypic components of obsessive-compulsive disorders. Compr Psychiatry, 2009, 50(1): 431–436.

[13] MARTINO D, LECHKMAN J F. Tourette Syndrome eds. Oxford/New York：Oxford University Press, 2013.

[14] MCDOUGLE C J, GOODMAN W K, LECKMAN F F, et al. Haloperidol addition in fluvoxamine-refractory obsessive-compulsive disorder: a doubleblind, placebo-controlled in patients with and without tics. Arch Gen

Psychiatry, 1994, 51: 303-308.

[15] STEPHENS R J, SANDOR P. Aggressive behavior in children with Tourette syndrome and comorbid attention-deficit hyperactivity disorder and obsessive-compulsive disorder. Can J Psychiatry, 1999, 44: 1036-1042.

[16] SUKHODOLSKY D G, SCAHILL L, SHAN H, et al. Disruptive behavior in children with Tourette's syndrome: association with ADHD comorbidity, tic severity and functional impairment. J Am Acad Child Adolesc Psychiatry, 2003, 412: 98-105.

[17] WONG S S, WILENS T E. Medical cannabinoids in children and adolescents: a systematic review. Pediatrics, 3027, 240(1): 1-17.

案例

一名72岁老人在心脏骤停7个月后因所谓的"震颤"来就诊，该症状在心脏骤停后几周内出现，累及四肢并且逐渐恶化。他说右手保留了一些功能，如能端起一杯咖啡，但最后手会开始"弹跳"。对左手而言，他说"我拿不住任何东西。"他无法行走或站立，所有的日常生活都需要帮助。神经科医生让他开始服用丙戊酸钠治疗，每日2次，每次1 000 mg，这稍微减轻了抽搐，但他的功能没有任何改善。

患者坐着轮椅来到诊室。他有轻微的构音障碍，但言语很容易理解。他的MOCA评分为15/30分。四肢力量正常，但评估时受到肌阵挛的影响，休息时左上肢和双下肢偶有肌阵挛性抽搐。随着上肢姿势的变化，肌阵挛加重，尤其是左上肢。在左手指鼻试验中，肌阵挛严重，累及近端肌肉，且振幅大，等长运动同样加剧肌阵挛，如患者挤压测试者的手指或试图从轮椅上站起来。下肢肌阵挛也因运动加剧。

患者确诊为缺氧后肌阵挛（Lance-Adams综合征）。在原来丙戊酸钠钠的基础上，加用左乙拉西坦，增量至每日2次，每次1 000 mg，但症状无好转，之后患者未复诊。

讨论

该案例的诊断基本无疑问。经过一段时间的缺氧（无氧）期和一段短潜伏期后，出现肌阵挛。

临床诊断肌阵挛是根据视觉观察到单一、快速的肌肉痉挛；肌阵挛可累及全身或单个部位（局灶性）。在同一时间，肌阵挛可能涉及全身（或整个受影响的区域），或者仅涉及多个小区域（多局灶性）。肌阵挛可以是正性（即肌肉爆发性收缩），也可以是负性（即肌肉暂处于松弛状态）。负性肌阵挛是一个问题，例如，当患者试图站立或行走时，需要肌肉持续收缩来保持直立的姿势。行走过程中的负性肌阵挛导致所谓的弹跳步态。肌阵挛可以是自发的、反射诱发的以及运动诱发的或加重的。动作性肌阵挛往往是致残的主要原因。

迟发性缺氧后肌阵挛应与急性缺氧性肌阵挛鉴别，后者几乎是在损伤后立即出现，通常在昏迷期间可见，这与重度脑损伤有关。临床特征通常是与脑电图放电或突发抑制模式相关的周期性全身抽搐。以前这类患者大多数都死亡了，但现今更多的患者因低温治疗而幸存下来。急性缺氧性肌阵挛患者存活后通常不会出现缺氧后肌阵挛，但这是可能发生的。

迟发性缺氧后肌阵挛首次由兰斯和亚当斯描述，因此它也常被称为兰斯-亚当斯综合征（Lance-Adams syndrome）。他们描述了肌阵挛，强调了动作性肌阵挛并关注到正性和负性肌阵挛；同时他们也注意到了合并存在的共济失调、步态障碍和癫痫。在动作性肌阵挛出现时，肢体共济失调性运动很难被识别，因此这在临床上可能是模糊的。在典型的案例中，只有肌阵挛是一个主要的问题。Werhahn等人报道了14例昏迷持续4～18天的患者，肌阵挛在大多数患者中几天内就出现了，但在其他患者中则几个月内都没有出现。他们发现患者也会有轻度认知障碍存在。经过多年的随访，肌阵挛和残疾逐渐得到改善。

缺氧后肌阵挛的病理生理学是癫痫的一个片段，因为单一放电影响到运动系统；通常是感觉运动皮质的过度活跃，且每次放电都很集中，导致多灶性肌阵挛。兴奋性可以在皮层甚至胼胝体上传播，由于经胼胝体传导时间的关系，后者引起对侧肢体产生对称的局灶性肌阵挛性抽搐，间隔时间为 10 ms。脑干也可能存在过度活跃，例如在网状结构中，就会导致全身抽搐。目前引起过度兴奋的脑损伤机制尚不清楚，假设集中在小脑和丘脑的网状核上。

肌阵挛具有典型的临床神经生理学表现，如果诊断有任何困难，可以进行该项检查。肌阵挛相关的肌电放电是短暂的；肌阵挛的脑电图逆行平均分析可能显示脑电图峰，如果感觉皮层有过度兴奋，体感诱发电位可能是"巨大的"。

缺氧后肌阵挛的首个治疗方法是使用5-羟色胺（5-hydroxy-tryptophane，5-HTP），它是血清素的前体。最初的病例报告非常引人注目，可与左旋多巴对帕金森病的作用相媲美。然而，因为5-HTP有多种不良反应，当发现抗惊厥药物具有类似的疗效时5-HTP就被淘汰了。虽然5-HTP的作用原理不明，但鉴于肌阵挛是癫痫的一个片段，抗惊厥药物的作用原理是明确的。

最常用的抗惊厥药物是氯硝西泮、丙戊酸钠钠和左乙拉西坦（表62.1）。布瓦西坦是左乙拉西坦的新一代药，其疗效尚不清楚。需要注意的是苯妥英钠、加巴喷丁和卡马西平可能会加重肌阵挛（原因不明），所以不应使用。当然，应尝试仅使用其中一种或几种，但是由于疗效不确定的原因，通常有必要将2种或3种一起使用。用药后对于抑制癫痫似乎比肌阵挛起效更快，这可能是因为

表62.1　治疗肌阵挛的抗惊厥药物

药物名称	剂量（mg/d）
氯硝西泮	3～20
丙戊酸钠	1 000～2 000
左乙拉西坦	1 000～3 000
扑米酮	500～750
苯巴比妥	60～180
唑尼沙胺	100～600
布瓦西坦（？）	150（？）

肌阵挛类似于发作间期放电，即使癫痫发作被抑制，发作间期放电也不能完全被抑制。

正性肌阵挛被抑制，而负性肌阵挛仍然存在的现象并不罕见，这很可能会遗留严重的残疾，特别是步态上的，但不幸的是目前没有任何已知的对这种情况有效的治疗措施。

参考文献

[1] AVANZINI G, SHIBASAKI H, RUBBOLI G, et al. Neurophysiology of myoclonus and progressive myoclonus epilepsies. Epileptic Disord, 2016, 18: 11–27.

[2] FAHN S, JANKOVIC J, HALLETT M. Principles and practice of movement disorders. 2nd ed. Philadelphia: Elsevier Saunders, 2011. Gupta H V, Caviness J N. Post-hypoxic myoclonus: current concepts, neurophysiology, and treatment. Tremor Other Hyperkinet Mov(N Y), 2016, 6: 409.

[3] LANCE J W, ADAMS R D. The syndrome of intention or action myoclonus as a sequel to hypoxic encephalopathy. Brain, 1963, 86: 111–136.

[4] SHIBASAKI H, HALLETT M. Electrophysiological studies of myoclonus. Muscle Nerve, 2005, 31: 157–174.

[5] WERHAHN K J, BROWN P, THOMPSON P D, et al. The clinical features and prognosis of chronic posthypoxic myoclonus. Mov Disord, 1997, 12: 216–220.

退行性疾病中肌阵挛的治疗

约翰·N.卡维内斯

案例

一名72岁的女性因记忆力和"震颤"的问题接受了评估。她和她的丈夫3年前注意到她更加健忘了。最近,她的丈夫越来越需要弥补她记忆力的不足。但是,令她丈夫更加担忧的是她的缺乏判断力和计划能力。她是一名退休的数学老师,但是却开始让她丈夫回答简单的加减法问题。他也注意到在她的支票簿中,几列数字写得歪歪扭扭。有一次,她还向她丈夫提起,有几个面相凶恶的孩子在他们的后院玩耍。多年来她会在梦中大喊大叫和伸手抓狂。这位丈夫对他妻子在认知上的大起大落印象深刻。在过去的1年中,有几次她拿着杯子或盘子时手在颤抖;另外几次,看上去她的整个上半身都在抽搐;此外,在过去几年中她似乎行动上变慢了。

在测试中,简易精神状态评估表得分为24/30分,其中失分的是记忆力、注意力和绘画能力的项目。步态的节奏略显缓慢;颅神经、力量、感觉和反射正常;上肢的重复动作频率轻微但明显减慢,上肢肌张力呈边缘性升高。偶有躯干上端肌阵挛。在指鼻测试中,在目标附近动作性肌阵挛加重,抽搐让手指远离鼻子。包括手或拉伸的大拇指/腕部肌肉在内的反射刺激均未引起肌阵挛。神经心理学测试显示出与痴呆相一致的多种认知缺陷,尤其是在额叶/执行功能障碍中。血液和尿液评估未显示出认知障碍的原因。头部的MRI显示轻度弥漫性皮质萎缩。通过表面肌电(EMG)多谱图研究了上肢"震颤"的性质,显示在肌肉激活过程中,上肢远端>近端发生了短暂的(<75 ms)多灶性放电。右侧腕部肌阵挛性肌电图的脑电逆行平均分析显示左侧感觉运动皮质有局灶性瞬变。这些结果证实了这个患者的震颤是皮质性肌阵挛。图中显示了右手腕肌阵挛的平均相关性:右侧腕部运动加速度测量(图63.1),右侧腕部肌阵挛肌电图放电(图63.2),以及C3电极处的左侧感觉运动区脑电瞬变的逆行平均分析(图63.3)。

诊断路易体痴呆(dementia with Lewy bodies,DLB)是基于进行性痴呆、轻度帕金森综合征和其他特征性发现,包括肌阵挛。1.5 mg卡巴拉汀、每日2次,最终剂量增加到3.0 mg、每日2次,主要用于记忆力减退,并且有明显改善。左乙拉西坦用于肌阵挛,剂量逐渐增加到1 000 mg、每日2次,对上肢动作性肌阵挛有轻到中度的抑制,使症状得到缓解。在接下来的几年里,她的症状不断恶化,妄想症变成主要问题。用非典型神经松弛剂治疗妄想和幻觉,但效果不明显。最后,该患者因肺炎去世。在尸检中,神经病理学检查发现了弥漫的路易体,从而证实了之前的诊断,但未满足阿尔茨海默病的病理学标准。

讨论

路易体痴呆是导致痴呆的主要原因,仅次于阿尔茨海默病(AD),占痴呆的25%。在临床上,某些特征似乎与经典的阿尔兹海默病不同,如波动的注意、早期帕金森综合征、早期幻觉和妄想,以及与AD中显著的检索记忆问题相比,有不等的工作记忆损伤。

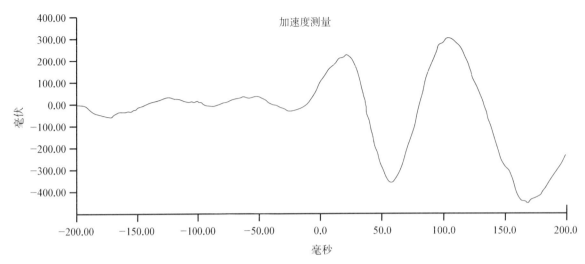

图63.1 肌阵挛期间右手腕上的加速度计信号。肌阵挛性抽搐开始时，时间0时左右，有突然的、短暂的移位。纵轴是微伏，加速度计以每微伏米/秒²为单位进行校准

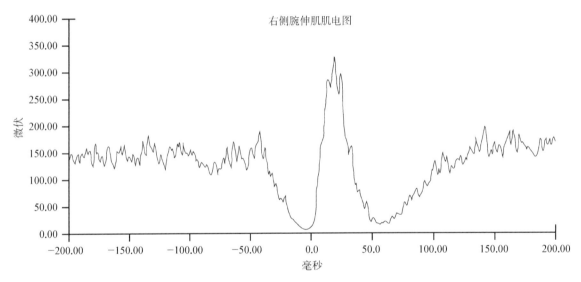

图63.2 右侧腕伸肌群肌阵挛时产生的表面肌电信号。注意放电的短暂性。纵轴是微伏，横轴是毫秒，其中"0"作为肌阵挛的发作时间点

尽管有这些核心特征，但区分DLB和AD可能是困难的。DLB临床标准的敏感性和特异性不足以可靠地区分DLB和AD；生物标志物的研究应提高在生存时的诊断，但这类诊断性生物标志物仍在研究中。然而，结合痴呆、早期帕金森综合征、幻觉、认知功能波动和肌阵挛是诊断的一个有力依据。其他临床特征可能包括REP（快速眼动）睡眠行为障碍、自主神经功能障碍和抑制神经的敏感性；有一个自然的渐进史；在临床病程的后期以神经精神病学特征为主导是很常见的。对于进展迅速的临床表现，应与克雅病（Creutzfeldt-

Jakob）和AD进行鉴别诊断。

DLB的治疗策略取决于多种可能的表现中最致残的一种。乙酰胆碱酯酶抑制剂治疗可能有助于记忆障碍。在DLB早期的帕金森综合征通常是轻微的，不是一个主要的问题；然而，严重的帕金森综合征可以用左旋多巴治疗。通常抗帕金森综合征的治疗是有问题的，因为多巴胺能治疗的不良反应可能加重幻觉、妄想和改变精神状态。此外，抗帕金森综合征的临床疗效往往有限。行为问题和幻觉可能通过乙酰胆碱酯酶抑制剂治疗得到改善；非典型抗精神病药物喹硫平可能对症

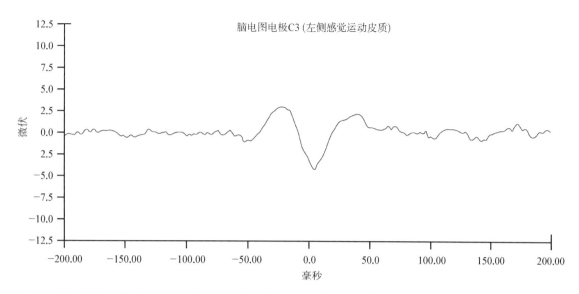

图63.3 脑电图逆行平均分析与肌电图信号的相关性(图63.2)。注意正负放电在肌阵挛的时间 "0" 之前。纵轴表示微伏,横轴以毫秒为单位,以 "0" 表示肌阵挛的发作时间点

状有效,并且其耐受性可能优于典型或其他非典型抗精神病药物。如果喹硫平无效,可以考虑使用氯氮平,尽管使用这种药物需要密切监测。对于任何具有抗多巴胺能作用的药物,都必须谨慎对待,因为对此类药物的不良敏感性(特别是神经松弛剂)是DLB的特征。选择性5-羟色胺摄取抑制剂可治疗DLB中的情绪问题;应避免使用具有抗胆碱作用的药物,因为这会增加记忆力和精神状态恶化的风险。

肌阵挛的定义为是由肌肉收缩(正性肌阵挛)或抑制(负性肌阵挛)引起的突然的、短暂的、类似电击的、不自主的运动;它指的是症状或体征,并不构成诊断。肌阵挛可能有多种病因和生理机制,个别患者肌阵挛表现的准确特征描述对诊疗具有重要意义。临床上肌阵挛通常分级为生理性(正常)、特发性(最突出或几乎最突出的症状)、癫痫性(与慢性癫痫发作有关)、症状性的或继发于另一种神经或药物引起的疾病。有一点很重要,当存在潜在的神经系统疾病时,许多药物可以引起肌阵挛或使其恶化。

由于癫痫发作是一项重要的鉴别诊断,因此建议进行脑电图检查。神经退行性疾病是肌阵挛的常见原因,此类疾病列于表63.1。此外,生理学分类也有助于诊断和治疗。生理学分类包括

① 皮质层的;② 皮质-皮质下的;③ 皮质下-非节段性的;④ 节段性的;⑤ 外周的。治疗适用于那些根本状况无法逆转的病情;肌阵挛的对症治疗最好来源于一个确定的或假定的生理学分类——皮质的、皮质-皮质下的、皮质下的、节段性或外周病理生理学。

肌阵挛可能是DLB的一种显著症状或体征,约1/3的病例中明显发生。肌阵挛在阿尔茨海默病中

表63.1 伴有肌阵挛最常见的神经退行性疾病

阿尔茨海默病
路易体病变
路易体痴呆
帕金森病
遗传性路易体病
皮质基底变性
多系统萎缩症
脊髓小脑变性症
额颞叶痴呆
遗传性的
散发性
进行性核上性麻痹

也很常见，因此该特征不能很好的鉴别这两种疾病。与帕金森综合征（PD）中的肌阵挛相比，DLB肌阵挛幅度较大，静息时更易发生。此外，在DLB中，肌阵挛在其病程中较早出现。在PD中，小幅度的肌阵挛不常见，出现在病程后期，并经常伴有痴呆。DLB的肌阵挛病理生理是皮质性的，推测是由α-突触核蛋白和（或）运动皮质区内AD病理引起的。大脑皮质中的运动投射区是大脑最大的运动表征；它的激活提供了分级运动。因此，肌肉激活性肌阵挛在身体节段内产生多灶性抽搐，并可能随目标意图而加重，这种特征是DLB中肌阵挛的典型特征。

鉴于DLB中的肌阵挛与皮质层生理学有关，建议对DLB中的肌阵挛进行皮质上的治疗。但是，由于这些药物可能具有严重不良反应，因此得出肌阵挛造成足够的残疾从而值得治疗的结论是至关重要的。对大多数患者来说，宣教和安慰是主要的治疗方法。由于皮质肌阵挛病理生理学与癫痫的治疗有重叠，所以抗癫痫药物是治疗皮质性肌阵挛最有效的药物。DLB中肌阵挛的治疗尚无对照研究；然而，如果肌阵挛导致DLB致残，左乙拉西坦可能是有效的，并且是初始治疗的最佳选择。嗜睡可能会是一个不良反应，因此最好以250 mg/d或500 mg/d的剂量开始，然后逐渐增加滴定；推荐的最大剂量为3 000 mg/d。左乙拉西坦与蛋白质结合程度最低，并在尿液中排泄；它与其他药物几乎没有相互作用，被认为是治疗DLB中肌阵挛的首选药物。然而，左乙拉西坦也可能产生情绪甚至精神方面的不良反应。由于这些症状经常出现在DLB的自然进程中，临床医生应敏锐地意识到左乙拉西坦会加重这些症状。

丙戊酸钠对皮质性、皮质-皮质下性、皮质下-非节段性肌阵挛有效。如果需要左乙拉西坦的替代品，丙戊酸钠可替代用于治疗DLB的肌阵挛。丙戊酸钠通常起始剂量为125 mg，每日2次，滴定至临床显效。对于肌阵挛的治疗，通常需要每日750～1 000 mg的剂量。有严重肝功能不全和尿素循环异常的患者禁用。如果在怀孕期间服用，可能会引起胎儿神经管缺陷、颅面缺陷和心血管畸形，但是如果DLB患者无法生育，这些就不成问题。丙戊酸钠可能会增加华法林、拉莫三嗪、苯巴比妥和苯妥英钠的药效。服用丙戊酸钠的患者可能会发生致命性肝衰竭和胰腺炎，因此需要密切监测。由于丙戊酸钠可用于治疗情绪障碍，因此它对DLB中的肌阵挛和可能的情绪障碍都有用。

氯硝西泮可用于皮质性、皮质下-非节段性和节段性肌阵挛；氯硝西泮的标准起始用量为每日3次，每次0.5 mg，并逐步滴定直至症状得到控制或出现不良不良反应；通常需要至少3 mg/d的剂量。最常见的不良反应是嗜睡，但可能发生共济失调和性格变化。窄角型青光眼或肝功能不全者禁用。氯硝西泮也可治疗DLB中的REM行为障碍。虽然它对肌阵挛和REM行为障碍的治疗能力表明它是治疗这些DLB症状的理想药物，但它会加重DLB的认知障碍。因此，如果用于治疗DLB中的肌阵挛，则需要密切监测。

参考文献

[1] CAVINESS J N. Treatment of Myoclonus. Neurotherapeutics, 2014, 11: 188–200. [Epub ahead of print] PMID: 24037428. https: //doi.org/10.1007/s13311-013-0216-3.

[2] CAVINESS J N, ADLER C H, CASELLI R J, et al. Electrophysiology of the myoclonus in dementia with Lewy bodies. Neurology, 2003, 60(3): 523–524. PMID: 12578948.

[3] LEE H, BREKELMANS G J, ROKS G. The EEG as a diagnostic tool in distinguishing between dementia with Lewy bodies and Alzheimer's disease. Clin Neurophysiol, 2015, 126(9): 1735–1739.

[4] MAYO M C, BORDELON Y. Dementia with Lewy bodies. Semin Neurol, 2014, 34(2): 182–188.

[5] MORI E, IKEDA M, NAKAGAWA M, et al. Effects of donepezil on extrapyramidal symptoms in patients with dementia with Lewy bodies: a secondary pooled analysis of two randomized-controlled and two open-label long-term extension studies. Dement Geriatr Cogn Disord, 2015, 40(3–4): 186–198.

[6] STINTON C, MCKEITH I, TAYLOR J P, et al. Pharmacological Management of Lewy Body Dementia: a systematic review and meta-analysis. Am J Psychiatry, 2015, 172(8): 731–734.

第九部分

迟发性运动障碍和
药物诱导的运动障碍

迟发性运动障碍的治疗

斯图尔特·A.法克特

案例

该患者为一名75岁的妇女，于2010年被诊断为迟发性运动障碍（tardive dyskinesia，TD）。她有多次乳腺癌手术史，并伴有顽固性恶心呕吐。该患者长期间断性地使用包括三甲氧基苯甲酰胺栓剂和异丙嗪在内的止吐剂治疗（20多年）。在使用多巴胺受体阻滞剂治疗超过16年后，患者在就诊前3～4年出现了面部、嘴唇和嘴部的运动障碍。这些运动障碍导致其说话困难，并且引发一些自残行为，如经常咬舌头。患者还出现了伴有不规则呼吸模式的呼吸运动障碍和慢性坐立不安症状。患者自述，她总有想要走动的冲动，常因她"不能一直坐着不动"而感到焦虑，并且停止服用止吐药使她的焦虑症状加重了。该患者被诊断为患有迟发性运动障碍，包括呼吸运动障碍和迟发性静坐不能。同时医生对其停用了止吐药。在本次就诊前2年，她曾服用过苯托品及可乐定，但均没有任何疗效。

她有3年的抑郁症、糖尿病、高血压、高胆固醇血症和轻微认知障碍病史。初诊时用药包括：口服苯托品4 mg/次，每日2次（连用2年）；度洛西汀20 mg/次，每日2次；可乐定0.1 mg/d；口服多奈哌齐10 mg/d（连用5年）；口服劳拉西泮1 mg/次，每日4次；口服加巴喷丁300 mg/次，每日4次。血压145/82 mmHg，心率82次/min。经检查，她有口舌面运动障碍，其特征是持续的舌突运动、外侧颌骨向两侧移位、噘嘴和闭眼（眼睑痉挛）。她同时伴有呼吸运动障碍，但没有肢体功能

性运动障碍。当医务人员采取干预措施时，该患者异常运动的频率有所降低，但不能完全被抑制。她的躯干肌受累导致躯干呈现刻板的身体摇晃征（body-rocking）。由于双腿疼痛，她的步行往往为共济失调步态。其余的神经学检查均正常。

讨论

迟发性运动障碍是一种由多巴胺受体阻断药物治疗引起的医源性疾病。非典型抗精神病药物的使用并没有导致这一问题的减少。相反地，由于开具的处方药物数量增加（可能是原来的3倍），尤其是针对非精神病性精神障碍的处方药物数量的增加，患病率可能还会增加。即使不定期或间歇性地使用这类药物，如在本病例中，也存在风险。使用美国精神障碍诊断统计手册第5版（diagnostic and statistical manual of mental disorders，DSM－V）诊断TD时，个体应有至少数月的抗精神病药使用史，且连续至少数月表现出不自主运动（60岁以上除外）。60岁以上的人们尽管不自主运动出现的频率较短，如仅有几天至几周，但仍然会导致TD。迟发性运动障碍有多种表型，即所谓的迟发性综合征。到目前为止，最常见的是口-颊-舌运动障碍，可以是舞蹈样动作或刻板运动（这里称为经典TD）。该类型的患者占了一半以上。其他类型还包括迟发性肌张力障碍、静坐困难、抽搐、扭转痉挛等。很多患者合并有多种运动障碍。不同类型TD的药物治疗方法各不相同（表64.1，图64.1）。总而言之，去除致病

表64.1 TD治疗的药物剂量

经典的迟发性运动障碍	每日最大剂量	频 率
普萘洛尔[a]	80 mg	每日3~4次
金刚烷胺	300 mg	每日2~3次
左乙拉西坦	3 000 mg	每日2次
伐苯那嗪	80 mg	每日1次
氘代丁苯那嗪	48 mg	每日2次
四苯喹嗪	75 mg	每日3次
氯硝西泮	2 mg	每日1~2次
银杏叶提取物	240 mg	每日1次
迟发性肌张力障碍		
苯海索	15 mg（根据年龄而定——儿童40 mg，老年人6 mg）	
巴氯芬	120 mg	每日3次
伐苯那嗪	80 mg	每日1次
氘代丁苯那嗪	48 mg	每日2次
四苯喹嗪	75 mg	每日3次
氯硝西泮	2 mg	每日1~2次
弛缓性静坐不能		
普萘洛尔	80 mg	每日3~4次
米氮平	30 mg	每日临睡前
曲唑酮	100 mg	每日临睡前
维生素B₆	1 200 mg	每日1次
弛缓性抽搐		
可乐定	0.6 mg	每日2次
四苯喹嗪	75 mg	每日3次
迟发性震颤		
普萘洛尔	120 mg	每日3~4次
扑米酮	200 mg	每日1次（临睡前）至每日2次
四苯喹嗪	75 mg	每日3次

[a] 普萘洛尔的剂量为标准配方，相似剂量的长效配方所使用剂量可为每日1次。

药物（已在本病例患者身上实施）始终是该疾病治疗的第一步，但根据2013年美国神经病学学会（American academy of neurology，AAN）的治疗参数，没有足够的证据表明这会对治疗结果有影响。对于精神疾病患者，如果可能的话，改用药效较弱或非典型的药物也被认为是恰当的。但数据显示，即使在改用药效较弱或非典型的药物之后，约85%的患者仍有永久性的功能障碍（患者出现肌张力障碍可能更高），尽管随着时间的推移（几个月至几年）其症状可能有一些改善。本病例患者为典型的TD症状。

由于已知抗胆碱能药物会导致典型TD恶化，因此在1~2周逐渐减少苯托品使用剂量；再逐渐减少对运动无益的可乐定剂量。应该注意的是，一些患有TD的患者并不为运动障碍所困扰。在这类情况下，可能没有必要进行治疗。目前美国FDA批准了两种治疗TD的药物，伐苯那嗪和氘代丁苯那嗪（均于2017年批准）。两者都是可导致突触前多巴胺耗竭的囊泡单胺转运蛋白2（vesicular monoamine transporter 2，VMAT2）抑制剂。这两种药物都实施了两项大型多中心试验研究，结果显示，通过设盲评估者对主要评估指标——非正常不自主运动量表（the abnormal involuntary movement scale，AIMS）——进行评分，以及包括患者临床整体评估在内的几个次要评估指标，均显示评估结果有显著改善。研究结果符合A级证据的条件。因此，这两种药物可被认为是首选治疗药物，但还有其他情况需考虑在内，我们将在下面进行讨论。其他几种药物（包括金刚烷胺、左乙拉西坦、氯硝西泮、普萘洛尔、四苯喹嗪和银杏叶提取物）也在一些小样本的典型TD随机试验中进行了研究。直到伐苯那嗪和氘代丁苯那嗪被批准。另一种VMAT2抑制剂——四苯喹嗪，一直是许多运动障碍专家治疗的选择，尽管仅为C级证据。尽管四苯喹嗪相关研究数据已公开十多年，但严格的药物研究仅有两项小样本单盲药物试验（仅对评估者设盲）。虽然研究者们未对伐苯那嗪和氘代丁苯那嗪进行直接比较，但由于在患者体内的药物(代谢)动力学均有显著改善,因此这两种药物似乎是更安全的。金刚烷胺也在2个小样本单盲药物试验中进行了研究,但其治疗的有效性还有待研究,为C级证据。尽管左乙拉西坦在一个样本量为50人的双盲药物试验及多个公开的药物试验中被证实有效,但其疗效也遭到了同样的质疑。银杏叶提取物在一项有100人参与的药物试验(B级中度证据)中被证实有效。尽管仅在1990年发表的1个小样本的盲法试验中使用氯硝西泮进行研究,但氯硝西泮还是被医务人员频繁使用(B级中度证据)。另外,β受体阻滞剂普萘洛尔也可用于治疗TD。在20世纪80年代,大约有30例患者在病例报道中以公开的方式进行治疗,并在一项小的双盲试验中,>60%的受试者在使用小剂量普萘洛尔治疗后有所改善。基于这些发现,有学者呼吁需施行大规模、长期的安慰剂对照药物试验,以进一步验证普萘洛尔治疗的有效性,但遗憾的是,该研究从未实

施过。一些学者认为,普萘洛尔之所以有效,是因为它能提高患者服用抗精神病药后的血浆水平,从而抑制症状。然而,许多患者在治疗时并没有服用抗精神病药物。尽管如此,我还是成功地对本病例患者使用了普萘洛尔。

这些药物的不良反应,特别是对老年人的不良反应,是许多此类药物需被关注的重要问题之一。例如,四苯喹嗪不但成本高,且可能加重抑郁症或引起帕金森综合征、静坐不能和体位性低血压。如上所述,新型VMAT2抑制剂似乎不良反应较少,但并非零风险。左乙拉西坦可导致嗜睡、共济失调和白细胞减少。金刚烷胺可引起神志不清、便秘、尿路问题等抗胆碱能作用,还可引起足部水肿和皮肤网状青斑。氯硝西泮可造成嗜睡和认知功能减退。普萘洛尔则可导致患者体位性低血压、心动过缓和抑郁加重。

因此,对TD的治疗是个体化的。像治疗许多运动障碍患者一样,我们通过一系列的试验最终

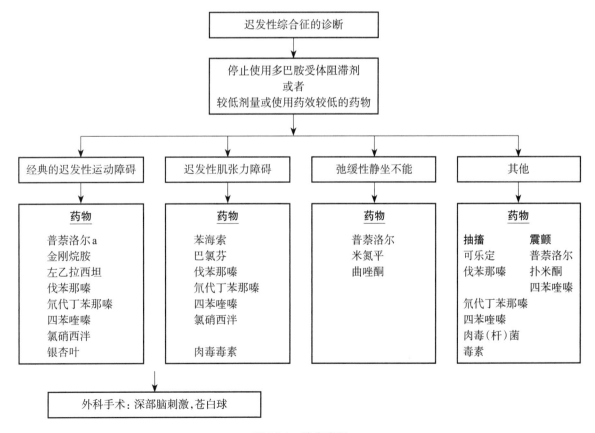

图64.1 治疗流程

寻找到TD患者的最佳治疗方法。由于伐苯那嗪、四苯喹嗪和氯硝西泮的安全性和成本问题，尽管它们可能是TD最有效的治疗方法，但我可能不会首先考虑它们。根据临床疾病和精神疾病多病共存的情况，我经常使用的顺序是普萘洛尔、金刚烷胺、左乙拉西坦、VMAT2抑制剂（伐苯那嗪、氘代丁苯那嗪、四苯喹嗪）和氯硝西泮。银杏叶提取物可根据患者情况随时添加（表64.1，图64.1）。

对于迟发性肌张力障碍患者，与典型TD相比，服用抗胆碱能药物可改善其病情，可以选择苯海索或苯托品。当成人服用抗胆碱能药物时，必须留意可能会引起其他不良反应，如混乱、便秘、视力模糊、排尿困难等。迟发性肌张力障碍也可以使用VMAT2抑制剂、巴氯芬和氯硝西泮治疗。局部肉毒毒素注射对治疗迟发性肌张力障碍同样是可行的，特别是对于迟发性眼睑痉挛和下颌、舌肌和颈部肌张力障碍可作为首选治疗。迟发性肌张力障碍的用药剂量和治疗处方与原发性肌张力障碍相同（详见肌张力障碍部分）。这种治疗方法对舞蹈症或疑难症状疗效较差。

对于其他类型的运动障碍患者，可采用不同的治疗处方（表64.1，图64.1），例如，静坐不能最好使用普萘洛尔、米氮平或曲唑酮。迟发性抽搐可用可乐定、VMAT2抑制剂或肉毒毒素治疗。

当运动障碍严重受限或可能危及生命的情况下，可以考虑重新使用抗精神病药物，但在采取其他治疗方案如深部脑刺激（deep brain stimulation, DBS）之前，仅可作为一个临时解决方案。对于严重的肌张力障碍或对药物或肉毒杆菌毒素治疗无效的运动障碍患者，苍白球内侧深部脑刺激治疗是非常有效的。适当刺激大脑相应部位可使>80%的运动障碍患者症状得到缓解，但改善所需时间因个体、刺激部位和迟发综合征的类型而异。一些患者在几周内疗效显著，而另一些患者的治疗效果类似于原发性肌张力障碍的DBS，需要数月才能得到改善。受损部位不同所需的治疗周期也不同。例如，面部肌张力障碍的患者，尤其是眼睑痉挛，在治疗数周内即可缓解，而颈部和躯干肌张力障碍则需强化治疗数月至数年后才可逐渐改善。手术治疗适用于清醒的患者，但对于迟发性颈部肌张力障碍患者可能并不适用。最近，磁共振引导下的脑深部电刺激手术对全身麻醉的患者来说是可能的，而且效果更好。手术治疗参数根据个体设定，通常电压为3～4 V，脉冲宽度为90～210 μs，频率在60～185 Hz。从手术的角度来看，术前抑郁、术后病情恶化以及术后感染和出血等并发症均会对手术带来风险。

在治疗本病例患者时，一些关键问题需要被考虑，包括她的年龄、高血压病史和抗高血压药物的使用、血压和心率，以及她的抑郁症病史和目前的抑郁症水平。通过问诊，她的抑郁症得到了控制。血压仍然略有升高，心律80次/min。除了一些典型的TD症状外，她还伴有静坐不能。她开始每日口服普萘洛尔10 mg，剂量从每4日10 mg增至每日2次共20 mg。当她3个月后复诊时，90%的症状得到了改善。她偶尔还是会咬到舌头，当她紧张时会导致口部运动障碍及静坐困难。普萘洛尔剂量增加至每日60 mg，然后改为服用同等剂量的缓释制剂。10个月后的随访表明，她的症状持续改善，病情控制良好。因此，无须尝试任何其他药物。她对普萘洛尔的耐受性良好，没有心动过缓、血压下降或抑郁症复发等不良反应。

参考文献

[1] BHIDAYASIRI R, FAHN S, WEINER W J, et al. Evidence based guidelines: treatment of tardive syndromes. Report of the guideline development Subcommittee of the American Academy of neurology. Neurology, 2013, 81: 463-469.

[2] CLOUD L J, ZUTSHI D, FACTOR S A. Tardive dyskinesia: therapeutic options for an increasingly common disorder. Neurotherapeutics, 2014, 11(1): 166-176.

[3] FACTOR S A. Propranolol therapy for tardive dyskinesia revisited. Mov Disord, 2012, 27: 1703.

[4] FERNANDEZ H H, FACTOR S A, HAUSER R A, et al. Randomized controlled trial of deutetrabenazine for tardive dyskinesia: the ARM-TD study. Neurology, 2017, 88(21): 2003-2010.

[5] HATCHER-MARTIN J M, ARMSTRONG K A, SCORR L M, et al. Propranolol therapy for tardive dyskinesia: a retrospective examination. Parkinsonism Relat Disord, 2016, 32: 124−126.

[6] HAUSER R A, FACTOR S A, MARDER S R, et al. KINECT 3: a phase 3 randomized, double-blind, placebo-controlled trial of Valbenazine for tardive dyskinesia. Am J Psychiatry, 2017, 174(1): 476−484.

[7] ONDO W G, HANNA P A, JANKOVIC J. Tetrabenazine treatment for tardive dyskinesia: assessment by randomized videotape protocol. Am J Psychiatry, 1999, 156(8): 1279−1281.

[8] PAPPA S, TSOULI S, APOSTOLOU G, et al. Effects of amantadine on tardive dyskinesia: a randomized, double-blind, placebo-controlled study. Clin Neuropharmacol, 2010, 33: 271−275.

[9] SHAIKH A G, MEWES K, DELONG M R, et al. Temporal profile of improvement of tardive dystonia after globus pallidus deep brain stimulation. Parkinsonism Relat Disord, 2015, 21(2): 116−119.

[10] THAKER G K, NGUYEN J A, STRAUSS M E, et al. Clonazepam treatment of tardive dyskinesia: a practical GABAmimetic strategy. Am J Psychiatry, 1990, 147: 445−451.

[11] WOODS S W, SAKSA J R, BAKER C B, et al. Effects of levetiracetam on tardive dyskinesia: a randomized, double-blind, placebo-controlled study. J Clin Psychiatry, 2008, 69: 546−554.

[12] WOODS S W, MORGENSTERN H, SAKSA J R, et al. Incidence of tardive dyskinesia with atypical versus conventional antipsychotic medications: a prospective cohort study. J Clin Psychiatry, 2010, 71: 463−474.

[13] ZHANG W F, TAN Y L, ZHANG X Y, et al. Extract of Ginkgo biloba treatment for tardive dyskinesia in schizophrenia: a randomized, double-blind, placebo-controlled trial. J Clin Psychiatry, 2011, 72: 615−621.

[14] ZUTSHI D, CLOUD L J, FACTOR S A. Tardive syndromes are rarely reversible after discontinuing dopamine receptor blocking agents: experience from a university-based movement disorder clinic. Tremor Other Hyperkinet Mov(N Y), 2014, 4: 266.

迟发性肌张力障碍的治疗

保罗·格林

案例

一名76岁的妇女在51岁时因恶心服用甲氧氯普胺数年后出现运动障碍。停用甲氧氯普胺后，运动障碍持续存在。她之前没有使用过多巴胺受体阻滞剂（dopamine receptor blocking agents，DRBAs），但在60岁出头时出现了具有精神病特征的抑郁症，并采用了奋乃静和利培酮治疗，但她的运动障碍进一步恶化。因患者的症状并未得到缓解，因此DRBAs最终被停用了。60多岁时，经过服用苯海索治疗，她的运动障碍得以缓解。66岁时，医务人员对她的运动障碍进行了初次评估，结果表明，该患者患有全身性舞蹈症、健忘和躁动不安，并且医务人员担心她可能患有亨廷顿病（她的母亲在22岁时去世，死因不明，且一位直系姨妈患有"神经衰弱"）。然而，当她停止使用苯海索后，她的舞蹈症消失了。医务人员对她服用苯海索后进行了检查，发现患者有轻度异常不安运动，在原地踏步时感到烦躁不安，还存在轻度的口-舌运动障碍，但当她把手指放在嘴唇上时口-舌运动障碍就消失了。她的背部肌肉萎缩导致颈后倾并疼痛不堪、手臂内翻并且躯干轻微地伸展。当她站立或行走时，躯干过伸严重，使行走困难。

服用低剂量苯海索和丙环定可导致患者发生明显的舞蹈病，并伴有持续性肌张力障碍。肉毒杆菌毒素（Botulinum toxin，BTX）可减少她颈后倾所致疼痛，但没有显著改善她的颈后倾。巴氯芬，左乙拉西坦，丙戊酸钠和喹硫平对改善患者的症状没有帮助。在喹硫平中加入α-甲基-对酪氨酸可使她的躯干屈曲角度有所减轻，但仍有行走困难。尽管她有抑郁史，我们给她使用四苯那嗪（Tetrabenazine，TBZ）后，她的症状和体征有了明显改善，但最终她还是发展为帕金森综合征并跌倒了几次。最终，我们将TBZ降低至她的肌张力障碍和帕金森综合征均可接受的剂量。

讨论

运动障碍神经学家将迟发性运动障碍（tardive dyskinesia，TD）和迟发性肌张力障碍（tardive dystonia，TDyst）区分开来，尽管许多患者两者兼而有之。单纯的TD包括重复性运动，几乎涉及身体的任何部位（面部、舌头、下巴、躯干或四肢），轻微时可能不需要治疗。TDyst包括持续性的肌肉收缩，导致异常的体位，也可能涉及几乎所有的随意肌。TDyst常表现为肌痉挛，常引起颈部和（或）躯干伸展，但TDyst与特发性肌张力障碍难以区分。轻度TDyst比轻度TD更需要治疗。TDyst的治疗方案主要包括药物治疗、BTX注射和深部脑刺激（deep brain stimulation，DBS）。少数的患者使用了其他的治疗方法，但效果不明显。目前尚不清楚必须继续服用DRBAs的TDyst患者与可以停止服用DRBAs的患者的治疗结果是否不同。虽然尚未证实，但有可能的是，没有服用DRBAs的患者其病情更可能自发缓解，因此应尽可能停止服用DRBAs。在治疗方面，我们认为以下描述的治疗方法适用于以迟发性症状为主的肌张力障碍或其他迟发性综合征引起的肌张力障碍。

肉毒杆菌毒素可用于治疗局部症状（如眼睑痉挛、颈肌张力障碍、张口或闭口肌张力障碍等），以及局部肌肉引起的疼痛性肌张力痉挛。在这些情况下，特别是如果有疼痛，使用BTX注射治疗是合理的。与大多数治疗TDyst的口服药物相比，BTX起效更快，不良反应更少。治疗局灶性TDyst的方法和剂量与治疗涉及相同区域的特发性肌张力障碍相同。

如果BTX注射无效，那么口服药物可作为下一个选择。特发性肌张力障碍和其他迟发性综合征的药物治疗方法也可用于治疗TDyst。

与特发性肌张力障碍一样，对TDyst治疗最有效的药物是抗胆碱能药、巴氯芬和氯硝西泮。尽管与干扰多巴胺作用的药物相比，它们的疗效较弱，但其严重不良反应较少，在大多数情况下应首先使用。如需治疗紧急症状，因首先使用TBZ（详见下文）。如果以每日3次或每日4次的服用频率每隔几周就从低剂量（如2.5 mg或5 mg苯海索）开始逐渐增加药物剂量，则抗胆碱能药物的耐受性最好，可使药物对脑部作用达到稳定状态。常见的不良反应包括口干、便秘、尿潴留、视力模糊和短期记忆丧失。若迟发性运动障碍（TD）与TDyst并存，则患者病情可能加重。内源性精神病患者有加剧精神状态恶化的风险，但许多此类患者对抗胆碱能药物耐受。口干、尿潴留、便秘可通过吡啶斯的明来平衡外周抗胆碱作用来控制。吡啶斯的明对视力模糊治疗无效，但可以用匹罗卡品滴眼液治疗。严重的短期记忆丧失需要减少药物剂量或停用药物。巴氯芬的主要不良反应包括镇静、失眠、性格改变、口干、尿潴留或尿频。更严重的是，如果巴氯芬剂量迅速减少，则有癫痫发作的危险。与抗胆碱药一样，为尽量减少潜在不良反应发生的风险，最好在数周内逐渐增加剂量。氯硝西泮的疗效不如巴氯芬或抗胆碱药。其主要的不良反应包括镇静、易怒和流涎。如果氯硝西泮是在就寝前使用，则大多数患者会对药物镇静作用产生耐受性。

多巴胺干扰药物通常对TDyst最有效。目前，减少多巴胺作用的非DRBA药物包括多巴胺消耗剂［利血平、TBZ、氘代丁苯那嗪和伐苯那嗪］、芳香族氨基酸脱羧酶抑制剂α-甲基多巴和酪氨酸羟化酶抑制剂α-甲基对酪氨酸（甲基酪氨酸）。TBZ、氘代丁苯那嗪和伐苯那嗪是主要的多巴胺消耗剂，同时也是弱DRBA，可引起急性肌张力障碍或无意识反应，有报道称TBZ可引起迟发综合征。氘代丁苯那嗪和伐苯那嗪是相对较新的药物，其引起不良反应所需剂量均尚不清楚。TBZ和利血平是治疗TDyst的有效药物。它们的不良反应相似，不同之处在于利血平更可能导致体位性低血压，而不太可能引起急性反应。尽管如此，利血平仍存在2个主要问题，需要被关注：难以获得以及大脑半衰期过长，以至于在稳定剂量治疗后的4周内，抑郁症和帕金森综合征等不良反应都可能出现。

TBZ在低剂量时耐受性良好（该剂量通常足以治疗TD，但不一定适用于TDyst），但在高剂量时可产生各种显著的不良反应。对TBZ的敏感性因人而异，但每日25～50 mg是治疗TDyst的最低剂量，适用于大多数患者。常见的不良反应包括镇静、失眠、帕金森综合征、抑郁和冷漠。急性异常反应和急性静坐困难在TDyst患者中并不常见。抑郁症是TBZ的主要问题之一，因为许多TDyst患者可能有原发性抑郁症。TBZ会消耗5-羟色胺，不仅会导致抑郁，还会干扰抗抑郁药提高5-羟色胺水平的作用。由TBZ诱发的抑郁症通常需要停药或减少剂量（使用MAO抑制剂进行治疗可被视为最后的手段）。虽然TBZ的大多数不良反应在停药后会很快消失，但TBZ诱发的抑郁症在内源性抑郁症患者中可能持续更长的时间，出现自杀念头或自杀企图也是可能的。在不加重TDyst的情况下，TBZ诱导的帕金森综合征可通过抗胆碱能药物（如多巴胺激动剂，甚至左旋多巴）来减轻。

与其他药物一样，使用TBZ的策略是从小剂量开始（例如，每日12.5 mg），然后以每日3次或每日4次的服用频率逐渐增加，直到达到可控制药物不良反应的最小有效剂量即可。TBZ 可导致 QT 间期延长,特别是与其他延长 QT 间期的药物联合使用时。中等剂量(每日睡前服用最大剂量为 1 000～2 000 mg)的甲基酪氨酸可能产生效果,但疗效通常是短暂的。如果甲基酪氨酸与任何其他多巴胺干扰药物联合使用,其疗效会增强并持续。如今甲基酪氨酸已变得很难获得,且疗效一般,目前已很少使用。同样的,甲羟甲基多巴很少用于治疗迟发性综合征。

在一项对照研究中显示对 TD 治疗有效的药物包括金刚烷胺、纳洛酮、左乙拉西坦、普萘洛尔、银杏叶提取物、支链氨基酸、多巴胺激动剂、唑尼沙胺、褪黑激素、维生素 E(结果不详)和可乐定。如果干扰多巴胺的药物对于患者无效或不能耐受,尝试一些其他药物是可行的。许多非对照药物研究表明,对 TD 治疗有效的药物包括丙戊酸钠、类固醇、卵磷脂、左旋多巴、丁螺环酮、胰岛素、唑吡坦。目前还不清楚这些药物对迟发性综合征(包括 TDyst)的有效治疗频率,但如果其他药物无效且无法进行 DBS 治疗的话,可尝试使用这些药物。已经有一些临床观察表明,在患者躁狂发生期间,其迟发性症状可能会消失,但还没有学者能够将其转化为一种可用的治疗方法。

DRBA 可改善 TDyst 的症状,但在许多病例中,这种治疗只能暂时改善症状,之后迟发性症状又会出现,甚至可能比治疗前更严重。因此,谨慎的做法是避免使用这些药物。氯氮平可能是例外,氯氮平很少引起迟发性综合征,可以用于某些 TDyst 患者的治疗。除了诸如镇静、体位性低血压、肌阵挛和癫痫发作之类的不良反应外,由于存在患粒细胞缺乏症的风险,患者还需要进行频繁的血常规检查,进而不愿服用氯氮平。新批准的 DRBA 匹莫范色林在足以治疗精神病的剂量下不会加重帕金森综合征状,在治疗 TDyst 时可能有用,但没有文献记载。

苍白球脑深部刺激治疗 TDyst 已取得成功。虽然 DBS 治疗可改善患者症状,但对一些患者无效。有学者认为 DBS 对强直性肌张力障碍的改善可能不如运动性或痉挛性肌张力障碍,但目前还无法预测 DBS 对哪些患者的治疗有效。虽然没有数据支持,但 DBS 治疗对 TDyst 的不良反应可能与 DBS 对年龄相似的特发性肌张力障碍患者的不良反应相似,主要为脑出血。

与特发性肌张力障碍一样,物理治疗已被用于治疗 TDyst,但效果不明。口服巴氯芬的不良反应可以通过注射巴氯芬来减少或消除,但关于注射巴氯芬用于 TDyst 的报道很少,且效果不明。有几个病例报道和小样本研究表明 ECT 可以治疗 TDyst 以及其他迟发综合征。关于 STN DBS 治疗 TDyst 的报道较少。这些治疗方法都没有被广泛使用,但它们可被视为最后的手段。

参考文献

[1] JACK J, CHEN J J, ONDO W G, et al. Tetrabenazine for the treatment of hyperkinetic movement disorders: a review of the literature. Clin Ther, 2012, 34: 1487–1504.

[2] KANG U J, BURKE R E, FAHN S. Natural history and treatment of tardive dystonia. Mov Disord, 1986, 1: 193–208.

[3] LEWITT P A. Tardive dyskinesia caused by tetrabenazine. Clin Neuropharmacol, 2013, 3: 92–93.

[4] SHAIKH A G, MEWES K, DELONG M R, et al. Temporal profile of improvement of tardive dystonia after globus pallidus deep brain stimulation. Parkinsonism Relat Disord, 2015, 21: 116–119.

[5] SMITH K M, SPINDLER M A. Uncommon applications of deep brain stimulation in hyperkinetic movement disorders. Tremor Other Hyperkinet Mov(N Y), 2015, 5. https://doi.org/10.7916/D84X56HP.

药物性帕金森综合征的治疗

皮埃尔·R. 伯克哈德

案例

本病例为一名71岁的男性，除了患有肠易激综合征外，身体状况良好。在过去的1～2个月里，他开始抱怨在日常生活中走路或活动时越来越慢。他还出现了疲劳、颈部和肩部疼痛以及僵硬的感觉。此外，他在观看电视上的体育赛事时，发觉他的双上肢在静止时会出现间歇性地颤抖。他的笔迹变小了，他的妻子抱怨说她丈夫的声音变了，这让他说的话更难被人理解。当他向医生述说这些变化时，他的全科医生告诉他，他可能患有帕金森病（Parkinson's disease, PD），并开始用左旋多巴-苯塞拉齐特，100/25 mg，每日3次进行治疗。服用该药1个月后，他不仅没有好转，而且感觉病情进一步恶化，这导致他的医生将左旋多巴-苯塞拉齐特的剂量增加到200/50 mg，每日4次。由于没有他的症状没得到任何缓解，因此他到我们医院进行治疗。

当我们第一次见到他时，他否认除了左旋多巴-苯塞拉齐特外还服用了其他药物。经检查，除了所有四肢出现轻微间歇性静止性震颤且上肢更明显之外，他还表现出一种严重的，本质上是类似僵硬的，相当对称的帕金森综合征。步行时呈弯腰体态，步幅缩短，但没有冻结步态。该患者MDS-UPDRS第3部分得分为53分。没有认知功能下降，也没有特征提示非典型或继发性帕金森综合征。鉴于其帕金森综合征进展迅速，且病程持续数月，帕金森综合征状呈对称性，且无左旋多巴反应，对该患者难以确诊为PD。进行了

[123]I-碘氟烷SPECT扫描，没有纹状体摄取缺陷，脑部核磁共振检查证明他在这个年龄段是正常的。

在他第三次就医时，当再次被问到他最近是否有接触过任何其他的药物或毒素时，他最终意识到，他因肠易激症而长期每日服用Deanxit™1片达9年之久，并且，从最近3个月开始，他已将每日剂量增加到2片。Deanxit™是数十年来在瑞士、法国和全球其他国家/地区销售的药物，用于治疗"轻度至中度的抑郁症和焦虑症"，但最近在北美洲、日本、澳大利亚和英国已被禁止使用。该药含有一种三环类抗抑郁药，一氯水合美利拉西嗪（10 mg/片）和一种传统的硫代蒽类抗精神病药，二氯水合氟哌啶醇（0.5 mg/片）。因此，该患者被初步诊断为药物性帕金森综合征（drug-induced parkinsonism, DIP），该药物和左旋多巴都被停用了。在接下来的3个月里，患者的病情逐渐好转，但其帕金森综合征需要大约6个月才能完全缓解。

讨论

本病例为临床神经病学中的典型情况，一般情况下，尤其是运动障碍中，PD常因继发性可逆性帕金森综合征即精神药物所诱发的帕金森综合征而被误诊。在使用第一代抗精神病药后，这种情况很快就被认为是锥体束外最常见的不良反应之一。在1961年，Ayd发表了一项针对3 775名当时使用了吩噻嗪类镇定剂的患者的大样本研究，结果表明，在治疗过程中近40%的患者出现"锥

体外系反应"，DIP是仅次于静坐不能的第二大常见不良反应。如果该百分比包括轻度或不完全DIP（例如轻度运动障碍），则该百分比可能更高。研究还表明，与男性相比，女性患DIP的概率几乎是男性的2倍，这与男、女性发病率为2∶1～3∶2的PD正好相反。另一方面，DIP和PD的年龄分布存在重叠，但DIP患者可能比PD患者年龄稍大。最近的多项研究，对DIP的患病率进行了不同程度的估计，在精神病患者人群中DIP的患病率为10%～60%，但是随着非典型抗精神病药物的广泛使用，该比例可能会下降。在运动障碍诊所中，与多动症相比，帕金森综合征是最常见的疾病，据报道DIP的患病率为1%～8%，在某些中心可能更高，使其成为第二大最常见的帕金森综合征病因。仅次于PD和最常见的继发性帕金森综合征。通常，由于各研究间存在许多偏见，尤其是用于定义帕金森综合征的诊断标准，因此DIP的流行病学估计差异很大。总的来说，人们一致认为DIP在很大程度上未被医学界认可，并且很可能被医学界所忽视。因此，DIP应被神经病学家和全科医生所熟知，并应始终被认为是新发帕金森综合征的鉴别诊断，因为在大多数情况下它是可逆的。

DIP通常发生在服用抗精神病药物后的前3个月内，也可能发生在更晚的时候，特别是当一种抗精神病药物被另一种药物替代或当用药剂量增加时（如本病例所示）。它通常在相对较短的时间内发展，有时病程发展剧烈，并且与帕金森病的缓慢发病不同，它可在几个月内变得相当严重。它最常见的表现为运动-僵硬综合征，通常但不总是呈对称性的，静息性震颤的发生率比PD少，然而静息性震颤在一些研究中受到质疑，这些研究表明，姿势性震颤比静息性震颤更符合DIP。然而，应该强调的是，DIP有时可能与PD症状完全一致，表现为不对称性症状及典型的静止时震颤。可能受到潜在的精神疾病的影响，运动不能在DIP中是特别突出的，而DIP中的构音障碍、吞咽困难、步态障碍和其他轴性症状可能比PD少见。

有趣的是，帕金森综合征和TD或其他与抗精神病药相关锥体外系症状，如兔子综合征（口周震颤）、静坐困难或眼球转动危象，可能在某些患者中共存，但在PD中未发现这种特定的关联。除了运动障碍，PD的特点是早期或运动前出现多种非运动症状，包括低血氧症、便秘和其他自主神经功能障碍以及睡眠障碍。这些症状在DIP中并不常见，与PD相比，这些症状的缺失可能提示患有DIP。DIP的另一个与PD诊断几乎不相容的特征是，即使在高剂量的情况下，它对左旋多巴或其他多巴胺能药物的反应也很差，但这并不是DIP独有的，在非典型性帕金森综合征（如MSA或PSP）中也可以看到。也有例外，例如，有报道丙戊酸钠相关的帕金森综合征可能存在左旋多巴反应。最后，当停止服用药物后，DIP可能会消退，但帕金森综合征相应的症状可能需要几个月的时间才能完全消失。

为了在不明确的情况下区分DIP和PD，一些辅助检查可能是有用的，包括嗅觉测试、经颅超声检查、脑部MRI、MIBG闪烁显像和[123]I-碘氟烷SPECT扫描。后者专门评估多巴胺黑质纹状体通路的完整性，尤其值得关注的是，因为它在单纯DIP中是正常的，而在退行性帕金森综合征中是异常的，甚至在疾病早期也是如此。换言之，常规的[123]I-碘氟烷SPECT扫描可以从实质上排除PD，并且其影像表现可诊断DIP，并且可评估患者在停药后预后是否良好。然而，由于其相对较高的成本，[123]I-碘氟烷SPECT扫描不应用在所有疑似DIP的病例中，而应仅使用于有问题的病例，例如，当患者在停药后症状没有改善时。事实上，停药后症状改善是诊断DIP的最终标准，70%～90%的DIP患者有望完全恢复，尽管恢复过程可能需要长达18个月。这意味着，尽管停止了药物的刺激，但其中约1/4的症状没有改善或仅是部分改善，有些情况甚至更糟。目前的假设是，这些患者患有临床前PD或另一种由抗精神病药物治疗所导致的退行性帕金森综合征。这时特别需要[123]I-碘氟烷SPECT扫描来验证，因为该检查可清楚地显示黑质纹状体通路的退化，从而医务人员可预测患者的预后和制订治疗策略。也有学者提出，一些长期使用的 DIP 易感药物可能会对黑质纹状体神经元产生直接的毒性作用（称为"双重打击"假设），或者 DIP 患者可能是 PD 致病基因的无症状携带者，或者可能由于基因变异导致。也就是说最终是由于接触了抗精神病药物，而增加了他们对 PD 的易感性。最后，对罕见的 DIP 病例进行了尸检，尽管在抗精神病药物停药后其症状完全恢复，但仍有部分病例表现出与临床前 PD 相一致的神经病理学研究。

临床过程可以将"单纯"DIP 与非典型 DIP 分开。在"单纯"DIP 中，患者在服用已知的致敏药物后的几个月内出现进行性运动僵硬综合征，多巴胺能 SPECT 扫描结果正常，并在停用致敏药物后可完全得到缓解。在非典型 DIP 中，患者可能表现出与非运动性症状相关的不对称性帕金森综合征，多巴胺能 SPECT 扫描异常，并且恢复不完全或恢复程度较小，所有特征均可提示其潜在的变性或毒性过程。表 66.1 展示了单纯 DIP 的诊断标准，表 66.2 特别展示了一些可以区分 DIP 和 PD 的特征。

虽然 DIP 最初是在 20 世纪 50 年代使用典型的抗精神病药物后被报道的，但现在明确的是，许多其他药物也有不良反应。几乎所有的抗精神病药都具有直接或间接干扰多巴胺能黑质纹状体系统的能力，特别是改变纹状体 D_2 受体刺激的能力，但这一机制尚未被所有非抗精神病药物（即抗癫痫药物）所证实。除了中枢性（抗精神病药）和外周多巴胺受体拮抗剂（即止吐药）外，最常见的致病药物包括钙通道阻滞剂、抗抑郁药和抗癫痫药。表 66.3 根据致病风险列出了大部分导致 DIP 的药物。值得一提的是，所有类型的抗精神病药都与 DIP 有关，包括非典型药物，如喹硫平或氯氮平，尤其是高剂量时，尽管与后者相关的风险似乎较低。值得注意的是，一些隐藏的抗多巴胺能药物如止吐药、胃肠促进剂、抗眩晕药或抗高血压药等，有时被用于定义不清的与焦虑相关的精神疾

病（如本病例），或用于精神病学以外的适应证。尽管不太常见，且乍一看似乎不太可能，但当怀疑患者患有 DIP 时，该注意其是否服用此类药物。

表 66.1　"单纯"DIP 的诊断标准

在开始使用一种已知可诱发帕金森综合征的药物后，迅速发展（数周至数月）为一种相当对称的运动僵硬型帕金森综合征
[123]I-碘氟烷 SPECT 扫描或其他突触前多巴胺 PET/SPECT 扫描正常
左旋多巴或多巴胺激动剂治疗后无或仅有轻微改善
去除致病药物后症状完全缓解
没有其他原因导致退行性或继发性帕金森综合征

表 66.2　DIP 和 PD 的特性鉴别

特　性　鉴　别	药物性帕金森综合征	帕金森病
年龄	一般为老年人	大约 60 岁
性别	大多为女性	大多为男性
进展	亚急性（几周至几个月），有时是急性发病	缓慢（数月至数年）
最近是否有使用抗精神病药物或其他药物治疗	是	否
运动不能-强直综合征	通常呈对称性	呈不对称性
震颤	偶尔，可能多为姿势性	经常，静止性
对左旋多巴的反应	低或无反应	存在
停药的后果	完全恢复	无改善或更加恶化
PD-相关的非运动症状	通常不存在	通常存在
突触前多巴胺 PET/SPECT 扫描	正常	异常
是否伴有抗精神病药相关运动障碍（TD，静坐不能）	可能	否

表66.3　已证明可诱发帕金森综合征的药物

诱发DIP风险等级	根据药理学作用机制分类	药　　物	药物类别
高风险	中枢多巴胺受体拮抗剂（典型和非典型抗精神病药）	几乎全部	抗精神病药
	多巴胺消耗剂	丁苯那嗪 利血平	反舞蹈症 降压药
	多巴胺合成阻断剂	甲基多巴	降压药
中等风险	外周多巴胺受体拮抗剂	甲氧氯普胺 多潘立酮 左旋硫苷 氯波必利 普鲁氯嗪	止吐药和胃药 促胃动力药
	钙通道阻滞剂（P-通道和L-通道）	氟桂利嗪 桂利嗪 氨氯地平 维拉帕米 地尔硫䓬	抗眩晕 偏头痛 降压药 抗心律失常
	γ-氨基丁酸增强剂 电压依赖性钙通道阻滞剂	丙戊酸钠钠 苯妥英 左乙拉西坦	抗癫痫药
低风险	选择性5-羟色胺再摄取抑制剂	氟西汀 氟伏沙明 舍曲林 西酞普兰/依西酞普兰 帕罗西汀	抗抑郁药
	三环素	氯丙咪嗪 阿米替林 脱硫平 苯乙肼	
	单胺氧化酶抑制剂	吗氯贝胺	
	其他	锂盐 文拉法辛 米氮平	
	混杂药物	胺碘酮 普鲁卡因	抗心律失常药
		环孢菌素 他克莫司	免疫抑制剂
		左旋甲状腺素 甲羟孕酮 肾上腺素	激素
		洛伐他汀	他汀类药物
		磺胺甲基异噁唑 利福平	抗生素

续　表

诱发DIP风险等级	根据药理学作用机制分类	药　　物	药物类别
低风险	混杂药物	阿昔洛韦 阿糖腺苷 抗HIV药物	抗病毒药
		两性霉素B	抗真菌药
		阿利马嗪 乙酰丙嗪 羟嗪	H1抗组胺药
		环磷酰胺 阿糖胞苷 其他	化疗药物
		眠尔通 曲美他嗪 抗胆碱酯酶	其他

例如,在癌症的情况下,已有报道显示患者在骨髓移植或化疗后可单独或联合使用包含阿糖胞苷、环磷酰胺和可能的其他药物后引起急性帕金森综合征。免疫抑制剂如环孢霉素和他克莫司也有牵连,有时H1抗组胺药或抗生素如利福平、抗病毒药物如阿昔洛韦和抗真菌药物如两性霉素B也有牵连。关于DIP表型是否因不同的致病因子存在差异的问题还没有得到详细的研究,但是像胺碘酮、锂通道阻滞剂或钙通道阻滞剂这类的药物可能比典型的抗精神病药物诱发更多的震颤。

除了药物治疗外,许多有毒药物也可导致急性或亚急性帕金森综合征,有时是单独发生的,如意外接触MPTP和有机磷农药,有时发生于较复杂的颅脑疾病中,如锰、甲醇、氰化物、一氧化碳或二硫化碳中毒。有趣的是,有机磷农药如对硫磷和马拉硫磷所引起的帕金森综合征在某些情况下可出现左旋多巴反应,其症状是可逆的。这种由中毒引起的病症不在本章DIP讨论的范围内。

DIP的治疗是困难的,预防的方法应是避免在非精神病状态下(如失眠、轻度焦虑、消化不良、模糊的头晕、压力相关或功能性症状)使用抗精神病药物。还必须强调的是,DIP通常对抗帕金森病药物(包括左旋多巴、多巴胺激动剂或抗胆碱药)有抗药性,但有学者提出金刚烷胺可能偶尔有效。降低刺激性药物的剂量可能对其治疗有所帮助,但其主要目的是停止使用致病药物,在大多数情况下,即使冒着精神失代偿的风险,这也是唯一可行的选择。如果是这样的话,可全球推广的治疗方法就是尝试用一种不良反应较低的相关化合物来代替致病药物。例如,从使用典型的抗精神病药物改为使用非典型的抗精神病药物,但也有报道称后者可引发DIP。对于治疗恶心,甲氧氯普胺可以用多潘立酮或昂丹司琼代替。

对于高危患者,如有脑血管疾病的老年患者和已经有过DIP病史的患者,在接触另一种危险化合物时应仔细随访。总之,对DIP最好的治疗是尽早发现,然后立即中断导致DIP的药物治疗,同时记住改善可能需要一段时间。

参考文献

[1] AYD F J JR. A survey of drug-induced extrapyramidal reactions. JAMA, 1961, 175(12): 1054–1060.

[2] BONDON-GUITTON E, PEREZ-LLORET S, BAGHERI H, et al. Drug-induced parkinsonism: a review of 17 years' experience in a regional

pharmacovigilance center in France. Mov Disord, 2011, 26(12): 2226–2231.

[3] BRIGO F, ERRO R, MARANGI A, et al. Differentiating drug-induced parkinsonism from Parkinson's disease: an update on non-motor symptoms and investigations. Parkinsonism Relat Disord, 2014, 20(8): 808–814.

[4] ERRO R, BHATIA K P, TINAZZI M. Parkinsonism following neuroleptic exposure: a double-hit hypothesis? Mov Disord, 2015, 30(6): 780–785.

[5] LOPEZ-SENDON J L, MENA M A, DE YEBENES J G. Drug-induced parkinsonism in the elderly. Incidence, management and prevention. Drugs Aging, 2012, 29(2): 105–118.

[6] LOPEZ-SENDON J, MENA M A, DE YEBENES J G. Drug-induced parkinsonism. Expert Opin Drug Saf, 2013, 12(4): 487–496.

[7] MUNHOZ R P, WERNECK L C, TEIVE H A G. The differential diagnoses of parkinsonism: findings from a cohort of 1528 patients and a 10 years comparison in tertiary movement disorders clinics. Clin Neurol Neurosurg, 2010, 112(1): 431–435.

[8] SHUAIB U A, RAJPUT A H, ROBINSON C A, et al. Neuroleptic-induced parkinsonism: clinicopathological study. Mov Disord, 2016, 31(3): 360–365.

[9] TEIVE H A G, TROIANO A R, GERMINIANI F M B, et al. Flunarizine and cinnarizine-induced parkinsonism: a historical and clinical analysis. Parkinsonism Relat Disord, 2004, 10(4): 243–245.

[10] THANVI B, TREADWELL S. Drug induced parkinsonism: a common cause of parkinsonism in older people. Postgrad Med J, 2009, 85(1004): 322–326.

迟发性静坐不能症的治疗

约翰·C.摩根

案例

一名35岁的男性在接受长期氟哌啶醇治疗精神分裂症时，出现一种无法抑制的想移动身体的冲动。在他23岁的时候，他被诊断出患有精神分裂症，当时他具有被迫害幻听，并且在发病前就形成了一种"孤独者"的性格。多年来，通过氟哌啶醇治疗，他的精神分裂症得到了很好的控制，并继续与家人生活在一起。但在过去的1年里，他的面部和舌头总不自主地抽动，且在坐着的时候存在不安及被迫活动的冲动，如想要不停地摆动双腿。他没有腿部躁动综合征或类似运动障碍的家族病史，并且他主观要求不断运动的需求无昼夜节律。

该患者轻度肥胖，伴有高脂血症和高血糖症，与代谢综合征症状一致。有15年吸烟史（每日1包），很少喝酒，且否认有吸毒史。在过去的17年里，他能够在监督下每周工作20小时。

初次就诊时，患者主述使用的药物包括每月1次氟哌啶醇癸酸盐肌内注射50 mg，1 mg苯托品每日2次，每日20 mg阿托伐他汀，500 mg二甲双胍每日2次。

体格检查时，他的血压为142/78 mmHg，心率为74次/分。他患有口颊舌运动障碍，伴有间歇性伸舌、噘嘴和下颌横向运动。他的整个身体一直处于运动状态，当被要求完全静止时，他可以抑制身体的大部分动作，但部分动作如噘嘴和腿部运动依旧存在。

患者主述他有一种肢体想要不断运动的冲动。他不能坐定，常前后晃动身子；站立时则来回走动。坐下时，上肢总不停活动，下肢也不停摆动、不断交换双腿的相对位置。当他的强行抑制下，这些不自主动作可部分减少，但不能完全被抑制。他的其余神经系统检查均正常。

常规实验室检查结果显示，除血糖为7.67 mmol/L（138 mg/dL）外，全血细胞计数正常，代谢综合指数正常。铁蛋白水平为105 ng/mL。

精神科医生诊断他患有迟发性运动障碍和迟发性静坐不能。

讨论

静坐不能是由Haskovec在20世纪初创造的一个术语，用来形容那些日常生活中"异常兴奋"的患者。它来源于希腊语，本意为"无法坐下"。在20世纪50年代抗精神病药被用于治疗精神分裂症和其他精神疾病后不久，患者就出现了焦虑和不安症状。静坐不能患者主观上存在不安及被迫活动的冲动，客观上多表现为重复运动，而假性静坐不能则表现为肢体运动增加而缺乏主观的不安感。急性静坐不能发生于使用DBA治疗后不久或药物剂量增加时，这种类型的静坐不能通常在对停用DBA或减少药物剂量后症状可得到缓解。如果上诉治疗方案无法改善患者症状，那么使用β受体阻滞剂和苯二氮䓬类药物通常对改善患者症状是有效的。

Munetz和Cornes于1983年引入了迟发性静坐不能这一术语，并将其描述为"一种类似于静坐不能的综合征,其特征是起病晚,治疗具有耐药性,尽管停用神经阻滞剂但症状有潜在的不可逆性"。如同迟发性运动障碍(tardive dyskinesia, TD),当减少DBA的剂量时,迟发性静坐不能症(tardive akathisia, TA)的症状通常会变得更糟,随着药物剂量的增加其症状可获得改善。在许多患者中,TA通常与TD同时存在,因此TA被一些学者认为是TD的一个亚型。

在过去的60年里,多巴胺受体阻滞剂(dopamine receptor blocking agents, DBA)的使用导致TA一直是被大家所关注的问题,而且由于经常使用第二代抗精神病药治疗非精神病性疾病(如双相情感障碍、抑郁、睡眠障碍和焦虑),患者中发生迟发综合征(tardive syndromes, TS)的概率比过去更为普遍。尽管第二代抗精神病药由于D_2多巴胺受体阻滞作用较弱而发生TS的概率较低,但随着时间的推移,由于此类药物的广泛使用已导致大量TS发生。如今许多学者对TA的定义包括延迟发作(>3个月的治疗),与最近使用的药物或剂量变化无关,而且它常常与迟发综合征有关。虽然大多数静坐不能症与使用DBA有关,但它也可发生在使用其他药物(如SSRIs)的治疗中,或药物戒断如阿片类药物、苯二氮䓬类药物和其他药物的情形中。在一些研究中,TA的患病率为8%～40%。在发育障碍患者中,TA的患病率为6%～14%。TA的易感人群包括老年人及女性。

在病理生理学上,TA是由于突触后多巴胺受体在中脑皮质多巴胺通路、去甲肾上腺素能机制或脊髓多巴胺下行通路中的被阻断所致。鉴于TA与TD的症状相似,一些学者提出TA的病理生理学与TD相似,特别是随着时间的推移,黑质纹状体通路中的多巴胺受体容易过度活跃。其他学者认为,是由于γ-氨基丁酸能神经传递或去甲肾上腺素活性增加而导致TA的发生。对于极少数患者,急性静坐不能可由阿片类药物所导致,因此抗精神病药对阿片类药物神经传递的影响可引起TA的发生。也有一些证据表明,就像原发性和继发性不宁腿综合征(restless legs syndrome, RLS)一样,中枢神经系统缺铁可导致TA,但该结论存有争议。与RLS不同的是,静坐不能没有昼夜节律,不会对患者的昼夜活动有影响。

Bhidayasiri等学者在2013年关于治疗迟发性综合征研究中推荐使用氯硝西泮(用于治疗TD)和银杏叶提取物(用于治疗TS),B级推荐。在实践中,我发现氯硝西泮对TD和TA都有用,但银杏叶提取物在美国很少用于治疗TS。可使用金刚烷胺或四苯喹嗪治疗TS,证据等级为C级。在TS的治疗中,通常尝试先停用有可能致病的DBA,但支持此方法的证据不足(U级)。然而,大部分的理论依据主要来源于以治疗TD为主的试验和病例报道,而以TA为主的研究则很少。

在治疗时,大多数临床医生会建议患者首先尝试停用致病药物(如果可能的话),减少用药剂量,或者改用药效较低的DBA。然而,对于许多患者(尤其是有精神分裂症或其他精神病患者),可能无法停用致病药物。在其他情况下,例如用抗精神病药辅助治疗抑郁症或长期使用甲氧氯普胺(胃复安)治疗胃轻瘫,应尽可能地停用DBA。对于治疗TD,有效的方法是去除抗胆碱能药物,如苯托品、苯海索,服用这些药物可能会加重患者的运动障碍。然而,这些药物却对治疗迟发性肌张力障碍有效。

仅有一些小样本试验对TA进行了研究,研究结果均表明对TA的治疗是有效的。其中,样本量最大的研究是由Burke等学者(1989)发表的,研究结果表明,在52名患者中使用多巴胺消耗剂利血平和四苯喹嗪对治疗TA最有效。Sachdev研究了一系列关于精神分裂症伴TA的患者的多种安慰剂对照治疗,这些患者长期接受了包括选择性和非选择性β受体阻滞剂、苯托品、溴隐亭、毒扁豆碱、可乐定和甲氧氯普胺在内的抗精神病药治疗。从他样本量有限的研究中可知,抗胆碱能药或非选择性β受体阻滞剂可改善部分TA患者的症状。在其他的病例报告中,可乐定也被证实对治疗TA有效。

多巴胺消耗剂如四苯那嗪、利血平、氘代丁苯那嗪和伐本那嗪可用于治疗TA，但对一些患者可能不但疗效甚微，还可能发生急性静坐不能。在2017年4月FDA批准伐本那嗪用于治疗TD后，目前研究者们正研究将氘代丁苯那嗪和伐本那嗪可用于治疗TD。伐本那嗪治疗TD的Ⅲ期临床药物试验中，少数患者出现静坐不能症状或病情加重，这些不良反应是否与使用伐本那嗪相关仍有待观察。Waln和Jankovic最近的研究结果表明，TA患者在使用唑吡坦后其症状显著改善。目前暂无明确可用于治疗TA的药物，但氯硝西泮、可乐定、多巴胺消耗剂、普萘洛尔、米氮平、曲唑酮和唑吡坦可用于尝试治疗TA（表67.1）。

表67.1　迟发性静坐症的药物剂量

四苯喹嗪	12.5～25 mg	每日2次或3次
利血平	0.25～5 mg	每日
普萘洛尔	最多80 mg	每日3次
氯硝西泮	最多2 mg	每日2次
多巴胺激动剂[a]	因个体而定	每日2次或3次
普瑞巴林	最多200 mg	每日3次
可乐定	每次最多0.3 mg	每日2次
唑吡坦	5～10 mg	每日2次
米氮平	15～30 mg	睡前服用
曲唑酮	最多200 mg	睡前服用或每日2次

[a] 鉴于这些药物可能会使患者病情恶化，因此在精神病发作时应谨慎使用多巴胺激动剂药物。

有病例报道指出，罗匹尼洛与普瑞巴林可改善由阿立哌唑治疗导致的TA。此外，另一个病例报道显示，单胺氧化酶-A抑制剂吗氯贝胺也可改善TA。对于一名对四苯那嗪、普萘洛尔、氯硝西泮和其他药物治疗无效的TA患者，当使用剂量为100 mg，每日2次的曲唑酮治疗时，其症状得以改善。每日服用15 mg的米氮平也可对"急性静坐不能症"或TA有效，值得考虑的是，在一项安慰剂对照试验中，与每日服用80 mg普萘洛尔相比，

在"急性静坐不能症"中米氮平的疗效更好。另一例研究发现抗胆碱能药物丙环胺联合苯二氮䓬类药物对治疗TA有效。目前还未证实多巴胺激动剂对TA治疗有效。也有研究表明电休克治疗可改善TA。

许多用于治疗TA的药物都存在严重的不良反应，尤其是对老年人。普萘洛尔可引起症状性心动过缓、体位性低血压、勃起功能障碍以及失眠，并有可能加重抑郁症。四苯那嗪和其他多巴胺消耗剂可能会加重抑郁症，引起体位性低血压和药物镇静，或引起帕金森综合征，并且目前这些药物价格非常昂贵。金刚烷胺可引起抗胆碱能不良反应，包括认知障碍、便秘和尿潴留。它还能引起下肢水肿、网状青斑以及非常罕见的角膜水肿。氯硝西泮可能导致患者过度镇静、老年人跌倒风险增加和认知功能改变。可乐定会引起低血压。唑吡坦可以引起药物镇静，并导致部分患者在睡眠中出现异常行为。

在本病例中，因患者同时患有TD和TA，苯托品被停用，氟哌啶醇注射也被停止了。他开始服用口服阿立哌唑，但不仅没有改善TD和TA，反而恶化了。因此，每日2次的普萘洛尔剂量从20 mg增至60 mg，患者的TA症状较用药前有所改善。当普萘洛尔进一步增加至80 mg时患者的改善更加明显，但他开始感到疲倦。此时加入12.5 mg四苯那嗪每日2次，患者的TD和TA症状均有较好的改善。之后四苯那嗪剂量增加剂量到25 mg时患者的症状进一步改善。患者抱怨以每日2次的频率服用60 mg普萘洛尔和25 mg四苯那嗪时感到轻微的镇静作用，但他对症状的总体疗效感到满意。

TA的治疗需因人而异。某些患者由于没有明显的精神病，可以停用抗精神病药物。在其他情况下，临床医生应尝试减少使用可致病DBA的剂量，或者改用药效较弱的DBA。如果该治疗无效，则需要添加其他药物。对于TA和TS通常很难治疗，且大多数患者在现有的治疗中可能治疗效果不佳。在Burke等学者的系列研究中，只有

1/3的患者经治疗后TA完全改善。基于大学运动障碍诊所的经验也证实，尽管尽了最大的努力来治疗这些疾病，大多数患有TA、TD和其他TS的患者仍一直忍受着疾病所带来的痛苦。

参考文献

[1] AMANN B, ERFURTH A, GRUNZE H. Treatment of tardive akathisia with clonidine: a case report. Int J Neuropsychopharmacol, 1999, 2: 151–153.

[2] BHIDAYASIRI R, FAHN S, WEINER W J, et al. Evidence-based guidelines: treatment of tardive syndromes. Report of the guideline development Subcommittee of the American Academy of neurology. Neurology, 2013, 81: 463–469.

[3] BURKE R E, KANG U J, JANKOVIC J, et al. Tardive akathisia: an analysis of clinical features and response to open therapeutic trials. Mov Disord, 1989, 4: 157–175.

[4] GUALTIERI C T. The problem of tardive akathisia. Brain Cogn, 1993, 23: 102–109.

[5] KANE J M, FLEISCHHACKER W W, HANSEN L, et al. Akathisia: an updated review focusing on second-generation antipsychotics. J Clin Psychiatry, 2009, 70: 627–643.

[6] KUNIYOSHI M, ARIKAWA K, MIURA C, et al. Effect of clonazepam on tardive akathisia. Hum Psychopharmacol, 1991, 6: 39–42.

[7] MUNETZ M R, CORNES C L. Distinguishing akathisia and tardive dyskinesia: a review of the literature. J Clin Psychopharmacol, 1983, 3: 343–350.

[8] POYUROVSKY M, PASHINIAN A, WEIZMAN R, et al. Low- dose mirtazapine: a new option in the treatment of antipsychotic-induced akathisia. A randomized, double-blind, placebo- and propranolol-controlled trial. Biol Psychiatry, 2006, 59: 1071–1077.

[9] RIBOSA-NOGUÉ R, PAGONABARRAGA J, KULISEVSKYJ. Efficacy of trazodone in antipsychotic-induced akathisia resistant to conventional treatment. Parkinsonism Relat Disord, 2012, 18: 902–903.

[10] SACHDEV P, KEE K Y. Pharmacological characterization of tardive akathisia. Biol Psychiatry, 1990, 28: 809–818.

[11] SACHDEV P, LONERAGAN C. Intravenous benztropine and propranolol challenges in tardive dyskinesia. Psychopharmacology, 1993, 113: 119–122.

[12] WALN O, JANKOVIC J. Zolpidem improves tardive dyskinesia and akathisia. Mov Disord, 2013, 28: 1748–1749.

[13] WALN O, JANKOVIC J. An update on tardive dyskinesia: from phenomenology to treatment. Tremor Other Hyperkinet Mov(N Y), 2013, 3. pii：tre-03-161-4138-1.

[14] WALTERS A S, HENING A. Opioids a better treatment for acute than tardive akathisia: possible role for the endogenous opiate system in neuroleptic- induced akathisia. Med Hypotheses, 1989, 28: 1–2.

[15] WOODS S W, MORGENSTERN H, SAKSA J R, et al. Incidence of tardive dyskinesia with atypical versus conventional antipsychotic medications: a prospective cohort study. J Clin Psychiatry, 2010, 71: 463–474.

[16] ZUTSHI D, CLOUD L J, FACTOR S A. Tardive syndromes are rarely reversible after discontinuing dopamine receptor blocking agents: experience from a university-based movement disorder clinic. Tremor Other Hyperkinet Mov(N Y), 2014, 4: 266.

丹尼尔·卡西

案例

一名27岁的男子到急症室求诊，主诉舌头及喉部有肿胀感，持续大约2天。该患者几天前出现了类似流感的症状。神经学检查正常。一位神经科医生在看诊时注意到，该患者的头和颈部伸肌紧张，呈轻微的间歇性颈后倾姿势。经进一步询问，患者回忆起他有恶心的症状，在出现神经症状3天前曾呕吐一次，为此他的主治医生（PCP）给他开了每日服用2次的10 mg的普鲁氯嗪；患者服用了2剂，最后一次是在来急诊室前2天。该患者被怀疑对吩噻嗪产生了不良反应，因此他被注射了50 mg的苯海拉明。他舌头和喉咙的异常感觉和颈后倾症状立即得到缓解。该患者出院回家，医生建议他每4 h需口服50 mg苯海拉明，以防其神经症状复发。

讨论

急性肌张力障碍反应（acute dystonic reactions，ADR）是指约2%的患者在接受DRB后发生的锥体外系反应，通常是在首次服药后发生。20世纪60年代初期当APDs引入临床实践后不久，立即引起了学者们广泛关注和研究兴趣。引起ADR的最常见药物是APDs。但ADR也可能是由于开始服用某些止吐剂后引起的，这些止吐剂会阻断多巴胺受体，如甲氧氯普胺和普鲁氯嗪；ADR偶尔发生于服用5-羟色胺再摄取抗抑郁药后；或者发生于服用具有DRB特性的钙通道阻滞剂后，如桂利嗪和氟桂利嗪，然而此类药物在美国为禁用药物。而对于因服用苯海拉明，氯喹，乙琥胺和多潘立酮之后引起ADR的报道很少。与其他药物引起的锥体外系反应（如药物诱发的帕金森综合征和迟发性运动障碍）相比，急性肌张力障碍反应在儿童和年轻成年男性中更常见。ADR的临床表现各不相同，可包括间歇性或持续性肌肉痉挛以及眼睛、面部、颈部和喉咙的异常姿势，眼肌危象、眼睑痉挛、牙关紧闭、口下颌肌张力障碍、面部扭曲、舌头突出或扭曲、嘴唇变形或舌咽部收缩，严重者可出现构音障碍、吞咽困难、下颌脱位和呼吸喘鸣。颈部肌肉常受累而产生痉挛性斜颈，最常见的是颈后倾。在某些情况下，可能出现轻微的口腔肌张力障碍，但无明显的肌肉痉挛，可引起患者出现下颌、舌头或咽喉痉挛的感觉，导致患者咀嚼、吞咽或说话困难。躯干障碍常出现于儿童患者中，可引起角弓反张、脊柱侧弯或脊柱前凸。患者肢体扭转伴内翻和内收的情况则少见。

急性肌张力障碍反应通常令人害怕，患者发病较急且症状严重，是大多数此类患者到急诊室就诊和治疗的原因。如果不熟悉急性肌张力障碍反应的特征，特别是如果患者有轴性高张力症时，该病往往易与癫痫、破伤风、狂犬病、脑炎、脑膜炎或蛛网膜下腔出血混淆。而且由于肌张力障碍体征时而缓解时而加剧，或者表现出对治疗药物或安慰剂有所反应，因此它们可能被误认为是癔症。

急性肌张力障碍反应是锥体外系反应中最早出现的不良反应，一般在首次服用DBR的几小时内出现。有时，给药与肌张力障碍的出现之间可能会有12～36小时的延迟，这暂时掩盖了诊断。如果未经治疗，ADR通常会减弱并最终自发缓解，但在单次给药后的几小时或几天内，其严重程度可能会有波动。如果将来患者使用了其他同等效力的APD，急性肌张力障碍反应可再次复发。长效静脉注射吩噻嗪类药物，如癸酸氟奋乃静，可能在每次给药后72 h内产生周期性的急性运动障碍，在这种情况下，有时会与迟发性运动障碍混淆。在急性和短暂接触普通剂量的抗精神病药物后发生持续性运动障碍或肌张力障碍未见报道。很少有报道指出持续性肌张力障碍或运动障碍可短暂地引起急性肌张力障碍反应，且首次服药后也未引起急性肌张力障碍反应。在使用突触前多巴胺消耗药物如利血平或四苯那嗪后，也可能发生急性肌张力障碍反应。目前尚无使用利血平后出现不良反应的文献报道，但有报道表明使用具有多巴胺受体阻断特性的四苯那嗪后可出现急性肌张力障碍反应。在临床中使用APD之后，尽管所用DRB的药效和剂量存在很大差异，但ADR的总发生率为2%～10%。

ADR的病理生理学尚不明确。虽然急性肌张力障碍反应一度被认为是一种特异性的反应，但患者在使用抗胆碱能相对较低的强效DRBs治疗后和对一定剂量的药物产生依赖性后，ADR的发生率似乎升高了。在一项临床研究中，ADR患者的红细胞中吩噻嗪的浓度高于无运动障碍的患者。尽管发病机制可能是由于突触多巴胺神经传递受损，但一些临床观察对这一解释提出了质疑。尽管利血平能够加速消耗突触前多巴胺，但并不能导致ADR的发生，这一事实表明，对DA传递的急性抑制不足以导致ADR的发生。尽管四苯那嗪也是突触前多巴胺消耗剂，却由于其带有DRB的特性，可引发ADR。APD诱导的ADR；帕金森综合征患者由左旋多巴引起的肌张力障碍及与迟发性运动障碍相关的肌张力障碍之间的临床表现相似表明，ADR的发病机制可能是由于DA被激活而不是被阻断。

已经在狒狒和猕猴身上发现服用DRBs后出现的急性肌张力障碍反应。与人类相似，狒狒表现出个体易感性，因为只有少数动物在氟哌啶醇治疗后出现急性肌张力障碍反应。儿茶酚胺耗竭是利血平或利血平＋α-甲基酪氨酸预处理产生的，它可以大大降低或消除由氟哌啶醇引起的肌张力障碍，这与ADR对突触前儿茶酚胺能机制的依赖性相一致。在卷尾猴中，一种单胺氧化酶抑制剂可以减少氟哌啶醇引起的ADR，这与传统观点一致，即急性肌张力障碍是由于多巴胺抑制而非易化所致。

黑质纹状体系统中多巴胺的合成和释放在多巴胺受体阻断后立即增加。据推测，多巴胺合成和代谢转换的代偿性增加是一种由长循环以及局部纹状体反馈连接及对多巴胺自感受体的影响所介导的复杂功能。有学者认为多巴胺受体阻断引起的黑质纹状体多巴胺转换的激活可能是导致急性肌张力障碍反应的原因。与ADR相似，多巴胺受体阻滞后多巴胺转换的激活是一个相对短暂的现象，可随着反复接触药物而消失。这可能与以下临床观察结果相对应：即使在没有抗胆碱能治疗的情况下，有急性肌张力障碍反应发病史的患者，在反复使用DRB后，有时也会对此类药物产生"耐受性"。一项预防性抗胆碱药的研究表明，在DRB治疗1周后，ADR的发生率可大大降低。在人类中，ADR通常在单独给药后的24～36 h后发生，然而在非人类灵长类动物中反应更为剧烈。在一项临床药物试验中，ADR发生在单独服用布他哌嗪后23～56 h，此时血浆和红细胞中布他哌嗪浓度正呈下降趋势。但是，如果ADR是由于多巴胺转换加快而引起的，那么在DRB存在的情况下发生ADR似乎难以解释。然而，在动物研究中，纹状体DA转换的峰值早于人类急性运动障碍的出现，因此，ADR的延迟发作可能是由于纹状体DRB浓度下降和突触多巴胺可用性持续增加共同作用的结果。此外，由于单独剂量的APD可在给药后24～48 h持续导致多巴胺超敏反应，DA释放增强作用于未完全阻断的且日益敏感的多巴胺受体，可能是导致ADR的原因。

　　事实上,抗胆碱能药物可有效改善ADR,证明了急性多巴胺受体阻滞可通过胆碱能阻滞恢复多巴胺-乙酰胆碱平衡。阿扑吗啡是一种有效的多巴胺直接受体激动剂,它也能改善ADR,为急性运动障碍是由急性多巴胺缺乏症引起提供了额外的证据。然而,鉴于上述多巴胺活化的假设,抗胆碱能药物和阿扑吗啡抑制DA转换的能力,可能是由于其机制相似。抗胆碱能药物阻断DRBs引起的DA转换的增加,而阿扑吗啡通过激活突触前自我调节DA受体减少黑质纹状体DA转换,抑制黑纹状体激活率。

　　如前所述,ADR在儿童和年轻男性中比在老年人中更常见。此外,与特发性扭转性肌张力障碍并行,儿童多表现为躯干和肢体的重度肌张力障碍,而成人多表现为颈部、面部、舌部或手臂的局灶性肌张力障碍。如果ADR是由于多巴胺机制的激活而引起,那么儿童和年轻人可能对DRBs有反应,因为他们的黑纹状体神经元数量较多,纹状体多巴胺浓度较高,黑纹状体DA转换的激活更为活跃。

　　在人类和动物实验中,DRBs治疗后的急性肌张力障碍反应很容易辨别和改善。但因在检查中易被忽视,需要特别关注患者轻微且不舒服的肌张力障碍症状。单一剂量的APD给药到出现运动障碍之间经常出现数小时的延迟是误诊的常见原因。通常在急诊室里即可立即改善ADR症状。静脉注射或肌内注射苯托品(肌内注射2 mg)对于严重的ADR是非常有效的,而对于轻度ADR使用口服抗胆碱能药即可。如果停用DRB,由于抗胆碱能药物作用时间较短,在24～48小时反复口服苯托品仍是必要的。抗组胺剂苯海拉明(肌内注射50 mg)对治疗ADR同样有效,由于其抗胆碱能特性,可通过肠外或口服给药。如果抗胆碱能药物不是现成的,那么也推荐静脉注射地西泮,但地西泮是二线药物,且存在潜在的呼吸抑制风险,应谨慎使用。

　　使用预防性抗胆碱能药物对预防锥体外系反应的意义尚不明确且具有争议。例如,一些研究表明,使用预防性抗胆碱能药物可降低一些锥体外系综合征(如药物诱发的帕金森综合征)症状的严重程度,但其发病率并没有降低。然而,通过预防性治疗,可明显降低ADR发生率。鉴于ADR会令患者感到不适甚至痛苦,对于那些以前曾发生过ADR且不存在抗胆碱能毒性问题的年轻人应在ADR治疗的前30日接受预防性抗胆碱能治疗,以防止复发。

　　在本病例中,出现了ADRs的一些特征。首先,ADR出现于一名年轻男子身上,伴有以颈后倾为主要特征的神经系统症状。其次,在详细询问病史后,发现有DRB治疗史。第三,在使用DRB治疗和出现ADR症状之间有几天的延迟。第四,使用抗胆碱能药物苯海拉明治疗后,症状立即得到缓解。最后,由于未来几天症状可能复发,他被给予口服苯海拉明,如果症状复发,可在家使用。

参考文献

[1] ADDONISIO G, ALEXOPOULOS G S. Drug-induced dystonia in young and elderly patients. Am J Psychiatry, 1988, 145: 869–871.

[2] AGUILAR E J, KESHAVAN M S, MARTINEZ-QUILES M D, et al. Predictors of acute dystonia in first-episode psychotic patients. Am J Psychiatry, 1994, 151: 1819–1821.

[3] ARANA G W, GOFF D C, BALDESARINI R J, et al. Efficacy of anticholinergic prophylaxis for neuroleptic-induced acute dystonia. Am J Psychiatry, 1988, 145: 993–996.

[4] BATEMAN D N, RAWLINS M D, SIMPSON J M. Extrapyramidal reactions to prochlorperazine and haloperidol in the United Kingdom. Q J Med, 1986, 230: 549–556.

[5] FUKUOKA T, NAKANO M, KOHDA A, et al. The common marmoset(Callithrix jacchus) as a model for neuroleptic-induced acute dystonia. Pharmacol Biochem Behav, 1997, 58: 947–953.

[6] GAGRAT D, HAMILTON J, BELMAKER R H. Intravenous diazepam in the treatment of neuroleptic-induced acute dystonia and akathisia. Am J Psychiatry, 1978, 10: 1232–1233.

[7] GARVER D L, DAVIS J M, DEKIRMENJIAN H, et al. Dystonic reactions following neuroleptics: time course and proposed mechanisms. Psychopharmacology, 1976, 47: 199−201.

[8] KOLBE H, CLOW A, JENNER P, et al. Neuroleptic-induced acute dystonic reactions may be due to enhanced dopamine release on to supersensitive postsynaptic receptors. Neurology, 1981, 31: 434−439.

[9] MARSDEN C D, JENNER P. The pathophysiology of extrapyramidal side- effects of neuroleptic drugs. Phys Med, 1980, 10: 55−72.

[10] MELDRUM B S, ANLEZARK G M, MARSDEN C D. Acute dystonia as an idiosyncratic response to neuroleptics in baboons. Brain, 1977, 100: 313−326.

[11] ROSEBUSH P I, MAZUREK M F. Neurologic side effects in neuroleptic-naïve patients treated with haloperidol or risperidone. Neurology, 1999, 52: 782−785.

[12] SWETT C W. Drug-induced dystonia. Am J Psychiatry, 1975, 132: 532−534.

[13] TARSY D. Movement disorders with neuroleptic drug treatment. Psychiatr Clin North Am, 1984, 7: 453−471.

[14] TARSY D. Neuroleptic-induced movement disorders. In: Quinn M P, Jenner P G. Boston: Blackwell, 1992: 88−99.

[15] WINSLOW R S, STILLNER V, COONS D J, et al. Prevention of acute dystonic reactions in patients beginning high-potency neuroleptics. Am J Psychiatry, 1986, 143: 706−710.

罗伯特·罗德尼茨基

案例

一名60岁的男子因嗜睡加重4日及左侧偏瘫被送进急诊室。计算机断层显示右侧额顶叶亚急性硬膜下血肿,中线偏移3 mm。手术治疗后,其硬膜下的血块被取出。术后CT扫描显示中线移位明显改善。当他回到加护病房接受术后护理时,他被诊断为意识混乱、烦躁不安和配合性差。床旁脑电图显示没有癫痫发作的迹象。血常规正常,血清电解质、尿素氮和肌酐也正常。该患者被诊断为术后谵妄,给予静脉注射氟哌啶醇5 mg,其治疗效果中等。由于谵妄复发,在接下来的36小时内重复施药了3次。术后42小时,患者出现发热,体温高达40.1℃。没有伤口感染的迹象,胸部X线和尿常规检查正常。白细胞计数为12 400,无左移。患者的轴向硬度适中。他的脉搏为119次/分,血压不稳定,最高164/102 mmHg,最低104/64 mmHg。氟哌啶醇不仅对他的意识混乱疗效甚微,且嗜睡加重。由于怀疑患者有抗精神病药物恶性综合征,我们检测到血清肌酸激酶(creatine kinase,CK)升高到5 800 U/L。基于CK水平升高、自主神经参数不稳定、僵硬、嗜睡和意识模糊加重,该患者被诊断为抗精神病药物恶性综合征。已对该患者停止使用氟哌啶醇。肝功能检查正常。并采取95 mg(1 mg/kg)的丹特洛林静脉注射,每隔8小时重复1次。曾考虑过溴隐亭治疗,但由于担心他本来就很低的血压再降低而未给予治疗。他的尿液呈碱性。在接下来的3日里,他的CK逐渐下降到2 000 U/L,血压稳定在正常水平。在使用丹特洛林治疗期间监测肝功能,肝功一直保持正常。到第6日,CK正常,且体温逐渐恢复正常。丹特洛林停药后改用金刚烷胺,每日2次,每次100 mg。到第9日,该患者明显恢复了正常的临床体征。金刚烷胺在继续使用5日后停用。

讨论

抗精神病药物恶性综合征(neuroleptic malignant syndrome, NMS)在20世纪60年代首次被发现,当时抗精神病药物刚被用于治疗精神分裂症。很明显,抗精神病药物的多巴胺受体阻断作用对该综合征的发病至关重要。据报道,所有较新的非典型抗精神病药也会引起NMS。除抗精神病药物外,其他多巴胺受体阻滞剂(dopamine receptor-blocking agents, DRBA),包括止吐药甲氧氯普胺和普鲁氯嗪以及多巴胺消耗剂四苯喹嗪也可导致NMS。据报道,偶尔单独或联合使用抗抑郁药,包括三环类药物,选择性5-羟色胺再摄取抑制剂和锂,可引起类似于NMS的综合征,但是这些已发表病例的临床表现通常很难与5-羟色胺综合征区分开。抗精神病药物恶性症候群通常在DRBA给药后不久或剂量增加后出现。症状可在药物刺激事件发生1个月后出现,但16%的患者在最初的24小时内出现症状,30%在2日内出现症状。NMS发生的易病因素包括男性、年轻人、脱水和焦虑不安。

人们曾试图制定NMS明确的诊断标准,但没有一个被广泛接受,部分原因是该综合征的所有常见临床特征可能不明显，特别是当致病药物是非典型抗精神病药时。然而，若干临床表现结合在一起被认为是该综合征的典型表现，且发病前有DRBA治疗史可高度提示患有NMS。NMS的典型临床特征为体温升高、肌肉僵硬、精神状态改变和自主神经不稳定。体温通常高达38 ℃以上。其他运动障碍如震颤或肌张力障碍可单独出现或与僵硬一起出现。自主神经不稳定常导致心动过速和明显的血压波动。其他特征，如白细胞增多，通常没有左移，以及频繁的尿失禁。肌酸激酶水平通常升高到至少1 000 U/L，在一些患者中可升高到20 000 U/L。虽然目前使用的所有非典型抗精神病药都可导致NMS，但如前所述，使用非典型抗精神病药导致的临床综合征通常不那么严重和/或缺乏一种或多种主要临床特征，例如体温过高。在上述病例中，大多数临床和实验室标准均符合NMS诊断标准、发热40.1 ℃、僵直、白细胞增多、CK升高、意识水平改变加重且所有症状均在开始DRBA治疗后2日内出现。

帕金森病（Parkinson's disease，PD）患者在经历了多巴胺能治疗的快速减少或突然停止后，可出现与NMS几乎相同的综合征。在这种情况下可发生一种类似于NMS的综合征，被称为帕金森-高热综合征（the Parkinson-hyperpyrexia syndrome，PHS）。最常见的病因是左旋多巴停药，但也有报道称是由于金刚烷胺或多巴胺激动剂停药后所引起。类似地，据报道，术后通过肠内进食可干扰左旋多巴吸收和进行深部脑刺激后左旋多巴剂量的减少都会引起PHS。因此，如果帕金森病患者因任何原因需减少或停止多巴胺能治疗时，我总是在临床可行的范围内，逐步减少或停止多巴胺能治疗，以降低PHS的风险。

NMS的首要治疗方法是停用可疑的致病源药物。还应该停止使用加重病情的药物，如PD患者常用的抗胆碱能药物苯海索，以及通常与精神患者的抗精神病药同时使用的苯托品。这类药物可通过减少散热来加剧体温过高，进而加重NMS的症状。对于有严重医学后遗症（如心律失常，肾功能衰竭，呼吸抑制或严重难治性体温过高）的患者，我建议入住ICU，以便迅速治疗这些严重并发症。关于体温，需要牢记的是阿司匹林或其他退热药并不能改善NMS的发热症状。为了治疗体温过高，我强调实施补液，因为脱水在这类患者中很常见。注意尿量碱化对治疗肌红蛋白尿引起的肾功能不全很重要。如下所述，采用丹特洛林和体外冷却技术治疗可减少肌肉收缩。然而，如果这些措施不能将患者体温降低到41 ℃以下，则应麻醉患者后对其实施插管，对ICU患者需提供人工呼吸维持通气。

NMS的药物治疗主要基于临床医生对该综合征的积累经验。关于药物治疗是否能促进患者恢复和降低死亡率的Meta分析提供了相互矛盾的结果。其中最大样本量的Meta分析，通过分析来自文献的734个病例，结果表明仅支持治疗的患者死亡率为21%；相比之下，接受过药物治疗的患者的死亡率则为6%～9%。相反的，在一项对52例病例进行的较小规模文献综述中所得出的结论是，支持治疗和药物治疗的预后没有差异。然而，公平地说，除了规范的支持治疗外，今天大多数临床医生还选择药物治疗。最常用的药物治疗是溴隐亭和丹特洛林。至于先尝试哪一种，若患者有非常明显的高热，非常明显的CK升高，或明显的横纹肌溶解，我选择使用丹特洛林。该药物通过放松NMS中过度紧张的肌肉以改善NMS症状。开始的剂量是，每日静脉注射，每6小时一次，治疗剂量从每千克1～2 mg逐渐增加至每千克10 mg。大多数患者所需治疗剂量在该药物剂量范围处于较低水平。对于以运动障碍和精神状态变化为主要症状的患者，我首先尝试溴隐亭，口服或肠内给药，剂量为2.5 mg/6～8小时。许多患者同时需要这2种药物。溴隐亭不应用于自主神经不稳定导致低血压的患者，因为该药物可进一步降低血压。其他多巴胺能药物也可被使用，最常见的是金刚烷胺，但也有左旋多巴、阿扑吗啡和罗蒂戈汀；后者具有经皮给药的优点。虽然有零星报道提及这些替代疗法对治疗NMS有用，但其中我仅使用金刚烷胺作为辅助治疗，剂量为100 mg，每日2次。丹特洛林和溴隐亭，如果有效，应在症状消退后持续使用10日，并应逐渐减少剂量，以避免病情恶化或复发。对于帕金森病和帕金森-高热综合征患者，应更换已减少或停用的致病性抗帕金森病药物。

如果药物治疗对NMS无效，则应考虑使用电休克疗法。接受电休克疗法治疗的患者应避免使用琥珀酰胆碱，因为这会增加严重心律失常的风险。

即使采用现代化的强化治疗，最近一项针对1 300多名病例的回顾性研究表明NMS的死亡率为5.6%。高龄、急性肾损伤、败血症尤其是呼吸衰竭是NMS最主要的死亡预测因素。幸运的是，大多数患者有望在1～2周好转。如上所述，有效的治疗应该在患者康复后的10～14天继续进行。一旦完成了对NMS的治疗，考虑用抗精神病药物进行再刺激是很重要的，因为许多精神病患者需要多巴胺阻断剂来充分控制他们的精神病。我建议等到患者NMS症状完全消失的2周后，然后再以最低剂量的可行非典型药物进行治疗，注意监测患者是否有发热，CK升高或其他NMS复发的症状出现。对于不能连续2周不服用抗精神病药物的精神病患者，在此期间可以选择电休克疗法。

参考文献

[1] GILMAN P K. Neuroleptic malignant syndrome: mechanisms interactions and causality. Mov Disord, 2010, 26: 1780–1790.

[2] LANGAN J, MARTIN D, SHAJAHAN P, et al. Antipsychotic dose escalation as a trigger for neuroleptic malignant syndrome(NMS): literature review and case series report. BMC Psychiatry, 2012, 12: 214–221.

[3] MODI S, DHARAIYA D, SCHULTZ L, et al. Neuroleptic malignant syndrome: complications. Outcomes and mortality. Neurocrit Care, 2016, 24: 97–103.

[4] PILEGGI D J, COOK A M. Neuroleptic malignant syndrome review: focus on treatment and rechallenge. Ann Pharmacother, 2016, Epub ahead of print.

[5] SAEKI N, KWON R, MIGATA T, et al. Electroconvulsive therapy using rocuronium and sugammadex in patient with neuroleptic malignant syndrome. Anestth Intensive Care, 2011, 39: 762–763.

[6] TROLLOR J N, CHEN X, CHITTY K, et al. Comparison of neuroleptic malignant syndrome induced by first-and second-gene ration antipsychotics. Br J Psychiatry, 2012, 201: 52–56.

5-羟色胺综合征的治疗

斯图尔特·A.法克特

案例

一名25岁男子因1~2天焦虑增加,出现了相应的精神错乱和运动障碍后到医院就诊。他有抑郁和焦虑的病史,曾从1.5 m高的梯子上摔下来后,因背部创伤而住院。因精神问题接受了米氮平30 mg/晚和氟西汀20 mg /d的治疗。入院时腰椎的核磁共振显示L5有压缩性骨折。静脉注射芬太尼100 mg /h,8小时后,他变得更加焦虑和混乱,检查示体温38.9 ℃,并伴有出汗,患者意识清醒,但一直闭着眼睛,昏昏沉沉,分不清地点和时间。该患者主要症状包括舌前突运动障碍、舌震颤和累及颈部、面部和四肢的多发性肌阵挛。当患者把胳膊举在身前,然后用手指指着鼻子时,疼痛加剧;他有震颤(负性肌阵挛)和轻微的姿势性震颤。他的肌张力正常、无运动迟缓、无共济失调。反射活跃,存在髌阵挛、踝阵挛。且无法行走。实验室检查结果异常:白细胞计数12.7×10³/mcL(正常4.2~9.1×10³/mcL),肌酸激酶445 U/L(正常49~397 U/L)。电脑断层脑扫描正常。

他接受了芬太尼和米氮平、静脉输液、对乙酰氨基酚和氯硝安定0.5 mg/(次·8小时)长期备用医嘱治疗焦虑症。他在2天内仅使用一剂药物进行治疗,但随后症状(包括发热、精神错乱和运动障碍)得以缓解,无须其他治疗,他的症状完全康复了。

讨论

从历史上看,5-羟色胺综合征的发生与三环抗抑郁剂或SSRIs(>SNRIs)和非选择性单胺氧化酶抑制剂(nonselective monoamine oxidase inhibitors,MAOI)的治疗剂量结合有关。然而,其他药物如芬太尼、曲马多、哌醋甲酯、亚甲蓝、昂丹司琼、丙戊酸钠盐、利奈唑胺、右美沙芬、甲哌啶、环苯扎林和迷幻药与SSRIs或SNRIs一起使用时也会引起5-羟色胺综合征。事实上,文献中最常见的组合是帕罗西汀和曲马多。高剂量的单一5-羟色胺能药物也可导致5-羟色胺综合征。其发生与SNc中5HT1、5HT2受体的过度刺激和DA神经元的继发性抑制有关。

5-羟色胺综合征通常在开始使用第二种药物或剂量增加后数小时至数天发生。临床特征包括运动、精神和自主神经等多个领域。最突出的运动症状是肌阵挛和反射亢进(阵挛),但也包括震颤、肌张力障碍、僵硬,以及足底伸肌反射。其精神症状包括困惑、激动、迷失方向和烦躁不安。自主神经症状包括发热、恶心、腹泻、潮红、发汗、僵硬、心动过速、呼吸急促、血压变化和瞳孔扩张。严重者可出现高热、癫痫、心绞痛和角弓反张。实验室检查结果包括肌酸激酶升高、白细胞增多、代谢性酸中毒和横纹肌溶解症。死亡率范围为2.4%~12%,死亡原因包括DIC、伴有肾功能衰竭的肌红蛋白尿症和心律不齐。

5-羟色胺综合征可能在临床表现上与抗精神病药物恶性症候群相似。该病诊断取决于是否使用了导致疾病出现的药物组合。当患者接受抗抑郁药和非典型抗精神病药治疗时,特别是含5-羟色胺的抗精神病药治疗时,对疾病的诊断会变得特别复杂。有些文献中已将此类病例标记为抗精神病药物恶性综合征和其他5-羟色胺综合征。由于两种疾病都没有诊断标志物，因此治疗方法应该相同。其他需鉴别的疾病包括抗胆碱能中毒、急性肌张力障碍、急性脑炎或脑膜炎、紧张性精神分裂症、中暑、交感神经中毒、可卡因、甲基苯丙胺和PCP中毒。

对于5-羟色胺综合征，已经制定了两套诊断标准。1991年发布的Sternbach标准包括：① 在既定的治疗方案中增加或增加已知的5-羟色胺能药物；② 至少有以下三种症状：精神状态改变、躁动、肌阵挛、反射亢进、出汗、发抖、颤抖、腹泻、不协调、发热；③ 已排除其他病因。

采集标准（Hunter）于2003年发布，其中包括阵挛作为主要症状。诊断包括下列任何一项症状：自发性阵挛、伴有焦虑不安和/或发汗的诱导性阵挛、伴有焦虑不安或发汗的眼部阵挛、震颤伴反射亢进、肌张力亢进伴眼阵挛或诱发性阵挛。

治疗5-羟色胺综合征的关键在于对疾病的识别。一旦确认，主要的治疗步骤包括治病药物的停用，通常症状会在数小时到数天内消退，如本病例所示。应密切观察患者，可能需要包括解热药和静脉输液直到症状缓解。在极少数情况下，患者需要使用剂量高达0.5 mg的氯硝西泮每日3次或0.5 mg的劳拉西泮每日3次治疗肌阵挛，但这些药物治疗会使精神状态恶化。与大多数药物引起的运动障碍一样，医生倾向于尝试使用抗胆碱能药物，但在这种情况下这些药物的作用有限，且还会导致患者精神状态恶化。抗血清素药物如赛庚啶（4～20 mg/d）、甲基麦角酰胺（4～8 mg/d）、普萘洛尔（增加至120 mg/d）可改善患者症状，但只能短期内使用。在我所看到的病例中，并没有看到使用这些药物的必要性。在一些严重的病例中，可能需要使用这些药物治疗癫痫、心律失常、凝血障碍和强直。但为了防止5-羟色胺综合征的复发，应避免服用高剂量或含5-羟色胺的药物。

参考文献

[1] BODNER R A, LYNCH T, LEWIS L, et al. Serotonin syndrome. Neurology, 1995, 45: 219–223.

[2] ABADIE D, ROUSSEAU V, LOGEROT S, et al. Analysis of Cases Registered in the French Pharmacovigilance Database. J Clin Psychopharmacol, 2015, 35: 382–388.

[3] NORDSTROM K, VILKE G M, WILSON M P. Psychiatric emergencies for clinicians: Emergency department management of serotonin syndrome. J Emerg Med, 2016, 50: 89–91.

[4] DUNKLEY E J C, ISBISTER G K, SIBBRITT D, et al. The Hunter Serotonin Toxicity Criteria: simple and accurate diagnostic decision rules for serotonin toxicity. Q J Med, 2003, 96: 635–642.

[5] STERNBACH H. The serotonin syndrome. Am J Psychiatry, 1991, 148: 705–701.

第十部分

其　他

发作性运动诱发性运动障碍的治疗

尼可拉·瓦雷索耶维奇，罗伯托·艾洛和凯拉什·巴蒂亚

案例1：孤立型发作性运动诱发性运动障碍（PKD）与富含脯氨酸的跨膜蛋白2（PRRT2）基因突变

患者31岁，男性，因手臂的异常姿势，以及手指和脚趾的肌张力障碍性运动，有时甚至扩散至躯干而就诊。发作是在一段静止时间后由突然的运动诱发，例如：下车或起床时。第一次出现在10岁左右。每日大概发作50次，平均每次发作持续约30秒。他发现在20多岁时这种发作就逐渐减少，目前每周仅发生2次。他也学会可以通过避免突然的运动来预防这种发作。患者既往身体健康，无相关的家族史。既往检查包括脑部MRI、脑电图（EEG）和脑脊液（CSF）分析（包括葡萄糖和乳酸水平）均正常。儿童时期进行左旋多巴的试验治疗无效。这次就诊时检查结果显示，患者PRRT2基因突变结果阳性，但目前暂时不需要治疗，因为发作性运动诱发性运动障碍（paroxysmal kinesigenic dyskinesia，PKD）较少发作，对患者的生活质量没有影响。

案例2：PRRT2，PKD和婴儿惊厥伴舞蹈手足徐动综合征（ICCA）

患者17岁，男性，他的最初症状是在6～18个月期间发生的3次孤立的癫痫发作，而后癫痫再

无发作，病情稳定直至14岁。患者14岁时，开始反复出现双脚突然抽筋和扭曲，并扩散到躯干及手臂。有时会出现牙关紧闭，影响发音。这种不自主运动是不可抑制的，其严重程度上会变化，但现象并不会，是由突然的运动和惊吓引起的。每次发作持续时间不超过40秒，但每日发作频率多达100次。在发作时他的意识始终保持清醒状态。他有偏头痛（他的母亲和兄弟）和婴儿癫痫（母亲）的家族史，而其他所有检查结果均正常。患者PRRT2基因突变筛查结果阳性，给予卡马西平（Carbamazepine，CBZ），每日2次，每次100 mg，治疗效果显著。

案例3：PRRT2，PKD和偏头痛

最后一名患者是24岁的女性，因足部肌张力障碍发作而就诊，这通常是由启动主动运动而诱发。首次发作在6岁。此外，她从15岁起开始出现无诱因偏头痛。后给予口服普萘洛尔预防性治疗，偏头痛发作频率降低至大约每2个月1次。她感觉头痛的严重程度和频率与PKD无明显关系。患者脑成像、脑电图和脑脊液分析均正常。家族中有偏头痛病史（母亲，姨妈和表兄弟）。她的基因筛选结果PRRT2基因突变呈阳性，因此给予卡马西平（CBZ），每日2次，每次50 mg治疗，这对PKD有显著的改善，但偏头痛无明显改变。

讨论

　　上述这3个病例说明了PRRT2基因突变表型谱，在这些突变中，几乎所有受试者的运动诱发性变异的发作性运动障碍单独或与其他发作性疾病（即癫痫和偏头痛）联合发生。

　　PKD是阵发性运动障碍（paroxysmal dyskinesias, PxDs）中最多见的一种变异，它是一种以舞蹈症和/或肌张力障碍的短暂发作为特征，间歇期无异常的一种病症。运动诱发这一术语是指突然的自主运动引起的发作。根据一种较老的分类方法，PKD可继续分级为原发性（即不明原因性发作）和继发性（有症状）形式。但是，基于发现编码富含脯氨酸的跨膜蛋白2（PRRT2）的基因突变是造成大多数"原发性"发作性运动诱发性运动障碍病例的原因，"原发"这一词正逐渐被人们忽略。还有许多与PKD相关的继发性病因（表71.1）。由于PKD病因的异质性，有必要做出明确的诊断后进行针对性治疗。

　　PRRT2基因突变以常染色体显性遗传方式遗传，PKD的外显率降低，但若考虑到婴儿惊厥就几乎全是外显性。大多数PRRT2患者具有远东亚洲血统。发病于儿童期，很少在成年期发病；男女都受影响，但男性比女性更常见。

　　PKD的典型症状合并了肌张力障碍和舞蹈症，有时伴有冲击因素。一些病例表现为单侧，但更常见的是广泛性发作，在一些患者中还会影响到面部。发作时间短暂，一般不超60秒，但发作频繁高达每日100次，但随着年龄的增长会逐渐减低。大约一半的患者在发作前都会有感觉先兆（即发作的最初部位有感觉症状）。发作时并不痛苦，发作过程中患者意识清楚，2次发作之间患者通常是正常的。从定义上讲，PKD的诱因常是突然的自主运动或改变正在进行的运动模式，例如：由座椅上站起、由步行变为跑步等。但是除了在几乎所有患者中都有运动诱发性起因外，约40%的患者还有其他触发因素，包括移动意图、焦虑、巨大噪声的惊吓、咖啡摄入和睡眠剥夺。

表71.1　与发作性运动诱发性运动障碍相似的发作性运动障碍相关的不同病因

免疫介导的疾病	多发性硬化
	急性播散性脑脊髓炎
	系统性红斑狼疮
	VGKC复合蛋白抗体脑炎
	抗Caspr2综合征
	桥本脑病
血管原性	脑卒中
	慢性脑血肿
	皮质血管畸形
	短暂性脑缺血发作
	烟雾病
代谢病因	低血糖/高血糖
	低血钙/甲状旁腺功能低下/假性甲状旁腺功能减退症
	甲状腺毒症
	威尔逊病
外　伤	中枢和外周
其　他	局灶性癫痫
	基底神经节钙化
	脑桥中央髓鞘溶解症
	脑炎/感染后
	脑膜血管梅毒
	进行性核上麻痹
	神经棘红细胞增多症
	人类免疫缺陷病毒感染
	脑淋巴瘤
	偏侧萎缩/皮质发育不良
	缺氧缺血性脑病

说明：VGKC，电压门控性钾通道。

除了 PKD，PRRT2 突变还与其他阵发性疾病相关，包括不同形式的癫痫发作、偏瘫或其他形式的偏头痛（HM）、阵发性共济失调（EA）和阵发性催眠性运动障碍。在对疑似 PKD 时患者进行检查时，应注意这些特征，因为这些特征使 PRRT2 突变的存在更有可能。据报道，各种阵发性运动障碍（PxDs）之间存在一定程度的表型和遗传重叠。因此，在特定的病例中，对导致 PxDs 的所有三个主要基因进行遗传筛选可能会很有用。潜在病因的识别对于治疗是至关重要。识别 PRRT2 突变对于预后的判断十分重要（在成年期的发作有一个自发的缓解）。

治疗效果和总体的预后取决于 PKD 的病因。据报道，有几种抗癫痫药（AED）对有 PRRT2 突变患者的治疗比无突变的患者更有效。需要注意的是，对于"症状性"发作性运动诱发性运动障碍，如果可能的话，治疗策略应首先针对潜在的过程，而 AED 可以在有需要时在标示核准之外根据经验使用。

低剂量的卡马西平 CBZ（每日 50～600 mg）对于大多数 PRRT2 突变患者治疗有效，考虑作为首选药物。接受卡马西平治疗的患者症状消失或显著改善。奥卡西平和 CBZ 在 PKD 治疗中具有相似的有效性和耐受性。其他抗癫痫药（AED）包括苯妥英钠、丙戊酸钠、拉科酰胺、苯巴比妥、氯硝西泮、托吡酯和拉莫三嗪也有效。少数情况下，钙通道阻滞剂（氟桂利嗪）和左旋多巴（L-DOPA）在基因检测结果不确定的 PKD 患者中治疗有效；对于 AED 治疗无效或没有 PRRT2 突变的患者也可以尝试使用。应制订个体化治疗方案，以减少不良反应的发生，尤其是远东血统的患者，他们更容易表现出 CBZ 的特异反应。在 PKD 治疗药物的选择方面，需要注意药物敏感性、对生育能力的影响、发作的严重程度和频率以及伴随症状这些重要特征。

当 PRRT2 关联的 PKD 与其他疾病有关时，应考虑采用多学科治疗［包括癫痫和/或头痛治疗方面的专家］。对于 PKD 合并癫痫的患者，应首选 CBZ 单药治疗。另一方面，托吡酯和丙戊酸钠常作为偏头痛的预防性用药，也被证明对 PKD

有效，并在偏头痛出现时应作为首选药物，但偏瘫型偏头痛（hemiplegic migraine，HM）患者除外。CBZ 通常被认为治疗偏头痛无效，但被报道可改善有 PKD 和 HM 的 PRRT2 患者的运动障碍和头痛发作。丙戊酸钠、拉莫三嗪和氟桂利嗪在 HM 中具有预防作用，因此在使用 CBZ 无效时，应考虑使用这些药物。在 PKD 合并发作性共济失调（EA）的患者中，可单独使用乙酰唑胺，或与 CBZ 联合使用。乙酰唑胺对有 PKD 表型的散发案例疗效尚无一致的数据，但出现了一些症状完全缓解的情况。一名有 PRRT2 突变纯合子的患者具有严重的表型，PKD、EA、智力低下和缺乏，经乙酰唑胺和拉莫三嗪成功治疗后，上述发作明显减少。少数具有 PRRT2 基因突变的纯合子或复合杂合子病例报告了患有 EA 和 PxD，其中一部分对卡马西平（CBZ）或其他抗癫痫药（AED）有反应。

各种疾病都可能会产生类似于 PKD 的异常运动发作。因此，诊断检查应主要根据相关特征，从而使 PRRT2 突变的可能性降低。危险信号应促使临床医生去寻找其他原因，包括发病年龄较晚、发作时间较长或发作时疼痛、发作频率随年龄增长而增加、发作间期神经检查异常及脑部 MRI 或脑脊液结果异常（葡萄糖和乳酸水平，蝶呤途径代谢产物异常）。表 71.1 列出了与 PKD 类似的发作性运动障碍有关的疾病；治疗方案应根据疾病做出相应调整。当某一种治疗不可用或无效时，应根据经验予以对症治疗。如 PRRT2 病例一样，一些"症状性"PKD 患者可能获益于卡马西平（CBZ）和其他抗癫痫药（AED）。

参考文献

[1] ERRO R, SHEERIN U M, BHATIA K P. Paroxysmal dyskinesias revisited: A review of 500 genetically proven cases and a new classification. Mov Disord, 2014, 29(9): 1108–1116.

[2] GARDINER A R, JAFFER F, DALE R C, et al. The clinical and genetic heterogeneity of paroxysmal dyskinesias. Brain, 2015, 138(12): 3567–3580.

[3] MINK J W. Treatment of paroxysmal dyskinesias in children. Curr Treat Options Neurol, 2015, 17(6): 350.

发作性非运动源性运动障碍的治疗

扎因·古杜鲁和卡皮尔·D. 塞提

案例

我们在诊所看到一个7岁的男孩,他在3岁时出现了阵发性异常的不自主运动。患儿为足月自然生产,发育里程碑均为正常。在发作间歇期,患儿各方面完全正常。

大概每周发作2~3次,并且不是由突然移动、惊吓或长时间的跑步而诱发。多数情况没有明显的诱因,但是有时他如果熬夜,发作的可能性就更高。此外,有时在喝了大量的可口可乐或激浪时会突然发作。没有任何预兆,他出现了不自主的全身抽搐,有时还会出现面部扭动的动作。他在一些轻度发作时是清醒的,实际上还可以四处走动。这些发作每次持续20分钟至6小时;总是在入睡后停止。发作时没有疼痛,他也没有出现过尿失禁。

他没有类似发作的家族史,也没有脑外伤或脑炎等病史。包括钙离子在内的实验室检查结果正常;核磁共振和脑电图也均正常。

最后诊断为原发性发作性非运动源性功能障碍(PNKD),给予卡马西平100 mg/次,3次/天,苯托品逐渐加量至4 mg/次,3次/天,氯硝西泮最多至1 mg/次,3次/天,治疗后症状改善。虽然没有一种药物持续有效,但氯硝西泮降低了发作的频率。我们也考虑了对苍白球进行深部脑刺激治疗,但患者目前发作的严重程度及伤害性还未达到该治疗的指征。我们建议父母让患儿保持规律

的作息时间,并避免摄入含咖啡因的饮料。在接下来的2年中,患者发作的频率及严重程度均有下降,并且没有再反复。

讨论

原发性发作性非运动源性运动障碍(paroxysmal nonkinesigenic dyskinesia, PNKD)为常染色体显性遗传。男性多发,但不像在发作性运动诱发性运动障碍(PKD)中看到的那样一致。像我们这个病例一样,发病年龄可以在儿童早期,但也有到20岁初才开始发作的(平均发病年龄为8岁)。频率多变,从每日3次到每年2次。常见诱因是疲劳、酒精、咖啡因和情绪激动。在1/3的病患家庭中,发现睡眠益处是可以改善发作,特别是肌蛋白调节基因-1中存在p.ALA7val突变的家庭。常见的异常运动包括舞蹈手足徐动症、肌张力障碍、颤搐或3种情况的合并。经遗传学证实的病例中,有80%的患者同时合并肌张力障碍和舞蹈症,有12%的患者只有肌张力障碍。异常运动通常从一侧开始,并且趋向于扩散,甚至泛化;持续时间通常为数分钟至3~4小时。相对而言,PKD通常由突然的运动或惊吓而引起,发作时间相对更短(持续时间约几秒到几分钟),而发作频率就相对较高。然而,某些PNKD发作也可能仅持续几秒。在发作期间,患者可能无法沟通,但仍能保持正常呼吸,并且意识清楚。63%的患者发作前有先兆,

其特征是感觉异常、紧张、无力或言语障碍。

在一些散发病例中，发病年龄可能更大。实际上，许多散发性PNKD患者有心因性运动障碍。继发性病因包括多发性硬化（MS），基底神经节区或丘脑区脑血管病变。其他一些少见的病因，包括颅脑外伤、甲状旁腺功能减退的内分泌失调、甲状腺毒症、基底神经节钙化和HIV。与发作间期神经系统检查正常的原发性发作性运动障碍相比，继发性PNKD可能存在反映潜在疾病的发作间期神经系统症状。有报道称，一个PNKD患者合并有家族性共济失调，另一个家庭成员有PNKD合并肌纤维颤搐。在一个系列中，有6例HIV感染者患有发作性运动障碍，其中2例患有PKD，4例患有PNKD。一些家庭也有劳累性痉挛，这可能是PNKD的症状，也可能是发作性劳累诱发性运动障碍。在这些特发性病例中脑电图和脑成像结果均正常。

PNKD的概念在1940年由Mount和Reback首次描述，并称作"家族性发作性舞蹈手足徐动症"。1996年Fink等人对一个患有PNKD的意大利家庭进行了连锁研究，首次提出该疾病的等位基因位于染色体2q35上，但是直到2004年才确定了其致病基因，所涉及的家庭大多数是有欧洲血统。最近，在2q31染色体上发现了第二个等位基因，其他的基因（SLC2A1和PRRT2）正在研究中。常见的是PNKD/MR-1基因中的p-ALA7val发生了突变。由基因突变引起临床表现的机制尚不清楚，但是已经提出了一些假说。PNKD/MR-1基因与羟基酰谷胱甘肽水解酶（HAGH）基因具有同源性，这在咖啡和酒精中代谢甲基乙二醛毒性的途径中起作用，这就可以解释咖啡因和酒精可诱发疾病发作。我们可以对这些突变基因做检测，但并不需要作为常规检测。

另外还阐述了3种错义突变（A7V，A9V，A33P），它们全部都位于N端区，该区域是用于编码一个线粒体靶向序列的，是蛋白质进入线粒体的正确亚细胞定位所必需的。这表明了线粒体在PNKD的发病机制中起到一定作用。

避免诱发因素对于PNKD的控制是有帮助的。与PKD不同，抗惊厥药对PNKD治疗无效，而且药物治疗效果不佳。但是，对所有病例都应试用抗惊厥药物，少数患者可能对卡马西平（200～400 mg/d）的治疗有反应。还可以尝试其他药物，包括氯硝西泮（0.25 mg/次，2次/天）、地西泮（2 mg/次，2～3次/天）、氟哌啶醇、奥沙西泮（隔日使用），以及苯托品、苯海索等抗胆碱能药（每日总剂量多至20 mg）和左乙拉西坦（500 mg/次，2次/天）。尽管氯硝西泮对一些患者可能有效，但不会长期有效。有一病例报道，舌下含服劳拉西泮（在发作期使用2～3 mg）成功的治疗了两名家族性发病的PNKD患儿。苯二氮䓬类药物对1/3～3/4的PNKD患者有效。目前也正在探索深部脑刺激（DBS）对难治性PNKD可能也是一种有效的治疗方法。Loher等人已经评估了丘脑腹侧中间核（ventral intermediate, Vim）的慢性刺激对肌张力障碍性PNKD的治疗效果。通过立体定向在左侧丘脑腹侧中间核植入单极电极进行慢性刺激，可降低肌张力障碍性发作性运动障碍患者发作的频率、持续时间和强度，并在4年的随访中慢性刺激持续有效。通过9年长期的随访显示，慢性刺激治疗效果轻度减退。将刺激部位调整至苍白球内侧（GPi）后，又重新获得了治疗效果。Schutte等人研究显示，他们对2名PNKD患者苍白球内侧（GPi）进行深部脑刺激（DBS）治疗后，治疗效果明显，并完全抑制了运动障碍的发作。与PKD相似，继发性PNKD可随着原发疾病的治疗而得到改善，如继发于乳糜泻的PNKD的案例，通过进行无麸质饮食后，患者的神经系统症状得到了缓解。另一例患者有7年的继发于特发性甲状旁腺功能减退的、类似PNKD的发作史，该患者对丙戊酸钠治疗无效，但左乙拉西坦治疗有效。

参考文献

[1] BHATIA K P. The paroxysmal dyskinesias. J Neurol, 1999, 246: 149-155.

[2] BHATIA K P. Familial(idiopathic) paroxysmal

dyskinesias: an update. Semin Neurol, 2001, 21: 69–74.

[3] DEMIRKIRAN M, JANKOVIC J. Paroxysmal dyskinesias: clinical features and classification. Ann Neurol, 1995, 38: 571–579.

[4] FINK J K, et al. Myofibrillogenesis regulator 1 gene mutations cause paroxysmal dystonic choreoathetosis. Arch Neurol, 2004, 61: 1025.

[5] KLEIN C, et al. Evolving spectrum of PRRT2-associated paroxysmal dis-orders. Brain, 2015, 138: 3476–3495.

[6] NARDOCCI N, et al. A family with paroxysmal nonkinesigenic dyskine-sias: evidence of mitochondrial dysfunction. Eur J Paediatr Neurol, 2015, 19: 64–68.

[7] PTACEK L, et al. Genotype-phenotype correlation of paroxysmal nonki-nesigenic dyskinesia. Neurology, 2007, 68: 1782–1789.

[8] SETHI K D, MEHTA S H. Therapeutics of paroxysmal dyskinesias.

[9] SETHI K D, HESS D C, HUFFANGLE V H, et al. Acetazolamide treat-ment of paroxysmal dystonia in central demyelinating disease. Neurology, 1992, 42: 919–921.

[10] VAN COLLER R, et al. Successful treatment of disabling paroxysmal non-kinesigenic dyskinesia with deep brain stimulation of the globus pallidus interna. Stereotact Funct Neurosurg, 2014, 92: 388–392.

心因性(功能性)运动障碍的治疗

马克·J. 爱德华兹

案例

一名23岁女性患者到运动障碍门诊就诊,病史9个月,主要症状为右臂震颤、右侧肢体无力、右肩疼痛和右侧身体(包括面部)感觉异常。患者诉9个月前献血后突发上述症状(既往献过2次血没有发生类似情况)。她描述当时站起来后感到无力和站不稳,然后失去意识就跌倒在地。有目击者告诉她,她当时脸色苍白,然后就摔倒在地。她昏迷了15秒,然后苏醒过来,感觉身体不适、头晕目眩伴全身颤抖。后来她被送往医院,到医院后颤抖情况已基本消失,但右臂仍在震颤。她表示右侧肢体包括面部有感觉障碍,检查时发现她右侧肢体无力,初步诊断考虑脑卒中(中风)。急诊MRI检查结果正常,后转诊至神经科诊治。她回忆当时的情况,医生告诉她检查结果正常,无法解释她的这些症状。她被告知这些症状很可能与压力有关,休息后将会缓解。随后就出院了,并且没有任何随访计划。

在她来就诊前的这9个月里,她的症状持续存在,并出现肩痛和无力的情况。由于右腿乏力,她的活动能力越来越多地受到限制。她说右臂震颤导致了许多简单的动作无法完成,她没办法继续从事超市收银员的工作,需要依赖其母亲和男友提供经济和生活方面的帮助。她变得情绪低落、食欲不振和失眠。

她在运动障碍诊所检查时说发病前她的身体

状况良好,青少年期她被诊断为良性关节过度活动综合征,并伴有腿部的"生长痛"。她说在青少年时期会经常晕倒,长期站立时常会出现心动过速。在她16~18岁时,由于祖父的去世,患上了焦虑和抑郁症,接受抗抑郁药治疗后得到了控制。在这次发病前,她正努力工作,存钱买房。她是一家超市的全职收银员,经常加班,并且业余时间还要准备托儿所的职业资格考试。

她的脑神经检查正常,四肢检查显示右侧肢体呈"打软"式无力。直接测试时,她的右侧胡佛征(Hoover's sign)为阳性,右侧伸髋肌力为4/5,当被左髋屈曲触发时其肌力上升至5/5。她的右臂在休息时、固定姿势和活动时都有震颤。震颤的轴向和频率是多变的,但在病史采集时观察到有短暂的停顿。当用左手做有节奏的敲击动作时,右侧的震颤会停顿几秒。当左臂做投掷动作时,右臂震颤也会短暂停顿。感觉检查时,她说在面部及身体正中线部位感觉回归正常了。她说音叉在前额右侧产生的振动要小于左侧。

我告诉她诊断为功能性运动障碍,并强调她的症状是真实的,不是想象出来的,不是装出来的,也不是"全在脑子里"的。我解释了功能性运动障碍作为运动障碍的一种常见病因,是真实存在的,但其在机制上与由结构或退行性疾病引起的运动障碍不同。我告诉她是如何做出的诊断,并向她展示了她的震颤是如何随着注意力的分散而停止的。尽管她无法有力地活动她的右腿,我可以通过诱发自主运动，让肌肉活动恢复正常。我解释了这让我确定她身体系统的"基本线路"是正常的，问题出在她正常使用身体的能力上。

然后，我和她讨论了关于对功能性运动障碍的不同思维方式，尤其是心理因素的作用。我知道涉及心理因素的讨论经常会让人觉得患者症状不真实，或是虚构的。功能性运动障碍可能有多种病因，我认为心理因素是一个更可能引起功能性运动障碍的危险因素。但与任何疾病的危险因素一样，对于个人来说，一个特定的危险因素可能是有关的，也可能无关。在这种情况下，我们深入探讨了这次的诱发事件（一次简单的晕倒），她因关节过度活动引起的疼痛和轻度的自主神经紊乱，曾有焦虑和抑郁病史，以及近期繁忙的日程都可能是病因。我告诉她通过治疗，功能性运动障碍可以得到显著改善，但这个过程可能很慢，而且并非每个患者都有良好的疗效。

我告诉她对于她的情况，最好的治疗方法是为她制订一个以物理治疗为基础，专门针对功能性运动障碍患者的个性化治疗方案。在5天时间内，由一名专业物理治疗师为她进行每日2次的治疗；告知她疾病相关的症状及诱发因素，并探索基于分散注意力和抗阻运动的物理技术，让她能够更好地控制震颤，并持续地使用右腿的肌力。经过5天的治疗，她的步态明显恢复正常，并可以每次停止震颤几分钟。通过6个月的治疗，她的症状持续改善，并重返了兼职岗位。

讨论

功能性运动障碍较常见并且致残率很高。生活质量研究表明，作为一个群体，功能性运动障碍患者的生活质量损害类似于帕金森病患者。普遍长期存在持续症状（占总患者50%以上），由此导致的残疾给患者、家庭和社会带来了沉重的负担。

大多数功能性运动障碍有一个重要的特征，在运动障碍发作期间有一个完全正常的时期。这可以通过检查时分散患者注意力或是病史采集时观察到。患者可能会告诉你他们症状暂时停止的时间段。对于大多数器质性运动障碍患者来说，不会出现症状完全缓解的时候，并且在器质性运动障碍的患者中（除了有时在抽动症患者中）分散注意力是不能完全解决运动障碍的。通过分散注意力可使正常化运动暂时出现，这是一个诊断及判断预后的重要依据。但在某些情况下（例如，固定性的张力异常姿势）很难通过分散注意力来鉴别，则更多是依赖于运动模式来辨别，以及由观察到的运动障碍与由神经系统损害或变性引起的运动障碍之间的区别来判断。

这个病例中，展现了医务人员与功能性运动障碍患者沟通中的一个重要问题。在第一次进行神经系统检查时，快速且准确地得出了功能性运动障碍的诊断。但是，诊断没有能以患者可以理解的方式告知患者，使她感觉被忽视了，没有受到认真对待。给出的解释本身也是非常不充分的，它完全无法让人理解功能性运动障碍病因的复杂性。没有提供治疗，也没有制订随访计划。这使得患者没有任何计划，也不知道如何应对这种疾病。

良好的沟通对于疾病诊断十分重要，在这个病例描述中我总结了一种方法。但必须认识到，这种方法需要根据患者个人的具体情况来灵活应用。但仍要注意关键点：① 明确陈述信任和承认存在现实症状；② 解释诊断是如何进行的，尽量使用阳性体征作为解释辅助手段；③ 探讨疾病发生的原因，但需考虑疾病的复杂性及个体间的差异。这三点非常重要。虽然，有外伤史、人格障碍和其他精神疾病的人更容易出现功能性运动障碍，但有许多功能性运动障碍患者没有这些问题。因此，如果用这样一个因素来解释诊断，"你出现功能性疾病，是因为你过去受过创伤"，那么对于许多患者，这样的解释是毫无意义的。即使是对那些曾经真的受过创伤的患者（或任何人）来说，仅仅关注过去的问题，而忽略现在所有的症状，这也是不可取的。

我认为解释诊断、分诊治疗及随访应由神经科的医生来进行。首先，有神经系统症状的患者希望神经科医生给出诊断是合乎情理的。因此，神经科医生没有给出诊断，说"你没有神经系统问题"，而将患者转诊给精神科医生，这是让人无法接受的。其次，至少有15%的功能性运动障碍患者存在其他神经系统的问题。同时出现不同问题，是很复杂的，但神经科医生最擅长解决这个问题。精神科医生可能更擅长诊治功能性运动障碍（functional movement disorders，FMD）患者。但是精神科医师的职责不是诊断疾病，而是了解患者目前的心理状态，并协助他们更好的调节。这就需要通过精神科医生了解功能障碍后，神经科和精神科医生以及治疗师之间进行良好的团队协作来进行治疗。

治疗需要个性化方案，如果对诊断没有达成共识，治疗就无法进行。每个患者之间是不同的，有着不同的共病（包括身体和精神疾病）。因此，分诊诊疗是非常重要的。不幸的是，尽管治疗的证据越来越多，但治疗的能力非常有限。并且错误的认为所有的患者必须到精神科进行治疗，但他们对这方面患者的治疗缺少相关专业知识，使康复治疗受到了阻碍。认为现在有充足的证据证明功能性障碍特殊治疗优于常规治疗，对于每一位患者，我将考虑使用更多的治疗方法。最简单的方法是告知患者诊断、安慰并提供相关的医学知识（例如，www.neurosymptoms.org）及随访复查。物理治疗经证实有显著的疗效，但要求有相关的专业知识。现在有针对功能性运动障碍的物理治疗专家共识及指南，可以提高疗效。心理治疗可能有效，但缺乏证据。在一个良好的诊断解释的背景下，心理治疗对一些特定的疾病（例如，

合并焦虑症）的治疗十分有效。对于以疼痛为主要症状的患者，重点通过生理和心理干预来治疗慢性疼痛，疗效可能会更好。对于症状严重的患者，通过包括精神科和神经科在内的多学科，以心理治疗、物理治疗和作业治疗来进行住院康复治疗，对部分患者可能是有效的，并且有越来越多的证据支持。但是，很难预测哪些患者最有可能从这种（昂贵的）治疗中受益。经验性治疗方法有经颅磁刺激和"镇静治疗"，但疗效尚不明确。

从长远来看，即使能够获得治疗，许多患者仍然会出现残疾症状。与其他慢性神经系统疾病的患者一样，以自我管理为核心的支持性护理是关键，可以使这些患者在症状持续的情况下，仍能保持一定程度的独立性和生活质量。

参考文献

[1] EDWARDS M J, FOTOPOULOU A, PAREÉS I. Neurobiology of functional(psychogenic) movement disorders. Curr Opin Neurol, 2013, 26(4): 442–447.

[2] EDWARDS M J, STONE J, LANG A E. From psychogenic movement disorder to functional movement disorder: it's time to change the name. Mov Disord, 2014, 29(7): 849–852.

[3] NIELSEN G, STONE J, MATTHEWS A, et al. Physiotherapy for functional motor disorders: a consensus recommendation. J Neurol Neurosurg Psychiatry, 2015, 86(10): 1113–1119.

[4] STONE J. Functional neurological disorders: the neurological assessment as treatment. Pract Neurol, 2016, 16(1): 7–17.

[5] STONE J, EDWARDS M. Trick or treat? Showing patients with functional(psychogenic) motor symptoms their physical signs. Neurology, 2012, 79(3): 282–284.

威尔逊病的治疗

74

艾伦·弗里曼

案例

患者25岁，女性，右利手，双上肢震颤2年。右侧震颤更严重，影响了她的日常生活，包括写作和化妆，令她很尴尬。她被诊断为特发性震颤，使用普萘洛尔和普利米酮治疗无效，饮酒好像有所帮助。她父亲有震颤病史。没有其他家族史或血缘关系。检查发现她的上肢有中度至重度的姿势性和动作性震颤。当双手在鼻子前，手臂在同一高度像"一对翅膀"一样伸展开时，震颤最为明显。书写笔迹显示有明显的震颤。

由于震颤严重，对于治疗原发性震颤的药物治疗无效，并且考虑她的年龄，我给她做了血清铜蓝蛋白值的检测。结果为20 mg/dL，较正常值低（正常21～53 mg/dL）。24小时尿液中尿铜含量为643 mcg/dL，正常上限为50 mcg/dL。眼科医生检测发现她有角膜色素环（Kayser-Fleischer rings，K-F环），与威尔逊病表现一致（图74.1）。我们讨

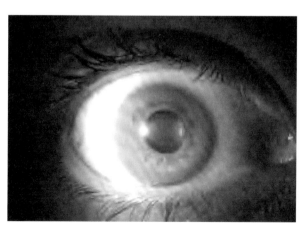

图74.1 第一次在患者眼中看到角膜K-F环

论了用于治疗威尔逊病的药物，我决定让她服用曲恩汀，早上500 mg，中午250 mg，晚上500 mg。并告诉她，避免食用含铜量高的食物，包括贝类、坚果和巧克力。复查显示，她上肢震颤的症状明显改善，使得她的日常生活更加轻松，生活质量也得到了改善。角膜色素环也逐渐消失了。在治疗的早期，她怀孕了，但并没有改变药物剂量，她生了一个健康的男婴。请肠胃科对她进行了评估，她最初的腹部CT扫描显示左肝叶有早期肝硬化。

讨论

威尔逊病是一种常染色体隐性遗传病，主要影响肝脏和基底节。1993年发现了它的基因是13号染色体上的ATP7B。迄今为止，威尔逊病中已发现了500多个ATP7B突变。东欧血统的患者中H1069Q突变较多见。

尽管涉及多个系统，但临床特征主要是表现在肝脏、神经和精神方面。约40%的威尔逊病患者（尤其20岁以下患者）最初临床表现为肝病，包括急性肝炎、慢性肝炎、肝硬化和急性肝衰竭。大约40%的患者（通常在20岁以上）最初表现为神经症状。基底节功能障碍的症状是威尔逊病的特征。这些症状包括震颤（典型表现为近端的高振幅震颤，描述为"扑翼"）、肌张力障碍、帕金森综合征以及构音障碍和吞咽困难。20%～30%的患者会出现精神症状，包括人格改变、抑郁、急性精神病或轻度认知障碍。眼部表现包括角膜色素环和向日葵白内障。K-F环是通过铜沉积在角膜

的Descemet膜中而形成的,该膜的颜色为金,棕色或绿色,并出现在角膜的上端和下端。最好由眼科医生或神经眼科医生通过裂隙灯进行可视化检查。大约98%伴有神经系统症状的患者和80%的所有病例中都会出现K-F环。大约60%的患者症状出现前可以发现K-F环。它不是威尔逊病的特有体征,在其他引起肝功能障碍的疾病中也会出现:包括原发性胆汁性肝硬化和自身免疫性肝炎。向日葵白内障见于晶状体前,外观类似向日葵或朝阳,但不会影响视力。其他全身表现包括抗人球蛋白试验(Coombs试验)阴性的自身免疫性溶血性贫血、关节炎和骨质疏松症、肾小管性酸中毒以及包括心肌病、充血性心力衰竭和心电图异常在内的心肌损伤。

如果出现表74.1中的情况,就要高度怀疑威尔逊病并询问家族史。所有患者均应检测血清铜蓝蛋白,但5%~15%的患者可能是处于临界水平。血清铜蓝蛋白是一种急性期反应物,在感染或其他炎性过程以及怀孕期间或使用避孕药时可能会假性升高。在吸收不良综合征或任何病因导致的终末期肝病以及威尔逊病中,血清铜蓝蛋白含量都偏低。在大多数未经治疗的患者中,血清游离铜(非血清铜蓝蛋白结合)含量升高,但在任何病因所致的急性肝衰竭中也都会升高。尿液24小时尿铜排泄大于100 μg,对有症状的威尔逊病患者具有诊断意义。但这不是威尔逊病特有的,在其他肝病(例如,自身免疫性肝炎和阻塞性肝病)中也可能会升高。综上所述,所有怀疑威尔逊病的患者均应检查K-F环。肝活检是诊断威尔逊病的一个灵敏检查,因为威尔逊病铜含量通常大于250 μg/g干重。未经治疗患者铜含量低于50 μg/g可排除诊断。其他肝脏疾病,如原发性胆汁性肝硬化也有肝铜升高,临床上可加以鉴别。因为肝活检存在风险,不能用作威尔逊病的筛查。由于威尔逊病有超过500个ATP7B突变,因此基因检测也受到限制。但是,如果发现基因突变,则应对威尔逊病患者的一级亲属进行筛查(检查血清铜蓝蛋白水平,24小时尿液中的尿铜含量,以及

表74.1   威尔逊病评估

血清铜蓝蛋白	减少
24小时尿铜	增加
肝活检	铜增加
基因检测	ATP7B突变

表74.2   威尔逊病的治疗

药　物	典型剂量	机制	不良反应
青霉胺	1 000～1 500 mg/d	铜络合剂	骨髓抑制 蛋白尿 自身免疫
曲恩汀	750～1 500 mg/d	铜络合剂	铁粒幼细胞贫血
锌　剂	150 mg/d	抑制胃肠道铜吸收	胃炎
四硫钼酸盐	未经FDA批准		发生神经系统症状加重的可能性小

裂隙灯检查K-F环)。颅脑MRI检查发现,基底节、顶盖和脑桥中央的T_2像高信号影。在中脑可以看到"大熊猫的脸",但这种情况很少见,脑桥受累时见"幼崽的脸"。

威尔逊病患者需终身治疗。应避免食用含铜量高的食物,例如,巧克力、坚果、贝类和肝脏;避免使用铜制容器进行烹饪。治疗药物包括铜离子络合剂以及肠道铜吸收抑制剂(表74.2)。铜离子络合剂青霉胺是威尔逊病的首选治疗药物,空腹服用效果较好,初始剂量为250～500 mg/d,最大剂量通常为1 000～1 500 mg/d,可能需要服用几个月的时间才能观察到症状的改善,通过监测24小时尿铜量评定治疗情况,长期治疗时尿铜排泄量为200～500 μg/d。但是,青霉胺有许多不良反应,包括中性粒细胞减少,血小板减少,肾毒性和皮肤退行性改变。在初始治疗阶段,有10%~50%的患者可能会出现神经系统症状加重情况,因此可以考虑使用其他络合剂。曲恩汀和

青霉胺一样,可促进铜排泄。使用曲恩汀治疗也可能出现神经系统症状加重的情况,但较青霉胺少见。曲恩汀常见不良反应有胃炎和再生障碍性贫血,曲恩汀也需空腹服用,曲恩汀还会络合铁离子,因为铁络合物有毒,应避免同时使用铁剂。成人常用剂量为750～1 500 mg/d,分2～3次服用,治疗时监测与青霉胺相同。锌剂也可以用于治疗,它通过抑制胃肠道黏膜对铜吸收而起作用。通常用于维持治疗,但也可用于无症状或出现症状前患者的初始治疗,常用剂量为150 mg/d,分3次服用。其不良反应较少,主要为胃刺激,锌剂治疗时神经系统症状加重的情况少见。四硫钼酸盐是一种经验性用药,已使用了多年。它通过干扰肠道对铜的吸收,以及结合血浆中的铜来发挥作用。尽管服用早期发生神经系统症状加重的可能性小,但具有骨髓抑制和肝毒性的不良反应。

肝功能衰竭的患者应行肝移植治疗,由于移植后的肝脏没有ATP7B缺陷,因此肝移植治疗后铜代谢正常,将不再需要继续服用铜离子络合剂。对于主要临床表现为神经系统症状而肝功能正常的患者,肝移植治疗还存在争议;认为这些患者可能不具有肝移植的良好适应证,因为并不是都预后良好。

对于孕妇,建议像这个病例中一样继续治疗,因为中断治疗会导致急性肝衰竭。

每年应进行至少两次的监测,来确认患者症状改善及治疗依从情况。需进行的实验室检查包括:肝功能、血清铜和血清铜蓝蛋白、CBC和24小时尿铜量。接受铜离子络合剂治疗后24小时尿铜量为200～500 μg/d。低于这个水平表示可能治疗过度或铜去除过多。经治疗后,在眼科进行随访检查时,K-F环将消失(图74.2)。

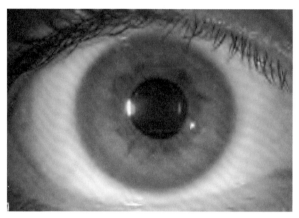

图74.2　治疗后角膜K-F环消失

参考文献

[1] EL-YOUSSEF M. Wilson disease. Mayo Clin Proc, 2003, 78: 1126–1136.

[2] PATIL M, SHETH K A, KRISHNAMURTHY A C, et al. A review and current perspective on Wilson disease. J Clin Exp Hepatol, 2013, 3(4): 321–336.

[3] PFEIFFER R F. Wilson disease. Continuum(Minneap Minn), 2016, 22(4): 1246–1261.

[4] ROBERTS E A, SCHILSKY M L. Diagnosis and treatment of Wilson disease: an update. Hepatology, 2008, 47(6): 2089–2111.

[5] SCHILSKY M L. Wilson disease: clinical manifestations, diagnosis, and treatment. Clin Liver Dis, 2014, 3(1): 104–107.

面肌痉挛的治疗

卡洛斯·辛格

案例

患者36岁，男性，从事维护客户关系的高层管理工作，出现左下眼睑不适的异常收缩。既往有腹股沟疝、口腔矫治器控制下的阻塞性睡眠呼吸暂停（无肥胖）、右肩袖撕裂和血脂异常。现口服药物阿托伐他汀，无贝尔麻痹病史。

检查发现左下眼睑同步短暂收缩，呈自发性发作，不会导致睑裂闭合。其余神经系统检查无异常。

首先考虑这种异常运动为眼睑痉挛或半面肌痉挛早期。并成功接受了肉毒素注射治疗。随后几个月，发现同时出现眼睑收缩与部分睑裂闭合，并且几个月后出现左侧颊肌收缩。

颅脑MRA及MRI显示，左侧椎动脉远端弯曲扩张，占据了左侧7/8脑神经神经根入口，局部轻度水肿影响了左侧舌下神经和左侧外展神经。于脑血管外科做了手术咨询后，患者选择了继续每4~6个月1次，可明显缓解症状的肉毒素注射治疗。

讨论

偏侧面肌痉挛（hemifacial spasm, HFS）是一侧面部肌肉部分或完全无痛不自主收缩的综合征。呈自发性发作或由面部运动（微笑、噘嘴）或情绪变化诱发。收缩可以是持续性的（强直性的），也可是短暂、重复的（阵挛性的）。面肌痉挛很少双侧受累（小于5%）。双侧受累时，两侧收缩是不同步的。

面肌痉挛的患病率为11/100 000。各年龄段均会患病，中年人群患病率最高，女性多发（男：女 = 1：2）。唯一公认的危险因素是高血压，罕见的家族性病例也有报道。与偏头痛和三叉神经痛无明显的关系。

面肌痉挛的起始症状非常局限，例如下眼睑抽搐（如上案例），然后才延伸到面部其他部位。HFS是一种孤立型运动障碍，除面部症状外无其他任何症状，并且感觉功能正常。

HFS的病因是由于中央和周围髓鞘过渡区或第Ⅶ对脑神经的神经根近端入口区受椎基底动脉系统异常或曲折的动脉环压迫所致。最常见的病变血管是小脑下前动脉（AICA）、小脑下后动脉（PICA）和椎动脉。因此，HFS属于脑神经血管压迫综合征家族，其中还包括三叉神经痛、舌咽神经痛和前庭神经压迫综合征（被认为是头晕和眩晕的潜在原因）。血管压迫引起面神经异位兴奋或面神经运动核的超兴奋。

HFS其他病因较少见，包括小脑脑桥角肿瘤、脑干神经胶质瘤、多发性硬化症和中枢神经系统血管损伤。极少数家族性发病，但异常遗传基因还未知。

HFS需要与其他面部运动障碍相鉴别，尤其是贝尔麻痹和其他面部神经损伤（创伤、手术）后的面部联带运动。HFS的一个重要特征是自发收缩，而不是由面部运动引起的痉挛。HFS的鉴别诊断包括心因性偏侧面肌痉挛、颅面肌张力障碍（眼睑痉挛、口颌肌张力障碍、口下颌肌张力障碍）、面肌抽搐、面肌纤维颤搐、半咀嚼痉挛和眼咀嚼肌震颤。

　　如果临床医生认为患者具有典型的临床表现，并且近期不考虑手术减压，那么诊断可以从临床检查开始并结束。如果临床医生考虑患者的病因为非血管源性，可行大脑磁共振成像检查，而大脑MRA可能会发现致病血管和神经受压部位。但只有在进行神经血管手术时才可以看到神经受压情况，只有在考虑手术并需要制订手术计划时才需要脑血管造影。

　　这名患者明确的证据显示有椎基底动脉延长扩张症，尤其是左侧椎动脉。有趣的是，他的年龄比大多数报道的病例（平均年龄50岁）要小得多，这就要考虑有其他诱发因素（遗传、后颅窝）的问题，这些因素可能是学术研究的方向，但对治疗没有影响。

　　肉毒素注射为首选治疗方案，成功率高（85%～95%），且可逆转并发症（上睑下垂、面肌无力）发生率低。通常每3～6个月需要重复注射1次。

　　我在患眼周围四个部位皮下注射A型肉毒素（或其他神经毒素等效物），剂量为1.25～5个单位。上眼睑板两个点，外眦一个点，下眼睑外1/2侧一个点。我可能还会注射其他部位，包括皱眉肌和面中部（颧肌复合体、鼻肌、笑肌）以及口周肌肉和颏肌（图75.1）。

　　卡马西平、氯硝西泮、巴氯芬和加巴喷丁等口服药物治疗效果欠佳。手术治疗是根治的唯一方法。在全身麻醉下，进行乙状窦后开颅手术，在血管和面神经之间放置特氟隆海绵。复发率为较低的个位数，但存在暂时性或永久性耳聋和/或面瘫的风险（也是个位数）。

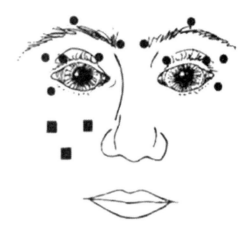

图75.1　右侧面肌痉挛患者可能注射部位示意图
2个位置位于右上眼睑远离中线。一个位置位于右眼外眦上方，另一个位于下眼睑外侧1/3处。其他可能的位置包括眉上方的额肌、皱眉肌和面中部。在罕见的交替性半面肌痉挛病例中，左侧的位置会被考虑［转载自TAYLOR J D, KRAFT S P, KAZDAN M S, et al. Treatment of blepharospasm and hemifacial spasm with botulinum A toxin: a Canadian multicentre study. Can J Ophthalmol, 1991, 26(3): 133-138. 经《加拿大眼科杂志》许可］

参考文献

[1] HALLER S, ETIENNE L, KOVARI E, et al. Imaging of neurovascular compression syndromes trigeminal neuralgia, Hemifacial spasm, vestibular Paroxysmia and glossopha-ryngeal neuralgia. AJNR Am J Neuroradiol, 2016, 37: 1384.

[2] KIM K J, KIM J M, BAE Y J, et al. The association between vertebrobasilar dolichoectasia and hemifacial spasm. Parkinsonism Relat Disord, 2016, 30: 1-6.

[3] PAPAPETROPOULOS S, ARGYRIOU A A, GUEVARA A, et al. Hemifacial spasm and pontine compression caused by a giant vertebrobasilar dolichoectasia. Cerebrovasc Dis, 2009, 27: 413-414.

[4] ROSENSTENGEL C, MATTHES M, BALDAUF J, et al. Hemifacial spasm conservative and surgical treatment options. Dtsch Atztebl Int, 2012, 109(41): 667-673.

[5] YALTHO T C, JANKOVIC J. The many faces of Hemifacial spasm: differential diagnosis of unilateral facial spasms. Mov Disord, 2011, 26(9): 1582-1592.

不宁腿综合征及周期性肢体动作的治疗

威廉·G. 昂多

案例

患者56岁，白人女性，不宁腿综合征（RLS）患者，首次发病在15年前，现在病情出现了恶化。她第一次出现不适是在25岁左右，在怀孕期间，两侧小腿出现虫爬及牵拉的感觉。这种感觉随后消失了，直到40岁左右再次出现，且只在晚上9点以后才出现。这种情况在4～5年里不断恶化，大部分晚上她都出现了症状，导致睡眠不足，最后不得不去医院看医生。虽然她最初否认有任何家族性不宁腿综合征（RLS）的病史，但后来在一次家庭聚会上，她遇到了几位有类似症状的亲戚。在第一次就诊时，血清铁检测正常，后来她开始每晚口服1 mg盐酸罗匹尼罗，最初RLS症状几乎完全得到控制。1年后她的症状再次反复，将盐酸罗匹尼罗剂量加至2 mg后，症状得到明显改善。然后她转到当地的初级保健医生那里进行治疗。

近10年来，她的不宁腿综合征（RLS）症状明显恶化。上午11点开始发作，直到凌晨2点结束后才能入睡。她整个腿和手臂现在都出现了症状。除了最初令人难以忍受的虫爬牵拉感外，现在她全身上下都感到疼痛。在过去的几年里，她把盐酸罗匹尼罗的用量增加到了傍晚和夜间各4 mg。每次增加剂量后，她通常会在几周至几个月的时间里表现出短暂的好转，但随后需要进一步增加剂量。有几个晚上，药用完了，她根本就不能入睡。

检测发现她十分焦虑，很容易受到惊吓。当注意力分散时，腿部会有一些刻板动作。她没有神经病变的证据，其余检查也都正常。睡眠监测表明，她入睡延迟（2.5小时）和频繁的周期性肢体动作，有时还伴有觉醒。

对她的病情及进展情况做出讨论后，给予她静脉输注高剂量铁剂进行治疗，3周后开始服用低剂量美沙酮并停止服用盐酸罗匹尼罗。尽管通过铁剂和美沙酮治疗后，她的症状仍有明显加重，大约持续了4个晚上，其中两晚根本无法入睡，但随后症状开始迅速好转。后来停止服用美沙酮，下午6点开始服用加巴喷丁600 mg。她的不宁腿综合征（RLS）症状基本得到控制，只是偶尔在夜间有症状。

讨论

不宁腿综合征（RLS）的诊断完全依赖于患者的主观报告：① 活动腿部的冲动，这种冲动可能与其他感觉异常有关，也可能与其他感觉异常无关；② 休息或静止时症状加重；③ 运动后缓解；④ 夜间症状加重，早晨有所改善；⑤ 其他诊断无法解释。RLS可发生于任何年龄，包括儿童，女性发病率略高于男性（1.5∶1～2.5∶1）。儿童的诊断标准不太明确，但不宁腿综合征（RLS）和注意缺陷障碍之间有一定的联系。RLS最常见于北欧血统的人群，其患病率约占总人口的15%。在亚洲国家,患病率要低得多,一般为1%～2%。通过全基因组关联分析(GWAS),目前有19种RLS基因具有患病风险,但它们都没有很高的外显率,因此临床上并未对其进行评估。

不宁腿综合征(RLS)需要与多巴胺阻滞药物有关的静坐不能相鉴别,它与RLS的不同之处在于,它影响整个身体而不仅是四肢,而且在晚上不一定更严重。肌痛症和其他腿痛也容易与RLS相混淆,但无运动冲动,哪怕活动后症状可以暂时缓解。神经性疼痛通常表现为脚部浅表疼痛,而RLS通常表现为小腿深度疼痛。真正的肌肉痉挛会出现肌肉收缩,这在RLS中不会出现。

有许多的疾病与RLS有关,包括全身性铁缺乏症、尿毒症、妊娠、帕金森病、原发性震颤,可能还有神经系统性疾病。其中,尿毒症是最具相关性的,因为约30%的透析患者会合并RLS,而且往往非常严重。透析不能改善RLS,但成功的肾移植几乎能立即有效停止症状。约30%的孕妇会出现RLS,通常在妊娠最后3个月,大多数情况下在分娩后几天内就会消失。这类患者的治疗存在困难,因为在怀孕期间大多数治疗RLS的方法并不安全。抗组胺药物会加重RLS,特别是镇静类抗组胺药物,它们更易通过血脑屏障。多巴胺阻断剂和5-羟色胺再摄取抑制剂也可能加重RLS。

对典型的RLS患者的评估方法很少,每个人应进行血清铁检测,包括铁蛋白、总铁结合率和全血细胞计数(complete blood count, CBC)。需要注意的是,CBC不能做铁缺乏症的筛查,尽管铁的存储量减少,但铁蛋白可能是正常甚至是增高。其他检查只在有临床指征的情况下进行。大约90%的RLS患者多导睡眠图显示有睡眠期周期性肢体运动(periodic limb movements of sleep, PLMS)。通常表现为3倍的异常屈曲运动,在第1和第2阶段的睡眠中每5～90 s发生一次。它们也可能发生在困倦的时候。但是,PLMS不是RLS诊断标准的一部分。许多有PLMS的人并没有RLS,就像正常衰老、睡眠呼吸暂停和许多神经退行性疾病一样。因此,多导睡眠图通常只用于被认为并发有其他睡眠问题的人,如睡眠呼吸暂停。如果体格检查发现有神经病变,可以进行神经传导检查。

尸检发现RLS主要病理表现为大脑铁含量减少,即使在血清铁含量正常的情况下也是如此。因此,血清铁的检测只是RLS的间接指标,尽管它被认为与RLS呈正相关。有证据表明脊髓功能活动改变,可通过抑制多巴胺能途径减轻。事实上,没有证据表明多巴胺的缺乏,尽管多巴胺能药物治疗有效。有证据表明多巴胺转换增加,暗示尽管功能降低,但多巴胺能系统的活性增加。重要的是,没有证据表明RLS会发展成帕金森综合征,尽管RLS可能作为帕金森病的许多短暂出现的非运动特征之一。

RLS的治疗有效,但不能治愈,因此,有症状需治疗的患者才考虑使用长期药物,最常见的是睡眠障碍。一线治疗包括多巴胺受体激动剂(罗匹尼罗、普拉克索和罗替戈丁贴片)和α_2-δ受体阻滞剂(加巴喷丁,普瑞巴林)(表76.1)。多巴胺受体激动剂可立即起效,对单纯的运动冲动和周期性肢体运动特别有效。药物应在典型症状发作前1～2小时服用,并滴定至最低有效剂量。虽然多巴胺类药物最初非常有效,但长期使用(数月至数十年)会导致症状加重(症状较早出现、症状加剧、扩散到身体其他部位、症状性质改变)(见病例)。这种情况早期可以通过调整剂量、提早服药来缓解,只有停药才能完全解决,但停药后的2周症状会出现反弹、加重,然后才会逐渐改善。其他可能的不良反应包括镇静、水肿和冲动控制障碍。当这些药物用于治疗RLS时,很少出现幻觉和低血压。

α_2-δ受体激动剂改善RLS感觉症状的作用与多巴胺类药物相似,但对PLMS的改善不如前者。与多巴胺类药物不同,它能改善睡眠结构,增加深度慢波睡眠,并能改善疼痛症状。它不会加重症状,但会引起镇静、"头晕"、水肿、体重增加。

二线治疗包括Mu型阿片类药物,特别是低剂量美沙酮(5～20 mg/d),在治疗人群中几乎没

表76.1　RLS的药物治疗

药　物	种　类	初始剂量	常规剂量范围	时　间
罗匹尼罗	多巴胺受体激动剂	0.25 mg	1～4 mg	发作前1～2小时
普拉克索	多巴胺受体激动剂	0.125 mg	0.25～1 mg	发作前1～2小时
罗替戈汀贴剂	多巴胺受体激动剂	1 mg	1～4 mg	24小时内任何时间
加巴喷丁	$\alpha_2-\delta$受体阻滞剂	600 mg	600～1 200 mg	下午5～6点随餐服用
普瑞巴林	$\alpha_2-\delta$受体阻滞剂	50 mg	100～400 mg	发作前2小时
美沙酮	阿片类药物	5 mg	5～20 mg/d	发作前2～3小时
左旋多巴	多巴胺前体	25/100 mg	100～400 mg	发作前1小时

使用其他阿片类药物,剂量通常与疼痛适应证相同或低于疼痛适应证。

有成瘾或依赖性,通常不需要逐年增加剂量。口服铁剂也是可行的,但吸收不良,除非严重的全身性缺铁,一般情况疗效不佳。铁剂空腹时服用吸收最好,但应避免服用其他二价金属,如复合维生素;血红蛋白(血/肉)中的铁是最好的吸收形式,即使在血清铁检测正常的患者中,大剂量静脉注射铁剂,特别是右旋糖酐铁或羧基麦芽糖铁也可能改善RLS,注射后4～6周症状可得到最大改善。

参考文献

[1] ALLEN R P, PICCHIETTI D L, GARCIA-BORREGUERO D, et al. Restless legs syndrome/Willis-Ekbom disease diagnostic cri-teria: updated International Restless Legs Syndrome Study Group(IRLSSG) consensus criteria- history, rationale, description, and sig-nificance. Sleep Med, 2014, 15(8): 860–873.

[2] EARLY C, KUWABARA H, WONG D, et al. Increased synaptic dopamine in the putamen in restless legs syndrome. Sleep, 2013, 36: 51–57.

[3] GARCIA-BORREGUERO D, ALLEN R, SILBER M, et al. White paper: summary of recommendations for the prevention and treatment of RLS/WED augmentation: a combined task force of the IRLSSG, EURLSSG and RLS Foundation Sleep Med, 2016.(in press).

[4] ROY M, DE ZWAAN M, TUIN I, et al. Association between restless legs syndrome and adult ADHD in a German community based sample. J Atten Disord, 2015. https: //doi.org/10.1177/1087054714561291.

[5] SILBER M H, BECKER P M, EARLEY C, et al. Willis-Ekbom disease foundation revised consensus statement on the management of restless legs syndrome. Mayo Clin Proc, 2013, 88(9): 977–986.

[6] WINKELMAN J, ALLEN R, CHAUDHURI R, et al. Practice parameter: treatment of restless legs syndrome. Neurology, 2016.(in press).

僵人综合征的治疗

马里诺斯·C.达拉喀斯

案例

患者62岁,女性,躯干僵硬,表现为缓慢渐进性转身和弯曲困难,步伐缓慢,平衡能力受损,以及突然的跌倒,导致害怕独自行走,特别是过马路或在拥挤的地方。她的恐惧被认为与焦虑和抑郁有关,她去看了一位神经科医生,诊断为"僵硬型帕金森综合征"。脑MRI检查正常,数据扫描提示锥体外系疾病。给她开了舍曲林和卡比多巴/左旋多巴,但没有效果。在随后12个月内,症状逐渐加重,增加了卡比多巴/左旋多巴和舍曲林的剂量,并且加用了普拉克索,但仍无明显疗效。当她来就诊时,已经发病近2年,脊椎出现了明显的前凸,同时伴有腹部及腰椎旁肌肉僵硬。无"齿轮样强直"。她很健谈,发音正常,但非常焦虑,不断强调她害怕独自行走,经常摔倒,尤其是在公共场所或受到意外刺激时。结合这些症状,考虑到为僵人综合征(stiff-person syndrome, SPS)。停用了卡比多巴/左旋多(超过1个月),并检测了抗-谷氨酸脱羧酶(GAD)抗体,滴度为1:1 000,呈强阳性。她既往有甲状腺病史,抗甲状腺抗体阳性。普拉克索也停用了。开始服用巴氯芬10 mg每日3次和地西泮10 mg每日3次(开始时晚间给药,3周后逐渐增加至每日3次)。6周后,她的活动能力明显提高,僵硬程度降低,对行走的恐惧也减少了。加大地西泮剂量后,使她昏昏欲睡,后改为加巴喷丁400 mg每日3次。她的症状进一步改善,可以自如地行走而不摔倒,在没有帮助的情况下能在空旷的地方自由走动,并且能够再次开车。舍曲林也被停用了。经过大约3~4个月的治疗后,她身体功能逐渐恢复,仅轻微受限,而不需要增加其他治疗。因为临床治疗效果满意,而且药物的耐受性很好,所以不需要进行免疫治疗。

讨论

僵人综合征(SPS)是一种自身免疫性中枢神经系统疾病,其特征是:① 由于主动肌和拮抗肌的连续挛缩而导致躯干和近端肢体肌肉僵硬,从而导致脊柱前凸、弯曲或旋转困难,步态缓慢而宽,以改善平衡;② 阵发性痉挛,可因突然的噪声和触觉、视觉刺激或情绪激动而引起僵硬;③ 广泛性焦虑和特异性任务恐惧症,经常被误诊为原发性焦虑症而去看精神科医生。如果临床症状主要表现为焦虑,当使用地西泮或阿普唑仑等抗焦虑药物可改善运动症状时,就可考虑SPS。

这些症状在严重程度上各不相同,从轻微到严重,并可能波动或不变而导致残疾。由于身体僵硬、恐惧症、焦虑触发的肌肉痉挛和频繁跌倒,多达65%的SPS患者无法独立进行日常活动;一些人可使用助行器或轮椅,一些人则因为严重的僵硬而卧床不起。有时,肌肉痉挛明显且持续,如果涉及呼吸肌和胸椎旁肌肉,可能导致呼吸困难、全身大汗和其他自主释放现象("痉挛状态"),需要进入重症监护病房、静脉注射地西泮、水化和维持疗法。

基于上述症状和体征,排除了其他可以解

释僵硬和强直的神经系统疾病，而且没有锥体外束或锥体束征，可以考虑诊断SPS。颅脑和脊髓MRI检查正常可协助诊断；电生理检查提示，尽管患者努力放松，但主动肌和拮抗肌在休息时仍同时产生运动单位低频放电（正常情况下，当主动肌收缩时，其各自的拮抗肌处于放松状态，无电活动）；存在抗谷氨酸脱羧酶（GAD）-65或抗甘氨酸受体的高滴度抗体（其他罕见的SPS患者的抗体见表77.1）。SPS常与其他自身免疫病有关；在我们随访的100多名患者中，糖尿病、甲状腺炎、白癜风和巨幼细胞性贫血最为常见，其中1型糖尿病的患者高达35%。出现上述症状并患有糖尿病应高度怀疑SPS。在糖尿病患者中也存在较低滴度的抗-谷氨酸脱羧酶抗体，因为胰腺β细胞中存在谷氨酸脱羧酶，但两者存在区别。在糖尿病中，抗-谷氨酸脱羧酶抗体滴度很低（低于1~2 000单位），针对的是构象性表位，而在SPS中，抗体滴度非常高（高于5~10 000单位，通常为数十万），针对线性表位。

虽然在上述症状和体征中高滴度的抗-谷氨酸脱羧酶抗体可以明确SPS的诊断，但高滴度的抗-谷氨酸脱羧酶抗体也可在其他中枢神经系统（CNS）自身免疫性疾病中出现，包括癫痫、脑炎、小脑共济失调、眼球震颤和肌阵挛（表77.1）。在抗-谷氨酸脱羧酶抗体阳性患者中，有时可能出现并发症，最常见的有SPS合并癫痫（占5%）、共济失调（占5%~10%）和眼球震颤。大约有10%~20%的患者，虽然有上述3种SPS的典型表现，但血清中没有检测到抗体，因此诊断困难。在这些临床上"血清阴性僵人综合征"的病例中，建议使用地西泮进行诊断性治疗；6周后客观评估提示临床治疗有效可协助诊断。对血清检测阴性的患者进行脊髓穿刺、检查脑脊液中的谷氨酸脱羧酶抗体，不仅因为患者躯体僵硬操作困难，而且也不能提供有用的信息，我们不考虑进行这种检查，因为在血清检测阴性的患者脑脊液中也存在谷氨酸脱羧酶抗体阴性的情况。有时，SPS初始症状主要集中于一侧下肢（"僵肢综合征"）；

这些患者疾病轻微，但他们中许多人以后可能会出现全身性症状。约5%的患者，SPS是副肿瘤性的，发生在某些癌症之前或之后，最常见的是乳腺癌、肺癌或胸腺癌。副肿瘤性僵人综合征与抗-谷氨酸脱羧酶抗体、抗神经元突触前膜蛋白抗体或抗桥尾蛋白抗体相关（表77.1）。

误诊情况时有发生，患者常被误诊为帕金森病、原发性侧索硬化症或多发性硬化症。脊柱极度僵硬及所伴随的背痛导致患者寻求骨科医生诊治，甚至进行了不必要的手术，包括脊柱融合术。恐惧和焦虑常被诊断原发性焦虑症，而频繁地至精神科就诊，但之后才发现，焦虑症通过地西泮治疗后，SPS症状也有所改善。尽管这种恐惧症可能是因僵硬和痉挛引起跌倒而恐惧，但也不能排除由中枢神经系统功能抑制所引起的原发性焦虑症。另一些情况，有些患者临床症状不典型，表现为奇异的僵硬和痉挛性疼痛，经常需要使用麻醉剂，这些患者的抗谷氨酸脱羧酶抗体滴度很低（对SPS既非特异性也不具有诊断性）或抗谷氨酸脱羧酶抗体阴性。这些患者没有SPS，而是因复杂的功能障碍被错误的认作"SPS可能"。

在制定和理解治疗的基本原理时，临床医生需要认识2种与SPS症状学有关的发病机制：一是γ-氨基丁酸（γ-Aminobutyric acid，GABA）的减少（可能是通过对抗GABA能途径的抗体），这可解释僵硬、高度敏感、恐惧和过度兴奋的发生，并且增强GABA的药物对治疗有效；二是潜在的自身免疫，就像其他自身免疫病一样，需要进行免疫治疗。起始治疗时通常选用1~2种增强GABA的药物，只有当治疗效果不佳时，才考虑进行免疫治疗。通常选用以下药物中2种联合使用：

（1）地西泮，为首选药物。因为有时每日所需剂量可能会高达40~50 mg，将导致昏睡、嗜睡和药物依赖，所以通常用量不超过10 mg，每日3次。类似药物包括氯硝西泮、阿普唑仑、劳拉西泮和四氢西泮。

（2）巴氯芬，每日50 mg。疗效确切，通常与低剂量地西泮同步联合治疗。

表77.1　僵人综合征和其他重叠性自身免疫中枢神经系统疾病的抗体谱系和特异性

1. 抗GAD抗体的高滴度［＞10倍，与糖尿病患者的低滴度（1～2 000单位）相比］
SPS，在80%的患者中检测到（带有针对线性GAD表位的IgG抗体）
边缘叶脑炎
肌阵挛与颞叶癫痫
进行性脑脊髓炎伴强直和肌阵挛（PERM）
小脑共济失调
眼球运动障碍伴眼球震颤和异常眼跳
巴顿病（包括巴顿病动物模型CLN3基因敲除小鼠）
2. 低滴度抗GAD抗体
1型糖尿病（在糖尿病患者中，血清IgG识别构象GAD表位）
其他，自身免疫性或非自身免疫性疾病（这些抗体是暂时的或意义不明确的）
由于GAD抗体通常存在于各种IVIg制剂中，因此在IVIg输注后会出现短暂的GAD抗体
3. 抗甘氨酸受体α$_1$亚单位（GlyRa1）抗体
可在高达10%的SPS患者中见到（尤其是那些有明显痉挛和恐惧症的患者）；它们通常与抗GAD一致，但可能存在仅GlyRa1阳性的罕见SPS病例
抗GlyRa1受体抗体是PERM的特征性和诊断性抗体
4. γ-氨基丁酸受体相关蛋白抗体
可在高达65%的SPS（在一个系列中；非临床使用）患者中见到
5. 神经元突触前膜蛋白抗体
可在高达5%的副瘤性SPS病例中见到
6. 桥尾蛋白抗体
在一例副瘤性SPS患者见到
7. 抗DPPX（二肽基肽酶样蛋白）
DPPX是存在于神经元表面和肌间神经丛的Kv4.2钾通道的细胞外调节亚单位，这解释了患者可能出现胃肠道症状的原因

（3）加巴喷丁，每日3 000～4 000 mg。对于大多数患者，通常与以上2种药物连用。

（4）其他增强GABA的药物，如左乙拉西坦、氨己烯酸或瑞替加滨，有辅助作用。通常，如果前3种药物治疗效果不佳，我就进行免疫治疗。抗痉挛药，如替扎尼定和丹曲林，作用很小。肉毒素可能对某些患者有效，但所需剂量很高，且获得的效益不大。不推荐使用巴氯芬进行鞘内注射治疗。

对于免疫治疗，通常选用静脉注射免疫球蛋白（intravenous immunoglobulin，IVIg），在一项对照研究中，其证明有效。常用剂量为每个月2 mg/kg，并根据症状改善情况，通过1 mg/kg来进行维持治疗，通常每2～3个月1次。对于IVIg治疗有效的患者，我尝试使用免疫抑制剂，如骁悉或硫唑嘌呤，作为免疫球蛋白的辅助药物，但其疗效欠佳。皮质类固醇药物治疗效果差，原因不清。如果免疫球蛋白治疗无效或疗效差，可使用血浆置换或利妥昔单抗治疗，对少数患者有效。我个人倾向于使用利妥昔单抗，因为在我们进行的一项对照研究中，有一小部分患者的病情得到显著改善，并获得了长期的疗效，尽管对照安慰剂组疗效无明显的统计学意义。

参考文献

［1］ALEXOPOULOS H, DALAKAS M C. Immunology of stiff person syndrome and other GAD-associated disorders. Expert Rev Clin Immunol, 2013, 9: 1043–1053.

［2］ALEXOPOULOS H, AKRIVOU S, DALAKAS M C. Glycin receptor antibodies in stiff-person syndrome and other GAD-positive CNS disorders. Neurology, 2013, 81: 1962–1964.

［3］AMELI R, SNOW J, RAKOCEVIC G, et al. A neuropsychological assessment of phobias in patients with stiff person syndrome. Neurology, 2005, 64: 1961–1963.

［4］DALAKAS M C, RAKOCEVIC G, DAMBROSIA J W, et al. A double-blind, placebo-controlled study of Rituximab in patients with stiff-person syndrome. Ann Neurol, 2017, 82: 271–277.

［5］DALAKAS M C. Advances in the pathogenesis and treatment of patients with stiff-person syndrome. Curr

Neurol Neurosci Rep, 2008, 8: 48–55.

[6] DALAKAS M C. Stiff person syndrome: advances in pathogenesis and therapeutic interventions. Curr Treat Options Neurol, 2009, 11(2): 102–110.

[7] DALAKAS M C, FUJII M, LI M, et al. The clinical spectrum of anti-GAD antibody-positive patients with stiff-person syndrome. Neurology, 2000, 55: 1531–1535.

[8] DALAKAS M C, FUJII M, LI M, et al. High-dose intravenous immunoglobulin for stiff-person syndrome. N Engl J Med, 2001, 345: 1870–1876.

[9] LEVY L M, LEVY-REIS I, FUJII M, et al. Brain γ-aminobutyric acid changes in stiff-person syndrome Arch Neurol, 2005, 62: 970–974.

[10] PIEGRAS J, et al. Neurology, 2015, 85: 890–897.

[11] RAJU R, RAKOCEVIC G, CHEN Z, et al. Autoimmunity to GABARAP in stiff-person syndrome. Brain, 2006, 129: 3270–3276.

[12] RAKOCEVIC G, FLOETER M K. Autoimmune stiff person syndrome and related myelopathies: understanding of electrophysiological and immunological processes. Muscle Nerve, 2012, 45(1): 623–634.

索引表

童发育和精神疾病

medications and behavioral treatments 药物和行为治疗 276

pharmacological treatment 药物治疗 4，7，9-12，23，25-27，29，30，32，39，47，54-56，58，62，65，68，70，74，75，78，86，95，97，99，102，109，113，114，118，122，127，130，133，143，148，153，154，169，173，183，184，187，194，220，227，236，241，244，248，257，258，266，270，275，276，285，297，303，304，309，311，315，322，323，326，334，341，346，349，353

Tremor-predominant PD 震颤为主的 PD 6，21-23

Trientine 曲恩汀 341-343

Trihexyphenidyl 苯海索 9，21，70，187，190，207，209，215，233，236，239-241，298-300，303，304，314，322，334

Trimethobenzamide 三甲氧苯酰胺 11，14，125

Type5 phosphodiesterase inhibitors（PDE5i）5型磷酸二酯酶抑制剂（PDE5i）65

U

University-based movement disorders 基于大学运动障碍 316

Uremia 尿毒症 348

Urinary incontinence 尿失禁 30，54，55，61-65，68，145，147，148，160，253，322，333

pelvic floor muscle exercise-based behavioral therapy 以盆底肌肉训练为基础的行为疗法 62

treatment of 治疗 3，6-19，21，23，25-27，29-32，35-37，39-41，44，47，48，53-58，61-65，67-71，73-75，77，78，81，82，85，86，89-91，93-95，97，99，101-104，107-115，117-122，125-127，129-131，133，135，137，141-143，145，147-149，151-156，159-161，164，165，169-174，177，178，181-185，187，190，191，193-195，197，198，201，203，205-211，213-215，217，219-223，225，227，229-231，233，235-237，239-241，243，244，247-249，251，253，254，257-259，261-267，269，270，275-277，279-285，289-294，297-300，303-305，307-309，311，313-319，321-323，325，326，329-331，333，334，337-339，341-343，345-348，351-353

alpha-1-adrenergic receptor antagonists α-1-肾上腺素受体拮抗剂

alpha-blockers α受体阻滞剂 65

5α-reductase inhibitors 5α还原酶抑制剂 64，65

antimuscarinic bladder relaxants 抗毒菌碱的膀胱松弛剂 62

barrier cream 隔离霜 62

cystoscopic injection of botulinum toxin 膀胱镜下肉毒素注射

levodopa 左旋多巴 4-23，25，26，29，32，35-37，43，47，67-70，73-75，77，78，81，89，90，93，95，97，109，111-113，115，117，119，121，122，125-127，129-131，133，141-143，145，147，148，151-154，156，157，165，178，190，194，198，227，233，235，236，239，241，251，253，254，266，290，292，304，305，307-309，311，318，322，329，331，349

lifestyle and behavioral therapy 生活方式和行为治疗 62

percutaneous tibial nerve stimulation 经皮胫神经刺激 65

sacral neuromodulation with implanted stimulator device 植入刺激装置的骶神经调控技术 65

type5 phosphodiesterase inhibitors（PDE5i）5型磷酸二酯酶抑制剂 64

Urinary retention 尿潴留 55，62，65，70，147，148，160，209，304，315

Urinary symptoms 泌尿道症状 61，62，64

multicomponent approach 综合方法 65

lifestyle and behavioral strategies 生活方式和行为策略 61

Urinary tract infection 尿路感染 61，62，102，118，130

Urinary urgency 尿急 54，61，62，65，68，85，147，148，153

V

Vascular parkinsonism 血管性帕金森综合征 146，163，165，178

cerebrovascular disease 脑血管疾病 163-165，311

pseudoparkinsonian 伪帕金森病

Ventral intermediate nucleus（VIM）丘脑腹中间核（VIM）23

Ventralis caudalis nucleus（VC）腹侧尾状核（VC）

Vertebrobasilar dolichoectasia 椎-基底动脉延长扩张症 346

Vesicular monoamine oxidase inhibitor 囊泡型单胺氧化酶抑制剂

Vesicular monoamine transporter 2（VMAT2）inhibitors 囊泡单胺转运蛋白2抑制剂

Visual disorders 视觉障碍 32，37，133

Visuospatial function 视觉空间功能 101，135

Voice assessment 嗓声评估

Voice tremor 语音震颤 221-223